Das medizinische Kompendium des ›Juden von Salms‹
Band 2

Lingua Historica Germanica

Studien und Quellen zur Geschichte
der deutschen Sprache und Literatur

Herausgegeben von
Stephan Müller, Claudia Wich-Reif und Arne Ziegler

Band 26

GGSG Gesellschaft für germanistische Sprachgeschichte e.V.

Das medizinische Kompendium des ›Juden von Salms‹

Band 2:
Buch 4–6: Die ›Regeln der Gesundheit‹ und das ›Circa instans‹

Herausgegeben von
Lenka Vaňková und Václav Bok

DE GRUYTER

Gedruckt mit Förderung der Grantagentur der Tschechischen Republik im Rahmen des Projekts 18-17754S 'Lékařské kompendium Žida ze Salmsu: historický kontext – jazykový rozbor – edice'

UNIVERSITY
OF OSTRAVA

ISBN 978-3-11-073125-5
e-ISBN (PDF) 978-3-11-073033-3
ISSN 2363-7951

Library of Congress Control Number: 2022942761

Bibliografische Information der Deutschen Nationalbibliothek
Die Deutsche Nationalbibliothek verzeichnet diese Publikation in der Deutschen Nationalbibliografie; detaillierte bibliografische Daten sind im Internet über http://dnb.dnb.de abrufbar.

Druck und Bindung: CPI books GmbH, Leck

www.degruyter.com

Inhalt

1 Einleitung

Im vorliegenden Band werden Texte vorgestellt, die sich im zweiten Teil des umfangreichen *Medizinischen Kompendiums*, dessen Autor sich als Hesse, der Jude, bezeichnete, befinden. Hesse hat das Kompendium Ende der zwanziger Jahre des 15. Jahrhunderts auf Wunsch seines Mäzens, des Grafen Johann von Sponheim, verfasst, bei dem er die letzten Jahre seines Lebens verbrachte. Hesses Kompendium, das aus sechs Büchern besteht, ist in drei Handschriften überliefert. Die älteste davon ist die Handschrift C 4a der Zentralbibliothek Zürich. Sie ist Mitte der dreißiger Jahre des 15. Jahrhunderts entstanden. Diese Handschrift wurde als Grundlage für die vorliegende Edition und Analysen herangezogen, weil sie als einzige die vollständige Fassung der zwei wahrscheinlich interessantesten Texte des Kompendiums von Hesse – der Gesundheitslehre (Buch 4) mit der Nahrungsmitteldiätetik (Buch 6) und der deutschen Übersetzung des lateinischen Antidotars *Circa instans* (Buch 5) – enthält. In den weiteren Textzeugen sind diese Texte nur zum Teil überliefert. In der Handschrift, die in der Krumauer Zweigstelle des Staatlichen Gebietsarchivs Třeboň aufbewahrt wird, kommen nur die ersten vier Buchstaben-Kapitel des *Circa instans* vor; die Nahrungsmitteldiätetik, die in der Züricher Handschrift auf das *Circa instans* folgt, fehlt gänzlich. Die dritte Handschrift ist in der Universitätsbibliothek Erlangen-Nürnberg zu finden. In dieser Handschrift sind weder der *Circa instans*-Text noch die Nahrungsmitteldiätetik komplett überliefert. Die jüngste Handschrift unter den erhaltenen Textzeugen ist die Erlanger Handschrift, die gegen Ende des 15. Jahrhunderts entstanden ist.[1]

Das Hauptziel unserer Publikation ist, Hesses Gesundheitslehre und seine Übersetzung des *Circa instans* einem breiten Kreis von Interessierten zugänglich zu machen. Die Edition bietet einen möglichst getreuen Abdruck der Handschrift Zürich, wobei die in den Handschriften Krumau und Erlangen vorkommenden relevanten Varianten (vor allem bei Eigennamen, lateinischen Ausdrücken und medizinischen Fachwörtern) im Apparat ausgewiesen werden. Zur Verständlichkeit des Textes tragen die Erläuterungen im Sachapparat bei.[2] Das Glossar am Ende des Buches soll dem Leser helfen, sich trotz der zahlreichen abweichenden Graphien und verballhornten Formen im Text gut zu orientieren.

In den begleitenden Kapiteln haben wir den historischen Kontext der edierten Texte kurz skizziert, um vor diesem Hintergrund die Stellung der Gesundheitslehre von Hesse sowie seiner Übersetzung des *Circa instans* aufzuzeigen. Danach wird eine inhaltliche Analyse vorgelegt: Ihr Ziel ist, auf die Besonderheiten und Zusammenhänge mit anderen derselben Problematik gewidmeten Texten aufmerksam zu ma-

1 Eine nähere Charakteristik der einzelnen Handschriften sowie ihrer Sprache ist in Band 1 zu finden.

2 Einer detaillierteren Beschreibung der Editionsgrundsätze wurde ein selbstständiges Kapitel in Band 1 gewidmet.

https://doi.org/10.1515/9783110730333-001

chen, wobei aber unsere Analyse keinen Anspruch auf Vollständigkeit im Aufzeigen aller Quellen und Bezüge erhebt.

Im Rahmen der Untersuchung haben wir unser Augenmerk auch auf einige linguistische Aspekte der in diesem Band enthaltenen Texte gerichtet. Bei der Analyse der *Regeln der Gesundheit* (Buch 4) hat uns vor allem interessiert, welche Strategien vom Autor gewählt wurden, um die Rezeption der erteilten Raschläge und Empfehlungen zu sichern. Im Falle des *Circa instans* stand die Charakteristik der Übersetzungsstrategie von Hesse im Focus.

In der Edition sind die Texte thematisch geordnet, d. h. auf die Gesundheitslehre (Buch 4), die wir nach der Bezeichnung des Textes, die vom Autors in der Handschrift gebraucht wurde, *Regeln der Gesundheit* benannt haben, folgt die Nahrungsmitteldiätetik (Buch 6) und erst danach kommt das *Circa instans* (Buch 5). Den letzten Teil im Rahmen der Edition stellt eine Sammlung von Rezepten dar, die in der Züricher Handschrift vorkommt. Da in einem der Rezepte Hesse den Wunsch des Grafen von Sponheim erwähnt, für ihn dieses Rezept zusammenzuschreiben, ist die Autorschaft von Hesse unverkennbar.

Diese Publikation ist im Rahmen des Projekts *Das Medizinische Kompendium des Juden von Salms – historischer Kontext – sprachliche Analyse – Edition* der Forschungsagentur der Tschechischen Republik entstanden.[3] Bereits im ersten Band wurden einige Ergebnisse der bisherigen Forschung präzisiert. Dies betrifft vor allem den Namen des Autors des Kompendiums, der in der Fachliteratur als Hesse, Jude von Salms/Solms bekannt ist. Auch wir haben in unseren früheren Publikationen diesen Namen verwendet. Die detaillierte graphematische Analyse aller drei Textzeugen hat jedoch eine andere Deutung der Angabe des Herkunftsortes von Hesse zutage gebracht. Es hat sich gezeigt, dass der jüdische Verfasser des vorliegenden medizinischen Kompendiums Hesse hieß und um das Jahr 1350 in einem Ort namens Salins geboren wurde. Mit Salins kommt am wahrscheinlichsten das heutige Salins-les-Bains im französischen Département Jura in Frage.[4]

Wir konnten die früheren Berichte über den Inhalt des Kompendiums des Juden von Salins ergänzen. Sie sind nämlich von den Textzeugen aus Erlangen (vgl. Keil 1978: 1284) bzw. Krumau (Bok 2014: 68–70) ausgegangen, in denen die Texte des zweiten Teiles nicht in vollem Umfang überliefert sind.

Eine Präzisierung erfuhr auch die Datierung der Züricher Handschrift: Unser Dank gebührt dafür Herrn Rainer Walter, der anhand der Filigrane die Entstehungszeit der Handschrift auf ca. 1435 festgelegt hat. In Zusammenarbeit mit Herrn Walter wurde auch eine neue Blattzählung vorgenommen wurde, welche die fehlerhafte Zählung des 19. oder 20. Jahrhunderts ersetzt hat. Deshalb können Angaben in unse-

---

3 Es handelt sich um das Projekt *Lékařské kompendium Žida ze Salmsu: historický kontext – jazykový rozbor – edice*. GAČR: 18-17754S.

4 Vgl. das Kapitel über den Autor des Kompendiums im Bd. I.

ren früheren Publikationen, in denen wir von der alten Paginierung ausgegangen sind, von der Blattzählung in diesem Band teilweise abweichen.[5]

Wir hoffen, dass wir mit unserer Edition und den Kommentaren das von der bisherigen Forschung vernachlässigte Werk allen Interessierten zugänglich gemacht und zugleich eine Basis für die weitere Forschung geschaffen haben.

5 Vgl. dazu das Kapitel über die Handschriften im Bd. I.

2 Mittelalterliche Gesundheitslehren

Gesundheitsregimina (*Regimina sanitatis*), eine spezielle, die gesunde Lebensweise behandelnde Textsorte der medizinischen Literatur, erfreuten sich im Hoch- und Spätmittelalter in Europa in breiten Bevölkerungskreisen großer Beliebtheit. Sie stellten auch einen wichtigen Bestandteil der medizinischen Lehre dar, weil der Vermeidung von Krankheiten von der damaligen Medizin eine wichtige Rolle zugeschrieben wurde.[1] *Regimina sanitatis* beschäftigten sich mit der Diätetik. Unter diesem Begriff hat man nicht nur die Lehre vom gesunden Essen und Trinken verstanden, er wurde viel breiter gefasst: und zwar bezeichnete er eine komplexe Lebensführung, zu der neben gesunder Ernährung auch weitere Faktoren wie reine Luft und Umwelt, das rechte Maß an Schlaf, körperliche Betätigung, gute Verdauung ebenso wie Körperpflege, Sexualität und emotionales Wohlbefinden gehörten. Diese Faktoren wurden als *res non naturales* bezeichnet. Es handelte sich um die vom Menschen beeinflussbaren Faktoren im Unterschied zu den sog. *res naturales*, die jedem Menschen vorgegeben waren und zu denen z. B. Temperament, Leibessäfte, Hauptorgane, deren Wirkkräfte und Aufgaben, sowie die *spiritus* als Vermittler von Funktionen gezählt wurden. Mit Hilfe der *res non naturales* konnten jedoch diese natürlich vorgegebenen Faktoren in Richtung auf Erhalt der Gesundheit moduliert werden (vgl. Keil 2005: 1225).

Der Ansatzpunkt der Gesundheitslehren war die Humoralpathologie,[2] nach der die Ausgewogenheit der vier Körpersäfte (Blut, Schleim, gelbe und schwarze Galle) im menschlichen Organismus eine notwendige Bedingung für die Erhaltung der Gesundheit sei. Dem Mischungsoptimum der Körpersäfte (Eukrasie) standen entsprechende Dyskrasien gegenüber, die durch ein Fehlen, ein Zuviel oder ein Verderben eines oder mehrerer Säfte entstanden und zu Krankheiten führten (vgl. Bergdolt 1999: 35). Durch Zufuhr des Gegenelements – mit Hilfe von entsprechenden Nahrungsmitteln, Drogen bzw. Medikamenten, die entweder erhitzend, kühlend, befeuchtend oder trocknend wirken – konnte die Balance wiederhergestellt werden.[3]

1 „Bereits dem frühen Mittelalter war ein Spruch des Hippokrates (*dictum hippokratis*) vertraut, wonach sich die Heilkunst prinzipiell zusammensetzt aus Diätetik (*diaetica*), Arzneimittellehre (*pharmaceutica*) und Chirurgie (*chirurgia*)" (Schipperges 1985: 139).

2 Als Begründer der Humorallehre gilt Polybos, der angebliche Schwiegersohn des Hippokrates. Wurzeln der Viersäftelehre sind in der Elementenlehre des Empedokles (490–430 v. Chr.) zu finden. Den Grundelementen (Feuer, Wasser, Luft, Erde) ordnete dann Zenon von Elea (5. Jh. v. Chr.) die Primärqualitäten (heiß, kalt, feucht, trocken) zu. Diese Qualitäten wurden auch den vier Körpersäften zugeschrieben: Blut macht heiß und feucht, Schleim kalt und feucht, gelbe Galle heiß und trocken, schwarze Galle kalt und trocken. Auch verschiedenen Nahrungsmitteln bzw. Drogen oder Medikamenten wurden Primärqualitäten zugeordnet, wobei mit der Bezeichnung heiß oder kalt nicht die Temperatur, sondern die Würzung gemeint wurde (vgl. Riha 2014: 190).

3 Man spricht von der Therapie *contraria contrariis*.

https://doi.org/10.1515/9783110730333-002

In den Gesundheitsregimina setzte sich als Bauprinzip das Schema der sechs *res non naturales* durch, zu denen Licht und Luft (*aer*), Speise und Trank (*cibus et potus*), Ruhe und Bewegung (*motus et quies*), Schlaf und Wachen (*somnus et vigilia*), Füllung und Entleerung (*repletio et evacuatio*) und Gemütsbewegungen (*accidentia animae*) gehörten. Außerdem hat sich die Nahrungsmitteldiätetik als Ernährungslehre entwickelt. Das Wissen aus diesem Bereich wurde oft in Form von kurzen Kapiteln, den sog. Monographien, vermittelt, in denen jeweils ein Stoff (eine Pflanze, ein Mineral, eine tierische Substanz) behandelt wurde.

Um die Etablierung der *Regimina sanitatis* haben sich vor allem die Araber verdient gemacht, die Texte antiker Fachliteratur rezipierten und Werke griechischer Autoren, vor allem von Hippokrates (ca. 460 – ca. 370 v. Chr.)[4] und Galen (130–199/215)[5] sowie das sog. *Corpus Hippocraticum*[6] ins Arabische übersetzten. Im Folgenden wird ein kurzer Überblick über die wichtigsten Autoren und Texte geliefert, die in der Entwicklung der Textsorte *Regimen sanitatis* eine bedeutende Rolle spielten und deren Spuren dann auch in den *Regeln der Gesundheit* Hesses, des Juden von Salins zu erkennen sind. Gleichzeitig wird ein Blick auf die deutschsprachige Rezeption gerichtet, um die Position der Gesundheitslehre des Juden von Salins in diesem Kontext aufzuzeigen.

Die arabische Medizin erlebte im 9. Jahrhundert eine rasante Blüte. „Eine herrliche Einleitung zur arabischen Medizin" (Neuburger 1911: 171) bildet Abū Bakr Muḥammad ibn Zakarīyā ar-Rāzī, bekannt unter dem gräzisierten Namen Rhazes (865–925).[7] Sein aus zehn Büchern bestehendes, systematisch angelegtes Werk *Liber de medicina ad Almansorem* (Kitāb al-Mansūrī), das Mitte des 12. Jahrhunderts von Gerhard von Cremona in Toledo ins Lateinische übersetzt wurde, enthält im vierten Buch eine allgemeine Gesundheitslehre. Die Prophylaxe ist nach Rhazes wichtiger als Therapie, und deshalb legte er auf diätetische Maßnahmen großes Gewicht.

Bedeutende theoretische sowie praktische Abhandlungen zu Hygiene und Diätetik findet man im Werk von Alī ibn al-Abbās al-Maǧūsī, latinisiert Haly Abbas (10. Jh.,

4 Hippokrates von Kos wird für den Begründer der Medizin als Wissenschaft gehalten. Über sein Leben und Werk gibt es aber nur wenige authentische Berichte.

5 Galen hat die hippokratische Säftelehre weiterentwickelt, indem er den vier Säften die vier Temperamente (Sanguiniker, Choleriker, Phlegmatiker und Melancholiker) zuordnete und die Primärqualitäten heiß, kalt, feucht und trocken in vier Intensitätsgrade unterteilte.

6 Als *Corpus Hippocraticum* wird eine Sammlung von etwa 60 (pseudohippokratischen) Schriften unterschiedlicher Autoren bezeichnet, die – von Hippocrates' Lehre inspiriert – zwischen dem 5. Jh. v. Chr. und dem 1. Jh. n. Chr. verfasst und im 3. Jh. in Alexandrien zusammengetragen wurden. Die gesunde Lebensführung stellt hier ein zentrales Thema dar. Im *Corpus Hippocraticum* wurde u. a. erstmals die Vier-Säfte-Lehre dargelegt.

7 Die Schreibung der Namen von bedeutenden Vertretern der arabischen Medizin richtet sich nach Schmitt (2013).

994 gestorben). Sein medizinisches Kompendium *Vollständiges Buch der Heilkunst* wurde von Constantinus Africanus[8] übersetzt. Diese Übersetzung wurde dann unter dem Titel *Liber pantegni* (auch *Pantechne* genannt) an der medizinischen Schule in Salerno als Lehrbuch verwendet. Gerade die Abhandlungen über Diätetik werden für den wichtigsten Beitrag von Haly Abbas zum medizinischen Wissen seiner Zeit gehalten. Er war es, „der die Matrix für die Gesundheitslehren des Mittelalters schuf, indem er die sechs Themenbereiche zu einem festen Schema verband“ (Adamson 2014: 40–41).

Autor der umfangreichsten Nahrungsmitteldiätetik der arabischen Literatur ist Isaac Judaeus (850–934/955). In seinem Werk *Kitāb al-Aġḏiya* „weicht er von den gängigen Regimina sanitatis ab, als er aus dem Konzept der Res non naturales nur eines – *cibus et potus* – herausgreift und sich über die verwandten Gegensatz-Begriffe *repletio et evacuatio* (Aufnahme und Ausscheidung) den Weg zu einer allgemeinen Stoffwechsel-Lehre ebnet“ (Keil 2015: 24–25). Die Übersetzung dieses Werkes ins Lateinische von Konstantin von Afrika ist unter dem Titel *Liber dietarum universalium et particularium* (‚Buch über die allgemeinen und besonderen Diäten‘) bekannt. In diesem Werk lassen sich zwei Teile unterscheiden. Im ersten, theoretischen Teil wird die Verdauung als ein dreistufiger Prozess (samt der Ausscheidung der Rückstände von Nahrung) beschrieben, im zweiten werden die einzelnen Nahrungsmittel in Form einer Drogenmonographie abgehandelt. Es werden nacheinander besprochen: Getreidearten, Hülsenfrüchte, Obst (auch Honig und Zucker), Gemüse und Gewürze (zusammen mit Essig, Salz, Lake), Fleisch (wobei zuerst vierfüßige Tiere, deren essbare Organe, Körperteile und Produkte, d. h. Milch und Milchprodukte, angeführt werden, danach Vögel und Geflügel zusammen mit Eiern als ihren Produkten), Fische und zuletzt Getränke (Wasser, Schnee und Wein), vgl. Keil (2015: 26).

Auch der wahrscheinlich bekannteste Vertreter der arabischen Medizin – Abū Alī al-Husain ibn Abd Allāh ibn Sīnā, latinisiert Avicenna (980–1037) – formulierte in seinem *Canon medicinae* (ins Lateinische von Gerhard von Cremona übersetzt) vielfältige Anleitungen zur Erhaltung der Gesundheit und wies hin auf die wichtige Stellung der Diätetik „als einer Wissenschaft von der Stilisierung des privaten wie öffentlichen Haushalts, als einer alle Therapien begründenden und begleitenden Lebensführung“ (Schipperges 2005: 1336).

Von den Nachfolgern der genannten Autoritäten sind zumindest vier bedeutende Mediziner zu nennen. Der erste ist Ibn Buṭlān: Der in Bagdad tätige christliche Arzt († 1063) hat ein Gesundheitsregimen geschrieben, das aus einem 40 Regeln erläutern-

8 Constantinus Africanus Cassiensis (1010/1015–1087) war Jahrzehnte als Händler mit Heilkräutern im ganzen Mittelmeerraum tätig. Nach seiner Taufe trat er als Laienbruder ins Kloster Montecassino ein und übersetzte viele der von ihm mitgebrachten Manuskripte. Obwohl er selbst nicht als Lehrer in Salerno nachweisbar ist, gilt er als erster und wichtigster Vermittler von griechisch-arabischem Wissen an dieses Medizinzentrum (vgl. Schipperges 2005: 269–270).

den Text und einem in Tabellenform gehaltenen Katalog von rund 200 Nahrungsmitteln besteht. Das Werk ist in einer anonymen lateinischen Übersetzung unter dem Titel *Tacuinum sanitatis* bekannt.[9]

Ein weiterer ist Ibn Zuhr, latinisiert Avenzoar (um 1092–1162), dessen Werk *Kitāb at-taisīr fī-l-mudāwāt wal-tadbīr* (*Liber Teisir* genannt, übersetzt ‚Buch der Wegbereitung von Therapie und Diätetik') vor allem einen erfahrenen Praktiker verrät.

Sein Anhänger und Freund Alī l-Walīd Muḥammad ibn Aḥmad ibn Muḥammad ibn Rušd, latinisiert Averroes (1126–1198), behandelt in seinem Hauptwerk, das unter dem Titel *Colliget* bekannt ist, u. a. auch Nahrungs- und Heilmittellehre sowie Hygiene und Therapeutik (vgl. Hau 2005: 1276).

Die Anleitung zur vernünftigen Lebensführung ist nach dem berühmten jüdischen Arzt und Philosophen Moses Maimonides (1135–1204), auch Rabbi Moyse genannt, der wichtigste Bereich der Heilkunde, deren Praxis sich nach Maimonides in drei Kategorien gliedert: Prävention, Therapie und Rehabilitation. Den Grundsätzen der gesunden Lebensweise widmet sich Maimonides besonders in seinem *Tractatus de regimine sanitatis*, einem diätetischen Sendschreiben, das er im Auftrag des Emirs von Damaskus Ali al-Malik al-Afdal verfasste. Maimonides zufolge wird die Gesundheit stark von der Umwelt sowie von der Qualität der Nahrung beeinflusst. Beim Essen sind drei Regeln zu beachten: niemals ohne Hunger essen, niemals ohne Durst trinken, die Ausscheidungen niemals aufhalten (vgl. Schipperges 2005: 885; Bergdolt 1999: 158–159).

Das Wissen über die gesunde Lebensführung und die Diätetik der arabischen bzw. griechisch-arabischen Medizin wurde in Europa durch die lateinischen Übersetzungen von deren Werken vermittelt, die sich aus zwei Zentren verbreitet haben. Das erste war in Italien und ist mit der Übersetzungstätigkeit von Konstantin von Afrika verbunden, dessen *Corpus Constantinum* an der medizinischen Schule in Salerno gelehrt wurde. Ein zweites Zentrum entstand in Spanien. Die in Toledo angefertigten lateinischen Übersetzungen aus dem Arabischen (das sog. *Corpus Toletanum*) wurden an den medizinischen Fakultäten in Montpellier und Paris verwendet (vgl. Adamson 2020: 5).

Das Übersetzen von Gesundheitslehren und diätetischer Literatur aus dem Lateinischen ins Deutsche setzt im 13. Jahrhundert ein. Aus dem Jahr 1282 stammt die deutsche Prosaübersetzung des *Secretum secretorum*,[10] die von der Nonne Hiltgart von Hürnheim (vgl. Möller 1963) angefertigt wurde.[11] Unter dem Titel *Secretum secretorum*

---

9 Ins Deutsche wurde dieses Werk von Michael Herr übersetzt und erschien unter dem Titel *Schachtafelen der Gesuntheyt* Anfang der 30er Jahre des 16. Jahrhunderts in Straßburg, vgl. Rippmann (2005: 23–24).

10 Zu den deutschen Übersetzungen des *Secretum secretorum* vgl. Forster (2006).

11 Nach Forster (2006: 167–168) ist die Identifikation der Übersetzerin mit der Nonne Hiltgard von Hürnheim wegen mangelnder bzw. nicht überzeugender Verweise im Text anzuzweifeln. Da die Überist eine arabische Enzyklopädie des 10. Jahrhunderts bekannt, die in der späten 1. Hälfte des 13. Jahrhunderts ins Lateinische übersetzt wurde. Sie gibt vor, eine Sammlung von Briefen zu sein, die Aristoteles seinem berühmten Schüler Alexander dem Großen geschrieben haben soll. Diese Enzyklopädie enthält u. a. auch eine umfangreiche Gesundheitslehre, deren Kern schon in der 1. Hälfte des 12. Jahrhunderts ins Lateinische übersetzt wurde und unter der Bezeichnung *Epistola Aristotelis ad Alexandrum* in Europa selbstständig zirkulierte und intensiv rezipiert wurde (vgl. Keil 1992).[12]

Eine Kompilation und zugleich Übersetzung von diätetischen Texten (von Haly Abbas, Isaac Judaeus (Israelis) befindet sich im *Deutschen Salernitanischen Arzneibuch*,[13] das als Lehrbuch für medizinische Vorlesungen angelegt wurde. Zurzeit sind acht Überlieferungen dieses Textes bekannt. Eine der ältesten – vom Anfang des 14. Jahrhunderts – ist Bestandteil des *Breslauer Arzneibuches*.[14] In dem diätetischen Teil des *Deutschen Salernitanischen Arzneibuches* befinden sich die Übersetzung der *diaetae particulares* von Isaac Judaeus und der *res-non-naturales*-Abschnitt der *Pantegni* von Haly Abbas, jedoch stark redigiert und gekürzt (vgl. Keil 2015: 30–31).

Mehrere deutsche Gesundheitslehren gehen auf das lateinische *Regimen sanitatis* zurück, das im frühen 14. Jahrhundert der deutsche Arzt Konrad von Eichstätt (1275–1342)[15] anhand von arabischen Texten (vor allem Avicenna, Rhazes, Averroes und Isaac Judaeus) kompilierte. Dieses Werk besteht aus zwei Traktaten: Traktat I ist nach dem Schema der *res non naturales* aufgebaut, wobei nacheinander Leibesübungen, Essen und Trinken, Schlafen und Wachen, Luft und abschließend Füllen und Entleeren (die Gemütsbewegungen fehlen bei Konrad) behandelt werden. Traktat II beinhaltet eine Nahrungsmitteldiätetik. Konrads *Regimen sanitatis* liegt in zwei redaktionellen Bearbeitungen vor: in einer älteren Langfassung, die als *Urregimen* bezeichnet wird, und in einer jüngeren, popularisierenden Kurzform, *Sanitatis conser-*

setzung auch von einer bisher nicht identifizierten oder anonymen Nonne aus dem Zisterzienserinnenkloster Zimmern stammen kann, schlägt Forster vor, die Übersetzung besser als ‚Zimmernsches Secretum secretorum' oder ‚Zimmernsche Übersetzung' zu bezeichnen.

12 Nach Adamson (2004: 218) war das *Secretum secretorum* in Europa ein Bestseller, das wenigstens in zehn Vernakularsprachen übersetzt wurde.

13 Die Bezeichnung dieses Werkes weist auf die ihm zugrundeliegenden Quellen hin: es handelt sich vor allem um das *Corpus Constantinum*, daneben aber auch um Salerner Fachschriften des 12. Jahrhunderts (vgl. Keil 2019: 54). Zur Quellenuntersuchung vgl. Christoph Ferckel (1914). Das *Deutsche Salernitanische Arzneibuch* besteht aus fünf Traktaten, die vom Verfasser als *buochen* bezeichnet wurden. Das Buch II bringt eine Nahrungsmittel-Diätetik, das Buch III eine allgemeine Diätetik (vgl. Keil 2019: 55).

14 Vgl. die Edition des Textes bei Külz/Külz-Trosse (1908). Das *Breslauer Arzneibuch* (13. Jh.) ist heute in zwei Abschriften belegt: die eine befindet sich in der Badischen Landesbibliothek Karlsruhe (Hs. Donaueschingen 785), die andere in der Breslauer Universitätsbibliothek (Codex Rhedigeranus 291).

15 Konrad von Eichstätt ließ sich nach dem Abschluss seines Studiums in seiner Vaterstadt nieder und erlangte als Arzt sowohl großes Ansehen als auch großen Reichtum (vgl. Keil 2005: 773–774).

vator genannt, deren Inhalt und Aufbau der Langfassung entspricht, jedoch ohne Zitationen und theoretische Ausführungen (vgl. Hagenmeyer 1995: 12).

Die älteste deutsche Übersetzung von Konrads *Regimen sanitatis*, das *Regimen vitae* (Hagenmeyer 1995: 193–222) ist noch dem 14. Jahrhundert zuzuordnen. Konrads Regimen war auch eine der Quellen der *Regel der Gesundheit* (Strauss 1963), die als Kompilation mehrerer lateinischer Gesundheitslehren entstand, zu denen das *Regimen sanitatis* von Gregorius und das *Regimen sanitatis ad inclitum dominum regem Aragonum* von Arnaldus de Villanova[16] gehörten.[17] Die *Ordnung der Gesundheit* (Hagenmeyer 1972) und das *Büchlein der Gesundheit* (Hagenmeyer 1995: 223–254) sind im 15. Jahrhundert entstanden. Auch Heinrich Laufenbergs Regimen von 1429 (Menge 1976),[18] das in Versen geschrieben ist, dürfte auf Konrads Regimen zurückgegriffen haben (vgl. Hagenmeyer 1995: 15–18).

Ins Deutsche (sowie in viele andere europäische Sprachen) wurde auch das in Versen verfasste *Regimen sanitatis Salernitanum* mehrmals übersetzt (Keil 2005: 1224).[19]

Die hier angeführte Übersicht der *Regimina sanitatis* stellt nur eine Auswahl dar, die nicht nur ihre Bedeutung im Kontext der Entwicklung der gegebenen Textsorte in Betracht gezogen hat, sondern die auch im Hinblick auf die in der Gesundheitslehre des Juden von Salins angeführten Zitate vorgenommen wurde. Es ist noch zu ergänzen, dass *Regimina sanitatis* durch die Möglichkeit, ihre sechs Bauelemente (*sex res non naturales*) nach persönlichen Bedürfnissen des Kompilators zu erweitern, sich oft in Spezialtraktate (z. B. Aderlasstraktate) oder durch die Ausweitung des Ernährungsteils zu einem richtigen Kochbuch verwandelt haben (vgl. Riha 1992: 100).

---

16 Arnald von Villanova (um 1235–1311), katalanischer Arzt und Pharmazeut, der Medizin an der Universität Montpellier lehrte und als Leibarzt im Dienst von mehreren Päpsten und Königen war, ist Autor zahlreicher medizinischer Schriften, von denen sein *Regimen sanitatis ad inclitum dominum regem Aragonum* und das *Liber de vinis* besonders einflussreich waren. Es gibt auch mehrere Pseudoarnaldica, d. h. Werke, die ihm fälschlicherweise zugeschrieben wurden.

17 Die älteste Überlieferung der *Regel der Gesundheit* ist 1421 datiert, weil darin aber zahlreiche Abschreibfehler vorkommen, lässt sich annehmen, dass der deutsche Urtext älter ist (vgl. Strauss 1963: 46–47).

18 Der Edition von Menge lag die Münchener Handschrift (Cod. germ. 337) zugrunde. Der Text ist auch unter dem Titel *Versehung des leibs* bekannt, den die Augsburger Inkunabel von 1491 trägt.

19 Hinsichtlich der Autorschaft gibt es unterschiedliche Meinungen, u. a. wird sie (fälschlich) Arnald von Villanova zugeschrieben.

3 Die *Regeln der Gesundheit* Hesses, des Juden von Salins

Gesundheitslehren wurden oft auf Anregung von hochgestellten Personen, vor allem Adeligen, verfasst.[1] So war es auch im Falle der *Regeln von der Gesundheit* (so bezeichnete Hesse seine Gesundheitslehre, vgl. 160ra). An mehreren Stellen beruft sich der Autor auf das Interesse seines Gönners, des Grafen Johann von Sponheim, an der gesunden Lebensführung (vgl. 159rb, 176rb–176va, 268rb).

Die Gesundheitslehre des Juden von Salins besteht aus zwei Teilen. Der erste Teil – Buch IV– (im Kopf der Handschrift als *Daz vierde büche* bezeichnet)[2] nimmt fol. 159rb–201rb ein. Dieser Teil behandelt die sechs *res non naturales*. Der zweite Teil befindet sich am Ende des Kompendiums, er folgt auf die Übersetzung des Arzneidrogenbuches *Circa instans*, das als *Daz fünffte büche* ausgewiesen ist. Der Schreiber hat den Übergang vom *Circa instans* zu einem neuen thematischen Abschnitt nicht bemerkt und auch den darauffolgenden Text als *Daz fünffte büche* markiert. Da aber dieser Teil eindeutig zum Gesundheitsregimen gehört, wird er im Editionstext als Buch VI bezeichnet. Dieser Teil, der die Nahrungsmitteldiätetik enthält, beginnt auf fol. 268ra und endet auf fol. 277rb. In Form von Drogenmonographien werden hier einzelne Nahrungsmittel und Getränke abgehandelt. In der Krumauer Handschrift ist dieser Text nicht enthalten, im Erlanger Text ist nur ein Bruchstück dieses Teiles überliefert.[3] In der Züricher Handschrift kommen auf den letzten Blättern (277rb–280rb) des Kompendiums noch einige Rezepte vor, die offensichtlich ebenfalls dem Juden von Salins zuzuschreiben sind, weil er auch in diesem Abschnitt den Grafen von Sponheim und dessen Wunsch erwähnt, Rezepte gegen die Schwindsucht und andere Krankheiten anzuführen.

---

1 Dank des Buchdrucks erhielten Gesundheitsregeln eine ungeahnte Verbreitung, so dass „ein ursprünglich für ein elitäres, aristokratisches Publikum entwickeltes Konzept gegen 1500 breiteren sozialen Kreisen des Weltklerus und der Stadtbürgerschaft nahe gebracht wurde“ (Rippmann 2005: 22–23).

2 Weder in der Erlanger noch in der Krumauer Handschrift sind die einzelnen Bücher, aus denen das Kompendium Hesses, des Juden von Salins besteht, mit einer Überschrift im Kopf versehen.

3 In der Erlanger Handschrift sind nur die Abhandlung über Wasser, Wein und Bier enthalten und das Kapitel über die Öle, das jedoch vor dem Abschluss – bei dem Mastix-Öl – abrupt aufhört (der Text geht also bis zum fol. 270rb der Züricher Handschrift). Danach wurden noch einige Rezepte von einer anderen Hand auf der folgenden Seite eingetragen, diese entsprechen jedoch nicht den Rezepten in der Züricher Handschrift.

https://doi.org/10.1515/9783110730333-003

3.1 Zu Inhalt und Quellen

3.1.1 Das vierte Buch

Dem vierten Buch lag ein klares Konzept zugrunde. Der Abhandlung über die sechs *res non naturales* wurde ein Eingangskapitel vorangestellt, an dessen Ende (vgl. 160ra–rb) die einzelnen behandelten Faktoren aufgezählt werden. Genannt werden: Luft (dass dieses Kapitel die Vier-Jahreszeiten-Lehre einschließt, bleibt in der Aufzählung unerwähnt), Essen und Trinken, Schlafen und Wachen, Arbeit und Ruhe, Gemütszustände (hier umschrieben als *daz geschijt an dem menschen, daz naturlichen ist*), Aufnahme und Entleerung (dabei werden Schweiß und Bad genannt), Sexualität (hier als *mynnen* bezeichnet) und schließlich Aderlass. Von dieser klar vorgestellten Struktur weicht Hesse jedoch einige Male ab. Dabei bemüht er sich immer, diese Abweichungen in den Text so einzugliedern, dass sie als eine wichtige Ergänzung zu dem vorher Gesagten wahrgenommen und in den Text integriert werden.

Der erste „Einschub" befindet sich inmitten der Vier-Jahreszeiten-Lehre nach dem Abschnitt über den Frühling. Vor die nächste Jahreszeit wird eine Abhandlung über die sog. *membra principalia*, d. h. die Hauptorgane, eingegliedert.

Viel umfangreicher ist die ins Kapitel über *repletio et evacuatio* eingeordnete Abhandlung über die Reinigung des Körpers mit Hilfe von Abführmitteln. Auch wenn Hesse diesen Text nach eigenen Worten *gekorczet hane vsz andern groszern büchern* (176va), nimmt er 35 Seiten und somit etwa 41 Prozent des Gesamtumfangs des vierten Buches ein, was davon zeugt, welch große Rolle Hesse der Reinigung des Organismus zugeschrieben hat.

Unmittelbar nach dieser Abhandlung wurde noch ein kurzer, aus hippokratischen Aphorismen bestehender Text vor die Fortsetzung des Kapitels über Aufnahme und Entleerung eingeschaltet. Die darauffolgenden Kapitel über Baden, Geschlechtsverkehr und Aderlassen, also über bestimmte Formen der Reinigung des Körpers, können als Bestandteile des Kapitels *repletio et evacuatio* betrachtet werden.

Schematisch ließe sich der Inhalt des vierten Buches folgendermaßen darstellen:

I. Einleitung: 159rb–160rb
II. Abhandlung über die *res non naturales*:
  1. Luft: 160rb
    Vier-Jahreszeiten-Lehre:
      Frühling: 160rb–161ra
III. Abhandlung über die vier *membra principalia*:161ra–162rb
      Sommer: 162rb–162vb
      Herbst: 162vb–163va
      Winter: 163va–163vb

2. Essen und Trinken
   Essen: 163vb–167rb
   Trinken: 167rb–169va
3. Schlafen und Wachen: 169va–170vb
4. Bewegung und Ruhe: 171ra–171rb
5. Gemütsbewegungen/Emotionen (Zorn, Trauer, Freude): 171rb–172ra
6.a. Aufnahme und Entleerung
   Verdauung und Ausscheidung: 172 ra–175ra
   Zeichen und Maßnahmen beim Überhandnehmen eines der vier Säfte: 175ra–176rb

IV. Regeln für die Reinigung des Leibs mithilfe von Abführmitteln
   Faktoren, die bei der Verabreichung von Abführmitteln berücksichtigt werden müssen: 176va–184va
   Krankheiten, die durch die falsche Verabreichung von Abführmitteln verursacht werden: 184va–188ra
   Verschiedene Abführmittel nach der Wirkung geordnet: 189rb–194va

V. Hippokratische Aphorismen (eine Auswahl): 194va–195va

II. Fortsetzung der Abhandlung über die *res non naturales*
6.b. Fortsetzung des Kapitels Aufnahme und Entleerung
   Abführmittel: 195va–197va
   Erbrechen: 197va–198ra
   Baden: 198ra–198vb
   Sexualität: 198vb–200ra
   Aderlass: 200ra–201rb

Im Eingangskapitel wird auf die Bedeutung der Medizin als der höchsten aller Wissenschaften hingewiesen.[4] Diese Hervorhebung der Medizin gegenüber den anderen „Künsten“ entspricht der Salernitanischen Tradition.[5] Hesse legt das Lob der Medizin in den Mund eines nicht näher bekannten *meyster leo Jacobs son, eyn hohe meyster in der syeben künst* (fol. 159va).[6] Es fragt sich, ob hier die Bezeichnung „Meister“ einen

---

4 Im ersten Buch (1ra) seines Medizinischen Kompendiums legt Hesse das Lob der Medizin in den Mund von Avicenna: [...]*wann arczedye ist wert ober alle wysheyt*.

5 Auch Ortolf von Baierland weist in der Vorrede seines Arzneibuches auf den Vorrang der Medizin gegenüber den anderen Künsten hin (vgl. Riha 2014: 41).

6 Es ist uns nicht gelungen, eine Erwähnung eines Arztes dieses Namens weder bei Koren (1973) noch in den anderen Nachschlagewerken (*Verfasserlexikon*, *Enzyklopädie Medizingeschichte*) zu finden. In der zweiten Hälfte des 14. Jahrhunderts ist in Landshut ein jüdischer Arzt Namens Jacob belegt (vgl. Assion 1969: 270–291), der vor 1366 aus Schwäbisch Gmünd wegen der Judenverfolgung nach Landshut gekommen war und als Arzt in Dienste des Herzogs Stephan des Älteren von Bayern stand. Da

akademischen Grad bezeichnet oder ob es sich um eine allgemeine „schmückende" Formel handelt, weil im Mittelalter diese Bezeichnung einigermaßen willkürlich gebraucht wurde und keineswegs immer den handwerksmäßig oder akademisch ausgebildeten Arzt meinte.[7]

In der Einleitung führt Hesse an, er wolle Gesundheitsregeln, die ein *hochmeyster* formulierte, auslegen. Ob sich diese Bezeichnung auf den kurz danach genannten *meyster leo Jacobs son* bezieht oder ob sich dahinter eine bekannte Autorität verbirgt, ist nicht eindeutig zu bestimmen. Auf jeden Fall wird Meister Leo im folgenden Text nicht mehr erwähnt.

Wenn man bei der Suche nach den Quellen davon ausgeht, dass „beim medizinisch-diätetischen Material oft Quellenangaben gemacht [werden], die ein gutes Bild der Literatur vermitteln, welche dem Kompilator zur Verfügung stand" (Adamson 2014: 49), dann wird die Aufmerksamkeit zuerst auf die zitierten Autoritäten gerichtet. Hesse geht mit Autoren- oder Quellenangaben im Vergleich zu anderen Gesundheitslehren sehr sparsam um.[8] Während „als Hauptquelle des klassischen ‚Regimen sanitatis' der ‚Canon medicinae' Avicennas zu gelten hat, jenes „Gesetzbuch der Medizin", in welchem nun dem lateinischen Mittelalter das griechisch-orientalische Heilwissen rationalisiert und systematisch vorlag" (Hagenmeyer 1995: 28 mit Verweis auf Schipperges 1976: 104), erscheint Avicennas Name im vierten Buch nur an einer Stelle. Am häufigsten wird Hippokrates (insgesamt siebzehnmal) zitiert, dabei wird aber nur einmal ein konkretes Werk – die Aphorismen[9] – angeführt:

aber der Name Jacob sehr verbreitet war, ist ein möglicher Zusammenhang mit dem erwähnten *meyster leo* diskutabel.

7 Doch wurde sie im medizinischen Bereich nahezu als Synonym für diese Berufsbezeichnung verwendet und drückte zugleich eine gewisse Wertschätzung der so bezeichneten Personen aus (vgl. Assion 1969: 274–275).

8 Die Zahl von Autorenzitaten ist z. B bei Konrad von Eichstätt oder in den auf sein *Regimen* zurückgehenden Gesundheitslehren wesentlich höher. Die meistzitierte Autorität ist in diesen Werken Avicenna, häufig werden auch Rhazes und Averroes genannt (vgl. Hagenmeyer 1995: 28–45, 193ff; Strauss (1963: 8–11). Wie aus dem bei Hagenmeyer angeführten Vergleich von Avicennas Quelle mit den entsprechenden Passagen bei Konrad von Eichstätt ersichtlich ist, beruft sich Konrad von Eichstätt dort, wo Avicenna Hippokrates zitiert, auf Avicenna. Das kann dadurch erklärt werden, dass er „mit dieser Art Berufung auf geltende Lehrmeinungen mittelalterlicher Tradition verpflichtet [bleiben wollte] und offensichtlich bestrebt war, den wissenschaftlichen Kriterien seiner Zeit zu entsprechen" (Hagenmeyer 1995: 62).

9 Es handelt sich um eine Textsammlung innerhalb des *Corpus Hippocraticum*, in der 422 kurze Aussagen über unterschiedlichste medizinische Gebiete und Themen überliefert sind. Diese Sammlung gehört zu den am weitesten verbreiteten Teilen der hippokratischen Schriften. Die Aphorismen sind in acht Abschnitte eingeteilt, die mit römischen Ziffern versehen worden sind, wobei einzelne Aphorismen inmitten eines Abschnitts durch arabische Ziffern markiert sind.

Aber yn der myttel czijt, daz ist czüssen der junckeyt vnd graeheyt, als dye nature lyden mag, so magest dü yn dryben myt dyngen, dye da crefftig synt, noch dem, daz dye menschen genaturet sint, wann daz hayt auch Ypocras gesprochen in libro euffrisimorum (178va).

Wie im Weiteren gezeigt wird, ist nicht nur dieses, sondern auch die meisten anderen Zitate von Hippokrates im vierten Buch (*Ypocras sprycht...*) dieser Textsammlung entnommen, so dass man annehmen kann, dass sie als wichtige Quelle beim Verfassen der ‚Regeln der Gesundheit' diente. Dies lässt sich dadurch erklären, dass hippokratische Aphorismen „für den Praktiker außerordentlich interessant" waren. „Der Glaube an die durch den Namen Hippokrates verbürgerte Zuverlässigkeit spielt dabei wohl weniger die ausschlaggebende Rolle als die Tatsache, daß es sich um Wissen handelt, das oft durch Beobachtungen gewonnen wurde und aus dem eine immense ärztliche Erfahrung aufscheint" (Riha 1992: 123). Es fällt jedoch auf, dass Hesse im Unterschied zu den knappen und präzisen Formulierungen in der Aphorismen-Sammlung den Ratschlägen oft zahlreiche erklärende Ausführungen beifügte, so dass ihr Merksatzcharakter dadurch zum Teil verschleiert wird.

Auf Galen wird neunmal verwiesen[10] und jeweils einmal werden außer Avicenna (fol. 178rb) Isaac Judaeus (fol. 167rb), Aristoteles (fol. 170va) und der *wyse Alexander* (fol. 194rb) genannt. Der letzte Name könnte Alexander Hispanus bezeichnen, den Klerikerarzt des 13. oder frühen 14. Jahrhunderts, dessen *Melleus liquor physicae artis*' auch ein Kräuterbuch mit etwa 50 Drogen enthält (vgl. Keil 1983).

Oft begnügt sich Hesse mit einer unbestimmten Angabe der Autorität: Die Bezeichnungen *dye alde meyster; dye meyster in der erczenyen; dye wysen meyster; dye hochmeyster in medicina* deuten an, dass das dargestellte Wissen zum Grundlagenwissen gehörte, das in vielen medizinischen Texten der Zeit belegt war. Und die Übereinstimmung zwischen den einzelnen *Regimina* ist so groß, dass die Frage ihrer Abhängigkeit untereinander schwer zu klären ist. Deshalb ist die Möglichkeit in Betracht zu ziehen, dass Hesse die Zitate nicht direkt aus den Werken griechischer Autoritäten übernommen hat, sondern mit einer Vorlage bzw. Vorlagen gearbeitet hat, in die deren Gedanken Eingang gefunden haben.

Auf der anderen Seite kann der Verweis auf ein nicht näher spezifiziertes Buch von Galen, aus dem Hesse nach eigenen Worten eine Auswahl treffen musste – neben der Anführung der Aphorismen-Sammlung – die These unterstützen, dass ihm konkrete Werke zur Verfügung standen:

Auch saltü wyszen, daz yglich hümores, dye do virstoppet sint, hant den sweysz [ge]macht zü weren. Vnd dye oresache obegeschriben hayt virschriben Galian vnd hait daz sere woil bescheyden an syme büche. Vnd were yz, daz ich daz/wolte bedencken vnd bescheyden, yglich stück vnd artickel, vnd wye mann da myt helffen solt, so trede ich abe von der meynunge dysz büchs. Vnd wye

10 160vb, 168va, 170rb, 170rb, 171ra, 171ra, 174vb, 175va, 177va.

> *woil ich des nyt dün, so habe ich doch genüg gedacht eyns yglychen willigen menschen hant zü erwecken, dye künst zu leren vnd sich darnach czü rychten bysz zü eym ende* (174vb–175ra).

Im Rahmen dieser Publikation wird nicht beabsichtigt, eine detaillierte Quellenanalyse vorzulegen, das überlassen wir der weiteren Forschung. Wir möchten hier vor allem auf Parallelen hinweisen, die anhand des Vergleichs mit anderen edierten deutschen *Regimina* zutage getreten sind, und eine Vorstellung von der Vorgehensweise vermitteln, wie Hesse das zur Verfügung stehende Wissen strukturierte und präsentierte.

Die Gesundheitsregeln Hesses, des Juden von Salins, stehen ganz im Zeichen der Humoralpathologie. In manchen *Regimina* werden die Grundsteine der Humorallehre gleich am Anfang erklärt. Auf diese theoretische Einleitung hat Hesse verzichtet, weil er eine ausführliche humoralpathologische Unterweisung schon in den vorangehenden Büchern vorgelegt hat. Nach dem Eingangskapitel widmet er sich gleich dem ersten Aspekt der *res non naturales*, wobei er – ganz traditionell – mit der Luft beginnt.[11] Allerdings begnügt er sich nur mit einem Hinweis auf die Bedeutung reiner Luft für das Funktionieren des menschlichen Organismus und der Bemerkung, dass die Luft sich während des Jahres ändert. Dann geht er gleich zur sog. Vier-Jahreszeiten-Lehre über.[12]

Den Veränderungen in der Natur wird aber keine Aufmerksamkeit geschenkt,[13] es wird lediglich der Anfang der Jahreszeit nach dem Heiligenkalender angegeben. Sonst ist der Text eindeutig als medizinischer Fachtext konzipiert: Zuerst wird die allgemeine „Qualität" jeder Jahreszeit[14] angegeben, anschließend werden deren Auswirkungen auf die einzelnen Temperamente/Komplexionen beschrieben und diätetische Empfehlungen gegeben. Es ist zu betonen, dass die meisten Empfehlungen – nicht nur in dieser, sondern auch in den Abhandlungen über die übrigen *res non naturales* – nicht von denen abweichen, die man in anderen Gesundheitslehren finden kann.

---

11 Die Reihenfolge der *res non naturales* kann in unterschiedlichen Gesundheitslehren variieren, zum Beispiel ist *aer* im *Regimen vitae* oder im *Büchlein der Gesundheit* – ebenso wie im *Regimen sanitatis* Konrads von Eichstätt – erst am Ende des Teils über die sechs *res non naturales* platziert (vgl. Hagenmeyer 1995).

12 In vielen Gesundheitslehren sind auch sog. Monatsregeln zu finden. Oft enthalten Monatsregeln (besonders die in Versform) nur einfache Anweisungen, es gibt aber auch Monatsregeln mit ausführlichen diätetischen Empfehlungen, vgl. Vaňková (2014: 202–203).

13 Vgl. z. B. die Charakteristik der einzelnen Jahreszeiten im *Secretum secretorum*, Kapitel 36–40 (vgl. Möller 1963: 73–81).

14 Den vier Jahreszeiten werden traditionell folgende Qualitäten zugeordnet: Frühling: warm/feucht; Sommer: warm/trocken; Herbst: kalt/trocken, Winter: kalt/feucht. Sie korrespondieren mit Temperamenten: Frühling: Sanguiniker; Sommer: Choleriker; Herbst: Melancholiker; Winter: Phlegmatiker.

So wird der Frühling als geeigneter Monat für die Reinigung des Körpers bezeichnet. Mit Verweis auf Hippokrates[15] wird der Herbst als besonders gefährlich bei einer Erkrankung angesehen, während der Frühling mit guten Prognosen für die Genesung verbunden sei.

Am Ende des Frühlingabschnitts schlägt Hesse mithilfe einer anaphorischen Erwähnung der *membra principalia* eine Brücke zur darauffolgenden Abhandlung über die Hauptorgane:

> *Und sprychet Gallienus, daz yn dysser czijt spreydet sich daz bluyt in dem menschen vnd meret sich, bysz daz dye adern nyt mogent gehalden daz bluyt. Vnd dye adern drybent sich vnd daz bluyt, daz sye nyt mogen halden zü eym heubt glydde, wan dye vier membra principalis, dye geweldigent in dem lybe vnd flehent sich* (160vb).

Als Hauptorgane werden Herz, Leber, Gehirn und *glorien* vorgestellt. Mit *glorien* sind hier Geschlechtsorgane (Hoden)[16] gemeint (vgl. Bergdolt 1999: 160 in Bezug auf die vier *membra principalia* bei Petrus Hispanus).[17] Hesse betont jedoch ausdrücklich, dass er die aristotelische Meinung vertritt, nach der es nur ein Hauptorgan – das Herz – gibt.

Am Anfang des Abschnitts über das Essen wird der Inhalt angekündigt, indem die im Folgenden behandelten Aspekte aufgezählt werden. Dazu gehören: die Wahl des Essens nach dem Temperament und nach der Komplexion der Speise, die Quantität des Essens, die empfehlenswerte Speisenfolge, die Verteilung des Essens über den Tag und die Bedeutung von Appetit sowie Verpflegung im Falle einer Erkrankung.

Nicht nur hier, sondern praktisch bei allen *res non naturales* werden Mäßigkeit und die große Bedeutung von Gewohnheit hervorgehoben. Das angeführte Zitat von Hippokrates:

> *Vnd sprychet Ypocras: 'Wyltu eszen, so saltu eszen by der maszen, vnd nyt eszen, myt daz dü numme magest.' Auch hayt er gesayt, pleüng der gesuntheyt ist yn czweyerley sachen, daz der mensche nyt beyden sal, bysz yn hüngert, vnd sal erhoren dye wijl, daz er woil mag eszen* (165ra).

---

15 Es handelt sich um den Aphorismus III, 9: *Per autumnum omnio morbi acutissimi et maxime exitiales. Ver autem saluberrimum et minime exitiale* (zitiert nach Riha 1992: 127).

16 Riha (1992: 60) verweist in diesem Zusammenhang auf eine Tradition, die z. B. durch das Prosa-Vorwort zu Aegidius Corbolensis' *Carmen de pulsibus* repräsentiert wird. Dort wird von vier *membra principalia* gesprochen, und diese sind *cerebrum, cor, hepar* und *testiculi*, wobei Ortolf als Entsprechung für *testiculi* (d. h. Hoden) Nieren wählt, vgl. Riha (2014: 44, 187–188).

17 Petrus Hispanus (1210–1277).

geht auf den Aphorismus II, 4 zurück. Auch das Zitat *dye gewonheyt... daz ist conplexien secunda*[18] schreibt Hesse Hippokrates zu.[19] Dessen Name erscheint auch beim Zitat über die Bedeutung der Essenslust: Man kann ungesundes Essen gesundem vorziehen, wenn man darauf Appetit hat, weil man – wenn man gesundes Essen ohne Appetit isst – krank werden kann (vgl. Aphorismus II, 38).

Die Regeln für das Trinken betreffen Wasser und Wein. Es wird vor unmäßigem Weintrinken gewarnt, wobei die zahlreichen negativen Folgen, darunter Verlust der Vernunft und der fünf Sinne (vgl. 169rb), aufgezählt werden.[20] Auf der anderen Seite wird die positive Wirkung von Wein hochgepriesen:

> *Den wyn, den er oder wer yn dryncket by maysz vnd noch siner crafft vnd nach siner naturen vnd lyp noyt, dye sterket vnd hylfft den menschen mee wann alle drencke, dye uff erterich sint, vnd haldent memoria vnd gedechtnysse* (168rb–168va).

Beim Lob des Weins erwähnt Hesse – mit Verweis auf Galen – auch Oxymel und dessen Nutzen.

Das folgende Kapitel enthält *Dye Regel der gesüntheyt myt sclaffen vnd myt wachen* (169va), wie die Einleitung ankündigt. Davor wurde noch die lateinische Überschrift *Regula sanitatis primo* gesetzt. Es kann sich um eine Hervorhebung der Bedeutung von Schlaf handeln, auf die inmitten des Textes hingewiesen wird (*Vnd sprycht Arystotilis, der natürlich sclaiff ist medicina aller kranckheyt vnd allen smerczen*, 170va). Da diese Überschrift in der Krumauer sowie der Erlanger Handschrift fehlt, kann man annehmen, dass sie auch im Originaltext nicht vorhanden war. Im Kapitel über *somnus et vigilia* wird zuerst das Wesen des Schlafs vor dem Hintergrund der Humoralpathologie erklärt, danach wird der Nutzen von angemessenem Schlaf und Wachen besprochen, wobei der hippokratische Aphorismus (II, 3) zitiert wird, dass beides, Schlaf und Wachen, wenn sie vom normalen Maß abweichen, von Übel sind: *Ynd sprycht Ypocras, sclaiffen vnd wachen ist billich, daz sye sollen syn yglich by der mayszen, nyt zu viel vnd aüch nyt zü lutczel* (170vb). Es werden auch Empfehlungen formuliert, welche die Lage beim Schlaf betreffen: Die Regel, dass man zuerst auf der rechten Seite, später auf der linken schlafen soll und auf keinen Fall auf dem Rücken liegen soll (vgl. 170vb), wird bei Konrad von Eichstätt Avicenna zugeschrieben.[21] Auch wenn betont wird, dass der Schlaf gute Verdauung fördert, wird abschließend vor Schlaf unmittelbar nach dem Essen gewarnt.[22]

---

18 Vgl. das lateinische *consuetudo est altera natura*, das meist auf Aristoteles (bzw. Cicero) zurückgeführt wird.

19 Im Aphorismus II, 49 wird darüber gesprochen, dass das Nichteinhalten der Gewohnheit zur Krankheit führt.

20 Dieselbe Warnung kann man z. B. im *Secretum secretorum* finden (vgl. Möller 1963: 94–95).

21 Nach Hagenmeyer (1995: 29, 32) wird hier das erste Buch (Kapitel 9) des *Canon medicinae* zitiert.

22 Vgl. das Sprichwort „Nach dem Essen sollst du ruhn oder tausend Schritte tun“, das auf das *Regimen sanitatis Salernitanum* zurückgeht (vgl. Keil 2005: 1224). Konrad von Eichstätt verweist in

Das folgende Kapitel wird durch die Überschrift *Dy regel der gesüntheyt myt arbeden vnd myt ruwen* eingeleitet. Auch hier wird die Notwendigkeit hervorgehoben, Maß – sowohl bei der Bewegung als auch beim Ausruhen – zu halten. Dabei wird darauf hingewiesen, dass der Bedarf an Ruhe auch vom Charakter des Essens und der Konstitution des Menschen abhängig ist.

In dem den Gemütsbewegungen gewidmeten Kapitel wird die negative Wirkung von Zorn und Trauer aus der Perspektive der Humoralpathologie behandelt. Diese Emotionen soll man meiden und sich den Tätigkeiten widmen, die Freude bereiten: dazu gehören insbesondere Musik und Tanz. Zugleich warnt aber Hesse vor übergroßer Freude und ebenso vor einem Übermaß an Trauer. Beides kann sehr gefährlich, sogar tödlich sein.

Dem letzten Aspekt der sechs *res non naturales – repletio et evacuatio* – ist das umfangreichste der Kapitel des vierten Buches gewidmet (vgl. oben). Das Kapitel über Füllung und Entleerung ist breit gefächert: Zuerst wird die Verdauung als ein dreistufiger Prozess ausführlich beschrieben, anschließend werden die Ursachen von Verstopfung erklärt und es wird auf die einzelnen Ausscheidungsformen (damit sind Stuhlgang, Harn und Schweiß gemeint) eingegangen. In diesem Zusammenhang wird eine wichtige Regel formuliert: nie Stuhl oder Harn zurückzuhalten.[23] Im darauffolgendem Abschnitt erklärt der Jude von Salins, wie zu erkennen ist, dass einer der Säfte in einem Menschen überhandnimmt und was in solchen Fällen ein Arzt tun muss (Hesse verweist hier auf Galen).

Da durch die Störung des Gleichgewichts eine Erkrankung hervorgerufen werden kann, wird durch diesen Abschnitt eine Brücke geschlagen zum folgenden umfangreichen Kapitel über die Reinigung des menschlichen Organismus mithilfe von Abführmitteln, die in die Ausführungen über *repletio et evacuatio* eingegliedert wurde. Die Frage nach den Quellen bzw. Vorlagen dieses Teils bleibt offen: In den deutschen Gesundheitslehren ist eine vergleichbare Abhandlung unseres Wissens nicht belegt. Der Text ist in einzelne thematische Abschnitte deutlich strukturiert, was beweist, dass Hesse von einem klaren Konzept ausgegangen ist.

Am Anfang dieser Abhandlung werden Faktoren aufgezählt, die der Arzt vor der Verabreichung von Abführmitteln in Betracht ziehen muss und die im folgenden Abschnitt detailliert besprochen werden. Der erste Faktor ist die Zeit: Damit ist nicht nur die Jahreszeit gemeint, sondern auch der Unterschied zwischen Tag und Nacht sowie die Phasen der Krankheit. Es wird hier an Galen und seine Einteilung jeder Krankheit in vier Etappen erinnert. Hesse warnt vor der Verabreichung von Abführmitteln in der ersten Phase der Krankheit und dabei verweist er auf Hippokrates. Im Aphorismus II,

diesem Zusammenhang auf Galen und seinen Kommentar zu den hippokratischen Aphorismen (vgl. Hagenmeyer 1995: 77).

23 Konrad von Eichstätt zitiert bei dieser Warnung Rhazes' *Liber ad Almansorem* (Tractat IV), vgl. Hagenmeyer (1995: 35, 79).

29 wird aber gerade die Anfangsphase einer Krankheit als geeignet für den Einsatz von Abführmitteln bezeichnet. Der Hinweis, dass dem Patienten vor der Verabreichung von Abführmitteln ein weich machendes Mittel (Sirup oder Oxymel) gegeben werden muss, geht auf den hippokratischen Aphorismus II, 9 zurück.[24] Die Wahl des Abführmittels ist vom Temperament des Menschen und seinem Alter abhängig. Auch hier wird Hippokrates zitiert, nach dem für Melancholiker ein Klistier als Abführmittel geeignet ist (vgl. 178rb). Avicenna wird die Unterscheidung von vier Lebensetappen zugeschrieben (vgl. 178rb), die bei der Wahl des Abführmittels in Betracht gezogen werden muss. In diesem Zusammenhang wird auf die Aphorismen-Sammlung hingewiesen und betont, dass alte Menschen Abführmittel meiden sollen.

Zu den weiteren zu berücksichtigenden Faktoren gehören Gewöhnung der betreffenden Person an Abführmittel, ihr aktueller Gesundheitszustand, Geschlecht des Kranken sowie Charakter des Landes, in dem er lebt.

Im folgenden Abschnitt wird ausführlich besprochen, welche Symptome ein Arzt beachten muss und welche Abführmittel beim Auftreten bestimmter Symptome zu wählen sind. In diesem langen Abschnitt (179vb–184va) findet man keine Quellenverweise: die konkreten Empfehlungen lassen vermuten, dass viele davon aus der langen Praxis des Juden von Salins hervorgegangen sind.

Ein umfangreicher Abschnitt ist den Folgen bzw. Krankheiten gewidmet, die durch falsch verabreichte Abführmittel verursacht werden können. In diesem Abschnitt wird zweimal auf Hippokrates Bezug genommen. Bei verhaltenen Winden wird der betroffenen Person Bewegung empfohlen, wenn das Abführmittel die erwünschte Wirkung nicht erzielte (188ra). Als letzte, hier die elfte Krankheit, wird der Krampf genannt und Hippokrates zitiert, dem zufolge Krampf nach dem Abführmittel den Tod signalisiert (vgl. Aphorismus V, 4).[25]

Der abschließende Abschnitt behandelt einzelne Abführmittel, die nach ihrem Wirkungsgrad aufgereiht sind. Viele der hier angeführten Drogen werden auch im *Circa instans* beschrieben, doch sind die Texte darüber nicht ganz identisch, weil die einzelnen Drogen im vierten Buch vor allem aus der Perspektive ihrer laxativen Wirkung betrachtet werden, was davon zeugt, dass Hesse entweder seine Kenntnisse aus verschiedenen Quellen mit eigenen Erfahrungen zu einem neuen Ganzen verschmolzen hat oder dass ihm hier eine andere Quelle zugrunde lag. Diese Annahme bekräftigt auch die Übereinstimmung dieser Kräuterabhandlung mit dem ersten Teil des vierten Buches[26] im *Breslauer Arzneibuch* (vgl. Külz/Külz-Trosse 1908: 81ff.): Auch dort treten zuerst die einfachen Drogen mit abführender Wirkung auf. Die Reihenfolge der Drogen ist identisch, Hesse schließt jedoch die Abhandlung über einfache Abführmittel mit der Koloquinte abrupt ab, während im *Breslauer Arzneibuch* meh-

---

24 Vgl. auch den Aphorismus VII, 70.

25 *Es profusa purgatione convulsio aut singultus succedens malum* (vgl. Riha 1992: 129).

26 Vgl. die Beschreibung des *Breslauer Arzneibuches* bei Ferckel (1914/1982: 78–79).

rere weitere Drogen angeführt werden, die Hesse lediglich in der Einleitung zu diesem Abschnitt erwähnt.

Nach der Abhandlung über Abführmittel ist ein Abschnitt eingegliedert, dessen Anfang an den berühmten Einleitungssatz *vita brevis, ars longa* der Aphorismen-Sammlung erinnert, wobei nicht das Werk, sondern Hippokrates genannt wird: *Sprychet magyster Ypocras, der dag ist kürcz vnd dye arczenye ist grosz vnd swere zü leren vnd daz leben mynnert sich von dage czü dage* (194va). Im Folgenden werden ausgewählte hippokratische Aphorismen angeführt. Interessant ist, dass die vom Juden von Salins getroffene Auswahl der Selektion entspricht, die man bei Ortolf von Baierland im Kapitel 67 (*Hie vindestu vil lere des meÿsters Ypocras*) und im ersten Teil des Kapitels 68 (*Ob ein mensch von tag zu tag abnÿmpt*)[27] findet. In beiden Werken erscheinen die Aphorismen in derselben, jedoch vom Quellentext abweichenden Reihenfolge. Von den im Kapitel 67 vorkommenden Aphorismen hat Hesse lediglich drei ausgelassen. Davon wurde der Aphorismus III, 9 über schlechte Prognosen bei Erkrankung im Herbst und gute Aussichten auf Genesung bei Erkrankung im Frühling schon im Abschnitt über die Vier-Jahreszeiten-Lehre untergebracht. Nicht angeführt ist der Aphorismus II, 7,[28] nach dem eine langsame Gewichtsabnahme mit einer langsamen Zunahme verbunden ist und ein schneller Gewichtsverlust durch eine schnelle Zunahme abgelöst wird. Bei dem Juden von Salins fehlt auch der Aphorismus II, 1, nach dem für die Jahreszeit untypisches Wetter zur Zunahme von Krankheiten führt.

Von den sieben am Anfang des Kapitels 68 vorhandenen Aphorismen hat Hesse den Aphorismus über die schädliche Wirkung des Verzichts auf Gewohnheit ausgelassen, der schon im Kapitel über *potus* ausführlich besprochen wurde.

Riha (1992: 123) weist darauf hin, dass gerade in den hippokratisch ausgerichteten Kapiteln die engste Vorlagentreue im gesamten Arzneibuch zu verzeichnen ist. Eine der wenigen Ergänzungen des hippokratischen Textes demonstriert sie am Vergleich der lateinischen Fassung des Aphorismus II, 44 mit dessen Version bei Ortolf von Baierland. Das Zitat des Hippokrates hat Ortolf um die diätetischen Konsequenzen erweitert, indem er Fasten, mäßiges Abführen und körperliche Arbeit angefügt hat (vgl. Riha 1992: 125). Eine diätetische Empfehlung ist auch beim Juden von Salins zu finden. Er hat sich jedoch damit begnügt, dicken Menschen Fasten als todverhinderndes Mittel zu empfehlen:[29]

---

27 Vgl. den Text beider Kapitel bei Riha (2014: 62–64); den Kommentar dazu und den Vergleich der lateinischen Übersetzung der Aphorismen mit deren Wortlaut bei Ortolf siehe bei Riha (1992: 123–130).

28 *Attenuata longo temporis intervallo corpora, lente reficere portet, at quae brevi, celeriter* (Aphorismus II, 7). *Merck: Wenn ein mensch langsam mager wirt, das wirt langksam wider veist; wirt es aber schier mager, so wirt es schier wieder veist* (nach Riha 1992: 126). Riha (2014: 217) vermerkt dazu: „Der klassische Jojo-Effekt von Diäten."

29 Der lateinische Text wurde aus Riha (1992: 126–128) übernommen.

Natura admodum crassi celerius intereunt quam graciles (Aph. I, 44.).
Er spricht, daz gar zu feiste lewt schirer sterben denn dÿ mageren. Darvmb sal man jn mÿnner zu essen geben vnd zu trincken vnd sal in etwen geringen tranck geben vnd sÿ süllen auch erbeiten, wann das machet sÿ mager (Riha 2014: 62).
Vnd sprychet, feyste lüde sterbent lychteclicher dann dye mager lüde. Vnd darvmb, wann dü eyns feysten menschen plegen salt, so salt dü ym geben lützel zü eszen vnd drincken, off daz er werde gesünt (194va).

Als Eingriff in den Wortlaut des Aphorismus-Textes hat Riha auch die folgende Formulierung Ortolfs beurteilt: *Alle seuchten seyn pöszer, dÿ von vberigem durst vnd hünger kummen, dann von vberigem essen vnd trincken* (Riha 2014: 62).

Nach Riha (1992: 125) ist dieser Abschnitt bei Hippokrates nicht zu finden und ergibt sich nur implizit aus der vorangehenden Aussage. Dieselbe Warnung finden wir jedoch in demselben Kontext auch beim Juden von Salins:

Vnd alle bresten, dye da komment von vbergem hünger vnd dorst, dye sint noch boser dan dye, da komment von vbergem eszen vnd drincken (194va).

Auch wenn die Aphorismen inhaltlich identisch sind, weist ihr Wortlaut im Arzneibuch des Ortolf von Baierland und bei Hesse kleinere Abweichungen auf. Auf den ersten Blick fällt auf, dass Ortolf den Merksatzcharakter der einzelnen Empfehlungen durch die Imperativform betont, während der Jude von Salins die Ratschläge viel vorsichtiger – mit Hilfe des Modalverbs *sollen* in Verbindung mit den Verben *prüfen* und *wissen* – formuliert:

Merck, daz in allen langen seuchten schad ist, ob man jn zu wenig essens vnd trinckenß gibt, wann davon verdirbt der siech (Riha 2014: 62).
Aüch saltu prüben in aller kranckheyt, die lange gewert hayt, vnd nyt myden, ym czessen zü geben oder zü drincken, want noch syner noytdorfft so salt du ym dan czessen geben (194va–194vb).
Mercke, das nÿe kein mensch so wesz wart, das er sicherlichen müg gesprechen: Das menscgh genist oder stirbt vnd man mag es leicht verwarloszen oder mag jm helfen (Riha 2014: 63).
Aüch saltü wyszen, daz keyner so wyse yn der werlt ist, der do moge sprechen vor eyn gancze warheyt, daz der syche sterbe oder genese, aber er mag [*ez*] *eynen wane hane* (194vb–195ra).[30]

Die Übereinstimmungen zwischen dem Aphorismen-Abschnitt in den *Regeln der Gesundheit* und den Kapiteln 67 und 68 in Ortolfs Arzneibuch, d. h. dieselbe Auswahl und Reihenfolge der Aphorismen, deuten einen engen Zusammenhang zwischen beiden Texten an. Man kann voraussetzen, dass dem Juden von Salins Ortolfs Arzneibuch bekannt war und dass er sich (aus unklaren Gründen) entschlossen hat, Ortolfs Bearbeitung in sein *Regimen*, in dem er sich auf hippokratische Aphorismen an mehreren Stellen beruft, einzugliedern. Da nach Riha (1992: 124) die Einteilung des Stoffes

30 *Morborum acutorum non in totum certae sunt praenunciationes neque salutis neque mortis* (Aphorismus II, 19), vgl. Riha (1992: 126).

in den Kapiteln 67 und 68 als autochthon einzustufen ist, ist es eher unwahrscheinlich, dass beide Texte auf dieselbe (unbekannte) Vorlage zurückgehen.

Nach dem Aphorismen-Abschnitt knüpft Hesse wieder an die Abhandlung über die sechs *res non naturales* an und setzt das Kapitel über Füllung und Ausscheidung fort. Zum Teil werden hier Ratschläge wiederholt, die die *evacuatio* betreffen und die schon im Rahmen der langen Abhandlung über die Verabreichung von Abführmitteln formuliert wurden. So findet man hier z. B. wieder die Warnung vor dem Verabreichen von Abführmitteln an Schwangere (fol. 197rb).

> *Auch salt dü dich hüden, daz du keyner frauwen, dye do swanger myt kynder[n] geent, starcke drencke gebes, want der drancke mochte mütter vnd kynt doden. Want dye starcke drencke czyehent an sich dye füchtekeyt yn der fraüwen lybe vnd auch von dem kynde, vnd also mochten sye beyde sterben* (197rb).

Während sich hier aber die Warnung auf die gesamte Schwangerschaft bezieht, wird im Aphorismen-Abschnitt (fol. 195ra) der Aphorismus IV,1, nach dem die Abführmittel in der Anfangs- und Abschlussphase der Schwangerschaft gefährlich sind, und deshalb nur zwischen dem vierten und siebenden Monat zugelassen werden, getreu wiedergegeben: *Item saltu pruffen, daz keyner frauwen, dye da swanger geet, am anfange vnd zum lesten arczenie gebes, want ez ist myt eyner swanger frauwen glycherwyse ist als vmbe eynen bluenden baüm* (195ra).[31]

Ebenso wie Konrad von Eichstätt hat auch Hesse in das Kapitel *evacuatio* dazugehörende Faktoren wie Erbrechen, Baden, Geschlechtsverkehr und Aderlass eingegliedert.[32] Lediglich die Abhandlung über Klistiere wurde ausgelassen, vielleicht aus dem Grunde, dass schon im Rahmen der Abhandlung über die Abführmittel (183va–183vb) konkrete Ratschläge zur Anwendung von Klistieren gegeben wurden. Bei der Behandlung der einzelnen Faktoren findet man zwischen Konrad von Eichstätt (und den auf sein Werk zurückgehenden Übersetzungen) und dem Juden von Salins sowohl Unterschiede als auch Übereinstimmungen. So wird z. B. in allen *Regimina* vor

---

31 Vgl. die lateinische Übersetzung mit dem deutschen Text im Arzneibuch Ortolfs von Baierland (Riha 1992: 127). Im lateinischen Text fehlt der bei Ortolf angeführte Vergleich des Abführmittels mit der vernichtenden Kälte, die sowohl den Blüten als auch den reifen Früchten schaden kann. Bei Hesse erscheint nur der Anfang des Vergleichs. Da der Rest fehlt, ergibt der Vergleich keinen klaren Sinn.
Uteris gerentibus medicamenta purgantia sunt exhibenda, si humor impetu fertur ad excretionem, quarto mense vor et ad septimum usque his tamen minus. In minoribus autem et grandioribus foetibus subtimide se gerere oportet (Aphorismus IV, 1 nach Riha 1992; 127).
Mercke, wenn ein fraw deß ersten ein kint tragen vnd als sÿ sein schier wil genesen, so sal sÿ nit vil erczeneÿ nehmen, wann deß ersten ist dÿ frucht krangk, als du sihest an eÿnem paüm, der da plwet, daz dÿ frucht von eÿner cleÿnen kelten verdirbet; als sÿ denn zu alt wirt, so reÿszet sÿ geren abe (Riha 2014: 63).

32 Entsprechende Passagen bei Konrad von Eichstätt gehen nach Hagenmeyer (1995: 29–37) auf Avicennas *Canon medicinae* und Rhazes' *Liber ad Almansorem* zurück.

dem Erbrechen mit leerem Magen gewarnt. Im Abschnitt über das Baden wird empfohlen, sich nach dem Bad mit kaltem Wasser zu begießen und danach den Körper und den Kopf warm zu halten.

Im Kapitel über das *minnen* findet man in den einzelnen Gesundheitslehren einheitlich die Warnung vor übermäßigem Geschlechtsverkehr, der u. a. Schwäche des Körpers und vorzeitiges Altern zu Folge hat. Auf der anderen Seite wird angemessener Sex empfohlen, wobei darauf hingewiesen wird, dass auch das Temperament die Sexualität beeinflusst. Es werden des Weiteren Ratschläge erteilt, wann es empfehlenswert ist, Geschlechtsverkehr zu haben (vgl. fol. 199va–199vb).

Der abschließende Teil des vierten Buches ist dem Aderlass gewidmet. Es wird vor allem die positive Wirkung des Aderlasses hervorgehoben, auf Symptome hingewiesen, bei deren Auftreten ein Aderlass notwendig ist, sowie die für einen Aderlass geeignete Zeit besprochen.

In den in die *evacuatio* eingegliederten Abschnitten findet man keine Quellenangaben. Doch verraten die Übereinstimmungen mit anderen Gesundheitslehren, dass hier tradiertes Wissen vermittelt wurde, dessen genaue Quelle erst ein detaillierter Vergleich mit Werken anerkannter Autoritäten erschließen kann.

3.1.2 Das sechste Buch

Das sechste Buch wird durch eine Widmung an den Grafen von Sponheim eingeleitet, aus der einige wenige Informationen über das Leben Hesses, des Juden von Salins herauszulesen sind. Die Angabe, dass er 66 Jahre als Arzt bei hochgestellten Personen sowie bei *knechten vnd gemeynem volke* praktizierte, ist ein Hinweis auf das hohe Alter des Juden von Salins, der im Jahr 1430, in dem er nach seinen Worten den fünften Teil seines Buches vollendete, über 80 Jahre alt gewesen sein muss, wenn man annimmt, dass er seine Tätigkeit zwischen seinem 15. und 20. Lebensjahr begonnen hat.[33]

Das sechste Buch enthält die Nahrungsmittel-Diätetik, deren Inhalt am Anfang ankündigt wird:

> *so wil ich hernach beschryben, welche waszer gut zü brüchen sy vnd welches nyt, welcher win güt czü drincken sy, weliche oley man brüchen sal, weliches kornes, welches fleysches man bruchen sal, weliche fůtter güt czu dragen syn, weliche farbe dye cleyder sin sollen vnd darnach von allen lattwergen in der apoteken* (268rb–268va).

Schon diese Übersicht zeigt deutlich, dass Hesse nur eine Auswahl aus den Nahrungsmitteln getroffen und sie nicht in voller Breite behandelt hat, wie es z. B. Haly Abbas in seiner *Pantegni* oder Isaac Judaeus in seinem *Liber diaetarum particularum*

33 Vgl. das Kapitel Hesse, der Jude von Salins im Band 1.

(vgl. Keil 2015: 27) oder auch die Autoren anderer *Regimina* getan haben. Die Auslassung von Obst, Gemüse, Kräutern sowie Gewürzen hängt wahrscheinlich damit zusammen, dass die meisten Pflanzen schon im ‚Circa instans', also dem vorangehenden Teil des Kompendiums, besprochen wurden.

Der den Getränken gewidmete Teil bringt zuerst eine systematische Übersicht von verschiedenen Wassersorten, die sich durch ihre Eigenschaften sowie durch ihren Ursprung unterscheiden. Die Abhandlung über den Wein ist kurzgefasst: sie wird durch das Lob des Weins eingeleitet: *Vnd die wile, daz daz waszer dem lybe keyn crafft gybt, so wollen wir nü reden von dem wine, der dem lybe crafft gybt vnd spyset, vnd sunderlichen alden luden* (269va). Im Folgenden werden die Eigenschaften von Wein mittels einer biblischen Geschichte illustriert und anschließend die Heilanzeigen für verschiedene Weinsorten angeführt.

In der Auflistung von Getränken in der Einleitung hat der Autor das Bier vergessen, das er doch in einer kurzen Monographie behandelte. Bier war ein Getränk, das im mittelalterlichen Alltag in großen Mengen getrunken wurde, besonders in den Ländern, in denen es für den Weinanbau nicht die entsprechenden klimatischen Bedingungen gab. In der Küche von Adeligen wurde jedoch eher Wein bevorzugt, weil Bier mit manueller Arbeit und mit Bauern assoziiert wurde. Auch wenn Bier eines der ältesten alkoholischen Getränke ist, wird es in den *Regimina* selten erwähnt, weil Ärzte oft Bier mit schädlichen Folgen (für Kopf, Magen und Nerven) verbunden haben (vgl. Adamson 2004: 48–49). Nach Adamson haben erst die deutschen Ärzte des 16. Jahrhunderts das beliebteste Getränk ihres Landes rehabilitiert. In diesem Sinne ist Hesse als Vorläufer zu bezeichnen, weil er den einzelnen Biersorten verschiedene positive Heilwirkungen zugeschrieben hat. Aufmerksamkeit verdienen auch die angeführten Biersorten. An erster Stelle wird *Byere, daz gemacht ist von durren mere druben* (fol. 270ra) genannt. Weiter genannte Biersorten sind Gersten- und Weizenbier und *byere, daz do gemacht ist von honige,*[34] dem besonders gute Eigenschaften zugesprochen wurden: *vberweget alle drencke, wie sie gemacht sint, vnd machet den lyep gesünt vnd lütert daz antlytze* (270ra).

In den Getränke-Teil wurde auch ein Abschnitt über Öle eingegliedert. Er enthält lediglich Heilanzeigen von 31 unterschiedlichen Ölen,[35] die ohne offensichtliche Systematik angeführt sind.[36] Die Heilanzeigen sind kurzgefasst,[37] bei einigen ist nur eine

34 Bei Kelten war Cervisia bzw. Cervesia, ein Weizenbier mit Honig, besonders bei der wohlhabenderen Bevölkerung, beliebt (vgl. https://de.wikipedia.org/wiki/Geschichte_des_Bieres) [6.08.2021].

35 Darunter sind nicht nur Öle aus pflanzlichen Drogen, sondern auch tierische Öle (Bibergeilöl, Skorpionöl, Hirschhornöl, Eidotteröl) angeführt.

36 Zu strukturbildenden Tendenzen in der medizinischen Fachprosa des Hoch-und Spätmittelalters vgl. Crone/Rappert/Keil (2003).

37 Eine Übersicht von Arzneiölen ist z. B. im *Codex Farfensis* zu finden (vgl. Aßfelder 2011). Die bei Hesse angeführte Heilanzeige ist oft unter den bei entsprechenden Ölen im *Codex Farfensis* aufgelisteten Indikationen nicht zu finden, vgl. z. B. Kamillenöl, das nach dem Juden von Salins *güt czu*

allgemeine Feststellung *ist gut vor alle bresten, die in dem lybe sint* (Quendelöl), *stercket zu male den lyep* (Speiköl) zu verzeichnen. Da jegliche Information über die Zubereitung der einzelnen Öle fehlt, kann man voraussetzen, dass sie damals in einer Apotheke erhältlich waren. Eine Übersicht von Ölen ist von den deutschen zum Vergleich herangezogenen Gesundheitslehren des späten 13. Jahrhunderts bis zum 15. Jahrhundert lediglich im *Breslauer Arzneibuch* (vgl. 147b–149a) zu verzeichnen.[38]

Im nächsten thematischen Abschnitt werden in Form kurzer Monographien Getreidesorten behandelt.

Der dritte thematische Teil enthält ein „Fleischbuch". Mit Berufung auf Albertus[39] wird die Gliederung der Fleischsorten in acht Gruppen vorgestellt: Zu den ersten fünf Gruppen gehört Fleisch von vierfüßigen Tieren, die sechste Gruppe bilden die Fische. Die siebente Gruppe ist den Vögeln und die letzte Gruppe dem Geflügel gewidmet.

Eine andere Einteilung der Fleischsorten hat Hesse nach eigenen Worten von Moses Maimonides, Averroes und Rhazes übernommen. Thematisch weist dieses „Fleischbuch" viele Übereinstimmungen mit dem letzten Teil im ‚Liber de diaetis particularibus' von Isaac Judaeus auf.[40] Zuerst wird Fleisch vierfüßiger Tiere besprochen: Das alttestamentliche Tabu des Schweinefleisches wird hier ignoriert, nach Moses Maimonides soll Schweinefleisch sogar das beste Fleisch von vierfüßigen Tieren sein: *Item sprychet rabi Moysi, daz beste fleysch, daz off vier füszen geet, daz ist swynen fleysche vnd dar nach czykeln fleysche vnd nach dem czykeln fleysch kalp fleysche* (272ra–rb). Das kommentiert Hesse mit einer lakonischen Anmerkung: *Vnd ich heysze, wer do wil rechtefertigen vnd zu begüten, daz ym schaden brengen mag, der sal lützcel essen* (272rb).

Nach der Bewertung des Fleisches von einzelnen vierfüßigen Tieren werden deren essbare Körperteile und Organe aufgezählt, darunter auch – mit Berufung auf *Olycon* (womit vielleicht Averroes' *Colliget* gemeint ist) – die Hoden. Auch wenn die vom Juden von Salins aufgezählten essbaren Organe denen bei Isaac Judaeus zum großen Teil entsprechen, findet man Hoden (sowie z. B. Euter) in Isaacs Abhandlung

---

stercken daz heubt ist, während es im *Codex Farfensis* heißt: *Dicz oley ist gut fur alle tieffe we der beine vnd der nerfen vnd fur geswolst die von chelde sint vnd fur alle chalde we vnd vertreibet daz we in den gelencken* (Aßfelder 2011: 67).

38 Im *Breslauer Arzneibuch* sind die Öle nach ihrer Qualität (zuerst kalte, dann warme) geordnet, wobei bei jedem auch die Zubereitung beschrieben wird.

39 Mit Albertus ist wahrscheinlich Albertus Magnus (um 1200–1280), Theologe, Philosoph und Naturforscher gemeint, in dessen Buch *De animalibus* Hunderte von Tieren vorgestellt werden.

40 Vgl. Valentin Schwendes' oberschwäbische Übersetzung dieses Werkes bei Nägele (2001: 103ff.). Trotz der thematischen Nähe stellt man wesentliche Unterschiede in der Bearbeitung der gegebenen Problematik fest. Isaac bespricht die einzelnen thematischen Abschnitte viel ausführlicher als Hesse, dessen Ausführungen sich durch Knappheit und Kürze auszeichnen. Das kann auch darauf zurückgeführt werden, dass Hesse mit verschiedenen Quellen gearbeitet hat.

nicht.[41] Das Kapitel *De membris animalium* erscheint auch bei Konrad von Eichstätt. Nach Hagenmeyer (1995:42) geht dieser Teil auf Rhazes zurück. Die Heilanzeige bei den einzelnen Organen stimmt mit denen in den Ausführungen Hesses überein; dieser führt jedoch zusätzlich nicht nur Hoden, sondern auch mehrere weitere Organe an, z. B. Kopf, Antlitz, Augen u. a.

Kurz werden auch die Zubereitungsweisen von Fleischgerichten erwähnt und es wird auf Produkte vierfüßiger Tiere – Milch und Käse – eingegangen. Im folgenden Abschnitt wird die Aufmerksamkeit auf das Geflügel gerichtet und Eier als dessen Produkt behandelt.

Ein kurzer Abschnitt ist der Bekleidung und der Betrachtung seiner Materialität gewidmet. Im Zusammenhang mit der Unterscheidung von verschiedenen Pelzsorten wird zweimal Moses Maimonides zitiert, nach dem Hasenfell und insbesondere Lämmerfell für die Gesundheit eine positive Wirkung haben. Überraschenderweise wird am Ende der Abhandlung über Speisen wieder auf Wasser eingegangen und Regenwasser als die beste Wassersorte gepriesen.

Der abschließende Teil des sechsten Buches, an dessen Anfang sich der Autor auf Avicenna beruft, enthält eine Liste von zusammengesetzten Arzneien. Insgesamt sind hier 44 Pillen und Latwergen mit ihren Indikationen angeführt. Das Gros der Arzneien ist im *Antidotarium Nicolai*[42] zu finden, eine ähnliche Liste kommt auch im *Breslauer Arzneibuch* vor.[43]

---

41 Hoden sind z. B. im *Tacuinum sanitatis* von Ibn Buṭlān zu belegen, vgl. dessen deutsche Übersetzung in den ‚Schachtafelen der Gesuntheyt' der Bayerischen Staatsbibliothek: https://www.digitale-sammlungen.de/en/view/bsb10147779?page=44,45 [09.07.2021]. Melitta Weiss Adamson danken wir für den Hinweis auf diesen Text. Der Wortlaut unterscheidet sich jedoch vom Juden von Salins wesentlich.

42 Das *Antidotarium Nicolai* ist eine Sammlung von zusammengesetzten Drogen, die aus der Mitte des 12. Jahrhunderts stammt. Sie wird für eine der wichtigsten, wenn nicht die wichtigste Arzneidrogenlehre der mittelalterlichen Pharmazie gehalten. Das Buch enthält insgesamt 149 Formeln, die im Hinblick auf ihre Verwendung in der Praxis präsentiert werden. Das *Antidotarium Nicolai* gehörte zum Curriculum der medizinischen Fakultät in Paris und wurde in zahlreiche Landessprachen übersetzt (vgl. Keil 2005: 70–71).

43 Im Vergleich mit den *Regeln* des Juden von Salins sind die einzelnen Arzneimittel im *Breslauer Arzneibuch* viel ausführlicher und systematischer behandelt. Zuerst werden abführende Arzneien besprochen, danach Opiate, Latwergen und zuletzt Pillen (vgl. Ferckel 1914/1982: 79).

3.2 Strategien der Wissensvermittlung in den *Regeln der Gesundheit*

3.2.1 Textgliederungssignale

Dass von Anfang an beabsichtigt wurde, den Text leserfreundlich zu gestalten und die Einprägsamkeit von Empfehlungen zu fördern, teilt Hesse, der Jude von Salins schon im Eingangskapitel mit:

> *Vnd hayt gedycht dysz büche in capittel vnd alle ding sünder, vmb wyllen, daz yglichem lüst zu lesen vnd in zü behaldennysz an yr hant allewege zu zeüchen vnd gedechtenysse* (160ra).

In der graphischen Bearbeitung des Textes spiegelt sich jedoch dieses Vorhaben nur in sehr beschränktem Maße wider. In allen Überlieferungen ist der Text zweispaltig fortlaufend geschrieben. Als einzige Textgliederungssignale werden im vierten Buch Initialen verwendet:[44] In der Züricher Handschrift erscheinen (nicht ganz konsequent) zweizeilige Initialen am Anfang der einzelnen thematischen Abschnitte, in der Krumauer Handschrift wurden sie nur gelegentlich ausgeführt und in der Erlanger Handschrift wurden die Initialen überhaupt nicht ergänzt. Im sechsten Buch werden auch andere graphische Signale außer den Initialen in der Züricher Handschrift gebraucht: Ein neuer thematischer Abschnitt wird hier z. B. auch durch eine Leerzeile angezeigt, im Rahmen der Auflistung von Ölsorten erscheint eine Unterstreichung zur Trennung der einzelnen Öle, so dass die inhaltliche Gliederung auch graphisch deutlicher als im vierten Buch hervortritt. Dies gilt aber nicht für den Erlanger Text, der übrigens nur ein Bruchstück des Textes des sechsten Buches enthält.

Aufgrund der fehlenden graphischen Signale sind wir bei der Textgliederung in der Edition vom Inhalt ausgegangen, dessen Einteilung durch Überschriften und weitere verbale Signale realisiert wird.

In der Überschrift des vierten Buches wird angekündigt, dass das Buch aus 19 Kapiteln besteht. Da diese Überschrift weder in der Erlanger noch in der Krumaer Handschrift vorhanden ist, handelt es sich wahrscheinlich um eine Initiative des Schreibers des Züricher Textes, der geplant hat, die thematischen Übergänge zu markieren, um dem Leser die Orientierung im Text zu erleichtern. Eine Kapitelnummerierung hat er jedoch nur bei der Abhandlung über die Luft als erstem der *res non naturales* vorgenommen (*daz erste capittel*, 158rb), bei den weiteren, den *res non naturales* gewidmeten Kapiteln hat er auf die Nummerierung verzichtet. Seine Absicht, die einzelnen thematischen Abschnitte auszuweisen, verdeutlichen noch die römischen Ziffern am Rande der Seite, wobei als letzte *xx* beim Abschnitt über den Aderlass angeführt wird.

44 In der Edition wurden die Initialen durch Fettschrift gekennzeichnet.

Die einzelnen Kapitel über die *res non naturales* werden durch inhaltsbeschreibende Überschriften eingeleitet. Diese haben entweder eine nominale Form (*Pleung der gesüntheyt der spysen* (163vb); *Dye Regel der gesüntheyt myt sclaffen vnd myt wachen* (169va); *Dy regel der gesüntheyt myt arbeden vnd myt ruwen* (171ra) oder der nominale Kern wird durch einen komplexen Relativsatz ausformuliert. So wird das Kapitel, in dem auf Gemütsbewegungen eingegangen wird, folgendermaßen angekündigt: *Dye regel natürlich, dye yn lyplichen geschen allen, dye da wyllen hant, noch erczedye leben vnde noch gesuntheyt plegen* (171rb). Dieser Ankündigung wurde in der Züricher Handschrift noch die lateinische Überschrift *Regula ad seruandum sanitatem* vorangestellt, wahrscheinlich mit dem Ziel, die Textgliederung deutlicher zu gestalten.

Am Anfang der einzelnen Kapitel wird der Inhalt zusammenfassend vorgestellt, indem die im Folgenden behandelten Problempunkte aufgezählt werden. Zum Beispiel wird der Inhalt des Kapitels über *cibus* auf folgende Weise signalisiert:

> *Daz mensche bedarff sich hüden in seserley wege czessen geben der spysen: Der erste stamme, der ander cantitate, dye drytte, wye sye sal geordineret sin, dye vierde dye czijt, wan man eszen sal, dye fünfte dye lüst, dye seheste dye gelydder, dye do bresthafftig sint, vnd waz* [spysen] *dar zü gehoret* (163vb).

Eine solche Auflistung des Inhalts ist eines der wichtigen Mittel der Verdeutlichung der Textstruktur. Man findet sie auch am Anfang größerer thematischer Abschnitte, so dass dadurch der Text systematisch gegliedert ist:

> *Dü salt gewarnet sin vnd salt lüwen yn achterley stucken, wann du eym menschen pürgacien geben wilt. Daz erste stücke ist,* [...] (176va).
> *Nü salt dü wyszen, daz der drencke do gybt, der mosz mercken seserley dincke, daz erste, ob der drancke senfftlich von ym geet oder swerlich, daz ander stücke,* [...] (179bv).
> *Nü wyszent vnd prübent, waz schade daz kan brengen drancke, der do geben wirt vnordelich vnd vnnatürlich oder wann er sich nyt heldet ordelich, als ich her nach bescheyden wil, want der schade[n] vnd bresten synt eilffe, dye da von komment* (184va–184vb).
> *Vnd sache, war vmbe daz bait daz düt wirk ent, synt dryerley. Dye erst ist virwandelünge des waszers vnd der lufft, dye ander ist* [...] (198ra).

Die Themenabschnitte innerhalb eines Kapitels werden durch Zwischenüberschriften markiert, die meist den Inhalt angeben und eine stichpunktartige nominale Form haben:

> *Daz ander deyl des stambs von der spysen* (164va); *Qvantitates der spyse* (164vb); *Der Stülegancke* (174va); *Artickel der gesüntheyt zü dem sweysz* (174vb); *Artyckel der gesüntheyt myt vomitum* (197va); *Artickel der gesüntheyt von dem baden* (198ra).

Eine Ausnahme stellt das Kapitel über *potus* dar, in dem eine allgemein formulierte Zwischenüberschrift *Artickel der gesüntheyt* wiederholt erscheint, die lediglich als Signal der Textgliederung aufzufassen ist.

Im sechsten Buch werden Zwischenüberschriften gelegentlich in Latein formuliert: *Aqua pluuialis etc.; Aqua niuis* (269ra); *Notandum nunc de vino etc.* (169va). Außerdem werden lateinische Bezeichnungen von Arzneimitteln verwendet, die als Überschriften deren Indikation vorangestellt werden. Ähnlich wie die Überschriften der Hauptkapitel können die Zwischenüberschriften aus einem nominalen Kern bestehen, der durch Attribute unterschiedlicher Art und Länge spezifiziert wird:

> *Dye regel von der spysen, wye man sye brüchen sal vnd wilch spyse sal man vor eszen* (165va); *Dye czijt, wan der mensche eszen sal* (165vb); *Dy glydder, dye kranck synt* (166vb); *Artykel, wye sich eyn mensche halden sal yn dem mynnen* (199rb); *Regel der gesuntheyt in der leszerie des blüts, daz da spysende ist alle gelydder, vnd eyn stule venti spiritalis vnd an ym ist gehenckt daz lebben vnd natürliche hytcze vnd ym ist befolen zü plegen den lybe* (200ra).

Zwischenüberschriften in Satzform kommen nur vereinzelt vor: *Daz eynen geluste czu eszen* (166va).

Zur Markierung thematischer Übergänge hat Hesse oft auch sog. Terminatoren und Initiatoren eingesetzt, d. h. eine knappe Zusammenfassung des schon Gesagten und eine kurze Ankündigung des Folgenden. In den Terminatoren und Initiatoren, die regelmäßig mit dem Adverb *nu* eingeleitet werden, wiederholen sich Formulierungen mit den Verben *bescheiden, wissen lassen, reden, auslegen* u. a. in Verbindung mit dem Modalverb *wollen*, wobei das Verb entweder in der 1. Ps. Sg. oder 1. Ps. Pl. steht:

> *Nü han wir bescheyden myt korczen würten, waz sclayffen ist. Nü wollen wir bescheyden, waz nocze vnd dogent geschijt sclaffen halp by masz* (170ra–170rb).
> *Nu han ich dich laszen wyszen dye czijt, wann dem sychen güt ist zü geben dye drencke* (177vb).
> *Nü wyl ich dich laszen wyszen, wie dü erkennen salt, von welcher conplexien der mensche ist, off daz dü ym mogest geben starck oder lyechte drancke*, [...] (177va–178ra).
> *Nü wollen wir laszen von dem win vnd wollen reden von andern drencken* (270ra).

Oft wird beim Übergang zu einem neuen thematischen Abschnitt nur der kommende Inhalt angegeben, d. h. der Terminator fehlt und der Initiator übernimmt die Funktion einer (Zwischen-)Überschrift.

> *Nü wollen wir reden von der czijt des jars* (176vb).
> *Nv wil ich dich laszen wyssen dye czijt des|krancken, wann ym synt güt drencke zu geben* (177va).
> *Nu wollen wir schriben, welcher win der beste sy* (269vb).

Zur Signalisierung einer neuen Anweisung im Rahmen eines thematischen Abschnitts wird die Modalpartikel *aüch* eingesetzt.[45] Als textorganisierendes Element erscheint auch das lateinische *item*:

45 Nach Habermann (2014: 25) dient diese Modalpartikel zur Markierung der im Satz gebotenen Proposition als „zusätzliche", „weiterführende" Information.

> *Aüch salt dü ware nemen, obe dü eyner fraüwen drancke gebest oder eym mann* [...] (179rb).
> *Aüch salt dü gewarnet sin, daz dü wyszest dye nature des landes vnd ertrychs* [...] (179rb.)
> *Item saltü pruben, daz alle lüde, dye do gesunt sint, vnd dannoch erczenie plegen wollen, dye werden vngesunt vnd komment yn bresten* (195ra).

Im ganzen Text findet man zahlreiche Verweise auf das schon Gesagte bzw. kataphorische Verweise auf das Folgende:

> *Vnd ist Ypocras meynunge, daz dü des menschen vor pleges als vorgeschriben, e dü ym drincken gebest* (196ra).
> *Vnd wan sye daz haldent, dye nachgeschriben artickel, als [hie] her nach wirt gedacht myt der gottsholffe, vnd behaldent sich daz, als recht ist, so werdent sye nyt syche. Und dysz sint dye artyckel,* [...] (160ra).

An mehreren Textstellen bringt Hesse einen Querverweis auf eine andere, weit entfernte Passage des eigenen Textes an, um die Wiederholung von schon Gesagtem zu vermeiden: So wird z. B. im Abschnitt über den Aderlass auf die Anzeichen des Überhandnehmens von Blut verwiesen, die in der Abhandlung über die Reinigung des Körpers behandelt wurden.

> *Vnd hye vor han ich dich geleret, czu erkennen dye czeüchen, dye da czyehen off dye merünge des bluyts, in der regel der gesuntheyt in der reynigunge des lybes. Vnd wann dü ansehest dye selben czeüchen, so sal man dem menschen laszen zü stünt* [...] (200va).

Ein Querverweis nach vorne und nach hinten erscheint bei der Beschreibung der Maßnahmen im Falle der vierten Erkrankung, die durch die nicht richtige Verabreichung von Abführmitteln verursacht wird. Es wird hier auf eine Arznei verwiesen, die bei der ersten und achten angeführten Erkrankung beschrieben ist:

> *Vnd were yz, daz er daüon nit sin macht vnd crafft wyeder gewonne, so dü ym als dye arczenie, dye in dem echte geschyckenysse geschriben sint oder yn der ersten geschehen ist* (185vb).[46]

Solche Bezugnahmen im Text auf eine andere Textstelle helfen, die Textkohärenz herzustellen, und zeugen davon, dass der Autor von einer durchdachten Struktur ausgegangen ist, die er ständig vor Augen hatte. Zugleich bemühte er sich, das dargebotene Wissen benutzerfreundlich aufzubereiten und durch die Gliederung und

---

46 Vgl. die Beschreibung der Arznei an beiden Textstellen:
... vnd salt nemen eyn alt hüne vnde salt ez syeden vnd woil stoszen darnach vnd daz selbe wieder in dye brüwe dün vnd dar zü gummi arabici vnd dryagagant vnd sümack vnd bolum armeni vnd ym daz al[s] dann zü drincken geben, want dye brüwe machet feste vnd styllet den vszlauffe (185ra).
... den salt dü also helffen: Nym eyn güt alde hene vnd dye suth myt gummi arabici vnd dragagant vnd summack vnd bolüm armeni vnd drachen bluyt vnde myt dysser brüwe mach ym eyn bry oder myt regen wasczer, da dye vorgeschriben pülüer yngesotten sint, vnd mache ym eynen bry dar vsz (187rb).

Ausweisung des Inhalts dem Rezipienten zu helfen, sich im Text zu orientieren und sich die Anweisungen leichter einzuprägen.

3.2.2 Vertextungsstrategien und ihre sprachliche Realisierung

In den *Regeln der Gesundheit* wählte der Autor verschiedene Vertextungsstrategien,[47] um die Rezeption des vermittelten Wissens zu erleichtern. Im Folgenden wird auf in den Regeln vorkommende Vertextungsmuster eingegangen und ausgewählte sprachliche Mittel (grammatische, lexikalisch-stilistische) vorgestellt, mit deren Hilfe diese realisiert werden.

Anweisen

Regimina sanitatis sind in erster Linie Ratgebertexte: Im vierten Buch steht also das Anweisen im Vordergrund. Auch wenn Hesse sein Werk auf Anregung des Grafen von Sponheim verfasst hat, richten sich die in seinem *Regimen* formulierten Ratschläge bzw. Anweisungen nicht an den Grafen selbst, sondern werden meist verallgemeinert formuliert. Als Mittel der Verallgemeinerung des Adressaten verwendet Hesse nicht nur das Indefinitpronomen *man*, sondern häufig auch das Substantiv *Mensch*, wobei mitunter durch das Pronomen *jeglich* hervorgehoben wird, dass die Ratschläge für jedermann bestimmt sind. Die Anweisung wird als Empfehlung mit Hilfe des Modalverbs *sollen* formuliert:

> *Allewege sal der mensche eszen zü dem ersten, die da laxiret, vnd dar nach die swere, als trüben vnd darnoch sperben etc. vnd quytdem. Vmb des wyllen so sal man allewege brüchen lycht spyse vor der, die do swere ist, als drüben vnd ryntfleysch* (165va).
> *Aüch sal sich eyn yglich mensche hüden, daz er nyt dryncke dye wyle, daz er hytczig ist, vnd yn der nacht, wan der mensche gesclaiffen hayt, so sal er keyn waszer dryncken, wann sye erloiste dye naturliche hytze, dye in dem magen ist vnd yn der lebbern* (167vb–168ra).

Selten übernimmt die verallgemeinernde Funktion auch das Personalpronomen *sye*:

> *Vnd wan sye daz haldent, dye nachgeschriben artickel, als hie her nach wirt gedacht myt der gottsholffe, vnd behaldent sich daz, als recht ist, so werdent sye nyt syche* (160ra).

Wenn die gegebene Empfehlung nur eine bestimmte Gruppe betrifft – z. B. Menschen eines bestimmten Temperaments oder solche, die bestimmte Merkmale aufweisenen bzw. durch die Indikation bestimmte Adressaten, – wird diese Zielgruppe durch

47 Zu den Vertextungsstrategien vgl. z. B. Eroms (2009: 1597–1598); Eroms führt folgende Vertextungsstrategien an: Erzählen, Beschreiben, Argumentieren, Anweisen, Erklären. Brinker (1992: 63–80) spricht von „Grundformen der thematischen Entfaltung".

einen vorangestellten Relativsatz charakterisiert, der die Funktion eines Bedingungssatzes hat.[48] Der Adressat wird dann im Folgesatz mit *er* pronominal weitergeführt. Davon, dass solche Relativsätze als Konditionalsätze funktionieren, zeugt das Bezugswort *so* im übergeordneten Satz.

> *Vnd wer da dune ist in dem libe, so sal er eßen spise, die da feste macht in dem lybe, als eppel vnd qwyedem vnd sperben* [...] (167ra).
> *Vnd welchem vber yn sterket colera rubea, so sal er sich hüden vor der spysen, dye da meret colera rubea, als wyn, honig vnd senffe vnd yre glychenisse, vnd salt brüchen dye spyse, dye da mynnert vnd weder ist, als eszig vnd sure obysz vnd des glychenyss* [...] (167ra).

Einen spezifischen Typ dieser Relativsätze stellen Sätze dar, in denen die Dativform des Relativpronomens (bzw. des Relativpronomens und Substantivs) in der Funktion eines Genitivs auftritt: Es handelt sich um Konstruktionen, die aus Dativ+Possessivpronomen+Kopfsubstantiv bestehen.[49] Das adnominale Possessivum ist dabei auf die 3. Ps. Sg./Pl. beschränkt (*sein, ihr*). Solche Konstruktionen sind heute im Substandard (in den Dialekten bzw. in der Umgangssprache) belegt:

> *Vnde welichem sin leber hytzig ist, so sal er brüchen ding, dye do kolent, vnde sal sich hüden vor der hytzen* (167ra–167rb).
> *Vnd welchem menschen, dem sin natüre ist myttelmeszig, er sal aüch eszen spyse, dye do myttelmeszig ist, vnd weliche nyt myttelmeszig ist, so sal er eszen spyse, dye syner nature gliche ist, zu der hytczen hytczig vnd zu kelte kalt* (164ra).

Beim Wechsel der Situation, d. h. wenn sich Hesse an einen engeren Rezipientenkreis wendet, und zwar an Heilpraxis betreibende Personen, wird der Adressat direkt angesprochen. Dabei wird entweder ein Aussagesatz mit dem Modalverb *sollen* in der 2. Ps. Sg. verwendet oder ein Aufforderungssatz mit dem Imperativ 2. Ps. Sg.[50] Die Formulierungen mit dem Modalverb haben den Charakter einer nachdrücklichen Empfehlung, wobei der Appell meist durch explizite Formeln mit Verben wie *hüten, warnen, merken, wahrnehmen, verstehen* u. a. intensiviert wird. Der Imperativ, der vor allem in Anweisungen zur Herstellung eines Medikaments erscheint, stellt einen höheren Grad der Obligation dar.

---

48 Zu Sätzen, die der Form nach mit Relativsätzen identisch sind, deren Funktion jedoch derjenigen des Konditionalsatzes entspricht vgl. Paul/Klein/Solms/Wegera (2007: 410). Zu verschiedenen Typen solcher Relativsätze in medizinischen Texten vgl. Vaňková (2004: 208), auch Vaňková (2020).

49 Zum adnominalen possessiven Dativ vgl. z. B. Zifonun (2005). Der Titel des Artikels von Zifonun verweist auf das Buch von Bastian Sick *Der Dativ ist dem Genitiv sein Tod. Wegweiser durch den Irrgarten der deutschen Sprache*. 4. Auflage 2004, Köln: Kiepenheuer & Witsch.

50 Nach Habermann (2014: 24) verweisen die Imperativsätze auf eine asymmetrische Gesprächssituation wie die zwischen Meister und Schüler bzw. Lehrling.

Auch saltü ware nemen an dem menschen, ob er alt sy oder jüngelecht, vnd darnach saltü dich rychten vnd ym den vszlaüffe machen, [...] (178rb).
Aber dü salt dich hüden, daz du lapis lasüli nyt alleyn gebbest [...] (191ra).
Vnd mache ym dysse arczenye, viellicht so wirt ez beszer: Nym bappel, [...] (189ra.)
Auch virstee, waz ich dich hye lere vnd in aller czijt bedencke dich zu dem besten, want [...] (183va).

Formulierungen ohne Adressatenbezug (Konstruktionen mit dem Modalitätsverb *sein*+*zu*+Infinitiv) erscheinen nur selten, sie drücken eine nachdrückliche Aufforderung aus:

Vnd er sprychet, daz der gelydder sint vier vnd daz ist zu wyszen allen den, dye da leren wolle[n]t dysse künst (161ra).

Kennzeichnend für die Regeln des Juden von Salins ist die Wiederholung der einzelnen Empfehlungen. Solche fast didaktisierend wirkenden Wiederholungen nacheinander in einem thematischen Abschnitt verleihen dem Text eine bestimmte Weitschweifigkeit, die mit der Knappheit der Formulierungen in anderen Gesundheitslehren kontrastiert. Im Abschnitt über die positive Wirkung der Gewohnheit auf die Gesundheit beim Essen wird der Rat, die Gewohnheit einzuhalten, zuerst allgemein formuliert (*Vnd sal sich hüden vor verwandelünge inbysz*), danach wird er durch das Zitat von Hippokrates bekräftigt (*Vnd sprycht Ypocras, dye gewonheyt, daz eyn mensche sich selbs gewont, daz ist conplexien sekunda)*, anschließend wird er mittels der Aussage der „weisen Meister" noch einmal betont (*Vnd dye wysen meyster sprechent, dye gewonheyt vber alle ding ist dye meysterschafft*). Am Ende des Abschnitts wird die Anweisung zusammenfassend formuliert: *wann hant sye gewonheyt, so sollent sie dye gewonheyt nyt brechen, als wir vor gesprochen hane, daz dye gewonheyt ist conplexio secunda vnd anefang alle[r] bresten* (166rb–166va). Solche Wiederholungen zeugen davon, dass sie bewusst zur besseren Einprägung eingesetzt wurden.

Auf der anderen Seite ist offensichtlich, dass sich Hesse bemühte, beim Aufgreifen derselben Problematik Wiederholungen mittels Querverweisen zu vermeiden (vgl. das Kapitel Gliederungssignale). Trotzdem kann man ein und dieselbe Empfehlung auch an verschiedenen, weit voneinander entfernten Stellen seiner Gesundheitslehre finden. So kommt eine Variation des Aphorismus II, 9, nach dem vor dem Einsatz von Abführmitteln der Körper mit Oxymel oder Sirup darauf vorbereitet werden muss, im *Regimen* des Juden von Salins insgesamt fünf Mal vor:

Vnd ye dü ym gebes dincke, daz da drybet, so salt du ym vor hyen eyn syrop geben oder eyn oximel, zu scheyden dye hümores, dye da sclimyg sint vnd klebent yn dem lybe. Vnd wann sye da myt also geczydiget sint, so geent sye senfftliche vsz dem lybe (177vb).
Auch wann dü drencke geben wilt, so salt dü ym vor geben eyn oximel oder eyn syrop, die füchtekeyt, dye an dem menschen kleben, zü scheyden vnd zü czydigen, dann daz ist eyn gewysse dincke, wo du daz nyt yndedest, daz dye pürgacio würde dem menschen schaden, dann were dy füchtekeyt nyt geczydiget, so krencket ez den mentschen vnd besweret yn (179vb).

> *Aüch saltü prüben, wann dü yemant drybende arczedye wilt geben, daz dü yn vor weychest myt syropus oder oximel dar vmbe, daz dye derme erwydet werden vnd dye hümores lychteclichen vszgen werden* (194vb.)
> *Allen den lüden, dan dü scharff drencke wilt geben zü reynigen yren lyep von dem colera, daz sich yn yne meret vnd stercket, so salt dü vor iiij dage oder funffe sin plegen myt spysen, syropen et cetera, dye da weychen, als wir vorbescheyden hane* (195va–195vb).
> *Vnd sprychet Ypocras, allen den luden, den dü drencke yngeben wilt, sye czü reynigen, so saltu dich virsorgen, daz dü dye colera, dye dü von ym dryben wilt, weychest, also daz sye senfftlyche drybent vnd lychteclichen von ym geen ane schaden* (196ra).

Übrigens zeugen auch zahlreiche Doppelformen[51] davon, dass Hesse die Wiederholung für ein wichtiges Mittel für die Einprägsamkeit des Gesagten gehalten hat. Auch wenn Doppelformen vor allem im Zusammenhang mit der Rechtssprache bzw. Kanzleisprache[52] thematisiert wurden, kommen sie auch in anderen Bereichen und verschiedenen Textgattungen vor.[53] In den ‚Regeln der Gesundheit' dienen mehrgliedrige Ausdrücke oft der Verstärkung der Aussage: Sie werden eingesetzt, um die Überzeugungskraft der Aussage zu steigern:

> *Vnd also hant auch vszgelacht dye alden meyster zü yren geczijden myt güdem gelymp vnd güt wysüng, myt gudem vnd warhafftigem geczuggenisse* (162rb).

Bei den Doppelformen handelt sich um Verbindungen von synonymen oder bedeutungsähnlichen Wörtern, wobei die Bedeutung der ersten Komponente durch die zweite erweitert oder ergänzt wird. Sie werden durch verschiedene Wortarten repräsentiert. Belegt sind

– verbale Doppelformen: *wil mann aber yn nodigen vnd boldern* (175rb); *Vnd dar vmbe sal sich der mensche bücken vnd nyedern gegen der colera rubea* (175rv); *daz swechte vnd krencket den menschen* (159vb); *So saltu wyszen vnd prüben* (162rb);

51 Neben der Bezeichnung „Doppelformen" erscheinen in der Literatur auch weitere Bezeichnungen: Zwillingsformeln, Paarformeln, zweigliedrige bzw. mehrgliedrige Ausdrücke, phraseologische Wortpaare. Die Tradition der Zweigliedrigkeit reicht bis in die Antike zurück. Die Verwendung von Doppelformen wurde einerseits auf rhetorisch-stilistische Gründe zurückgeführt: die Bedeutung der ersten Komponente in der Doppelform wird durch die zweite verstärkt, ergänzt, erläutert, so dass diese sprachlichen Einheiten etwas nachdrücklich, anschaulich zum Ausdruck bringen sollten. Neben dieser expressiven, rhetorisch-stilistischen Funktion konnten mehrgliedrige Ausdrücke auch eine sprachausgleichende Funktion haben (vgl. Besch 1964: 200–201), wenn es sich um territoriale Dubletten handelt.

52 Der übermäßige Gebrauch der Doppelformen in der Kanzleisprache des 15. und 16. Jahrhunderts führte dazu, dass sogar vom Missbrauch oder Manie gesprochen wurde (vgl. Köppe 1977). Es ist jedoch zu betonen, dass die Merkmale, die heute den Paarformeln als phraseologischen Erscheinungen zugeordnet werden, wie Stabilität, Reproduzierbarkeit und Idiomatizität, mehrgliedrigen Ausdrücken in historischen Texten nicht zugeschrieben werden können.

53 Auf die häufige Mehrgliedrigkeit im lateinischen *Secretum secretorum* sowie in dessen deutscher Übersetzung macht Möller (1963: XC–XCIII) aufmerksam.

so krencket ez den mentschen vnd besweret yn (180ra); *Nü wil ich dich leren vnd wiszen lan* (189rb); *Nu habe ich dich geleret vnd vnderwyset*; *Katzen pelcze krencket vnd swachet* (275ra); *daz mann sege vnd merket* (176rb);

- adjektivische mehrgliedrige Ausdrücke: *dye güde lofft her geyt clare vnd reyne* (160rb); *Vnd wirt daz blüyt lüter vnd reyn* (173ra); *der arczenie, dye da drybet senfftclich vnde we[i]chelich* (192va);
- sowie substantivische Doppelformen: *weche vnd payt* (159vb); *den grünt vnd dye wysheyt* (162rb); *was orsachen vnd schult* (174ra); *crafft vnd macht des kornes* (270vb); *sie sint vszgancke vnd vrsprüng* (268va).

Substantivische Doppelformen werden öfters zur semantischen Differenzierung und Steigerung und bei dialektalen Synonymen zum Verstehen in anderen Regionen eingesetzt: *er kan erkennen dyssen bresten vnd kranckheyt* (159vb); *vnd da von kommet ym vie[le]rley kranckheyt vnd swacheyt* (164vb); *der natürlich sclaiff ist medicina aller kranckheyt vnd allen smerczen* (170va); *so machent sye grosze sychtage vnd bresten* (173va).

Nur vereinzelt besteht die Doppelform aus einem Fremdwort und dessen deutscher Übersetzung, so dass man sagen kann, dass sie auch eine sprachausgleichende Funktion hat: *vnd haldent memoria vnd gedechtnysse* (168va); *heylet vil dolores vnd smerczen yn dem gederme* (197va); *vnd hylffet zu allen bresten vnd dolores* (197va).

Neben Doppelformen erscheinen auch dreigliedrige Ausdrücke: *vnd sal keyn sorge noch beswernisse noch böse gedenck hane* (197ra).

Es sind auch Koppelungen von zwei- und mehrgliedrigen Ausdrücken in einem Satz zu verzeichnen:

> *Vnd sprechent dye meyster in der erczenyen, daz dye lofft dysz fyrtel jars ist bose vnd vngesunt, wan ez virkeret sich vnd virwandelt sich in vilerley maszen in dem dage, vnd welcherley bresten in ankommet in dysser czijt, dye sint bose, starcke vnd sorglich* (163rb).
> *Auch saltü wyszen, alle dye confecten, dye gemenget synt vnd gemacht zü dem bresten des magen vnd syner kranckheyt vnd dolores* [...] (196va).

Beschreiben

Das Anweisen ist meist mit anderen Vertextungsstrategien verflochten. Die Empfehlung folgt oft auf eine beschreibende Passage, in der die Informationsbasis geschaffen wird. Solche deskriptiven Teile, die als theoretische Einleitung in die entsprechende Anweisung münden, zeugen davon, dass sich der Autor bewusst war, dass sein Rezipientenkreis imstande war, theoretischen Ausführungen zu folgen. So beginnt z. B. das Kapitel über *repletio et evacuatio* mit einer ausführlichen Beschreibung der einzelnen Stufen des Verdauungsprozesses (vgl. fol. 172ra–174ra). Am Ende der Abhandlung betont Hesse nachdrücklich, dass es für einen Arzt unentbehrlich ist, die Ursache der Krankheit zu erkennen: *Vnd dar vmbe bedarffe eyn yglich meyster, der sich willen hait, zü flehen der gesüntheyt des menschen, was orsachen vnd schult, daz der mensche krancke ist* (174ra).

Längere deskriptive Passagen befinden sich in der Abhandlung über die Reinigung des Körpers mit Hilfe von Abführmitteln. Die einzelnen Drogen werden zuerst beschrieben, dann werden ihre Primärqualitäten sowie Indikationen angeführt. Erst danach folgt die Anweisung zur Verwendung der Droge bzw. zur Herstellung eines zusammengesetzten Medikaments. Deskription ist die vorherrschende Vertextungsstrategie im sechsten Buch, in dem die einzelnen Nahrungsmittel in Form einer kurzen Monographie beschrieben werden.

In kleineren thematischen Abschnitten des vierten Buches wird die vor der Anweisung stehende Deskription der Symptome bzw. Ursachen, bei deren Auftreten das empfohlene Verfahren zu realisieren ist, meist mit Hilfe eines Konditionalsatzes formuliert. Die konditionale Beziehung wird durch die sog. ist-Syntagmen mit Konj. bzw. mit Ind. signalisiert (*were es, weres (sache)/ist es (sache)*),[54] denen dann die auszuführende Handlung folgt, die mit dem Korrelat *so* eingeleitet und durch ein mit *sollen* verbundenes entsprechendes Verb versprachlicht wird.

> *Weres ez sache, daz er virstoppet were von sachen der spysen, dye yn derren vnd yn fest machen, ist yz sache, daz er nyt zu stüle geet, so sal er dye spyse myden vnd sal eszen spyse, dye do fücht ist vnd feyst. Were yz aber, daz er fest were von viranderunge syner gewonlicher spysen, daz er züm ersten esze rynt fleysche vnd darnach hünre fleysch oder des glychen, so sal er dye ordenunge myt der spysen vmbekeren* (174ra).

Ein häufiger Strukturtyp des Konditionalsatzes ist auch ein uneingeleiteter Nebensatz:

> *Auch were der brest an dem harn, daz er stetelych neczet oder daz er nyt woil geharnen kande, so sal er ersterken vnd erswechen yglich dogent, als des noyt ist* (174rb).

Die Ursache kann auch kurz – mit Hilfe einer Präpositionalfügung – formuliert werden:

> *Der harn wirt zü wilen virstoppet kelten halben oder dürrekeyt halb. So sal sich der mensche halden nach eyner regeln, dye in erhytcze vnd fücht mache* (174rb).

---

54 Diese Periphrasen erscheinen zwar morpho-syntaktisch als sebstständige Sätze, übernehmen aber durchaus die Funktion einer konditionalen Konjunktion. Nach Masařík (1985: 211) kommen diese Einleitungen von Konditionalsätzen vor allem im juristischen Bereich vor, wo sie zur Präzisierung der Aussage dienen. Sie können als typisches Mittel von höheren Textsorten betrachtet werden. Die Belege aus dem medizinischen Bereich beweisen, dass sie auch außerhalb des Kanzleibereichs verwendet wurden und dass sie als Indikatoren für das stilistische Niveau der Texte angesehen werden können. Vgl. dazu Vaňková (2004: 215–216).

Erläutern

Um zu garantieren, dass die gegebene Empfehlung richtig interpretiert wird, bedient sich Hesse einer Erläuterung mithilfe von konkreten Beispielen. So wird im Kapitel über *potus* der Rat formuliert, beim Essen die Gewohnheit einzuhalten (vgl. oben: *Vnd sal sich hüden vor verwandelünge inbysz).* Danach wird gleich erklärt, wie *verwandelünge inbysz* zu verstehen ist. Sie betrifft die Zeit des Essens (*ist er gewonlich, fro zü eszen, so sal er nyt spade eszen, ist er gewonlich spade zu eszen, so sal er nyt fro eszen*), die Verteilung des Essens am Tag (*Ist er gewonlich, czwert zu eszen, so sal er nyt eyns eszen vnd sal czwey mail eszen. Ist er gewonlich, eyns zu aßen, so sal er nit zwerent aßen*) und auch die Wahl des Essens (*Als er gewont ist, ryntfleysch zu eszen, so sal er nyt kalpfleysche eszen, iszet er gewonlich kalpfleysch, so sal er nyt ryntfleysch eszen*).

Ähnlich ausführlich wird die Empfehlung erläutert, sich beim Trinken nach der Gewohnheit zu richten:

> *Auch so sal er sich hüden vor der wandelunge der gewanheyt. Isz ist zü wyszen, ist er gewonlichen, daz er den wyn dryncket vngemyst vnd drincket yne gemyschet, oder hette gewonheyt zü drincken waszer vnd drincket wyn oder wyeder syns, so brenget ym dye virwandelünge schaden. Auch ist eyner gewonlichen zu dryncken borne waszer vnd dryncket beche waszer oder beche wasser vnd dryncket boren wasser oder sayt wasser vnd dryncket wasser, daz sin gewonheyt nyt in ist, daz brenget ym schaden, als wir vor geschriben hane vnd bescheyden ist* (169rb–169va).

Das Bestreben, gegebene Empfehlungen mit deren Erklärung bzw. Begründung – selbstverständlich vor dem Hintergrund der damals vorherrschenden Humoralpathologie – zu verknüpfen, kommt an vielen Stellen der Gesundheitslehre zum Vorschein. Im folgenden Abschnitt wird erläutert, warum es wichtig ist, Faktoren wie Temperament der betreffenden Person, Art der körperlichen Betätigung sowie die Jahreszeit bei der Wahl des Essens in Betracht zu ziehen. In solchen explikativen Passagen werden Kausalbeziehungen im weiten Sinne durch verschiedene Mittel signalisiert: am häufigsten durch kausales bzw. konditionales Verhätnis markierende Konjunktionen (*wan*) oder Konjunktionaladverbien (*darum*):

> *Und eyn yglich mensche sal sich hüden, daz er von dysser spysen nyt sal eszen, wan sin lyep notdorfftig ist, vnd noch dem, daz er genatüret ist, vnd sin arbeyt oder sin ruwe vnd czijt ym jare, da er in ist. Wan yz sint etliche lüde, dye hytczig sint vnd geweldiget in ym colera rübea, oder sint arbede folke, vnd virarbent yren lyep, so hylfft yn dye grobe spyse vnd swere spyse, wann dye merünge yr grobheyt vnd daz sye swere synt, so blybet sye lange vngedaüwet. Vnd dar vmb bedorffent sye hytcz, daz sye daüwen, vnd lycht spyse sint yn schedelich, wann sye lycht sint vnde lycht zü daüwen* [...] (164va).

Als ein wichtiges Mittel, schwer fassbare Inhalte anschaulich näher zu bringen, werden im Text Metaphern[55] und Vergleiche[56] eingesetzt. Die Verwendung dieser Mittel war in der mittelalterlichen Medizin keine Seltenheit: Hesse wählte gern solche Bildspender, die allgemein bekannt waren. Zum Beispiel werden *membra principalia* und ihre Funktionen als Staatsverwaltung mit einem König an der Spitze und untergeordneten Dienern und Beamten, die ihre Knechte haben, dargestellt (vgl. 161rb–162ra). Das metaphorische Konzept „Der menschliche Organismus ist eine Staatsverwaltung" zieht sich durch die ganze Abhandlung als ein roter Faden und erweist sich hier als ein wichtiges Mittel der Textkohärenz.[57]

An einer anderen Stelle des vierten Buches wird das Konzept der Staatsordnung wieder aufgegriffen, diesmal im Rahmen des Kapitels über Aufnahme und Entleerung, an dessen Anfang angegeben wird, wie man sich gegen das Überhandnehmen der einzelnen Leibessäfte wehren soll:

> *Vnd dar vmbe sal sich der mensche bücken vnd nyedern gegen der colera rubea, glycherwysz als eyns vndertenig ist geyn eym, der do mechtiger ist dann er. Vnd salt stryden gegen der colera nygra glycher wysze, als eyns strydet geyn synen vyhenden, vnd salt dye fleüma meystern als eyns synen knecht meystert vnd salt daz geblüde willigen glich als eym fryeden vnd gesel[sch]afft vnd hayt myt syme gesellen* (175rb).

Zu den oft verwendeten metaphorischen Konzepten in der Medizin gehört die Behälter-Metapher. Auch Hesse bedient sich dieses Konzepts bei der Erläuterung der Funktion von Magen im Zusammenhang mit der Regel, auf die Mäßigkeit beim Essen zu achten. Er kombiniert dieses Konzept mit einer Pflanzen-Metapher:

---

55 Hier wird von der kognitiven Auffassung der Metapher ausgegangen, der die Theorie von Lakoff und Johnson (2003) zugrunde liegt, nach der unser gesamtes Denken im Alltag und in der Wissenschaft von metaphorischen Konzepten geprägt ist, die einen Quellbereich mit einem Zielbereich verbinden. Mit Hilfe von konkreten, aus der Erfahrung bekannten Konzepten werden abstrakte Konzepte veranschaulicht und somit besser verständlich/fassbar gemacht. Vgl. auch den Ansatz von Weinrich (1958/1976), der in der Untersuchung von „Bildfeldern" von „Bildspenderbereich" und „Bildempfängerbereich" spricht.

56 Metapher und Vergleich unterscheiden sich formal und semantisch. Bei einer Vergleichskonstruktion wird im Unterschied zur Metapher die semantische Beziehung des Vergleichs für den Rezipienten sichtbar an der sprachlichen Oberfläche ausgeführt, in der Regel mit den beiden Komponenten „Bildempfänger" und „Bildspender" sowie einem Vergleichssignal. (vgl. Pohl 2021: 7). Die Metapher wird schon bei Quintilian als verkürzter Vergleich charakterisiert (vgl. Caviola 2003: 15). Zu Metaphern und Vergleichen als Mitteln der Verständnissicherung in frühneuhochdeutschen Fachtexten vgl auch Kästner/Schütz/Schwitalla (1990: 214f.).

57 Schwitalla (2007: 107) führt zu Metaphern als Kohärenzmitteln an: „Damit ist gemeint, dass eine Metapher nicht isoliert für eine gemeinte Sache steht, wie das beim Sprechen und Schreiben unausweichlich der Fall ist, sondern dass eine Metapher sozusagen der Ansatzpunkt für weitere Metaphern wird, sodass sich weitere Gedanken an das zuerst eingeführte Bild heften können und so den Text in seinem weiteren Verlauf ein stückweit bestimmen."

> *Vnd sprechent dye wysen meyster, daz der magen ist eyn geschyrre aller bresten vnd sal sich hüden der mensche dar vor, dan ysz ist eyn würczel vber alle medicina vnd eyn würczel aller kranckheyt von vberig eszen vnd dryncken* (165ra).

Die Pflanzen-Metapher kommt noch in weiteren Zusammenhängen vor. Mit ihrer Hilfe wird die Bedeutung der Gesundheit hervorgehoben:

> *Und saltü wyszen, daz dye gesüntheyt ist eyn wurczel naturlich vnd wirket alle wercke, dye naturlich synt* (164rb.)

Sie wird auch zur Erläuterung der Bedeutung des Erbrechens eingesetzt:

> *Vnd der fomitus ist eyn stam vnd eyn würczel zü allen arczenien vnd hylffet me zü den, dye do vil fleüma hant yn dem magen* (197va–197vb).

Neben Metaphern kommen in den ‚Regeln der Gesundheit' viele Vergleiche als Erläuterungsmittel vor. Der Bildspender wird mit *als* oder *glicher wyse/glich als* eingeleitet. Es sind sowohl einfache Vergleiche, bei denen die bildspendende Wortgruppe lediglich aus *als* + Einzelwort besteht, als auch erweiterte Vergleiche, bei denen der Bildspender formal angereichert wird, indem sich an den Bildspender ein bzw. mehrere (Neben-)Sätze anschließen.

Bei Vergleichen werden Naturerscheinungen als Bildspender verwendet:

> [...] *wann yn dem lesten virteyl jars, daz ist yn vere, do so salt dü den drancke geben in der nacht, wann dye nacht ist küle, vnd der dag ist hytzig, dann gybes dü yz ym yme dage, so gyenge dye arczedye vsz als raüch vnd hulffe den menschen nyt* (177rb).
> [...] *wann dye spyse von der hytczen spreydet sich üff daz hercze als eyn nebel vnd erstrycket daz hercze vnd erkulet den menschen vszwendig vnd kommet von der hytzen eyn nebel als eyn raüch vnd scleyt zü den hyrn kelde vnd fuchtekeyt, daz der mensche sclaiffen müsz* [...] (170ra).
> *Daz syebende, daz yn duncket, daz er sich brechen wülle vnd doch nyt brychet vnd decket ym daz hercze als eyn rauche* (186va).
> ... *dye grosz ader geyt in den magen vnd die kleyne in die gederme von ubrigen hicze, die da wirt in dem magen. Vnd wyrt als eyn flamme vnd virbrüet dye spyse vnde virbrennet vnd swechet dye dygestio vnd macht, daz der mensche nyt lüstig wyrt vnde macht yn veste in dem lybe* (173vb).
> ... *off daz dye colera den lyep nyt virbrenne, wann sye ist als flamme* (176ra.)

Auch Naturprodukte (Magnetstein, Leim[58]) werden als Bildspender genutzt:

> *Vnd sümet sich yn dem selben darme, bysz daz dye lebber czüget an sich alle fuchtekeyt, dye in der spysen ist, vnd czüget an sich myt krefften glicher wyse, als magneten steyn czüget an sych ysen* (172vb).
> *Dye oresache vnd natüre des steyns wollen wir sagen: Daz ist, daz dye colera nygra vnd der staup da üon ist dürre vnd kalt vnd felt yn dye blase vnd virmenget sich myt dem fleüma in der blasen von kelten, dye sye bede hant, vnd macht sich als eyns haueners leyme vnd in der czijt des dages, als*

58 Mhd. līm: ‚klebrige Erdmasse'.

> *dye colera rübea regeret in dem menschen, so drockent sye den leyme vnd wirt hart als eyn steyn von yrer hytczen vnd durrekeit* (174va).

Im Kapitel über die Sexualität wird anhand des Vergleichs mit Pflanzen, die infolge der Produktion von Übermaß an Samen verdörren, vor dem häufigen Geschlechtsverkehr gewarnt:

> [...] *daz dye wysen gesprochen hant, alle, dye vnküsse sint, yre lebben ist kürcze vnd sin jare sint kleyne, want der mynner yn der mynnen gybet vsz sin glychenisse vnd dye crafft kommet von allen gelyddern vnd virderbent dye gelydder glycherwyse als eyn krüt, daz do vil samens brenget vnd gybt, daz wirt dorren* (199rb).

Lebewesen (Tiere und Personen) wurden als Bildspender mehrmals herangezogen, z. B. bei der Erläuterung der Eigenschaften der einzelnen Leibessäfte oder bei der Erklärung des Unterschieds zwischen Wein und Wasser:

> *Aüch salt dü wyszen, daz dye colera rubea ist glich als eyn kynt, daz da begert eyns czweyges, vnd daz selbe kynt ist myt worten czü erczornen. Vnd colera nygra ist glich als eyn oichse, wann mann stedelichen da myt off lant geet, so mocht yn eyn kynt foren, wil mann aber yn nodigen vnd boldern, so ist er yedermann schreckelich. Vnd dye fleuma ist glich als eyn lewe, ist ez, daz mann yn nyt dodet, so dodet er den menschen* (175ra–175rb).
> *Vnd daz ist, als dye wysen hant gesprochen: Wyne vnd waszer in crafft ist gelich als eyn manne vnd eyn fraüwe* (168vb).

Im Zusammenhang mit der Anweisung zur Reduktion des Essens im Sommer werden zwischenmenschliche Beziehungen der Feindschaft und Freundschaft als Bildspender gebraucht:

> *Auch so sal er me eszen yn der wynter czijt wan in dem sommer. In dem sommer so sal er lychteclichen eszen wann in dem wynter. Dye naturliche hytcze des menschen, dye sterket den menschen vnd hylfft ym daüwen. Vnd dye hytcze virbirget sich in dem lybe glycher wyse, als eyner flühet vor synen vihenden vnd virbirget sich, vnd also düt dye hytcze in dem wynter, vnd dar vmb darffe der mensche me eszen inne dem wynter wan in dem sommer. Aber in dem sommer dye hytcze, dye in dem lybe ist, geyt vsz dem lybe zu der hytczen, dye vszer dem lybe ist, glicher wyse als eyn frünt geet zu sym andern fründe* (165 rb).

Erklärungen begegnet man auch bei Fachtermini (vgl. dazu das Kapitel zum Fachwortschatz im Bd. I).

Argumentieren

Um die Glaubwürdigkeit der Anweisung zu unterstützen, werden verschiedene Formen der Argumentation eingesetzt. Da die Empfehlung oft in den Mund anerkannter Autoritäten gelegt wird, kann die Anführung des Namens als ein überzeugendes Argument betrachtet werden. Die wiederkehrende Formel, die aus dem Namen in Verbindung mit dem verbum dicendi *sprechen*, besteht, dient als Einleitung der Aussage, die als These aufzufassen ist: *Vnd sprycht Ypocras, daz beste von allen waszern, vnd dye dan gesünt sint, daz sint dye born, dye da flyeszent geen der sonnen vnd geent vsz reynem grunde vnd sint lüter* (167va).

Hesse präsentiert manchmal unterschiedliche Meinungen, wobei er auch seine eigene Einstellung zum Ausdruck bringt und eigene Argumente anführt:

> *Vnd ist ysz yn der zijt, daz mann fleysch nyt yszet, so saltu ym machen eynen güden mandeln bry oder mandeln myllich. Vnd sint etliche, dye da meynen, daz mann ym geben mochte fysche mit roit aügen oder bersen oder hecht, myt den concorderen wyr nyt, wann yz ist nyt recht, want fysche sint kalt vnd fücht vnd sclymich vnd brengent groszen bresten vnd schaden an dem lybe* (184va).

An mehreren Stellen seiner Gesundheitslehre empfiehlt Hesse dem Rezipienten, die vorgelegte These auf den Prüfstand zu stellen und sich durch seine eigene Erfahrung Argumente zu verschaffen. Dies zeugt davon, dass er sich der Bedeutung der eigenen Erfahrung bei der Wissensrezeption gut bewusst war. Zum Beispiel im dem Trinken gewidmeten Abschnitt warnt der Jude von Salins nachdrücklich vor verunreinigtem Wasser und empfiehlt dem Rezipienten, sich selbst durch eine Probe über die Verschmutzung des Wassers zu überzeugen:

> *Vnd dye kleyn beche, dye flyszent vber bose smackende grunde vnd retent noch virwandelünge der waszer, dye sich vndermengent vnder dye grosze waszer, werdent sich trüben vnd vbel smacken vnd vngesünt vnd yme wynter czijt boser wann des sommerczijt. Vnd prüben daz also: Scheppe eyn waszer vszer der beche, da alle ding inne flüszet, vnd du inne eyn geschyrre vnd lasze stane, so wyrtz dü gesehen, daz daz geschirre wirt sclymecht vnden off dem bodem als lyeme vnd vnflayt, daz nyt geschijt in güdem borne, als wir vorgeschriben haben* (167va–167vb),

Im Abschnitt über den Wein wird der Rezipient aufgefordert, die vorgestellte These, dass das Weintrinken viel mehr Nutzen bringt als das Wassertrinken, durch einen Versuch zu verifizieren:

> *Vnde daz ist zü virsüchen: Neme czwene mann, dye do glich sint von natüren myt crafft vnd gewonheyt, vnd gyb eym wyn zü dryncken naturlich vnd dem andern gyb ydel waszer czü dryncken, so wyrst dü vynden, daz der, do wyne dryncket, der wyrt hübysz vnd stracke vnd sin conplexie stercket sich, vnd der, do waszer drincket, der wyrt krancke vnd mager vnd vnrey[n]lich* (189vb).

Ähnlich kann der Rezipient die These vom Wesen des Schlafs leicht überprüfen:

> *Der sclaiff ist rüünge alle prubenisse des lybes vnd yr wederkerünge von vszwendig des lybes vnd inwenick des lybes vnd dar vmbe, wan der mensche scleffet, so prübet er keyn dincke. Vnd nympt war vnd prübet an eym mensche, der sclaiffet vnd syne aügen sint off, daz er nyeman ansycht, wan were yz, daz dye prübüng von dem angesicht ist gekeret inwenick des lybes, so seget er nüst, waz vor ym geet. Vnd darnach, wann er gesclaiffen hayt vnd wederkeret vszwendycke der prübenisse, daz virborgen ist innewenick lybes, dan sijt er vnd prübet als vor* (169vb).

Als Argumente dienen dem Juden von Salins auch eigene Beobachtungen. Im *Regimen* finden wir dafür zahlreiche Beispiele. So wird im Kapitel über Bewegung und

Ruhe die Behauptung, dass zu viel Ruhe schädlich ist und u. a. zur Schwermut, schwachem Gedächtnis und sogar zur Lähmung führt, durch das Argument unterstützt, dass man dieselben Auswirkungen an Gefangenen beobachten kann:

> *Dye rüwe, als wir gesaget hane, daz eyn deyl ist gesünt vnd eyn deyl schedelich. Isz sint eyn deyl menschen, dye gewonent sich zü rüwen, so macht ysz sye drege vnd swermodick vnd dürret ym daz bluyt vnd brenget bose gedechtenisse vnd erlemet ym dye gelydder. Als wir ansehen, eyn mensche, der do gefangen ist vnd lyt in eym stocke, so virwandelt ym sin farbe vnd swecht an ym dye naturlich wercke, dye an ym sint, vnd werdent syne gelydder erlemet vnd mag nyt daüwen syne spyse vnd macht yn veste* (171ra).

Erzählen

Eine der beliebten Strategien zur Unterstützung der vorgestellten These ist Narration.[59] Wenn Hesse eigene Erfahrungen schildert, verwendet er meist die 1. Ps. Pl. Auf eigene Erfahrungen greift er im Kapitel über die Gemütsbewegungen zurück, in dem er vor übermäßiger Trauer sowie vor großer, plötzlicher Freude warnt:

> *Vnd daz haben wir dicke geprübet vnd han fünden vnd auch vil gesehen, daz vil lüden daz yne gescheen ist gar stumplich bedrupnysse vnde von dem bedrüppenisse sint sye stümplingen doyt. Vnd daz selbe geschijt auch dick von freüden [als in luden, die also zarte sint vnd blode vnd an sie kommet freude] stumplich oder eyn güte frünt vnd von der süszekeyt, daz der lyp anfenget, erstycket sich aüch vnd styrbet. ... Vnd daz sahen wir nye, daz yeman sturbe czornes halp,* [...] (171vb).

Es werden jedoch auch Geschichten aus der ärztlichen Praxis anderer Mediziner erzählt. Zum Beispiel wird die Warnung vor der Vernachlässigung des Aderlassens, die zum Tod führen kann, mit Hilfe einer Geschichte, die Galen zugeschrieben wird, dokumentiert. Die narrativen Passagen zeichnen sich nicht nur durch den Übergang in die Vergangenheitsform (Präteritum) aus, sondern auch durch die Verwendung von Metaphern und Vergleichen:

> *Vnd were yz, daz sich daz bluyt stercket an dem menschen vnd man syet an ym, daz dye flosze der adern sich merent* [...] *vnd draümet von roden dingen, glycher wyse als der manne, da von Galienus redt, der da qwam czü ym vnd sprache, daz yn treümet, daz er bocket in eynen born, daz ydel bluyt waz. Vnd an dem selben mann waren auch alle dye vorgeschriben czeuchen des vbergen gebluydes erkant. Vnd zü stünt hyesz Galienus, er sulde ym dün laszen. Vnd der selbe mann det des nyt vnde gynge zü eym andern arcze* [...] *vnd der virboyt ym daz laszen vnd hyesz yn, daz er an des laszens statt sülde er sich virmoden vnd den lyep virarbeden. Vnd daz det er auch vnd macht sin bluyt hytczig vnd syeden vnd stercket sich vnd dye andere colera zurlyeszent sich dar yn vnd er starp. Vnd geschach an dem menschen glich, als wer zu viel oleys yn eyn ampel doet, so virlyschet daz lycht daryn* (175va–175vb).

---

59 Vgl. dazu auch Kästner/Schütz/Schwitalla (1990: 211f.).

In der medizinischen Literatur waren auch biblische Geschichten beliebt. Hesse verbindet seine Anweisung zum angemessenen Weintrinken mit einer ausführlichen Erzählung, die mit Adams Vertreibung aus dem Paradies beginnt. Adam nahm verschiedenes Obst mit sich, darunter auch Wein, der bis zur Sintflut dem Menschen keinen Schaden brachte. Danach aber, als Noah Weinrebe anpflanzen wollte, stellte er fest, dass der Boden zu trocken war, und deshalb hat er ihn mit Menschensblut, Löwenblut und Saublut gedüngt. Die Eigenschaften von diesen Lebewesen sind auf den weintrinkenden Menschen übergegangen: Wenn man Wein in einer angemessenen Menge trinkt, verliert man nicht die Vernunft, wer ein bisschen mehr Wein zu sich nimmt, wird stark wie ein Löwe, und derjenige, der Wein übermäßig trinkt, verhält sich wie eine Sau (vgl. fol. 269va–269vb). Man findet hier also allegorische Wortauslegungen wie in Bibelkommentaren und Predigten.

Abschließend ist noch zu ergänzen, dass die Verflechtung der einzelnen Vertextungsmuster sich oft im Rahmen umfangreicher Satzgefüge oder kurzer Textabschnitte beobachten lässt. Im folgenden Satzgefüge, das aus 13 Sätzen besteht, wird zuerst die These aufgestellt, dass das Wachen Leuten gemischten Temperaments und dicken Leuten schädlich ist, die anschließend durch Argumente unterstützt wird, die danach gründlich erläutert werden:

> *Vnd welchem mensche ist gemenget füchtikeyt vnd ist feyst, so ist ym daz wachen nyt schedelich, wan vberich sclaffen ist schedelich zü dem heubt vnd brenget ym wethüm in dem heubt, wann dye hytcze, wan der mensche sclefft, dye virbyrget sich innewendig des lybes, vnd wan der mensche sclaiffet lange vnd me dann sin gewonheyt vnde recht ist, so merent sich dye reüch inwendick des lybes myt füchtekeyt vnd gehent zü den hyrnen vnd follent daz heubt myt füchtekeyt vnd reuche vnd wyrt yme daz heubt wee düne* (170va–170vb).

3.2.3 Zusammenfassung

In den *Regeln der Gesundheit* bearbeitete Hesse den Wissensbestand, der in vielen anderen *Regimina* tradiert wurde. Auch aus diesem Grunde ist es äußerst schwierig, alle Intertextualitätsbezüge zu entdecken, und wir hoffen, dass unsere Edition die materielle Basis für die weitere Forschung und für die Klärung vieler unbeantworteter Fragen schafft. Der Autor ist sehr sparsam mit den Hinweisen auf Autoritäten bzw. deren Werke umgegangen. Die Häufigkeit der Verweise auf Hippokrates im vierten Buch zeugt davon, dass für ihn gerade diese Tradition ausschlaggebend war. Auch der Abschnitt mit der Auswahl von hippokratischen Aphorismen, der in den anderen zum Vergleich herangezogenen Gesundheitsregeln nicht vorkommt und der überzeugende Übereinstimmungen mit den Kapiteln 67 und 68 in Ortolfs Arzneibuch aufweist, ist ein Zeugnis dafür, dass hippokratischen Schriften große Bedeutung beigemessen wurde.

Eine Besonderheit im Hinblick auf den tradierten Inhalt der Gesundheitslehren stellt auch die in das vierte Buch eingegliederte umfangreiche Abhandlung über die Reinigung des Körpers mit Hilfe von Abführmitteln dar. Sie zeichnet sich durch eine klare Gliederung des Inhalts aus, was andeutet, dass der Autor von einem klaren Konzept ausgegangen ist. Ob dieses Konzept auf eine bzw. mehrere Quellen zurückgeht oder ob es vom Juden von Salins selbst entwickelt wurde, konnte bisher nicht geklärt werden. Lediglich für die Übersicht von Abführmitteln, die nach ihrem Wirkungsgrad gegliedert sind, konnte eine Parallele im *Breslauer Arzneibuch* nachgewiesen werden. Die Nahrungsmitteldiätetik, die im sechsten Buch enthalten ist, ist eine Kombination von mehreren Quellen, auf deren Autoren in diesem Teil verwiesen wird. Der Autor stellt hier nebeneinander Auffassung von Albertus Magnus, Naturforscher, Philosophen und auch katholischem Theologen, neben Auffassung von Moses Maimonides, Autorität der jüdischen Philosophie und Medizin, und von Vertretern der arabischen Medizin (Avenzoar, Averroes). Es bleibt unklar, ob Werke aller in den ‚Regeln der Gesundheit' genannten Autoritäten dem Juden von Salins beim Verfassen seines *Regimens* zur Verfügung standen oder ob er noch mit einer unbekannten Kompilation, die ihm als Vorlage diente, arbeitete bzw. ob er vieles nur nach seinem Gedächtnis zusammenstellte. Dabei scheut sich Hesse nicht, seine eigene Person hervortreten zu lassen, seine eigene Meinung neben der Meinung der Autoritäten zu formulieren. Die Betonung der eigenen Erfahrung und der Beobachtung bei der Verifizierung von theoretischen Thesen ist ein Beweis dafür, wie großen Wert er auf die Empirie legte.

Dass das verfügbare Wissen vom Juden von Salins häufig frei formuliert wurde, beweisen umfangreiche Satzgefüge mit komplizierter Struktur und mit zahlreichen Nebensätzen, die besonders im vierten Buch an vielen Stellen zu verzeichnen sind. Sie lassen sich als Bestreben des Autors interpretieren, all die komplizierten Zusammenhänge und Eventualitäten zu benennen und „unter ein Dach" zu bringen.

Die Gliederung des Inhalts entspricht der *Regimina*-Tradition (abgesehen von eingegliederten Textteilen, siehe oben) und richtet sich nach den einzelnen *res non naturales*. Auch wenn graphische Signale der Textgliederung wenig vertreten sind, tragen Überschriften und Zwischenüberschriften sowie Aufzählungen von behandelten Themen am Anfang der einzelnen Textabschnitte (in der Funktion eines „Inhaltsverzeichnisses") zur besseren Rezeption des Inhalts wesentlich bei.

Nach Mechthild Habermann (2014: 19) fungiert „die deutschsprachige Fachprosa des Mittelalters und der frühen Neuzeit auf zweifache Weise als Vorläufer: zum einen für das fachwissenschaftliche Schrifttum und zum anderen für die Sachtextprosa in populärwissenschaftlichem Sinn." Als Beispiel dafür kann auch das *Regimen sanitatis* Hesses, des Juden von Salins dienen: Einerseits kann man hier Vertextungsstrategien finden, die für wissenschaftliche Texte charakteristisch sind (Explikation, argumentative Beweisführung, Betonung der Empirie) als auch Strategien und Mittel, die heute für populärwissenschaftliche Wissensvermittlung kennzeichnend sind (Anweisen, Narration, Verwendung von Metaphern und Vergleichen beim Erklären von komplizierten Prozessen im menschlichen Organismus, didaktisierende Wiederholungen).

Dank der logischen Strukturierung und der Verflechtung von verschiedenen Vertextungsstrategien ist es Hesse gelungen, einen interessanten Text zu schaffen, der auch für den heutigen Leser nicht an Attraktivität verliert. Der Autor präsentiert sich hier als erfahrener Praktiker und Gelehrter, für den das Wissen die höchste Priorität ist und für den die Glaubensunterschiede kein Hindernis darstellen.

4 Die *Circa-instans*-Tradition

4.1 Die lateinische *Circa-instans*-Tradition

Die Verwendung von Heilpflanzen war jahrhundertelang bei der Behandlung von Krankheiten sowie bei deren Vorbeugung von grundlegender Bedeutung. Kenntnisse über die Heilwirkung verschiedener Pflanzen sowie auch Drogen aus Tier- und Mineralbereich wurden seit jeher tradiert. Für die praktische Verwendung dieser Arzneimittel im Mittelalter waren vor allem zwei aus dem 1. Jahrhundert n. Ch. stammende Werke maßgebend: *Naturalis historia* von Gaius Plinius dem Älteren und *De materia medica* von Penadios Dioscorides (vgl. Richter 2005: 549).[1] Der Titel des Werks von Dioscorides *materia medica* diente später als zusammenfassende Bezeichnung für pflanzliche, tierische sowie mineralische Arzneimittel: Die einfachen, als *simplicia* bezeichnet, wurden von den zusammengesetzten Präparaten – *composita* – unterschieden. Das Werk von Dioscorides war nicht nur für die arabische Medizin inspirierend, sondern auch für die gesamte abendländische mittelalterliche Heilkunde.[2] Ihr medizinisches Zentrum etablierte sich im 11. Jahrhundert im süditalienischen Salerno. Salerno und seine medizinische Schule sind mit der Entstehung von mehreren bedeutenden Werken verbunden, die zur Verselbstständigung der Pharmazie als Disziplin beigetragen haben. Zum Ruf von Salerno hat die übersetzerische Tätigkeit des Constantinus Africanus wesentlich beigetragen, der u. a. die Drogenkunde von Ibn al-Ǧazzār[3] (Ibn-al-Dschazzar*)* unter dem Titel *Liber de gradibus* ins Lateinische übersetzte. Mit Salerno wird auch die Entstehung der Sammlung von Beschreibungen einfacher Drogen in Verbindung gebracht, die nach ihrem Initium *Circa instans negotium in den simplicibus medicinis nostrum versatur propositum* ‚Circa instans' benannt wurde. Die Autorschaft wird manchmal einem Angehörigen der bedeutenden Salerner Familie Platearii, Matthaeus Platearius, zugeschrieben,[4] die Verfasserfrage ist jedoch bis heute nicht völlig geklärt, vgl. Schnell (2019: 329). Auch die Frage, welche Vorlagen beim Konzipieren des *Circa instans* herangezogen wurden, wurde bis heute nicht vollständig beantwortet:[5] Iolanda Ventura, die eine ausführliche Analyse der Quellen (2016) sowie der einzelnen Überlieferungen des *Circa instans*-Textes (2015)

---

1 Wir verzichten hier auf eine ausführlichere Behandlung der Entwicklung der Kräuterbücher und verweisen auf entsprechende weiterführende Literatur, siehe z. B. Schnell (2003: 9–50).

2 Die lateinische, alphabetisierte Übersetzung dieses Werkes ist unter der Bezeichnung *Dioscorides alphabeticus* bekannt.

3 Ibn al-Ǧazzār (um 896–979), arabischer Autor und Mediziner, war Schüler von Issac Judaeus, vgl. Hau (2005: 461).

4 Ein Mitglied der Salernitaner Ärztefamilie Platearius wurde von Vinzenz von Beauvais und anderen Autoren des 13. Jahrhunderts für den Autor des *Circa instans* gehalten, vgl. Schnell (2019: 329), vgl. dazu auch z. B. Mayer (2014: 135) oder Goehl (2015: 7).

5 Vgl. den Zwischentitel im Artikel von Ventura (2016: 342): *The CI and its sources: an open question.*

https://doi.org/10.1515/9783110730333-004

vorgelegt hat, weist darauf hin, dass im *Circa instans* die antike Tradition und das arabisch-lateinische Kulturgut sowie die gegenwärtige mit Salerno verbundene Produktion ihre Spuren hinterlassen haben.[6] Deutlich ist der Einfluss des *Liber de gradibus* zu erkennen, das nach Ventura (2016: 398) „acted for the compiler of CI as the main reference text“. Die Identifikation der einzelnen Vorlagen ist auch deshalb äußerst schwierig, weil das *Circa instans* eine schrittweise Erweiterung erfahren hat, indem immer wieder neue Drogenmonographien eingegliedert wurden.[7] Diese Entwicklung lässt sich dadurch erklären, dass für den Rezipienten die Benutzung eines einzigen, aber in seiner Form erweiterten Textes einfacher war als der Gebrauch mehrerer Quellen (vgl. Ventura 2005: 288). Die Bedeutung des *Circa instans* für die weitere Entwicklung der Medizin und Pharmazie besteht jedoch weniger in der Lieferung von neuen Informationen als gerade in der Vermittlung und Strukturierung des schon vorhandenen Wissens, vgl. Ventura (2016: 342).

Der Text wurde intensiv rezipiert: Der Erfolg des *Circa instans* wird auf seine übersichtliche Struktur zurückgeführt. Die einzelnen Drogenmonographien sind nach ihrem Anfangsbuchstaben in die einzelnen nach dem Alphabet geordneten Kapitel eingeteilt, was dem Benutzer die Orientierung und den Gebrauch des Textes wesentlich erleichterte.[8] Zu einer besseren Rezeption des Textes trägt der Aufbau der einzelnen Monographien nach einem wiederkehrenden Schema bei. Die Monographien bestehen grundsätzlich aus zwei Teilen. Der erste Teil enthält die Bestimmung der Primärqualitäten und eher botanisch-naturwissenschaftliche Angaben über die Droge, der zweite Teil beinhaltet Angaben zu deren medizinischer Anwendung. All diese Merkmale verliehen dem Text einen exemplarischen Charakter. Er diente einerseits als Quelle für andere Texte, andererseits als Vorbild für die späteren Darstellungen von Drogenmonographien.[9] Von seiner weiten Verbreitung zeugt die Tatsache, dass die lateinische Fassung heute in etwa 240 Handschriften zur Verfügung steht, davon ist in 138 der komplette Text überliefert.[10]

Die einzelnen Überlieferungen weisen eine hohe Variabilität auf. In der bisherigen Forschung wurde meist zwischen „Lang- und Kurzfassung“[11] unterschieden,

6 Zu den Quellen siehe mehr bei Ventura (2016).

7 Ventura (2005: 288) führt in diesem Zusammenhang an: „Pflanzen und Substanzen zu Heilzwecken, die sich in *De materia medica* des Dioscorides oder im *Herbarius* des Pseudo-Apuleius finden, werden hinzugefügt, aber auch Auszüge aus dem *Antidotarium Nicolai* oder aus dem *Liber iste* in die Struktur des Textes eingegliedert“.

8 Im Rahmen der einzelnen Buchstaben-Kapitel wurde die weitere Alphabetisierung – im Einklang mit dem damaligen Usus – nicht durchgeführt.

9 Zu den Funktionen des *Circa instans* in den Enzyklopädien des 13. Jahrhunderts vgl. Ventura (2005: 301).

10 Eine Übersicht der bekannten kompletten Überlieferungen des Textes bietet Ventura (2015: 330 ff).

11 Es wird auch von der A-Klasse/A-Version (die längere Version) und B-Klasse/B-Version (Kurzversion) gesprochen, vgl. Beck (1940: III), Ventura (2015).

wobei die verschiedenen Versionen der Langfassung nach Ventura (2016: 340) aus 500–900 Drogenmonographien bestehen und die Kurzfassung 250–270 Monographien enthält. Ventura hat im Rahmen der *Circa-instans*-Überlieferungen sechs Hauptredaktionen ausgegliedert (vgl. Ventura 2015). Bei der Untersuchung des *Circa instans* wurde immer wieder die Frage „nach Art und Beschaffenheit der ursprünglichen, wohl für immer verloren gegangenen Fassung des Werkes" (Beck 1940:) aufgeworfen. Lange Zeit wurde die Handschrift aus Erlangen (Universitätsbibliothek, Ms. 674) für einen der Urfassung sehr nahestehenden Text gehalten, weil darin nicht die zusätzlichen Monographien zu finden sind, die in den anderen, zur Kurzfassung gerechneten Handschriften vorkommen. Die Erlanger *Circa-instans*-Handschrift ist nach 1250 zu datieren. Der Text wurde von Wölfel (1939) ediert, im Jahre 2015 hat Goehl eine neue Edition des Textes zusammen mit dessen Übersetzung in die Gegenwartsprache herausgegeben. Die Situation dürfte aber eher umgekehrt gewesen sein, d. h. dass in der Erlanger Handschrift bestimmte Monographien ausgelassen wurden (vgl. Ventura 2015: 277). Ventura unterscheidet im Rahmen der Kurzfassung vier grundlegende Redaktionen:[12] Erlangen, Hs. 674 der Universitätsbibliothek (in der Edition von Goehl 252 Monographien), Lyon (276 Monographien),[13] Göttingen, Hs. Hist. Nat. 12, Universitätsbibliothek (277 Monographien)[14] und die vierte Fassung, die lediglich grundlegende Informationen über die einzelnen Drogen enthält (vgl. Ventura 2015: 277ff.).[15]

Was die Langfassung betrifft, sind zwei Redaktionen bekannt: die eine stellt einen der ältesten Textzeugen des *Circa instans* dar, der im Breslauer *Codex Salernitanus*, einer medizinischen Sammelhandschrift, enthalten war. Die Handschrift ist seit dem Ende des 2. Weltkriegs verschollen. Nach Holler (1940), der in seinem Buch einzelne ausgewählte Monographien abgedruckt und bei allen übrigen lediglich Hinweise auf ihre Provenienz angeführt hat, gab es in der Handschrift über 450 Monographien. Die andere Redaktion wird u. a. durch den *Tractatus de herbis* aus der Londoner British Library (Egerton 747) repräsentiert. Die Edition des handschriftlichen Textes hat 2010 Ventura herausgegeben.

Wie einflussreich das *Circa instans* war, bezeugen Übersetzungen in mehrere Landessprachen: ins Französische, Englische, Italienische, Katalanische, Dänische,

---

12 Die Identifizierung der einzelnen Redaktionen ist vor allem von der Anzahl der Drogenmonographien und der Reihenfolge bestimmter Monographien im S-Kapitel (De squilla, De storace, De sambuco, De sumac, De sandalis, De staphisagria, De salice) ausgegangen (vgl. Ventura 2015: 275).

13 Diese Redaktion (nach der gedruckten Ausgabe aus dem Jahre 1525 benannt) wird u. a. durch die Hs. London Harley 270 repräsentiert.

14 Handschriften der Redaktionen Lyon und Göttingen enthalten fast dieselbe Anzahl von Monographien, unterschiedlich ist jedoch ihre Reihenfolge (vgl. Ventura 2015: 279).

15 Die einzelnen Redaktionen sind durch eine Reihe von Handschriften repräsentiert, wobei der jetzige Forschungsstand noch nicht erlaubt, eindeutig zu bestimmen, welche der Redaktionen die meistverbreitete oder die älteste war (vgl. dazu Ventura 2015).

Hebräische, Serbische sowie Deutsche (vgl. Ventura 2016: 339) sowie auch zahlreiche Verweise auf das Buch oder Übernahmen von Teilen des Buches in andere Kräuterbücher bzw. Drogenkompendien und Enzyklopädien. Dank seiner rezipientenfreundlichen Gestaltung diente das Circa instans bis zum 15. Jahrhundert als das grundlegende praktische Handbuch für Apotheker[16] und wird neben dem *Antidotarium Nicolai* und Platearius' *Liber iste*[17] zu den Werken gezählt, die „durch Auswahl und Anlage wesentlich zur Standardisierung sowie Lagerfähigkeit der Arzneimittel" beigetragen haben" (Keil 1978: 1282).[18] Auch wenn das *Circa instans* in der Praxis eine breite Anwendung fand, wurde der Text an den medizinischen Fakultäten bei der Lehre weniger berücksichtigt. Ventura (2005: 30) führt in diesem Zusammenhang an:

> Merkwürdigerweise werden Texte wie das Circa instans oder das Antidotarium Nicolai, entstanden in einem Milieu höherer Bildung, im Laufe der zweiten Hälfte des dreizehnten Jahrhunderts von der akademischen Welt beiseitegelegt, um auf populärerer Ebene aufzutauchen und als Hauptquelle für Herbarien und practicae von Medizinern und Apothekern auf Latein oder in der Volkssprache zu dienen.

4.2 Die deutschsprachige Rezeption des *Circa instans*

Im deutschsprachigen Raum spielte die volkssprachige Rezeption des *Circa instans* im Vergleich mit dem Einfluss der lateinischen Fassung eine viel geringere Rolle. B. Schnell (2019: 229) führt das auf die Dominanz des deutschen *Macer*[19] in diesem Raum zurück. Neben den Übersetzungen ins Niederfränkische (vgl. Keil 1978: 1283) sind drei Übersetzungen ins Hochdeutsche belegt, die nur in Einzelexemplaren überliefert sind.

---

16 Ventura (2005: 306) führt dazu an: „Das Circa instans gehört zu den Büchern, die jeder Apotheker besitzen mußte, wie der vor der medizinischen Fakultät abgelegte Eid von 1422 beweist."

17 Dem *Liber iste*, das Matthaeus bzw. Johannes Platearius zugeschrieben wurde, und deshalb auch unter der Bezeichnung *Ps.-Platearius-Glossen* bekannt ist, liegt das frühsalernitanische *Antidotarius magnus* zugrunde, dessen Inhalt gekürzt und im Hinblick auf die praktische Verwendbarkeit bearbeitet wurde (vgl. Keil 2005: 850–851).

18 Alle diese Werke sind um die Mitte des 12. Jahrhunderts entstanden.

19 Es handelt sich um die deutsche Übersetzung des lateinischen Lehrgedichts *Macer floridus*, dessen Autorschaft Odo von Meung zugeschrieben wird und das um 1065 entstanden ist. Die Übersetzung entstand im 2. Viertel des 13. Jahrhunderts im ostmitteldeutschen Sprachraum. Von der breiten Rezeption des deutschen *Macer* zeugt die Tatsache, dass er heute in etwa 130 Textzeugen vorliegt. Der komplette Text (d. h. die drei Vorreden – die Reim-, Prosa- und Gewürzvorrede – sowie 97 Pflanzenmonographien, die das sog. Normalkorpus repräsentieren) ist in 36 Handschriften bezeugt. Davon ist die Mehrheit im 15. Jahrhundert geschrieben worden. Der Rest entfällt auf Streuüberlieferung, in der nur Auszüge aus *Macer* enthalten sind, oder Kompilationen, in denen der *Macer*-Text mit mehreren anderen Kräuterbüchern zu einer neuen Texteinheit erweitert wurde (vgl. Schnell 2003: 89–100).

Als erste wurde die Übersetzung in der Handschrift Cod. 1224 der Leipziger Universitätsbibliothek ermittelt, die als *Leipziger Drogenkompendium* bekannt ist.[20] Es handelt sich um das umfangreichste Kräuterbuch in der deutschen Sprache, das im zweiten Viertel des 15. Jahrhunderts im nordobersächsischen Raum wahrscheinlich für Kleriker zusammengestellt wurde (vgl. Schnell 2019: 329). Die Edition des Textes liegt noch nicht vor. Im Jahre 1939 hat Walter Damm die Arbeit mit dem langen Titel *Die einzige bisher bekannte deutsche Fassung des Buches ‚Circa instans' (de simplicibus) nach einer Handschrift des 15. Jahrhunderts (Leipzig, Universitätsbibliothek Nr. 1224)* vorgelegt. In dieser Arbeit finden sich jedoch leider nur Verzeichnisse der im Text vorkommenden Drogen, die am Anfang jedes dem betreffenden Buchstaben gewidmeten Kapitels stehen, und im vollen Wortlaut nur diejenigen Monographien, die in der Erlanger lateinischen Fassung des *Circa instans* (Hs. 674) nicht enthalten sind.

Insgesamt kommen im *Leipziger Drogenkompendium* 328 Drogenmonographien vor (vgl. Mayer 2000: 208),[21] wobei jedoch nicht alle aus dem *Circa instans* stammen, sondern auch aus anderen Quellen. Nach Mayer (2000) hat der Kompilator/Übersetzer auch aus dem *Macer* und dem *Aggregator*[22]geschöpft. Darüber hinaus befinden sich im *Leipziger Drogenkompendium* auch Auszüge aus dem *Liber de gradibus* des Konstantin von Afrika sowie aus dem *Liber iste*, die jedoch wahrscheinlich nicht direkt, sondern aus einer erweiterten Fassung des *Circa instans* übernommen wurden. In der Einarbeitung der genannten Quellen hat Mayer (2000: 210) drei grundsätzliche Vorgehensweisen identifiziert:

1. Das Drogenkapitel ist einer der Quellen entnommen;
2. Im Drogenkapitel wurden zwei Quellen hintereinander gestellt;
3. Im Drogenkapitel wechseln Auszüge aus verschiedenen Quellen.

Im letzten Drittel der Handschrift wird – bis auf wenige Ausnahmen – nur der Text des *Circa instans* angeführt.

---

20 Vgl. das gleichnamige Stichwort im Verfasserlexikon von Mayer (2004: 912–915).

21 Die Angaben über die Anzahl der Drogenmonographien gehen bei Mayer auseinander. Im *Verfasserlexikon* gibt er 337 Drogenmonographien an und macht darauf aufmerksam, dass „die bisherige Literatur andere Zahlen" nennt (Mayer 2004: 912). Das Problem besteht darin, dass in Drogenverzeichnissen manchmal solche angeführt sind, die im Text nicht behandelt werden und umgekehrt, sodass nur eine genaue Sichtung der Handschrift zuverlässige Angaben bieten kann.

22 Als *Aggregator* wird eine Arzneimittellehre bezeichnet, für deren Autor fälschlicherweise der syrische Arzt Johannes Serapion gehalten wurde, und deshalb in der Forschung statt unter *Pseudo-Serapion* bekannt ist. Es handelt sich um eine Kompilation aus der *Materia medica* des Dioscorides und der Arzneimittellehre des Galen von Pergamon *De simplicium medicamentorum temperamentis ac facultatibus* mit kurzen Zitaten aus arabischen Autoren. Sie ordnet die Drogen nicht nach den Namen, sondern nach den Wirkungsgraden (vgl. Mayer 2014: 135–136).

Von der Übersetzung des *Circa-instans*-Textes, die sich im *Leipziger Drogenkompendium* befindet, stellte Damm fest: „Die Bindungen [d. h. an die Originalsprache – V./B.] unseres Autors sind noch derart stark, daß manche deutschen Sätze sklavisch wortgetreu aus dem Lateinischen ins Deutsche übersetzt, für uns erst dann ihren Sinn offenbaren, wenn wir sie ins Lateinische zurückübersetzen!" (Damm 1939: 12). Der von uns vorgenommene Vergleich der Übersetzung der Drogenmonographie über Fenchel mit dem lateinischen Text aus der Erlanger Hs. 674[23] hat die Worte von Damm über die wortgetreue Übersetzung in hohem Maße bestätigt (vgl. Vaňková/Bok 2019).

Eine bairisch-österreichische Übersetzung des *Circa instans* wurde in der sog. *Petroneller Handschrift*[24] entdeckt. Diese Handschrift, die nach dem Schloss Petronell bei Hainburg an der Donau in Niederösterreich benannt ist, wurde 1985 bei Sotheby's in London versteigert und gehört seitdem einem unbekannten Privatbesitzer, der Nigel Palmer und Klaus Speckenbach das Studium der Handschrift ermöglichte. Die Handschrift enthält u. a. auch eine lateinische Langfassung des *Circa instans*,[25] die um die Mitte des 15. Jahrhunderts vom sogenannten „Wellcome-Schreiber"[26] geschrieben wurde. Dem lateinischen Text wurde später (wahrscheinlich um 1482) auf eingelegten Blättern synoptisch eine in der bairisch-österreichischen Schreibsprache verfasste Übersetzung von 356 Drogenmonographien beigefügt. Davon hat N. Palmer (1990: 71–93) eine Auswahl von 48 Monographien abgedruckt. Der Übersetzer war bemüht, seine Vorlage genau zu übersetzen, er hat viele Monographien jedoch durch zahlreiche Zusätze erweitert. Nach Schnell (2019: 331) handelt es sich deshalb eher um eine deutsche Übertragung.

23 Beide Texte wurden aus Mayer (2000) übernommen. Johannes Mayer hat in seinem Artikel einige wenige (insgesamt elf) Drogenmonographien aus dem *Leipziger Drogenkompendium* angeführt, wobei er sie ihren lateinischen Quellen gegenübergestellt hat.

24 Diese Handschrift wurde im Auftrag von Lamprecht Kripp, einem Angehörigen einer reichen Tiroler Bürgerfamilie, im 15. Jahrhundert geschrieben. Sie besteht aus lateinischen, deutschen und lateinisch-deutschen Texten, die in zwei Phasen – um 1450 und um 1482 – entstanden sind (vgl. Palmer/Speckenbach 1990: 4).

25 Diese Fassung wird durch den *Tractatus de herbis* repräsentiert, vgl. oben.

26 Dieser Schreiber hat nach Palmer (1990: 11–12) mehrere illustrierte Handschriften angefertigt, u. a. die in der Hs. W – London, Wellcome Institute for the History of Medicine, Ms. 49.

5 Das *Circa instans* im Medizinischen Kompendium Hesses, des Juden von Salins

5.1 Ausgangspositionen

Auf fol. 201rb beginnt das fünfte Buch des Medizinischen Kompendiums Hesses, des Juden von Salins, mit den Worten: *Hye noch wollen wir anefahen eyn büche genant Cirkensteyn*. Im Folgenden wird eine inhaltliche Analyse des *Cirkensteyns* vorgelegt, wobei der Vergleich mit vorhandenen Editionen/Versionen des *Circa instans* im Vordergrund steht. Was die Quellenbestimmung betrifft, haben wir versucht, auf mögliche Bezüge auf infrage kommende Quellen bei einigen Drogenmonographien hinzuweisen. Wir möchten betonen, dass es sich um einen ersten Versuch handelt, der sicher bestimmter Korrekturen, Präzisierungen und Ergänzungen bedarf. Im Rahmen dieses Kapitels wird weiter angestrebt, die Vorgehensweise des Juden von Salins bei der Konzipierung des deutschen Textes des *Circa instans* anhand des Vergleichs mit dem lateinischen Text und weiteren deutschen Übersetzungen zu charakterisieren.

Bei der Analyse haben wir uns auf die Editionen der folgenden lateinischen Fassungen gestützt: die Edition des *Tractatus de herbis* von Ventura (2010) und die neuere Edition der Erlanger Hs. 674 von Goehl (2015). Wir haben auch die Drogenlisten und -monographien im *Arzneidrogenbuch* in der Breslauer *Salernitanischen Handschrift* (Nr. 1302) bei Holler (1940) sowie das *Liber de gradibus* von Constantinus Africanus[1] (in der Ausgabe Basel 1536) zum Vergleich herangezogen. Ebenso wurde die Typologie von lateinischen *Circa instans*-Redaktionen von Ventura (2015) in Betracht gezogen.

Als sehr problematisch erwies sich die Identifikation vieler Drogen. Zum Teil wurde dies durch dialektale bzw. individuelle idiolektale Besonderheiten der Sprache des Autors verursacht, zum Teil sind verballhornte Formen auf Flüchtigkeitsfehler des Schreibers oder seine Unkenntnis der Fachproblematik zurückzuführen. Auf der anderen Seite wurde schon mehrmals auf die Tatsache hingewiesen, dass die botanische Identifizierung der Kräuter in handschriftlichen Texten sehr problematisch ist.[2] Nach Blome (1982) wird die Drogenidentifikation besonders durch die „Auffächerung der Synonymik" erschwert, die schon im Mittelalter einsetzt und vor allem in den Kräuterbüchern des 16. Jahrhunderts deutlich wird. So kann eine Pflanze mit verschiedenen Synonymen bezeichnet werden; aber auch umgekehrt kann sich derselbe Pflanzenname auf unterschiedliche Pflanzen beziehen. Blome (1982: 561) weist darauf hin, dass bei der Bestimmung von Pflanzen vor allem die Vulgärnamen und

1 Im Folgenden wird die moderne Schreibweise, d. h. Konstantin, verwendet.

2 Auf terminologische Probleme mittelalterlicher Pharmakobotanik weist z. B. Daems (1993:15–21) hin.

https://doi.org/10.1515/9783110730333-005

Illustrationen ausschlaggebend sind. Ökologische Angaben und die medizinischen Indikationen können zwar ebenfalls zur Pflanzenidentifikation herangezogen werden, sind aber meist von untergeordneter Bedeutung (Blome 1982: 576). Bei der Drogenbestimmung haben wir die oben angeführten Werke verwendet und darüber hinaus insbesondere das *Wörterbuch zu Anton Trutmanns Arzneibuch* von Mildenberger (Bd. I–V, 1997), das *Wörterbuch der deutschen Pflanzennamen* von Marzell (Bd. I–V, Nachdruck 2000) und die *Nomina simplicium medicinarum ex synonymariis medii aevi collecta* (1993) von Daems.

5.2 Inhaltliche Analyse des *Cirkensteyns*

5.2.1 Vorkommen der Drogenmonographien in den einzelnen Handschriften

Die Anlage des *Circa instans* im Kompendium von Hesse geht offensichtlich von der Kurzfassung dieses Textes aus. Eine der Fragen, die im Zusammenhang mit der Analyse gestellt werden kann, ist die folgende: Lässt sich bestimmen, welche der lateinischen Redaktionen, die bei Ventura unterschieden werden, Hesse als Vorlage diente? Iolanda Ventura (2015: 284–285) bringt den Vergleich aller drei Redaktionen[3] am Beispiel der Monographie *aristologia*. Lediglich in der Redaktion Göttingen (CI, MS Göttingen, UB, Hist. Nat. 12, 6vb–7ra) findet man die Passage mit dem Verweis auf Dioscorides:

> *Aristologie, ut dicit Dyascorides, exagium unum cum vino propinatum facit contra venenum. Similiter placat dolorem ventris potata cum pipere et mirra, sordiciem parturientium mundificat, menstrua provocat. Aristologia cum aqua bibita epilenticis, podagricis et habentibus spasmus subvenire dixit. Valet hanelitui oris et singultui, splenem durum habentibus proficit, rigorem febrium et dolorem laterum amputat, si cum aqua calida bibatur* (Ventura 2015: 285).

Denselben Abschnitt kann man in der Monographie über *aristologia* bei Hesse identifizieren:

> *Vnd sprycht Dyoskoridis der wise, wer da nympt eyn penniges swere aristologia longa vnd dryncket daz yn warmen wyne, virdrybet alle gyfft. Vnd were ez, daz mann neme als swere als eyn pennig aryscologia longa, peffer vnd myrre, yglichs als viel, vnd gebe daz eyner fraüwen yn, dye genesen were vnd doch nicht gereynigt, als sye byllich sulte, dye reyniget ez. Auch waz dogent ich gesaget han von aristologia longa, daz selbe sal man auch virstane von aristologia rotünda. Auch hylffet aristologia puluer zü den, dye do nyesent hartlich vnd rüpczent, vnd zü dolores der armen vnd wee der syten vnd hartekeyt des mylczen. Arystologia gedrüncken yn warmen waszer hylffet zü sancte Valentins plage vnd czu kranckheyt podagra, daz ist wee der füsze* (209vb).

3 Gemeint sind die Redaktionen Erlangen, Lyon und Göttingen.

Dieser Beleg könnte andeuten, dass Hesses deutsche Übersetzung auf eine Handschrift der Redaktion Göttingen zurückgeht. Im Rahmen unserer Analyse möchten wir auf einige Indizien hinweisen, die beweisen, dass die Situation komplizierter ist, als auf den ersten Blick anzunehmen wäre.

Wie schon in der Einleitung gesagt, enthält nur der Textzeuge aus Zürich den kompletten Text des *Circa instans*. In der Züricher Handschrift sind 294 Drogenmonographien enthalten,[4] in den beiden anderen zwei Handschriften ist *Circa instans* nur unvollständig überliefert, wie die nachfolgende Tabelle 1 zeigt. Zum Vergleich haben wir auch das Vorkommen der Monographien in den einzelnen Buchstaben-Kapiteln in der Erlanger lateinischen Handschrift 674 (nach Goehl 2015) herangezogen.[5] Der Tabelle ist zu entnehmen, dass in der Krumauer Handschrift etwa nur ein Drittel der Monographien zu finden ist, weil hier nur die Monographien zu den Buchstaben A bis D vorkommen. Im Textzeugen aus Erlangen ist die Situation komplizierter: Der erste und letzte Teil (Buchstaben A–K, T–Z) entsprechen dem Züricher Text, Monographien zu den Buchstaben M–R fehlen überhaupt, in den Kapiteln zu den Buchstaben L und S kommt nur ein Teil der Monographien vor.

Dabei wurde die Reihenfolge der einzelnen Monographien zum Buchstaben L in der Erlanger Handschrift durcheinandergebracht. Am Anfang des L-Kapitels befindet sich die Liste der behandelten Drogen, auf welche die Monographie über *labdanum* folgt. Die Monographie wird mittendrin abgebrochen (*mach ein plaster mit mastix vnd costi amari*, Z: fol. 260vb), wobei auch die in der Züricher Handschrift danach stehenden Monographien über *liquiritia*, *lapis lazuli* und *lilium* ausgelassen sind. An den vorhergehenden Text knüpft der zweite Teil der Monographie über *lycium* (angefangen mit *gelagt in dye sonne)* an. Danach sind die Monographien über *ligua avis*, *linochitis*, *lapathium* untergebracht, von der folgenden – *lithargyrum* – ist nur die Überschrift und die Bestimmung der Primärqualitäten geblieben. An dieser Stelle begründet der Schreiber die Auslassung der folgenden Monographien (zu den Buchstaben M–R) damit, dass sie auch in der ihm zur Verfügung stehenden Vorlage fehlen.[6] Er macht mit der Monographie über *sanguis draconis* weiter (springt also zum S-Kapitel über), die wieder nicht zu Ende geführt wird, weil auf fol. 262ra die Fortsetzung der Monographie über *labdanum* (*labdanum vnd lege vff ...*) zu finden ist.

4 Sie sind alphabetisch geordnet, mit einigen wenigen Ausnahmen, die auf sprachliche Gewohnheiten des Juden von Salins zurückzuführen sind. Als Gallizismus lässt sich z. B. die Platzierung der Monographie über *spica nardi*, d. h. der Indischen Narde/Nardenähre am Anfang des C-Kapitels bewerten. Im Verzeichnis beginnt diese Bezeichnung mit c (also *cpica*), im darauffolgenden Text wird vor *spica* noch eine *A*-Initiale (*aspicanardi*) vorangestellt.

5 Wenn von den sechs Monographien abgesehen wird, die Goehl in seine Edition aus der Hs. 0011 der Mertz Library in New York, die ursprünglich Emil Starkenstein gehörte, eingegliedert hat, finden sich in der Erlanger Handschrift 252 Drogenmonographien. Es ist jedoch anzumerken, dass die ergänzten Monographien sich an einer anderen Stelle in der Handschrift 674 befinden.

6 Vgl. das Kapitel über die Handschriften im Band 1.

Offenbar knüpft also fol. 262ra an fol. 260vb an. Nach *labdanum* sind die fehlenden Monographien über *liquiritia, lapis lazuli, lilium* und der Anfang der Monographie über *lycium* angeführt, deren Fortsetzung sich schon auf fol. 261ra befindet. Die „verwirrte“ Reihenfolge lässt sich dadurch erklären, dass der Schreiber wahrscheinlich irrtümlicherweise ein Blatt übersprang und als er seinen Fehler bemerkte, kehrte er zurück und beschrieb die beiden leeren Seiten. Insgesamt bringt also das L-Kapitel in der Erlanger Handschrift nur acht Monographien. Auf fol. 263ra erscheint die Fortsetzung der Monographie über *sanguis draconis*, auf die weitere Monographien – entsprechend der Reihenfolge in der Züricher Handschrift – folgen.

Tab. 1: Vorkommen der Drogenmonographien in den einzelnen Textzeugen

	Krumau (K) Fol.	**Erlangen (E) Fol.**	**Zürich (Z) Fol.**	**Anzahl der Drogenmonographien**			**Hs. 674**
				(K)	**(E)**	**(Z)**	**(E)**
Einleitung	223ra	215vb	201rb				
A	223va	216va	201vb	40	40	40	28
B	237va	229va	213va	14	14	14	12
C	242rb	233vb	217ra	40	40	40	32
D	253va–256v dyptanum	246vb	227rb	6	6	6	5
E		249ra	229rb		14	14	12
F		253ra	232va		9	9	8
G		255va	234va		12	12	11
H		258rb	236vb		1	1	1
I		258va	237rb		7	7	6
L		260va 261ra 262ra–262vb	238vb		8	17	17
M		---	242rb			23	23
N		---	247vb			7	7
O		---	249ra			9	9
P		---	251rb			24	23
R		---	255va			9	9
S		261vb sanguis draconis 263ra	257va		32	45	32
T		268ra	265rb		10	10	10
V		269va	266va		4	4	4
Z		270va–271rb	267rb–268ra		3	3	3
Insgesamt				100	199	294	252

Aus der Tabelle ergibt sich, dass im Medizinischen Kompendium des Juden von Salins 42 Drogenmonographien mehr vorliegen als in der lateinischen Fassung der Erlanger Handschrift 674. Was aber die Anzahl der behandelten Drogen betrifft, sieht die Situation anders aus.

5.2.2 Vorkommen der Drogen in den einzelnen Buchstaben-Kapiteln

Eine genauere Sichtung der einzelnen Monographien hat einige Probleme mit der Bestimmung der Anzahl von behandelten Drogen zutage gebracht. Eines dieser Probleme ist die schon bei Mayer (siehe Kapitel 4) erwähnte Diskrepanz zwischen der Anzahl der Drogen, die im Verzeichnis am Anfang des jeweiligen Kapitels vorkommen, und der Anzahl von im Weiteren angeführten Monographien. So sind im Verzeichnis des A-Kapitels bei Hesse 38 Drogen angegeben, von denen in diesem ersten Kapitel die Monographie über *amber* fehlt. Auf der anderen Seite finden man im A-Kapitel zusätzlich die Monographie über *antimonium*, und eine selbstständige Monographie ist neben dem im Verzeichnis angeführten *aloe lignum* auch dem *aloe* gewidmet (was man an der Rubrizierung erkennen kann). Die Monographie über *aurum* ist mit einer kurzen Abhandlung über *argentum* abgeschlossen. Wenn man die Rubrizierung als Signalisierung einer neuen Monographie betrachtet, sollte die Abhandlung über *argentum* nicht für eine selbstständige Monographie gehalten werden, weil die Initiale am Anfang weder in der Krumauer noch in der Züricher Handschrift realisiert wurde. Da aber z. B. in der Langfassung des *Circa instans*[7] (vgl. Holler 1940: 14) *argentum* getrennt von *aurum* behandelt wird, haben wir uns entschieden, *argentum* als eine selbstständige Monographie auszugliedern. Als Quelle dieser Monographie wird bei Holler (1940: 14) *Liber de gradibus* von Konstantin bezeichnet. Der Vergleich mit dem lateinischen Text zeigt, dass die Texte inhaltlich übereinstimmen, auch wenn Hesse den Wortlaut der Vorlage nicht wortwörtlich übernommen hat:

> *Argentum frigidum et temperatum in humiditate est. Contra viscosum et humidum flegma etiam chatimia /cadmia eius similiter operatur ut chatimia auri. Cathimia tamen auri fortior est et utilior* (Ldg, Basel 1536: 348, nach Holler 1940: 14).
> *Argenti ist etwaz kalt vnd gemischet inne füchtekeyt me dann golt, doch hayt ez dye selbe dogent. Vnd der schüme ist genant cathinea argentia vnd daz düt glich als daz golt schüme, doch golt ist krefftiger vnd naturlicher dan daz silber, wo inne mann sin gebrüchet* (204rb).

Insgesamt enthält also das A-Kapitel bei Hesse 40 Drogenmonographien.

7 Im *Tractatus de herbis* ist die Monographie über *argentum* nicht enthalten. Sie fehlt auch in der Erlanger Handschrift 674.

Das Verzeichnis der mit C beginnenden Drogen enthält 36 Drogennamen, während in dem C-Kapitel 40 Drogenmonographien erscheinen (zusätzlich wurden *cardamomum, crocus, cepe* und *celidonia* beschrieben). Auch beim Buchstaben M stimmt das Verzeichnis mit dem Text nicht ganz überein. Während das Verzeichnis 21 Drogennamen enthält, kommen im M-Kapitel 23 Drogenmonographien vor. Neben den im Verzeichnis genannten Drogen sind hier noch Abhandlungen über *malum macianum* und *marrubium* anzutreffen. Im P-Kapitel ist die Monographie über *penidium* eingefügt, wobei *penidium* im Verzeichnis nicht angekündigt wird. Ebenso wird im R-Kapitel wird neben den im Verzeichnis aufgelisteten Drogen noch *rubus* behandelt. Im S-Kapitel fehlen im Verzeichnis zwei Drogen, denen im Text eine selbstständige Monographie gewidmet wurde: *satureia* und *scilla.*

Weil die genannten Unterschiede zwischen dem Verzeichnis und den in den einzelnen Buchstaben-Kapiteln vorkommenden Drogenmonographien in allen drei Textzeugen festzustellen sind, kann man annehmen, dass sie auch im Originaltext vorhanden waren.

Ein anderes Problem, das bei der Zählung der behandelten Drogen auftaucht, sind die derselben Droge gewidmeten Monographien. Es hat sich nämlich gezeigt, dass der Jude von Salins einige Kräuter wiederholt bearbeitet hat.

Chelidonia-Monographien

Unter dem Buchstaben C wird zweimal an unterschiedlichen Stellen (217va–217vb und 226vb–227ra) dieselbe Pflanze – Chelidonium maius L. (Schöllkraut, im Text *celydonia*) – behandelt. Die beiden *Celydonia*-Monographien weichen teilweise voneinander ab: In der Ersten (217va–217vb) fehlt – im Unterschied zu der anderen Monographie – die Einleitung des lateinischen Textes, wie sie in der Handschrift 674 aus Erlangen belegt ist:

> *Chelidonia calida est et sicca in quarto gradu. Sunt autem duae maneries chelidoniae, scilicet Indica, quae est maioris efficaciae et citrinam habet radicem; et etiam communis [est], quae in nostris partibus reperitur, quae minoris est efficaciae. Tamen una pro alia poni potest, teste Constantino. Cum in receptione reperitur, radix, non herba poni debet. Radix in multa efficacia per tres annos potest servari* (Goehl 2015: 75).

In der Monographie auf fol. 226vb–227ra findet man sowohl den Hinweis auf den Unterschied zwischen der großen und der kleinen Sorte, der schon von Constantinus[8] hervorgehoben wurde (*Vnd ist czweyerley, grosz vnd cleyne. Aber die groiß hait mer dogent wan dye kleyn. Vnd vorware sprychet Constantinus, keyn ist als güt als dye*

8 Vgl.: *Chelidonia est radix intus et extra citrina et perlucida. Cuius sapor est amarus, et odor ponticus, quae nascitur in India. Quidam dicunt esse radicem calami Indie. Cuius natura cal. et sic. in quarto gradu* (Basel 1536: 381).

grosz) als auch die Angabe über die Lagerungszeit (*vnd weret dry jare*) und die Anmerkung, dass als Heilmittel die Wurzel von Schöllkraut verwendet wird (*Vnd wan man heyschet yn arczenie celydonia, so prüffet, daz man dye würczel meynet*).

Im Indikationenbereich stimmen zwar beide Monographien in Hesses Kompendium überein, der Wortlaut ist jedoch nicht ganz identisch, vgl.:

> *Zü colica passio sudt celidonia myt gudem win. Vnd nym eynen badem swamp vnd düncke den in dye decoccio vnd lege off den nabel oder den büche, daz ist zü male güt* (217vb).
> *Zu colica passio nym celidonia crut vnd syede dye myt wyn vnd düncke eynen bade swamp in dye decoctio vnd lege yn off den wethüm als warm* (227ra).

In der ersten *Celydonia*-Monographie erscheint auf fol. 217vb noch eine zusätzliche Indikation, die weder in der anderen Monographie (226vb–227ra) noch in der lateinischen Kurzfassung des *Circa instans* (vgl. Goehl 2015: 75) vorkommt: *Zü fynsternisse vnd nebel der auwen vnd stare celydonien waßer myt anderley crüt waszer, daz ist dar zü güt*.

Eine viel ausführlichere Anweisung zur Verwendung von Schöllkraut als Augenheilmittel befindet sich im *Tractatus de herbis*:

> *Ad caliginem sive obtalma oculi vel scabiem in eis succus radicis celidonie cum vino optimo et melle attico et pipere albo, fac collirium et oculis utere; hoc magnum experimentum est et ad multis probatum. Alii*[e] *imponunt oculis lac radicis* <27va> *celidonie, et multum confert. Ad idem sucus foliorum et floribus celidonie et melle attico simul in vase ereo involuto cinere, decoque ad perfectionem aliquantulam*[f]*, postea reconde et utere; singulare est remedium ad caliginem oculorum et mire curat* (Ventura 2010: 365).

Nigel F. Palmer (1990: 102) macht auf diese Erweiterung des Indikationenbereichs in der deutschen Übersetzung des Petroneller *Circa instans* aufmerksam und weist als eine mögliche Quelle auf den *Macer floridus* hin, in dem es heißt: *Utilius nullum dicunt oculis medicamen. Quos caligo nocet, si sint hoc saepe peruncti* (nach ed. Choulant, V. 1702 f.).

Cassia lignea-Monographien

Auch *cassia lignea*, d. h. der Holzzimt (im Text *cassia ligna*) wird zweimal an unterschiedlichen Stellen des C-Kapitels behandelt, wobei er auch im Verzeichnis zweimal angeführt ist.[9] Die beiden Monographien unterscheiden sich jedoch in hohem Maße voneinander. Der Text auf fol. 218rb bringt nur die Information von den Primärqualitäten (*ist hytzig vnd dürre in dem dritten grade*) und eine Übersicht von Indikationen,

9 Auch in den zwei anderen Abschriften des *Circa instans* findet man diese Wiederholung.

bei denen Holzzimt verwendet werden kann. Diese Monographie entspricht dem Text über *cassia lignea* in Konstantins *Liber de gradibus*, vgl.:

Ldg, Basel (1536: 369)

Casssia lignea cal. et sic. in tertio gra. Stomachum, epar, uulnera et omnia principalia membra confortat, oppilationem aperit, et grossos humores et uentositatem dissoluit, urinam et menstrua prouocat. Muliere in eius apozemate sedente, mox uulua confortatur. Suffumigata ex ea, dolor uuluę placatur, et eius oppilatio aperitur.
Si uero cum medicina laxatiua misceatur, ad eijciendos grossos humores, iuuat.
Cum melle temperata et super dura et humida apostemata imposita ea dissoluit et curat.
Cleopatra cinnamomum alithinum pro cassia lignea, et cassiam ligneam pro cinnamomo posuit. Dioscor. duplum pondus cinnamomo pro uno cassię poni iussit.

218rb

Cassia lygna ist hytczig vnd dürre in dem drytten grade. Den magen vnd dye lebber vnd dye schemede vnd daz oberste gelyt sterket ez, samelüng hümores entlayszet ysz, flecma vnd ventositates scheydet ez vnd erwecket harn vnd fraüwen sychtage. Vnd eyn fraüwe, dye dar vber dye decoctio setzet, styrcket vnd düt abe allen bresten, den sye an den virborgen enden hait. Gemenget myt ander arczenyen, dye do fücht sint, erwecket vnd drybet grob flecma vnd fyscosis.
Gemenget myt honige vnde gelacht off eyn hart geswylst, czytiget vnd reyniget sye.
Vnd vorware, wan mann nyt mag han cassia ligna, cynamomi ist als gut als cassia ligna dar zü vnd wirckt daz selbe.

Dagegen geht die andere Monographie (221vb–222ra) auf die lateinische Kurzfassung des *Circa instans* (vgl. Goehl 2015: 61–62) zurück. Die ersten Sätze stellen eine ziemlich getreue Übersetzung des lateinischen Textes dar. Man kann hier die für Hesse charakteristische Tendenz zur Komprimierung der Aussage beobachten: Die Information im lateinischen Text, dass *cassila fistula* immer mit der näheren Bestimmung (d. h. *fistula*) angeführt wird, während wenn nur *cassia* gesagt wird, nur *cassia lignea* gemeint wird, drückt Hesse kurz aus: *Vnd wan man heyszet cassia sünderlich, so meynet man cassia fystola.*

Hs. 674 nach Goehl (2015: 61–62)

Cassia lignea calida est et sicca in tertio gradu. Est autem cassia lignea cortex cuiusdam fruticis nascentis iuxta confinia Babyloniae.
Cassia duplex est maneris, scilicet cassia fistula et cassia lignea. Cum autem invenitur cassia simpliciter, intelligenda est cassia lignea. Cassia fistula numquam invenitur sine determinatione.
Cassia lignea et xylocassia idem sunt; cuius duae sunt species: Una est similis cinnamomo, quae omnino subrufa est, et tota quae solidam habet substantiam;
et cum plicatur, non frangitur, sed resistit [...]

221vb–222ra

Cassia ligna ist hytzig vnd dürre in dem drytten grade. Vnd ist eyn schele von eym baüm vnde wehyschet vmb Babylonien.
Vnd sint czweyerley, cassia fystola vnd cassia ligna. Vnd wan man heyszet cassia sünderlich, so meynet man cassia fystola.

Vnd dye ander ist genant cassia ligna vnd sint czweyerley. Dye eyn ist glich, als sye were cynamomum, dye ander ist gele vnd glichet der ander vil noch, doch ist eyn vnderschijt. Güt cassia ligna leszet sich sanffte brechen, daz doet dye ander nyt [...]

Im Indikationenbereich fasst sich Hesse kürzer als der lateinische Text. Die Indikationen weichen zum großen Teil von der Version auf fol. 218rb ab.

Spica nardi-Monographien

Sogar an drei unterschiedlichen Stellen ist eine *spica nardi*-Monographie anzutreffen. Den ersten Text über *spica nardi*, d. h. Indische Narde/Nardenähre, hat der Jude von Salins am Anfang des C-Kapitels untergebracht. Der Text im C-Kapitel (217rb–217va) ist inhaltlich identisch mit der Abhandlung über die Indische Narde im S-Kapitel auf fol. 258vb–259ra. Der Inhalt beschränkt sich auf die Bestimmung der Primärqualitäten, auf die eine Reihe von Indikationen folgt. Auch wenn die Indikationen übereinstimmen, kann man im Wortlaut beider Texte zahlreiche Abweichungen finden, die davon zeugen, dass der Jude von Salms nicht bloß den Text noch einmal übersetzt bzw. abgeschrieben hat. Man hat den Eindruck, dass er denselben Text zweimal bearbeitet bzw. neu übersetzt hat, siehe die Unterschiede in der Formulierung desselben Inhalts:

217rb–217va	258vb–259ra
düt von yn alle dolores	*nymmet abe yr dolores*
erwecket ysz der frauwen yr czijt	*erwecket fraüwen harn vnd sychtage*
Vnd dye gelwesücht, daz do ankommet von colera rubea [...]	*Vnd dye gelesücht, dye ankomment colera halben* [...]
Vnd eyner fraüwen, der yr czijt flüszet an vnderlaisze, dye neme spicanardi vnd syede den in waszer vnd syecze dar yn myt an den nabel.	*Vnd eyn frauwe, dye yr czijt vberich hayt, spicanardi gesotten in waszer vnd sie dar yn geseszen, ist sere güt.*
Aüch hytczige swylst oder postemen in dem magen vnd in dem matricis heylet er.	*Aüch hytzige geswilst vnd postemen in dem magen vnd matrix nymmet ez abe.*
Den dampf von spycanardi inphangen inne dye matrix offent dye nature von besclossünge matricis vnd erwecket fraüwen sychtage.	*Sin raüche offent virstoppenisse matricis vnd erwecket fraüwen sychtage.*
Gedrüncken myt warmen waszer vnd honig erwecket vnd meret den lüst vnd stercket sye also, daz eyns lüstig wirt zü eszen.	*Gedruncken myt waszer vnd honig meret dye lüste zu eszen vnd styrcket sye.*
Vnd myt wyne gedrüncken hylffet zü dem bysz slangen oder schorpio. Vnd wan dye aügen eym wee dünt fleuma gesalczen halben, lege spicanardi an eyn plaster, so heylet yz vnd stercket dye aubraue.	*Zü byszen von scorpio vnd sclangen vnd wan eym dye auwen wee dünt von virsalczen flecma, spicanardi gelacht off eyn plaster off dye auwen, heylet sye vnd stercket sye die aügbran.*

Der Text dieser beiden Monographien scheint eine Übersetzung der Monographie über *spica nardi* im *Liber de gradibus* zu sein, vgl.:

> *Spica nardi calidum est in primo gradu, siccum in secundo. Epar et stomachum confortat, dolorem enim ab eias amputat. Apozemata eius bibitum renes et vesicam ab omni sorde mundat, menstrua et urina prouocat. Icteritiam ex oppilatione fellis, et epatis curat. Humoribus a capite ad pectus descendentibus, resistit. Puncturam stomachi et uentositatem intestinorum aperit, et muelieribus*

supposita fluxum sanguinis constringit. Si autem moretur diu in aqua qua coĉta est fluxum tollit, et iuuat calida apostemata uuluae. Si suffumigetur ex ea, oppilationem uulvae aperit, et menstrua, et super impetigines fricata eas omnino mundificat [...] (Basel 1536: 348).

Die dritte Monographie über *spica* (259rb–259va) unterscheidet sich von den vorangehenden. Sie geht auf die lateinische Kurzfassung des *Circa instans* zurück. Der Anfang stellt eine freie Übersetzung der lateinischen Vorlage dar: Während im lateinischen Text die Meinung, dass unter *spica nardi* Blüten eines Baums zu verstehen sind, als falsch bezeichnet wird, widerlegt Hesse diese Meinung nicht:

Hs. 674, nach Goehl (2015: 152)	259rb–259va
Dicunt quidam, quod spica nardi sit flos cuiusdam arboris, sed mentiuntur. Invenitur enim spica nardi circa radicem cuiusdam arboris.	*Vnd sint etlyche, dye do sprechen, daz spicenardi sy die blüme von eym baüm, vnd sint etliche, die do sprechen, daz man ez fynde neben der würczeln eyns baums.*

Die Indikationen sind stark gekürzt, ganz ausgelassen ist der letzte Teil des lateinischen Textes.

Opopanax-Monographien

Zu den Drogen, die Hesse wiederholt bearbeitet hat, gehört auch *opopanax*. Im A-Kapitel erscheint es als *apopinack* (203va): diese Monographie ist eine fast getreue Übersetzung des Kapitels *Opopanax* im *Liber de gradibus* von Konstantin (Basel 1536: S. 373). Die andere Monographie (249va), die bei dem Buchstaben O platziert wurde, geht auf den Text des *Circa instans* zurück (vgl. Goehl 2015: 131), wobei aber Hesse die Bestimmung der Primärqualität nach *Circa instans*[10] nicht übernommen hat. Während im lateinischen Text steht: *opopanax calidum est et siccum in tertio gradu (*vgl. Goehl 2015: 131), ist bei Hesse eine abweichende Angabe zu verzeichnen: *Apopinacum ist hytzig in dem andern grade vnd dürre in dem drytten graden* (249va). Der Text ist vor allem im ersten Teil stark reduziert, u. a. wurden die Angaben zur Aufbewahrung und Haltbarkeit der Droge ausgelassen. Im Indikationenbereich entspricht der Text bei Hesse dem lateinischen Text des *Circa instans*.

Hermodactylus-Monographien

Eine ähnliche Vorgehensweise ist bei der Abhandlung über die Herbstzeitlose (*Colchicum autumnale* L.) zu verzeichnen. Im A-Kapitel befindet sich die Monographie

10 Im *Liber de gradibus* findet man dieselbe Bestimmung der Primärqualitäten: *Opopanax calida et sicca est in tertio gradu* (Basel 1536: 373).

über *armodatil* (203rb–203va).[11] Sie weist eine deutliche Übereinstimmung mit dem Kapitel *hermodactyli* bei Konstantin (Basel 1536: 379) auf, im *Liber de gradibus* fehlt lediglich die Beschreibung der Droge, die Hesse gleich am Anfang angeführt hat: *Armodatil ist eyn obysz glycherwyse als eyn swarcze prüme* (203rb).

Ldg, Basel (1536: 379)	203rb–203va
Hermodactyli, calidi et sicci in in tertio gradu. Dolorem arteticorum et podagricorum et ischiaticorum curat. Cum sua etiam proprietate grossorum et uiscosorum humorum dissolutiui sunt, sed tamen molestatiui, quia angustiam et dolorem stomachi generant.	*Armodatil ist eyn obysz glycherwyse als eyn swarcze prüme vnd ist hytczig vnd dürre yn dem drytten grade. Dolores arthatica, podagra, cyatica heylet ez vnd sin sürekeyt zübrycht dye grob hümores, dye da clebent in dem magen. Vnd wer sin gewonlichen brüchet, daz brenget wee vnd dolores yn dem herczen vnd aüch yn dem magen.*

Die andere Monographie über *hermodatilis* ist unter dem Buchstaben H eingetragen. Der Text entspricht – vor allem im Indikationenbereich – dem im lateinischen *Circa instans*-Text (vgl. Goehl 2015: 98–99).

Diagridium-Monographien

In mittellateinischen Texten wurden manchmal *diagridium* und *scammonia* für Synonyme gehalten (vgl. McVaugh/Ogden 1997: 350). Hesse hat sie im *Circa instans* getrennt behandelt, im Unterschied zur Mehrheit der Versionen der lateinischen Fassungen, in denen nur eine Monographie – über *diagridium* zu finden ist.[12] Beide Monographien waren im *Salernitanischen Arzneibuch* vertreten (vgl. Holler 1940: *diagridium* S. 37, *scamonea* S. 87).[13]

Bei Hesse ist die Abhandlung über *scamonea* (259ra–259rb) kurzgefasst. Die Monographie enthält nur die Bestimmung der Primärqualitäten und dann die Indikationen. Der Text entspricht der Monographie über *diagridium* im *Liber de gradibus* (Basel 1536: 369). An einer Stelle ist jedoch eine Abweichung zu beobachten. Bei Konstantin steht: *Nocet tamen epati et stomacho, appetitum amputat, angustiam et abominationem extirpat*, während Hesse (oder der Schreiber) anführt: [...] *sye schediget dye leber*

---

11 Die Knolle der Herbstzeitlose wird im Französischen als *ermodacle, ermodatil* oder *armodatil* bezeichnet, vgl. Tobler/Lommatsch (1951: 766).

12 Von den lateinischen *Circa instans*-Handschriften der Redaktion Erlangen ist *scammonia* in den Handschriften Marseille, BM, 914 und Tortosa 234 belegt (vgl. Ventura 2015: 350), von den Handschriften der Redaktion Lyon in den Handschriften Dresden, SLUB, P 34 (S. 356), Gotha, Forschungsbibliothek, Chart. A 70 (S. 358), Erfurt, UB, CE 8 23 (versione ridotta) (S. 359), Philadelphia, University of Pennsylvania Rare Books and Manuscript Library, LSJ Collection, MS 437 (S. 360), London, BL, Sloane 209 und Salzburg, Museum Carolinum-Augusteum, 2165 (S. 362).

13 Im *Tractatus de herbis* ist keine Monographie über *scammonia* zu finden.

vnd den magen vnd brenget lüste zü der spysen vnd dolores vnd vomitüs düt es abe (259ra–259rb).

Die Monographie über *diagridium* bei Hesse (227rb–227va) ist viel länger und geht auf die lateinische Fassung des *Circa instans* zurück (vgl. Goehl 2015: 76–77). In der lateinischen Version kommt die bei Hesse am Anfang stehende Erklärung *dyagridi daz ist ascomonia* (228rb) nicht vor. Sonst ist der lateinische Text, besonders dessen zweiter Teil, bei Hesse stark gekürzt.

Eine Monographie über *scammonia* erscheint auch in den *Regeln der Gesundheit* (Hesses Kompendium, Buch IV) im Rahmen der Abhandlung über Pflanzen mit laxativer Wirkung (192vb–193ra). Der Text dieser Monographie weist zwar zum Teil inhaltliche Übereinstimmungen mit der Monographie über *diagridium* im *Circa instans* auf, man kann aber mehrere Abweichungen finden. So wird in den *Regeln* eine genaue Dosierung für einzelne Altersgruppen angegeben (fol. 193ra), die im *Circa instans* (sowie in der lateinischen Fassung) fehlt:

> *Vnd daz model, so vil man sin gybbet, ist als swere als eyn penig zü kynden von czehen jaren mit zü funffzehen jaren vnd als swere als zwene pennige von funffzehen jaren an myt fünff vnd czwenczig, von funff vnd czwenczig jaren vnd vorbasz nach dem, daz der mensche crefftig ist, so gybt man dem menschen als swere als dry oder iii½ pennig* (193ra).

Dagegen erscheint im *Circa instans* der Hinweis, dass die Dosierung vom Charakter des Ortes, in dem *diagridium* verabreicht wird, abhängig ist sowie die Angabe über die Haltbarkeit der Droge (*Vnd weret czwenczig jare*, 228va).

Aber auch derselbe Inhalt wird auf unterschiedliche Art und Weise formuliert. In den *Regeln* wird als Erntezeit der Hochsommer bezeichnet (vgl. *in der sommer czijt, als dye hytcze grosze ist*), im *Circa instans* wird in diesem Zusammenhang ebenso wie in der lateinischen Version von „Hundstagen" gesprochen, worunter die Periode zwischen dem 23. Juli und 24. August verstanden wird: *Vnd yn den hünt dagen kerbet vnd snydet man daz crüt* (228rb–228va).

Die inhaltlichen Abweichungen sowie Unterschiede im Wortlaut deuten an, dass der Jude von Salms beim Verfassen beider Monographien von unterschiedlichen Quellen ausgegangen ist.

Regeln der Gesundheit, 192vb–193ra	*Circa instans*, 228rb–228va
Vnd dye stuck sint genant aschomonia vnd wann sye bereyt sin, so heyszent sye dyagridium. Ascomonie ist hytczig vnd dürre yn deme drytten grade. Wan also sprycht Ypocras, ez ist eyn baüm vnd ist dann czweyer elen hoche üff daz meyste vnd dye bletter sint vast wijt von eyn ander. Vnd in der sommer czijt, als dye hytcze grosze ist, snydent sich dye bletter vnd czwyge vnd vsz dem snede ryndt füchtekeyt als mylliche. Vnd dye lude da selbest nement eyn becken oder ander geschirre,	*Dyagridi, daz ist ascomonea, vnd ist hytzig vnd dürre in dem drytten grade.* *Vnd ist eyn saffe von eym crüte, daz do wehyschet gensit mers. Vnd ist eyns von der fünfferley tytimal. Vnd yn den hünt dagen kerbet vnd snydet man daz crüt vnde nyt gar vnd stellet dar vnder becken vnd do rynnet dye füchtekeyt yn. Vnd leszet man sye dan dürren vnd darnach virwirket man ez myt tytamel myllich vnd machet dar vsz cloczer.*

so daz hye vszrindt, vnd stellen yz dar vnder vnd als e gedürret von der sonnen, so snydent sye stück dar vsz vnd als dan schickent sye daz yn dye landt. Vnd dye stuck sint genant aschomonia vnd wann sye bereyt sin, so heyszent sye dyagridium... Vnd yre crafft ist zu mynnern dye colera vnd darnach dye fleüma vnd darnach dye melancolien. Vnd dar vmb gybt mann sye zu febres terciana simpla vnd den lüden, dye da sin von der conplexien colerica, vnd den, dye do grosz hytcze yn dem büche hant. Vnd hylffet auch den, den dye spyse vnwilliget, daz da kommet von der colera, dye sich stercket an dem magen. Dye selbe colera drybet sye vnd gybt güden lüste zü eszen vnd hylffet sere den, dye da gegycht hant, daz da kommet von colera halben. Vnd yre natüre ist aüch zü dryben vnd an sich zü czyegen alle colera vnd melancolien vsz dem verre glydde. Auch gybt man sye nyt alleyne, want mann menget sye myt andern arczedyen, dye da drybent, vnd dye arczenie machet dye aschomonie scharff. Vnd daz model, so vil man sin gybbet, ist als swere als eyn penig zü kynden von czehen jaren mit zü funffzehen jaren vnd als swere als zwene pennige von funffzehen jaren an myt fünff vnd czwenczig, von funff vnd czwenczig jaren vnd vorbasz nach dem, daz der mensche crefftig ist, so gybt man dem menschen als swere als dry oder iii½ pennig. Aüch wann dü dye aschomonie gybest, so saltü sye grob laszen vnd dich wol vorsehen, want sye vast sorglich ist. *Nu habe ich dich laszen wyszen von der aschomonie* (192vb–193ra)

*Vnd czu wilen falsch*et *man ez mit colofonia puluer. Vnd zü wilen ist ez swarcze vnd czü wilen gele vnd czu wilen wisz. Vnd so ez swarczer, swerer vnd lüter ist, so ez beszer ist. Vnd zü virsüchen, ob ez güt sy, nym der cloczer eyns vnd halt vor den mont, daz ez fücht wirt. Geet dan millich dar vsz, so ist ez gut. Vnd weret czwenczig jare. Vnd wan man isz yn arczenie dün wil, so sal man ewenig dar yn dün, als czwey oder dry scrüpel, wand ez drybet zu vil.* Vnd wan man ez yn arczenie dün wil, so sal man ez nyt zu kleyne stoszen, off daz ez nyt yn dem magen blybe. *Vnd salt als dan dar vnder mengen ewenig mastix. Vnd an steten, dye do hytzig sint, wirket eyn scrupel me dann czwey an steten, dye do kalt sin. Vnd wan dü wirkest an steten, dy do kalt sin, so saltu dye dyagridi in cültüra von gersten waszer dün. Vnd sint etliche, dye do nement dyagridi vnd dünt yn deyche vnd legent yn eynen offen vnd laszen backen, off daz sye nyt zü starcke werden. Vnd feget coleram, flecmam vnd melancoliam. Vnd wan man wil fegen dye flecma, so ist ez byllich, daz man sye menge mit benedicta. Vnd wan man wil fegen coleram, so sal man sye mengen mit succi lattwergen rosaci. Vnd wan man fegen wil dye melancolie, so sal man sye mengen myt dyasseni oder ander opiata, die do fegent die dry colera noch gedüncke des meysters.*

In den *Regeln der Gesundheit* findet man noch eine Abhandlung über *scammonia* (181va–181vb). In diesem Text wird vor allem auf die laxative Wirkung von *scammonia* eingegangen: Auch wenn dieser Text anders als die vorher genannten Monographien konzipiert ist, erscheint auch hier die Angabe über die erlaubte Dosierung (*Dye maysz, als man sye nemen sal, sal eyns penniges swere sin, eyns straszburgers pennyges oder dryer, nach dem, daz der mensche starcke genaturt sy,* 181va) sowie die Warnung, dass *scammonia* beim Gebrauch nicht klein zerschnitten werden soll (*Vnd wann dü wylt eynen drancke scharffe machen myt aschomonien, so salt du sye nyt fast kleyne stoszen, wann wo dü sye zü kleyne styszest vnd innenemest, so behinge sye an dem magen vnd schediget den magen,* 181vb).[14] Die Unterschiede im Wortlaut beweisen, dass Hesse die einzelnen Abhandlungen unabhängig voneinander bearbeitet hat.

Dasselbe gilt auch für weitere Drogen, die schon in den *Regeln der Gesundheit* behandelt wurden: *myrobalanum* (190ra–190rb), *lapis lazuli* (191ra–191rb), *cassia fistula* (191va–191vb), *manna* (192ra–192rb), *elleborus* (193ra–193vb), *colloquintis* (194ra–194rb).

Die angeführten Belege zeigen deutlich, dass Hesse neben dem *Circa instans* auch andere Quellen bei der Zusammenstellung seines Drogenkompendiums herangezogen hat. Die Übereinstimmung der wiederholt bearbeiteten Kapitel mit dem *Liber de gradibus* deutet an, dass dieser Text eine der Quellen war. Andere benutzte Quellen wurden noch nicht identifiziert.

Aus dem Vergleich ergab sich also, dass im *Circa instans* in Hesses Kompendium 288 verschiedene Drogen beschrieben werden.

5.2.3 Zusätzliche Monographien

Wenn man die wiederholte Bearbeitung ein- und derselben Droge einbezieht, kommen bei Hesse 42 Monographien vor, die in der Erlanger lateinischen Handschrift 674 nicht vorhanden sind. Die zusätzlichen Monographien werden nun nacheinander betrachtet. Auf die zusätzlichen Monographien, die in den einzelnen Fassungen des lateinischen *Circa instans* in den A-, B-, C-, E-, G- und S-Kapiteln erscheinen, hat Iolanda Ventura (2015: 276) aufmerksam gemacht. Nach Ventura ist vor allem die Anzahl der Monographien und ihre Reihenfolge im S-Kapitel für die Unterscheidung der einzelnen Gruppen von Handschriften (clusters) im Rahmen der jeweiligen Redaktionen ausschlaggebend. Das gilt jedoch nicht für die Zusätze in den anderen Buchstaben-Kapiteln: Ihre An- bzw. Abwesenheit lässt sich nach Ventura nicht als Kriterium für die Zuordnung zu einer bestimmten Gruppe heranziehen, weil es zwischen der Erlanger Handschrift, die keinen dieser Zusätze enthält, und der gedruckten Version des *Circa instans*, der Redaktion Lyon, in der sie alle erscheinen, viele hybride und kontaminierte Fassungen gibt. Unsere Beschreibung der Situation in Hesses *Circa instans* kann vielleicht als eine Scherbe im bunten Mosaik der einzelnen Fassungen dienen.

14 Die entsprechende Warnung haben wir in der Tabelle durch die Verzicht auf Kursivierung markiert.

A-Kapitel

Mehrere zusätzliche Monographien (insgesamt zwölf) sind in dem A-Kapitel zu finden. Ein Teil davon – *anthera, arnoglossa, avena, abrotanum, asarum, amyns, anagalis* – stellt eine Gruppe von Drogen dar, die in den anderen Redaktionen manchmal zusammen – in der angeführten Reihenfolge – vorkommen, vgl. Ventura (2015: 315f.).[15] Bei Hesse erscheint diese Gruppe von Drogen in der oben angegebenen Reihenfolge am Ende des A-Kapitels. Die Monographie über *anthera* ist eigentlich der letzte Teil der Abhandlung über die Rose in der Erlanger lateinischen Version, der als eine selbstständige Monographie ausgewiesen wurde (vgl. Goehl 2015: 148). Die Monographie über *avena* (Hafer) erscheint in den lateinischen Fassungen des *Circa instans* in verschiedenen Varianten (vgl. Ventura 2015: 317–320). Hesse fasst sich kurz, er beschränkt sich auf den Hinweis, dass *avena* gegen alle Geschwüre gut ist, und gibt ein Rezept für die Behandlung von Zahnschmerzen.

Konstantin kann als Quelle bei *arnoglossa*[16] (Basel 1536: 355) und *abrotanum* (Basel 1536: 363) in Übereinstimmung mit Holler (1940: 14) bezeichnet werden. Auf Konstantins *Liber de gradibus* gehen auch Monographien über *asarum* (Basel 1536: 369) und *ameos* (bei Hesse *amyns*) zurück. Bei *arasum* gibt Holler als Quelle *Platearius Glossen* an (vgl. Holler 1940: 12). Der Text über *asarum* im *Codex Salernitanus* unterscheidet sich jedoch vom Text bei Hesse deutlich, ebenso wie vom Text im *Tractatus de herbis* (Ventura 2010: 262). Auch die Monographie über *ameos* (Ammei) unterscheidet sich vom Text in der *Salernitanischen Handschrift* aus Breslau, dem nach Holler (1940: 12) *Diascorides Aphlabeticus* und *Platearius Glossen* als Quellen zugrunde liegen. Der Text von Hesse weist eher Übereinstimmungen mit der Monographie über Ammei auf, die in Konstantins *Liber de gradibus* (Basel 1536: 369) zu finden ist (und die dem zweiten Teil der Monographie im *Tractaus de herbis* entspricht, vgl. Ventura 2010: 268).

Ldg, Basel (1536: 369)	213rb
Ameos cal.et sic. in tercio gradu. *Menstrua et urinam de grosso phlegmate constipatam prouocat.*	*Amyns ist eyn crüt hytzig vnd dürre in dem drytten grade. Vnd ist sere güt innegegeben myt honige, eyner fraüwen yre blüme wyder zü brengen.*
Cum melle potatus lumbricos, cucurbitinos et ascarides occidit. Grossam uentositatem dissoluit, lapidem frangit, stomachum calefacit, epar, mesaraicas, renes et uuluuam, mundificat: ideo quia menstrua et urinam prouocat. Pessarizatus similia operatur.	*Daz saff gedruncken verdrybet worme. Aüch virdrybet ez den steyn vnd ventositates vnd erhytzet den magen vnd sterket dye lebber.*
Tritus et cum melle temperatus, potumque cum calida datus phlegmaticam febrem et	*Amyns gestoszen vnd gemenget myt honige vnd warm waszer vnd zü drincken gegeben, nympt abe febres, dye do komment von flecma. Auch ist daz*

15 Nach Ventura gehören zu dieser Gruppe auch Monographien *De aaron* und *De apio cerfollio*.

16 Arnoglossa ist eine andere Bezeichnung für Platago major. d. h. Breitwegerich.

morsus reptilium curat. Sepe tamen bibitus aut cataplasmatus cuti citrinum colorem inducit.

selbe güt zü allen byszen, iz sy wudender hünt oder virgyfftig dyere. Vnd nympt abe alle dolores ventris, die da komment von febres.

Die kurze Monographie über *anagalidüs* entspricht dem Text bei Holler (1940: 13). Als Quelle gibt Holler *Diascorides Alphabeticus* an; diese Monographie kommt im *Tractatus de herbis* nicht vor.

> *Anagallidos est mirice cuius seminis elixatura in coliriis que caligines oculorum detergere possunt* (Holler 1940: 13).
> *Anagalidüs, daz ist semen mirti, vnd ist kalt. Vnd düt man yz in alle arczenie zü wee der aüwen vnd ist zü male sere güt* (213rb–213va).

Außer der oben angeführten Gruppe finden sich bei Hesse im A-Kapitel im Vergleich mit der Erlanger lateinischen Handschrift noch weitere vier zusätzliche Monographien: *armodatil, amomum, appopinac* und *arthatica.* Diese Gruppe von Drogen steht am Anfang des A-Kapitels nach der Abhandlung über *aloe* und *aloe lignum.* Die Eingliederung der Monographien über *armodatil* und *appopinack* (vgl. oben im 5.2.1) kann als Einfluss des Französischen (eventuell einer französischen Vorlage?) gedeutet werden. Amomum ist sowohl im *Tractatus de herbis* als auch im *Salernitanischen Arzneidrogenbuch* (vgl. Holler 1940: 12) belegt, dagegen haben wir für *arthatica* keinen anderen Beleg in verschiedenen *Circa instans*-Fassungen gefunden.

Als *amomum* wurden im Mittelalter verschiedene Drogen bezeichnet; nach Daems (1993: 231) war *amomum* Bezeichnung für (Tauben-) Storchschnabel (Geranium columbinum L.). In der Medizin werden vor allem Blätter dieser Pflanze verwendet. Da aber im *Circa instans*-Text Samen gemeint sind, handelt es sich wahrscheinlich um Kardamomsamen. Der Text über *amomum* weist zum großen Teil Übereinstimmung mit dem Text im *Liber de gradibus* auf:

Ldg, Basel (1536: 376)

Amomum calidum et siccum in tercio gradu. Muliere eius apozemate sedente, dolor uuluae placabitur. Pessarium illud operatur et menstrua prouocat. Apozemate potatum, optimum est epilepticis, nephreticis et podagricis.

203va

Amomum ist eyn same, der do hytczig vnd dürre ist inne dem drytten grade. Vnd eyn fraüwe, dye sin in decoctien yszet, hylffet sye sere an dem wee, daz sye hayt an yrer schemede. Aüch amonum drybet harn vnd machet den fraüwen yre blüme kommen. Vnde eyn syrop, der gemacht ist myt amonum, hylffet zü swylst vnd zü ventositates.

B-Kapitel

Im B-Kapitel erscheinen zwei zusätzliche Monographien an seinem Ende: *bdellium* (im Text *badilium*) und *bedegar* (im Text *badager).* Beide kommen in den Kurzredaktionen des *Circa instans* (Göttingen, Lyon) vor: daneben können in den verschiedenen Handschriften der einzelnen Redaktionen im B-Kapitel noch weitere zwei Drogen vorkommen: *bardana* und *buglossa* (vgl. Ventura 2015: 276). Sie sind auch in den Langfassungen belegt.

C-Kapitel

Im C-Kapitel sind folgende zusätzliche Monographien am Anfang zu finden: *aspicanardi* (spica nardi), *celydonia*, *cerefolium*, *calci*, *cermonga*, *cassia lygna* und *cacüla*, am Ende des C-Kapitels ist noch die Monographie über Zwiebel (im Text *cepe*) angeführt. Die Monographien über *spica nardi*, *chelidonia* und *cassia lignea* wurden schon im vorangehenden Kapitel behandelt.

Nach Ventura sind im C-Kapitel folgende zusätzliche Monographien anzutreffen: *De camephitheos*, *De celtica*, *De calce* und *De cepis*. Sie erscheinen aber selten alle zusammen in einer Handschrift (vgl. Ventura 2015: 315). Nach Ventura tritt die Monographie *De camephitheos* meist nach der Monographie *De camedreos* auf. Bei Hesse werden beide Drogen zusammen behandelt:

> *Camedrius ist hytzig vnd dürre in dem drytten grade vnd camiptius auch. Vnd sind beyde genant gemandrii. Camydrius ist dye grosze camander vnd camiptius ist dye cleyne* (223rb).

Die Monographie über Kerbel (*cerefolium*) ist auch im *Tractatus de herbis* belegt.[17] Bei Hesse ist jedoch diese Monographie anders konzipiert: dem Kerbel wird hier eine fast magische Kraft zugeschrieben:

> *Eyner, der doyt wonden hait oder sost sere gewont ist, czü virsüchen, ob er genesen moge vnd ym zü helffen sy oder nyt: Nym kerbel vnd stosze sye vnd gyb ym daz saffe zü drincken. Ist yz, daz ez by ym blybet, so geneset er frylichen. Ist ez aber sache, daz er sich oben brychet, so ist keyn hoffenunge an ym* (218ra).

Auch der Text über *calci* (Kalk) unterscheidet sich von der Monographie *De calce* im *Tractatus de herbis* und in der Breslauer *Salernitanischen Handschrift*, der nach Holler (1940: 21) *Liber de gradibus* zugrunde liegt.

Probleme gab es mit der Identifizierung von *cermonga* und *cacüla*. Bei *cermonga* kann es sich um eine verballhornte Form von *cermontaigne* handeln. So wurde in Französisch Siler montanum (Laserpitium siler) genannt, vgl. Lewis (1987: 464) oder Marzell (1979/2000, Bd. IV: 328). Im S-Kapitel befindet sich eine Monographie über *sylium montanum* (260rb),[18] ihr Text weicht jedoch schon mit der Bestimmung der Primärqualitäten von der Monographie über *cermonga* ab.

---

17 Diese Monographie kam auch in der Breslauer *Salernitanischen Handschrift* vor. Als Quelle gibt Holler *Diascorides Alphabeticus* an (vgl. Holler 1940: 20).

18 Siehe die Monographie *De siseleos* in der Erlanger Handschrift 674: *Siseleos sive siler montanum calidum est et siccum in secundo gradu* (Goehl 2015: 157).

Eine Monographie über *cacollae*[19] kommt im *Liber de gradibus* vor (vgl. Basel 1536: 347). Auch wenn die Bestimmung der Primärqualitäten entspricht (*cacollae ...calidum est et siccum in primo gradu* x *cacula* [...] *sint hytzig vnd dürre in dem ersten grade*) und auch die Indiktionen stimmen zum Teil überein, unterscheiden sich beide Texte am Anfang: *cacollae ualet sicut cuscute* (Flachsseide) x *Cacula sint eynerley steyn vnd werden fünden off dem staden hynsit mers. Vnd yre craft ist glich billerick marini* (Meermuschelschalen) (218rb–218va).

D-Kapitel

Im D-Kapitel ist eine zusätzliche Monographie über *dylli* (227vb–228ra) angeführt. Nach dieser Bezeichnung könnte man annehmen, dass es sich um Dill (lat. anethum) handelt. Der Text entspricht jedoch weder dem in der Monographie über *anetum* bei Hesse, noch keiner anderen Monographie über diese Pflanze.[20] Die Frage, um welche Pflanze es sich handeln kann, bleibt von uns unbeantwortet.

E-Kapitel

Das E-Kapitel beginnt mit zwei zusätzlichen Monographien, die auch in manchen Kurzfassungen des lateinischen *Circa instans* belegt sind: *epatorium* (229rb) (eupatorium) und *embelicis* (229rb) (emblici).[21]

Mit *embelici* ist eine Sorte der Myrobalanen gemeint. Sie sind sowohl im M-Kapitel in der Monographie über *mirmülans* erwähnt als auch in Hesses *Regeln der Gesundheit* (Buch IV) im Rahmen der Abhandlung über Purgiermittel (*mirbolans imblicis*, 190vb).

F-Kapitel

Das F-Kapitel fängt mit der Monographie über *foli* (232va–232vb) an. Es ist nicht ganz klar, welche Pflanze gemeint ist. Der Inhalt stimmt in einem gewissen Maße mit der Monographie über *Lolium* im *Liber de gradibus* überein, vgl.:

Basel (1536: 361)	232va–232vb
Lolium calidum et siccum in secundo gradu. Confortatiuum est, stomachicis et epaticis ualet, urinam prouocat, inflationem dissoluit.	*Foli ist eyn crüt hytzig vnd durre in dem andern grade. Vnd ist güt zü dem magen vnd ist aüch poly genant. Vnd ist auch güt zu der lebbern, zu ster-*

19 Mit *cacollae* ist Guinea Pfeffer gemeint.

20 Verglichen wurden *Tractatus de herbis*, Konstantins *Liber de gradibus* und *Macer*.

21 Ventura (2015: 316) bemerkt in diesem Zusammenhang, dass diese zwei zusätzlichen Kapitel in den Handschriften erscheinen, die zu den ältesten Textzeugen des *Circa instans* gehören, wie Paris, BnF, lat. 14025 oder Starkenstein A, und dass sie manchmal am Anfang, nicht am Ende angeführt sind.

Si cataplasmetur apostematibus oculorum subuenit.
Eodem modo ualet celtica.

cken sye. Vnd nymmet abe geswylst vnd erwecket harn. Vnd von ym eyn plaster gemacht vnd off geswilst der auwen gelacht, nympt sye abe. Vnd alle die dogent, die dü findest yn dyssem crüte, fyndest du aüch inne dem crüte genant sant Marien Magdalenen crüt.

Besondere Aufmerksamkeit verdient der letzte Satz im lateinischen sowie im deutschen Text. Im lateinischen Text wird *celtica* erwähnt: Damit ist *spica celtica* (Valeriana celtica) gemeint. Nach Gentner (1932) wurde schon in einer lateinischen Ausgabe des Dioscorides von Ryff aus dem Jahr 1543 diese Pflanze als Maria-Magdalena-Blume bezeichnet, weil Maria Magdalena aus diesem Kraut angeblich eine Salbe für Jesus machte. Dieser Verweis entspricht also dem letzten Satz in Hesses Text.

G-Kapitel

Im G-Kapitel wurde eine zusätzliche Monographie – über *gallia müscata* (236vb) – am Ende platziert. Dies entspricht der Lage in den meisten lateinischen Kurzfassungen, vgl. Ventura (2015: 316). Interessant ist, dass *gallia muscata* nicht zu simplicia gehört, sondern dass es sich um ein zusammengesetztes Medikament handelt.[22]

I-Kapitel

Am Anfang des I-Kapitels erscheint die Monographie über *iffrycum*. Gemeint ist wahrscheinlich *hypericum perforatum*, das auch Johanniskraut genannt wird: *Iffrycum ist sant Johans crüt vnd ist genant herba perforata* (237rb), vgl. die Monographie *De ipericon* im *Tractatus de herbis*: *Ipericon, perforata, herba sancti Johannis, scopa regia idem est.*

P-Kapitel

Im P-Kapitel befindet sich eine zusätzliche Monographie gleich am Anfang dieses Kapitels. Diese Monographie ist *plantago* (251ra–251rb), d. h. dem Kleinen Wegerich (Spitzwegerich) gewidmet.[23]

S-Kapitel

Fast in allen überlieferten lateinischen Handschriften des *Circa instans* beginnt das S-Kapitel mit der Monographie *de spica*. Hesse hat jedoch die „normale" Reihenfolge nicht eingehalten, weil er *spica* noch sieben zusätzliche Monographien vorangestellt

22 *Gallia muscata* ist im *Antidotarium Nicolai* angeführt.
23 Vgl. dazu die Monographie über *arnoglossa* (212vb).

hat: *scariola, stafisagria, splatum lazüli, sciüstum, spicanardi, stycadüs arabici, scamonea* (258ra–259rb).[24]

Als erste Pflanze wird *scariola* behandelt. Ein Kapitel über *scariola* findet man in keiner der Fassungen des lateinischen *Circa instans*. Der Jude von Salins fügt die deutsche Bezeichnung dem mittellateinischen Namen der Pflanze[25] bei (*Scariola ist eyn crüt vnd ist auch genant wilde lattich*, 258rb). Ein Kapitel über den wilden Lattich ist im *Tractatus de herbis* (S. 256: *De lactuca silvestri secundum Isaac*) im L-Kapitel zu finden. Die Bezeichnung *scariola* wird jedoch im lateinischen Text nicht verwendet.

Die Monographien über *splatum lazuli* (258va–258vb) und *sciüstum* (258vb; im Verzeichnis der Drogen am Anfang des S-Kapitels als *stinatum* angeführt) erscheinen in den lateinischen Kurzfassungen des *Circa instans* nicht. Mit *sciustum* wird eine Blei-Salbe gemeint, also geht es um kein *simplicium*.

Eine Monographie über *sticadus* (259ra) ist in vielen Handschriften der Kurzfassung belegt (vgl. Ventura 2015: 251ff.). Bei Hesse stehen die restlichen Drogen dieser Gruppe (*salix, scilas, storaci calmiti, svmack, sandali*) zusammen vor dem Ende des S-Kapitels (263vb–265ra). Danach erscheinen noch *sene* (265ra) und *serpillum* (265ra–265rb), wobei vor *sandalus* (264vb–265ra) Hesse noch die Monographie über *satureia* (264vb) eingegliedert hat.

Das S-Kapitel weist in den einzelnen lateinischen *Circa-instans*-Handschriften eine große Variabilität in der Reihenfolge der einzelnen Drogen auf. Der Vergleich mit der bei Ventura (2015: 349ff.) angeführten Übersicht der einzelnen Varianten zeigt, dass das S-Kapitel bei Hesse eine eigenständige Bearbeitung darstellt.

5.3 *Circa Instans* in Hesses *Medizinischem Kompendium*: eine Übersetzung oder eine Überarbeitung?

Bereits in den vorangehenden Kapiteln, in denen Hesses deutsche Übersetzung den lateinischen Vorlagen gegenübergestellt wurde, wurde ein erster Einblick in die übersetzerische Arbeitsmethode des Juden von Salins angeboten. Als wesentlicher Zug von Hesses Bearbeitung der lateinischen Quellen fällt eine deutliche Kürzung des lateinischen Textes auf. Im ersten, eher botanischen ausgerichteten Teil der Drogenmonographien wählt Hesse oft nur seiner Meinung nach relevante Informationen aus; im zweiten Teil werden oft einige Indikationen und detailliertere Anweisungen zur Anwendung bzw. Herstellung der Medikamente ausgelassen. Diese Vorgehensweise lässt sich an der Monographie über *rosa* demonstrieren. In der Erlanger lateinischen Handschrift 674 wird ausführlich die Zubereitung von *zuccarum rosaceum, sirupus roraceus* und *oleum rosaceum* beschrieben. Hesse hat die entsprechenden

24 Die Monographien über *spica nardi* und *scamonea* wurden im Kapitel 5.2. behandelt.
25 Vgl. Lactuca scariola/serriola.

Rezepte ausgelassen und lediglich den Hinweis beigefügt, dass nähere Informationen zur Herstellung des Rosensirups, des Rosenhonigs und des Rosenöls im *Antidotarium Nicolai* zur Verfügung stehen. In der lateinischen Fassung kommt dieser Hinweis nicht vor. Aus Hesses Bemerkung ergibt sich, dass er vorausgesetzt hat, dass dem Rezipienten das *Antidotarium* nicht nur bekannt, sondern ihm auch zugänglich ist.

> *In Anthitotare Nycolai fyndest dü, wie man machet syrop rosaci vnd oley rosaci vnd mel rosaci* (255vb–256ra).

In der Erlanger lateinischen Fassung des *Circa instans* wird allerdings viel häufiger Bezug auf anerkannte Autoritäten genommen als in Hesses Übersetzung.[26] Dabei kann jedoch die Situation in anderen lateinischen Überlieferungen des *Circa instans* ganz anders aussehen. Walter Damm (1939: 9) merkt in diesem Zusammenhang an:

> Je später die Fassung, desto mehr Autoren sind bei den Stellen zitiert, die in früheren Fassungen anonym überliefert waren. Dies ist nun keineswegs darauf zurückzuführen, daß etwa spätere Generationen stärker historisch orientiert waren, sondern auch dieser Vorgang erklärt sich aus dem überstarken Traditionsbedürfnis des mittelalterlichen Gelehrten. Um den Sätzen seines Werkes die nötige Autorität zu verleihen, werden sie als Aussprüche einer der unbestrittenen, überlieferten Autoritäten bezeichnet.

Hesse scheut sich jedoch nicht, seine eigene Person hervortreten zu lassen. Im Unterschied zur lateinischen Fassung findet man an mehreren Stellen die ich-Form. Meist beruft sich Hesse auf eigene Erfahrungen, wie im folgenden Beleg aus der Monographie über *colophonia*, in dem er seine häufige erfolgreiche Anwendung eines *colophonia*-Pflasters bei der Beseitigung von Haaren aus der Stirn und aus dem Gesicht einer Frau hervorhebt:

> *Zu abenemen dye hare vsz der styrnen vnd machet schone antlytz: Nym vi loit colofonia vnd ii loyt maxtikel vnd ewenick armoniack.* [...] *Vnd wan dye frauwe do myt wil wirken, so sal sich sie vor herhiczen vnd dan nymet sye dysz vnd machet eyn plaster vnd leget off dye hare vnd leszet daz do offlygen eyne stünde oder czwo, so wirket ez, als ich aüch dicke gethan hane* (226va).

Solche Zusätze erscheinen in Hesses Übersetzung des *Circa instans* generell wesentlich seltener als Auslassungen. Gegenüber dem lateinischen Text wird bei etwas mehr als einem Drittel aller Drogen am Anfang einer Monographie die deutsche Bezeichnung der behandelten Droge angeführt:

> *Accetum ist eszig vnd ist kalt vnd dürre in dem andern grade* (210va); *Scariola ist eyn crüt vnd ist aüch genant wilde latich vnd ist süre vnd bitter* (258rb).

26 Zu den intertextuellen Bezügen im *Circa instans* vgl. Vaňková (2021).

Worterläuterungen finden sich bei Hesse äußerst selten:

Hs. 674, nach Goehl (2015: 27).	203vb–204ra
Unde valet contra elephantiam, cardiacam passionem et syncopim, splenem et infrigidationem stomachi.	[...] *vnd ist güt gegen applimancia vnd cordica passio vnd syncopi, daz ist hercze cloppen, vnd ist güt czü dem mylcze breste vnd zü dem kalden magen.*

Auch wenn sich Hesse an die Vorlage hält, übersetzt er nicht wortwörtlich, sondern eher sinngemäß. Die charakteristischen Merkmale seines übersetzerischen Stils treten noch deutlicher in den Vordergrund, wenn man seine Übersetzung mit den anderen zwei deutschen Übersetzungen vergleicht. Als Beispiel für Hesses Vorgehensweise wurde die Monographie über *hyssopus* (Ysop) genommen. Die zwei weiteren deutschen Übersetzungen stammen aus dem *Leipziger Drogenkompendium*, aus dem Mayer (2000: 207–263) einige Drogenmonographien, darunter auch die Monographie über den Ysop, abgedruckt hat, und aus der *Petroneller Circa instans*-Handschrift (vgl. Palmer 1990: 89). Als Vergleichsbasis wurde der lateinische Text der Erlanger Handschrift 674 (nach Goehl 2015: 100) herangezogen.[27]

Ysop in Hesses *Circa instans* (237vb)	*Ysop* in Hs. 674, nach Goehl (2015: 100)
Ysopus ist hytzig vnd dürre yn dem andern grade. Vnd ist eyn gemeyn crüt. Dye bletter vnd die blüme hant alle dogent, vnd dye würczel ist nit wert. Vnd sal man daz crüt derren an dem scheden vnd nyt an der sonnen.	*Hysopus calidus est et siccus in tertio gradu. Satis est communis. Virtutem habet secundum folia et flores, non secundum radices. In aestate, cum flores producit, colligitur; et in umbroso et non fumoso loco suspendatur et desiccetur. In medicinis, abiectis stipitibus, folia et flores ponantur.*
Vnd wert eyn jare vmb sache, daz man ez virnühe alle jare.	*Per annum servatur; singulis annis renovetur.*
Sin dogent ist zü dryben, züerlayszen vnd zü vszczyehen.	*Virtutem habet diureticam, dissolvendi, attrahendi, consumendi.*
Zu hüsten, der do kommet von kelden, decoctio ysop myt wine vnd myt fygen ist sere güt.	*Contra frigidam tussim valet decoctio eius et ficuum siccarum.*
Aüch eyn latwerge gemacht von ysop vnd ist genant dyayso pi vnd ist aüch dar czu güt.	*Ad idem valet electuarium, quod de eo fit, scilicet diaysopus.*
Auch decoctio myt win vnd ysopi vnd fenchel samen ist güt zu wee des magen vnd gederme.	*Vinum decoctionis eius et seminis feniculi dolorem stomachi et intestinorum solvit.*
Dye decoctio vorgeschriben reyniget dye matrix.	*Fomentum factum ex aqua decoctionis eius matricem mirifice a superfluis fumositatibus*
Daz püluer oder daz crüt gewermet vnd gelacht yn	

27 Alle drei Texte weisen eine andere dialektale Prägung auf. Die Sprache des *Leipziger Drogenkompendiums* ist Ostmitteldeutsch, im Text der Petroneller Handschrift treten deutlich Merkmale des Bairischen auf.

eynen sack off daz heübt ist güt vor reüma vnd hüsten.
Zü dem blade, daz gefallen ist, mache eyn gargysmi myt decoctio ysopi vnd ewenig esziges vnd darnach nym ysop blüte vnd lege off dye fynger vnd hebe do myt daz blat off.

mundificat et abstergit. Idem facit suppositorium ex pulvere eius et oleo muscellino. Pulvis eius vel herba ipsa in testa calefacta et super caput apposita valet contra frigidum catarrhum et contra casum uvae. Contra uvam fiat gargarismus ex aceto decoctionis ipsius; et sublevetur uva cum digito supposito <superasperso> *pulvere floris eius.*
Herba ipsa in vino decocta et cataplasmata dolorem stomachi ex ventositate tollit.

Ysop im *Leipziger Drogenkompendium*, nach Mayer (2000: 235–236)

Isopus ist heis vnd trocken [132rb] *in dem iij grate. Vnde ist eÿn gemeine crut, vnd hat craft an den bletern vnd blumen, nit an den worczelen. Jn dem sommer wanne ist blumen hat, so sal man is sammenen vnd henghen an eÿne schatewe stat, da nicht rouch en ist, vnd trockenen.*
Vnd sal thun in dÿ arctÿe dÿ bleter vnd dy blumen, vnd sal wegwerfen dÿ stengele, vnd j iar mag man is behalden. Vnde alle iar sal man is vornuwen.
Vnd hat rumende craft, vnd zcu losende vnde czu czihende vnd vorczerende.
Weder den kalden husten ist gut der win syner cochunge vnd trockener <vieghen> *vnd mit honige vieghen. Zcu dem selben ist gut das electuarium dyaÿsopus, das man von ÿme machet.*
Der win syner cochunge vnde des fenikel samen benimmet dÿ wetaghe des maghen vnd der intestinorum.
Eÿne bebredemmunge gemachet von dem wasser sÿner cochungen, reinighet dÿ matricem von den kalten obirluzzikeiten, vnd trocknet sÿ.
Zcu dem selben ist gut das supositorium gemachet von syme puluer vnde oleo muscellino. Ein puluer oder das crut heis gemachet in eyme teste vnd vue vffe das hoÿbit geleghet [132va]*oder in eyn seckelchen getan, ist gut wedir den kalden snůden vnde dÿ nedirvallunge des vue.*
Weder dÿ vuam mache eynen gargarisumum von essiche syner cochung vnd uff hebe dÿ vua mit dem vinnger vnd strouwe dar uff des puluers von synen blumen.

Ysop in der *Petroneller Circa instans*, nach Palmer (1990: 89)

Isopus ist haiß vnd trucken in dem dritten grad vnd hat kraft nach den bletteren vnd blumen vnd nit nach der burczen. In dem sumer, so es bluemen pringt, so pricht man si, vnd an schattigen vnd nit temppfigen steten trücket man si.

In der medicinei di bletter vnd bluemen nüczet man, vnd ain iar pehalt man si.

Vnd hat krafft diureticam vnd dissoluiren vnd ze attrahieren vnd ze consummieren.
Vnd für di kalt husten ist der wein gutt, darin es gesotten wirt, vnd zu den dürren veigen.

[Vnd in wasser getruncken ist gutt dem weib, in der da stirbett di purd vnd mag nit peleiben.][28]

28 Durch die eckige Klammer hat Palmer einen Zusatz des Übersetzers gegenüber der Vorlage markiert.

Sin crut gecochet in wine vnde damete gecataplasmiret, benimmet dÿ wetaghe des maghen von der windechtikeit.

Schon im ersten Satz der Monographie über den Ysop bei Hesse fällt auf den ersten Blick die Abweichung in der Bestimmung der Primärqualität auf: Während im lateinischen Text sowie in den anderen deutschen Übersetzungen dem Ysop der dritte Grad zugewiesen wird, führt Hesse den zweiten Grad an. Es handelt sich entweder um ein Versehen,[29] das jedoch bei der Bestimmung der Primärqualität in Hesses *Circa instans* selten ist, oder um Absicht, für die aber keine Erklärung gefunden wurde.

Die Tendenz zur Auslassung ist gleich im ersten Abschnitt bemerkbar. Hesse hat die Angabe, dass Ysop im Sommer, wenn er blüht, zu sammeln ist (*In aestate, cum flores producit*) sowie den Hinweis, dass der Stängel weggeworfen werden soll, verschwiegen. Der Hinweis, dass der Stängel in den Arzneien nicht verwendet wird, kommt lediglich im *Leipziger Drogenkompendium* vor. Bei Hesse erfahren wir auch nicht, dass Ysop zum Trocknen aufgehängt werden soll und dass die Stelle, an der er gedörrt wird, nicht voller Dampf sein soll. All diese Informationen sind in den anderen Übersetzungen belegt. Eine Kürzung erfuhr die Anweisung zur Anwendung von Ysop bei der Behandlung der Gebärmutter. Im lateinischen Text wird empfohlen, einen erwärmenden Umschlag (*fomentum*) aus dem Absud zu machen: Das ergibt sich aus der Formulierung bei Hesse nicht, eher kann man daraus herleiten, dass der Absud getrunken werden soll. Von den anderen deutschen Übersetzungen ist die Anweisung treu im *Leipziger Drogenkompendium* widergegeben, wobei hier *bebredemmunge* als Entsprechung des lateinischen *fomentum* kreiert wird. In der *Petroneller Handschrift* findet man an dieser Stelle einen Zusatz des Übersetzers, der die Probleme mit der Gebärmutter näher bestimmt.

Ausgelassen wird bei Hesse auch die Empfehlung, bei den Problemen mit der Gebärmutter ein Zäpfchen aus Ysop-Pulver und Moschusöl zu verwenden (*Idem facit suppositorium ex pulvere eius et oleo muscellino*). Auch die letzte Indikation, bei Magenbeschwerden und Windblähungen ein warmes Dekokt aus Wein und Ysop zu gebrauchen, erscheint bei Hesse nicht. Es ist noch anzumerken, dass der Vergleich mit dem Text aus der *Petroneller Handschrift* zeigt, dass dort der zweite Teil der lateinischen Vorlage noch viel stärker als bei Hesse gekürzt wurde, weil von allen Indikationen lediglich zwei geblieben sind.

Zusätze kommen in der Monographie über Ysop (ähnlich wie in den anderen Monographien im *Circa instans*) seltener als Auslassungen vor. Man kann die satzwertige Ausformulierung *vnd dye würczel ist nit wert* als Ergänzung des knappen lateinischen Nachtrags (*non secundum radices*) bewerten. Die beiden anderen deutschen Übersetzungen haben die Kürze der lateinischen Vorlage nachgeahmt. Für eine Ergänzung

29 Auch im *Tractatus de herbis* und im *Liber de gradibus* wird der dritte Grad angegeben.

kann auch die Formulierung mit Hilfe eines attributiven Nebensatzes gehalten werden: *Zu hüsten, der do kommet von kelden.* Im *Leipziger Drogenkompendium* sowie in der Petroneller Handschrift wird die lateinische Präpositionalfügung (*contra frigidam tussim*) behalten (*weder den kalden husten; Vnd für di kalt husten).* Hesse hat einen Attributsatz (*zü dem blade, daz gefallen ist*) auch für eine weitere lateinische Präpositionalfügung gewählt (*contra casum uvae*). Diese das Halszäpfchen betreffende Indikation erscheint in der *Petroneller Handschrift* nicht, im *Leipziger Drogenkompendium* ist sie treu übersetzt: (*wedir* [...] *dÿ nedirvallunge des vue*). Einmal kann bei Hesse eine Erweiterung der Indikation beobachtet werden: Das lateinische *contra frigidum catarrhum* übersetzt Hesse als ist *güt vor reüma vnd hüsten.* Das lateinische *catarrhus* (aus dem Griechischen *katárrhous*: ‚Herabfluss') bezeichnete den Husten, weil nach antiker Vorstellung ein aus dem Gehirn herabfließender Schleim die Ursache von Husten war (vgl. Duden online). Für *catarrhus* sind aber auch weitere Bedeutungen belegt, darunter *rheuma* (vgl. Georges: ‚der Fluß im Körper, der Katarrh, der Rheumatismus'). Beide Bedeutungen des lateinischen Wortes waren dem Juden von Salins wahrscheinlich bekannt, und deshalb hat er beide anstelle des lateinischen *catarrhum* eingesetzt.

Aufmerksamkeit verdient auch die Vorgehensweise beim Übersetzen von lateinischen medizinischen Fachausdrücken. Bei Hesse ist das Bestreben deutlich, fremde Termini durch deutsche Entsprechungen zu ersetzen: *tussis – hüsten, uva – blade,*[30] *dolorem stomachi et intestinorum – wee des magen vnd gederme.* Es gibt jedoch bestimmte Fremdwörter, die in der Regel, d. h. nicht nur in dieser Monographie, nicht übersetzt werden. Zu diesen gehören: *decoctio* (Absud), *gargysmi* (Gurgelmittel), *matrix* (Gebärmutter). Andere werden umgekehrt von Hesse immer auf dieselbe Weise, ziemlich stereotypisch, übersetzt. So steht für den lateinischen Ausdruck *virtus* bei Hesse immer *dogent.* Die Form mit *d* widerspiegelt die dialektale Prägung des Textes, in dem regelmäßig das unverschobene westgermanische /d/, das im gesamten Oberdeutschen und Ostmitteldeutschen zu Fortisplosiv /t/ wurde, erscheint. In beiden anderen Übersetzungen wurde das Wort *craft/kraft* gebraucht.

Der Übersetzer des *Leipziger Drogenkompendiums* hat beim Übersetzen von lateinischen Ausdrücken auch nach einem deutschen Wort gesucht (*kochunge, bebredemmunge*), viel häufiger als Hesse hat er jedoch das Suchen nach einer deutschen Entsprechung aufgegeben und den lateinischen Ausdruck im Text gelassen (*elektuarium, oleo muscellio, supositorium* u. a.). Dabei ist bei ihm das Bestreben deutlich, den lateinischen Ausdruck in das deutsche Sprachsystem zu integrieren *(in eyme teste;*[31] *dÿ wetaghe* [...] *der intestinorum; gecataplasmiret*).

30 Blat (mhd.): ‚Halszäpfchen'.
31 Testa (lat.): ‚irdener Topf, Flasche'.

Der Vergleich der drei deutschen Übersetzungen einer Monographie aus dem *Circa instans* zeigt deutliche Unterschiede in der Herangehensweise der Übersetzer. Der Übersetzer des *Circa instans* in der *Petroneller Handschrift* hat den ersten Teil der Monographie über den Ysop treu wiedergegeben, im zweiten Teil hat er sich jedoch am weitesten von allen drei Übersetzern der Vorlage entfernt. Der Übersetzer des *Leipziger Kompendiums* hält sich getreu an die Vorlage und bemüht sich, alle ihre Bedeutungen dem Leser zu vermitteln. Das wortwörtliche Übersetzen führt aber zur Bildung von Konstruktionen, die sklavisch die Vorlage nachahmen und oft schwer verständlich sind (vgl. die Anmerkung von Damm in unserem Kapitel 5.1.2.). Im Vergleich mit dieser Übersetzung scheint der Text von Hesse für den Rezipienten gut zugänglich zu sein. Auch wenn infolge der Kürzung manchmal ein Teil des Inhalts verloren gegangen ist und wir deshalb sein *Circa instans* eher als Überarbeitung denn als Übersetzung bezeichnen würden, erfasst Hesse meist das Wichtigste. Seine sprachliche Begabung tritt noch mehr in den Vordergrund, wenn man in Betracht zieht, dass Deutsch nicht Hesses Muttersprache war.

5.4 Zusammenfassung

Die Bearbeitung des *Circa instans* von Hesse enthält insgesamt 294 Drogenmonographien. Dabei ist darauf hinzuweisen, dass die Bestimmung der Anzahl der enthaltenen Monographien in verschiedenen Publikationen variabel sein kann und dass es eine Ansichtssache sein kann. Der Vergleich mit den lateinischen Fassungen des *Circa instans* zeigt, dass manchmal ein Teil einer gewissen Monographie sich in anderen Versionen verselbstständigt hat und als eine eigenständige Monographie ausgegliedert wurde. Als Beispiel kann bei Hesse im A-Kapitel das Stichwort *anthera* dienen. In der lateinischen Handschrift Erlangen 674 ist die Information über das Blüteninnere von Rosen Bestandteil der Abhandlung über die Rose. Hesse hat der Darstellung von *anthera* eine Monographie gewidmet und sie getrennt in einem anderen Buchstaben-Kapitel untergebracht. Als eine selbstständige Monographie haben wir auch diejenige über das *argentum* betrachtet, auch wenn sie von Hesse nicht graphisch ausgewiesen wurde. Diese Monographie erscheint in den Kurzfassungen des *Circa instans* nicht, man kann sie aber in der Langfassung, in der *Salernitanischen Handschrift* finden (vgl. Holler 1940).

Die Anzahl der Drogenmonographien beweist, dass Hesses *Circa instans* zu den Kurzfassungen dieses Textes gehört. Da sich aber die Anzahl der Monographien in den einzelnen lateinischen Redaktionen der Kurzfassung zwischen 250–276 bewegt, stellt sich die Frage, woher die zusätzlichen Monographien bei Hesse stammen. Aus der Analyse ergab sich, dass Hesse einige Drogen wiederholt behandelt hat. Dabei ließ sich *Liber de gradibus* als Quelle der meisten wiederholten Drogen-Abhandlungen nachweisen. Für weitere zusätzliche Monographien kommen mehrere mögliche

Quellen infrage: bestimmte Gruppen von Drogen, die entweder am Anfang oder am Ende des jeweiligen Buchstaben-Kapitels angeführt sind, kommen auch in verschiedenen Versionen der Kurzredaktionen Lyon und Göttingen vor. Bei Hesse sind fast alle Zusätze enthalten, die Ventura in den A-, B-, C-, E-, G- und S-Kapiteln festgestellt hat (vgl. Ventura 2015: 276). Die Reihenfolge der Zusätze im S-Kapitel bei Hesse, die nach Ventura signifikant für die Zuordnung einer Handschrift zu einer bestimmten Version der Redaktionen Lyon oder Göttingen ist, entspricht jedoch keiner der von Ventura angeführten Varianten. Daraus kann man schließen, dass keine der von Ventura beschriebenen Handschriften Hesse als Vorlage bei seiner Übersetzung diente. Einige der zusätzlichen Kapitel befinden sich in der Langfassung des *Circa instans* (z. B. *amomum*). Da aber der Wortlaut von derselben Droge gewidmeten Monographien (vgl. z. B. *amygdala amara*) bei Hesse und in den bekannten lateinischen Fassungen des *Circa instans* manchmal nicht übereinstimmt, kann man eher annehmen, dass Hesse auch andere Quellen herangezogen hat.

Wir hoffen, dass unsere Edition die Basis für die weitere Forschung schafft, die die einzelnen Quellen näher wird präzisieren können. Dies gilt auch für die Identifizierung von manchen Drogen, die wir nicht nur wegen der verballhornten Formen und wenigen Anhaltspunkten in der jeweiligen Monographie für die Bestimmung der Droge, sondern auch wegen unserer unzureichenden Kompetenzen im Bereich der Botanik nicht identifizieren konnten bzw. nur einige mögliche Interpretationen zur Erwägung angeboten haben.

Der Vergleich von Hesses Überarbeitung des *Circa instans* mit den anderen zwei Übersetzungen dieses Textes ins Deutsche hat charakteristische Züge seiner Vorgehensweise zutage gebracht und Hesse als einen begabten Übersetzer sowie erfahrenen Praktiker vorgestellt, der imstande ist, wesentliche Informationen herauszugreifen.

Bernard Schnell (2019: 345) weist in seinem Überblick über die Vertreter der Gattung Kräuterbuch darauf hin, dass es noch eine Reihe „weißer Flecken“ zu erforschen gibt, und bemerkt, dass aus seiner Sicht eines der Werke, deren Erforschung höchste Priorität zukommen sollte, die deutsche Bearbeitung des *Circa instans* durch den sogenannten Juden von Salms ist. In diesem Sinne stellt unsere Publikation einen ersten Schritt in diese Richtung dar.

5.5 *Circa instans*: Drogenmonographien bei Hesse im Vergleich mit der Kurzfassung, Redaktion Erlangen

	Circa instans bei Hesse,	*CI* in Hs. 674 Erlangen, Hs. C 4a Zürichnach Goehl (2015: 13–21)

A-Kapitel

1.	aloe	aloe
2.	aloes lygnum	aloes lignum
3.	armodatil	
4.	amomum	
5.	apopinack	
6.	arthatica	
7.	aurum	aurum
8.	argenti	
9.	asfetida	asa foetida
10.	argentum viuum	argentum vivum
11.	agnücaustum	agnus castus
12.	allün	alumen
13.	api(um)	apium
14.	anacardi	anacardi
15.	anthymonium	antimonium
16.	acacia	acacia
17.	amydum	amylum
18.	agarick	agaricus
19.	acoris	acorus
20.	armoniacke	armoniacum
21.	anysüm	anisum
22.	absyntheon	absinthium
23.	amigdala amarum	amygdalae amarae
24.	arystologia	aristolochia
25.	ambra	ambra
26.	arthymesia	artemisia
27.	accetum	acetum
28.	alkana	alcanna
29.	apprimentum	auripigmentum
30.	aspafutum	asphaltum
31.	annetum	anetum
32.	affodilis	affodilus
33.	alleum	allium
34.	anthera	
35.	arnoglossa	
36.	avena	
37.	abrotanum	
38.	asarum	
39.	amyns	
40.	anagalidüs	

B-Kapitel

41.	balsamüs	balsamus
42.	bolum armeni	bolus armenicus
43.	balostias	balaustia
44.	boraginis	borago
45.	baücia	baucia
46.	boracz	borax
47.	bethonica	betonica
48.	bernysz	bernix
49.	branca vrtina	branca ursina
50.	barberis	berberi
51.	byllerici martini	belliculi marini
52.	bys dürata	bistorta
53.	badilium	
54.	bedager	

C-Kapitel

55.	(a)spicanardi	
56.	celydonia	
57.	cerefolium/kerbel	
58.	calci	
59.	cermonga	
60.	cassia lygna	
61.	cacüla	
62.	cyclami	cyclamen
63.	camphora	camphora
64.	coloquindinda	coloquintida
65.	cassia fystola	cassia fistula
66.	cuscüta	cuscuta
67.	cardimomum	cardamomum
68.	cerüsa	cerusa
69.	caparis	capparis vel capparus
70.	calamentum	calamentum
71.	centhaürea	centaurea
72.	cassia ligna	cassia lignea
73.	castorium	castoreum
74.	cabebi/cubebis	cubebae
75.	cappili Veneris	capillus Veneris
76.	cypressus	cypressus
77.	cynamomum	cinnamomum
78.	camedrius	camedreos
79.	caruy/carui	carvi
80.	cymimum	ciminum
81.	cicüta	cicuta
82.	crocüs	crocus

83.	ciprüs	cyperus
84.	calamus aromatici	calamus aromaticus
85.	corallüs	corallus
86.	catüpucia	cataputia
87.	creta marina	cretanus
88.	costüs	costus
89.	cantaborum	cantabrum
90.	colofonia	colophonia
91.	cvcümer citroles	cucurbita et citruli
92.	celydonia	chelidonia
93.	colyandri	coriandrum
94.	cepe	

D-Kapitel

95.	dyagridi	diagridium
96.	dyli	
97.	dragagantum	dragagantum
98.	dabücüs	daucus
99.	dragantum	dragantum
100.	dyptanum	diptamnus

E-Kapitel

101.	epatorium	
102.	embelicis	
103.	endiuia	endivia
104.	ennula campana	enula
105.	epitami	epithymum
106.	evforbium	euphorbium
107.	epatica	epatica
108.	edyostum	aes ustum
109.	elycatrides	elacterium
110.	elyborum	elleborus
111.	esula	esula
112.	erüca	eruca
113.	ematista	haematites
114.	ebulus	ebulus

F-Kapitel

115.	foli	
116.	flammula	flammula
117.	ferago	ferrum

118.	fvmüs terre	fumus terrae
119.	fo	fu
120.	felipendülla	filipendula
121.	fraccino	fraxinus
122.	fenicülus	feniculum
123.	fenum grecum	fenugraecum

G-Kapitel

124.	gariofülus	gariofili
125.	genciana	gentiana
126.	galangi	galanga
127.	galbanum	galbanum
128.	gummi arabici	gummi Arabicum
129.	garyofolata	gariofilata
130.	gytt	git
131.	granum solis	granum solis
132.	gallitricum	gallitricum
133.	galla	galla
134.	genest	genestula
135.	gallia müscata	

H-Kapitel

136.	hermodatilis	hermodactyli

I-Kapitel

137.	iffrycum	
138.	iusquiamüs	iusquiamus
139.	ysopus	hysopus
140.	iaruüs	iarus
141.	yrys	iris
142.	ypoquitidus	hypoquistidos
143.	juniprium	iuniperus

L-Kapitel

144.	labdanum	laudanum
145.	lycracia	liquiritia
146.	lapis lasüli	lapis lazuli
147.	lylium	lilium

148.	lycium	licium
149.	lygwa auis	lingua avis
150.	libokitis	linochitis
151.	lappacium	lapatium
152.	lyttargyrum	lithargyrum
153.	lactüca	lactuca
154.	lupinum	lupinus
155.	laürum	laurus
156.	lantiscale	lentiscus
157.	lenticola	lenticula
158.	labriola	laureola
159.	lebüsticus	levisticum
160.	lapis magnetis	lapis magnetis

M-Kapitel

161.	myrtus	myrta/myrtus
162.	mana	manna
163.	melliote	mellilotum
164.	malua	malva
165.	mastix	mastix
166.	menta	menta
167.	margarita	margarita
168.	momia	mumia
169.	mandragora	mandragora
170.	mev	meu
171.	mala citomorum	mala citonia
172.	mala granati	mala granata
173.	mala messiana	mala maciana
174.	marrübium	marrubium
175.	malabatum	malabatrum
176.	mel	mel
177.	mvscü	muscus
178.	mirmülans	mirabolani
179.	macis	Macis
180.	myrra	myrrha
181.	maiorana	maiorana
182.	melyssa	melissa
183.	mora	Mora /morum

N-Kapitel

184.	nascoraci	nasturtium
185.	nytrum	nitrum
186.	nela	nigella
187.	nenopharis	nenufar

188.	nüci müscati	nux muscata
189.	nüci India	nux Indica
190.	nvci vomica	nux vomica

O-Kapitel

191.	osymo	ozimum
192.	apopinacum	opopanax
193.	opium	opium
194.	oryganum	origanum
195.	oximpinnicia	oxyfenicia
196.	ordeum	Ordeum
197.	os cordis cerui	os de corde cervi
198.	os ceti	os sepiae
199.	olybanum	Olibanum

P-Kapitel

200.	plantago	
201.	peritrum	piretrum
202.	pyper	piper
203.	pionia	paeonia
204.	papaueris	papaver
205.	pascanum	peucedanum
206.	petrocilinum	petroselium
207.	policaria	policaria
208.	pynea	pineae
209.	prünes	pruna
210.	panniri	penidiae
211.	passilium	psillium
212.	polipodium carcini	polypodium
213.	petrolium	petroleum
214.	peritaria	parietaria
215.	portolaci	portulaca
216.	polegio	pulegium
217.	pyra	Pira
218.	poma cytrina	pomum citrinum
219.	passolium	passuli/passulae
220.	pastucas	pistaciae
221.	polium	polium
222.	pix nabilis/liquida	pix navalis/liquida
223.	plumbüm	plumbum

R-Kapitel

224.	rosa	rosa
225.	raphanum	raphanus
226.	retych	radix
227.	reubarber	reubarbarum
228.	reapontici	reuponticum
229.	rvbea	rubea
230.	rvta	ruta
231.	ros marinus (romani)	ros marinus
232.	rybüs	rubus

S-Kapitel

233.	scariola	
234.	stafisagria	*
235.	splatum lazüli	
236.	sciüstum/stinattum	
237.	spica nardi	spica
238.	stycadüs arabici	sticados
239.	scamonea	
240.	spica	
241.	sollatri	strignum/solatrum
242.	sarpinum	serapinum
243.	semperviua	semperviva
244.	sylium montanum/psilium	siler montanum/siseleos
245.	sulphri	sulphur
246.	sanguinis draconis	sanguis draconis
247.	senapi	sinapis
248.	swimanti	squinantum
249.	sarkakolla	sarcocolla
250.	saterion	satyrion
251.	spodium	spodium
252.	sponsa solis	sponsa solis
253.	storacium	strutium
254.	stynckii	stinci
255.	scoradium	scordeon
256.	saponi	sapo
257.	spragüs	sparagus
258.	sabina	savina
259.	saxifraga	saxifraga
260.	sal commüne	sal
261.	sal armoniacis	sal armoniacum
262.	sal gemme	sal gemma
263.	sansibrium	sisymbrium
264.	saluia	salvia
265.	scabiosa	scabiosa

266.	sanisiones	seneciones
267.	serpentina	serpentaria
268.	sambücus (holder)	*
269.	sambüci (attich)	
270.	salix	
271.	scilas	*
272.	storaci calmiti	*
273.	svmack	*
274.	satercigia	satureia
275.	sandali	*
276.	sene	sene
277.	serpillum	serpillum

T-Kapitel

278.	tartarum	tartarus
279.	tameriscus	tamariscus
280.	terra sygillata	terra sigillata
281.	tytraica	tetrahit
282.	tytimalo	tithymalus
283.	turbyt	turbith
284.	tapcia	tapsia
285.	tela arania	tela aranea
286.	tapsüs barbatus	tapsus barbatus
287.	terbentina	terebintina

V-Kapitel

288.	uyola	viola
289.	uyrga pastoris	virga pastoris
290.	uytticela	viticella
291.	uytrum	vitrum

Z-Kapitel

292.	zynciber	zingiber
293.	zedüar	zedoar
294.	zuuckry	zuccarum

Bücher 4 und 6: Die *Regeln der Gesundheit*

159rb–280rb

https://doi.org/10.1515/9783110730333-006

Hye hebet an daz vierde büche vnd hait xix capittel [159rb]

Ich Hesse der Jüdde, als ich angesehen hane genade vnd wyllen dem woil geborn herren graue Johann, graue zü Spanheym, daz ym woil ist zü allem ding, daz lycht zu bewåren ist, als wir vorgesaget haben, so habe ich gedacht vmbe syner genaden wyllen ym zu virschriben, wye man eynen halden sal by gesuntheyt vnd daz er nyt siche[1] wyrt, als alle meyster concorderent[2], daz ysz were weher[3], daz man hylde eynen menschen, daz er nyt syche wyrt, dan der syche ist, vnd dem hylfft, wan czu eyme sychen fellet mancherley sorge. Vmb daz habe ich ym geschriben hye hernach, daz vor eyn regel güt ist, wie man yglich | solde halden nach syner conplexien, als [159va] eyn hochmeyster hye vor hatte geschryeben, vnd daz wil ich woil von wort zü wort vszlegen, alz er gelernet habe, vnd also anphahet sich.

Also sprychet meyster Leo Jacobs son, eyn hohe meyster in der syeben künst, als ich geprübet habe in [allen konsten vnd auch gegeben habe] myme herczen zu besüchen[4] alle gedenckenisse vnd sorge, vnd welcher konst daz weger ist zü eym menschen, daz er drybet[5], wann eyn yglich mag nyt leren die syeben konst, so habe ich funden yn mynen synnen, daz dye wysheyt von der erczenien ist daz beste vnd wert vber alle syeben konst vnd yr wyrdekeyt geyt ober alle wirdekeyt vnd dogent, daz nyt zü sagen ist, wye wert sye ist, wann in der dogent der erczenien, wan in dye arczenie ist vberwegen[6] des lebedage[7] des menschen, daz vns*er* her got hat geschafft dürch sin ere, gelobt sy er, hüde vnd vmmer me. Vnd dysse wysheyt behald*et* den menschen, daz er blybet | gesunt, vnd der da wirt kranck, daz macht er wyeder vmbe [159vb] gesünt, daz nyt in den andern konsten ist, wann alle dye meyster in den andern konnsten bedorffent dysser konst, wan yz ist noyt vnd gewonlich vnde grünt zü *suchen* czü alle[n] [andern] meysterschafft[en], wann ist keyn meyster in der ander

---

1 *Am Spaltenrand, schwarz, nicht ganz deutlich*: liber iv^{us} Z, *über der Spalte schwarz*: liber quartus K || **2** der Jüdde] *nicht in* KE || **3** Spanheym] Spaynhem E; allem ding] allen dingen E || **10** woil *danach gestrichen*: zü Z; von] *nicht in* KE || **11** sich *danach*: Amen E || **12** Jacobs son] Jacob son K, Jacob sone E || **13** allen – habe[2] KE || **15** die *korrigiert aus*: der Z; syeben] seben K, selben E || **16** mynen synnen] mym synne K, meyne sunde E || **18** in[2]] in *über der Zeile nachgetragen* K, in E || **19** ist *danach*: in, *nicht in* KE – *von den Editoren getilgt*; vnser] vnsere Z, vnser KE || **20** behaldet] behaldent ZK, behaldet E || **22** meyster *danach*: dye Z, *nicht in* KE – *von den Editoren getilgt* || **23** grünt *danach ein unleserliches Wort gestrichen* Z || **24** suchen] styhen ZK, suchen E; allen] alle ZK, allen E; andern KE meysterschafften] meyster schaffe K, meisterschafften E || **24/92,1** der ander konst] der ander künste K, den andern konsten E

---

1 siech: krank

2 concordare: übereinstimmen

3 wæge/wêge: vorteilhaft, gut

4 besuochen: erproben

5 trîben: (ein Krankheitssymptom) beseitigen

6 überwëgen: sich über etw. hinwegsetzen, übertreffen

7 lëbetac: Lebenszeit, Leben

konst, daz er sich moge gehalden ane dye meysterschafft, daz er wüste, wye er sich halden solle, daz er nyt siche werde, vnd wann er siche würde, daz er sich aüch künde erneren vor aller noyt vnd bresten[8]. Vnd auch daz ym geschee eyn noyt von den noden, daz swechte vnd krencket den menschen sere[9], daz er kan erkennen dyssen bresten vnd kranckheyt vnd waz ist rayt dar czu zü dün, so ist er bereyt zü stygen zu der ander wysheyt, dye wert vnd erehafftig sint vnd [zu] wirdigen yr herren, wye woil daz nyt by ist vnd vberweget lebdach des menschen.[10]

Und als ich angesehen habe wyrdekeyt der konst vnd yr nücze vnde merünge[11] yr wyrdekeyt, habe ich fünden in myme herczen weche vnd payt[12] zu der konst, wye
[160ra] man yr zukommet vnd | leret. Vnd hayt gedycht dysz büche *in* capittel vnd alle ding sünder, vmb wyllen, daz yglichem lüst zu lesen vnd in zü behaldennysz an yr hant allewege zu zeüchen vnd gedechtenysse. Vnd habe ich dysz büche genant dye Regel von der gesüntheyt vnd habe ich in dysz büche gedacht, wye sich eyn gesunder sich behalden sal in der czijt, wan er gesunt ist, vnd *wie* sye mogent behalden yren lyep zü erer gesuntheyt vmbe willen, daz sye werdent beschyrmet von dem wilden dode yrs lybes. Vnd würden sye siche, daz sye werdent wyeder vmbe gesünt vnd gewonlichen yrer gesüntheyt. Vnd wan sye daz haldent, dye nachgeschriben artickel, als [hie] her nach wirt gedacht myt der gottsholffe, vnd behaldent sich daz, als recht ist, so werdent sye nyt syche.

Und dysz sint dye artyckel, dye der mensche halden sal, kürzelich, vnde yglich artyckel wyrt hye hernach bescheyden[13], wye man yglichen behalden sal.

Item dye lofft, item *dye* spyse, item der drancke, item der sclayffe, item daz
[160rb] wachen, item dye wandelung, | item dye rüwe, item daz geschijt an dem menschen, daz naturlichen ist, item dye reynunge des lybes von vberig boser materien, dye by ym ist, item der sweysz, item daz bayt, item daz mynnen, item dy laszerie.

---

6 zu[2] *über der Zeile nachgetragen* K, *im Text* E || **7** vberweget] vberwiget E || **10** in] vnd Z, in K, ine E || **11** yglichem] yglichen Z, igelichē K, iglichem E || **14** wie] in waz Z, wie *über gestrichenem*: in waz K, ine was E || **16** siche *danach*: vnd Z, *nicht in* KE – *von den Editoren getilgt* || **17** haldent] habent vnd behaltent E || **18** hie KE || **21** hernach *danach gestrichen*: geschriben Z || **22** dye[2]] dysser Z, diss- K, die E || **24** by *danach gestrichen*: ist Z

---

8 brĕst/brĕsten: körperlicher oder geistiger Mangel, Krankheit

9 sêre/sêr: gewaltig, heftig

10 Die Betonung der Überlegenheit der Medizin gegenüber den anderen „Künsten" bzw. Wissenschaften entspricht italienischer Tradition (vgl. Riha 2014: 181)

11 mêrunge: Vermehrung

12 Wege und Pfade

13 bescheiden: anweisen, unterrichten

Daz erste capittel

Nv wollen wir anphahen czü bescheyden, wie sal syn dye regel der gesüntheyt noch der lofft myt der gots hülffe [vnd] daz beschyrt vnd geschijt vnd er sprycht dye regel von der gesüntheyt noch der lofft. Syeder[14] daz nyt mag sin, daz der lyep kan gewesen ane lofft, so sal der mensche sich machen, da dye güde lofft her geyt clare vnd reyne vnd susze zü dem herczen, wan sin lebedage von dem herczen ist daz selbe.

Vnd vmb daz, [daz] dye lofft virandert sich in virwandelung czijt des jars vnd alle fyrteyl jars, vnd dar vmb müszen wir bescheyden daz recht vnd dye gewonheyt yglichs fyrtel jars, wye mann yglich halden sal vnd aüch flehet[15].

Und sprychet er, daz des merczs fyrteil jars, daz wendet sich xxvi dage in | dem [160va]
mercze off Vnser[16] fraüwen clyber dag. Vnd daz selbe fyrteyl jars ist hytczig vnd füchte vnd ist myttelmeszig vnd blüt geweldiget in dem menschen, vmb daz sal man den menschen flehen in myttelmeszig[17] flenüg, daz nyt zu hytczig ist, auch nyt zü fuchte. Vnd dye spyse, dye er yszet, dye sal sin myttelmeszig [vnd waz er flehet, daz mittelssig sy] vnd daz sye [sy], darnach *er* genaturt[18] ist in dranck vnd aüch in spysen.

Und welche mensc*he*, daz sich selber wil reynigen, so ist ysz zu wyszen, myt laszerie oder myt dryncken, vmbe daz sye behaldent den lyep nach syner gesuntheyt vnd syner bestedicheyt zu lychter spyse. Dye colera[19], dye off ym stercket me dan recht, vnd dar vmb sal er besüchen dysse czijt, daz ist eyn czijt myttelmeszig vnd ist aüch beszer wann alle dye czijt in dem jare, wann dye crafft des menschen stercket sich in der selber zijt. Auch sal er acht hane, daz er vsznymmet vnd reyniget dye colera, hayt sich gelebert[20] von kelden des wynters, [der] vor ist gewesen. Vnd

1 Daz erste capittel] *auf eigener Zeile, rot* Z; *am Rand, rot*: i Z, Ca i *am Rand, schwarz* K || **3** vnd[1] KE || **4** mag] mahe ZK, mag E || **5** sal *danach*: sich Z, *nicht in* KE – *von den Editoren getilgt* || **8** daz[2] K, das E || **10** jars] *danach*: von iiii firtel iars K || **11** *am Rand, rot*: ii Z || **14** flenüg] flegnug E || **15** yszet *danach*: vnd Z, *nicht in* KE – *von den Editoren getilgt*; myttelmeszig *danach gestrichen*: syn Z || **15/16** vnd – sy[1]] vnd das her pleget das das mittelmoßig sy E || **16** sy[2] KE; er] sy Z, er KE || **18** *am Rand, rot*: iii Z; welche] wilhe K, welche E; mensche] menschen Z, mensche *aus* menschen *korrigiert* K, mensch E || **20** spyse] *nicht in* KE || **24** der *nicht in* ZKE; der – *Vorschlag der Editoren*

14 sider: da

15 vlehen: erflehen, erbitten, haben wollen

16 vnser frauwen clyber dag: 25. März, Mariä Verkündigung

17 mittelmässig: naturgegeben, normal; durchschnittlich

18 natûren: natürlich schaffen, bilden; gemeint ist die körperliche Konstitution und Persönlichkeit, die sich aus dem Mischungsverhältnis der Körpersäfte ergeben (vgl. Riha: 2014: 182).

19 cholera: humoralpath.: Galle

20 liberen: gerinnen, zu einer schwammigen Masse zusammenlaufen

[160vb] rey|nunge sal e gescheen, e daz blüt sich herhytczet vnd züergeyt dye colera, dye do gelebert ist in der hytcze des sommers, der darnach kommet. Vnd dar vmb sal man dye colera reynigen von den glyedern vnd von dem lybe, wan wo daz nyt geschee, so fellet off den menschen mancherley grosze bresten nach der naturen. Dye colera, daz smylcze[t] in der hytczen vnd virfulet sich in dem menschen.

Und sprychet Gallienus[21], daz yn dysser czijt spreydet[22] sich daz bluyt in dem menschen vnd meret sich[23], bysz daz dye adern nyt mogent gehalden daz bluyt. Vnd dye adern drybent sich vnd daz bluyt, daz sye nyt mogen halden zü eym heubt glydde, wan dye vier membra principalis[24], dye geweldigent in dem lybe vnd flehent sich. Vnd als daz geschijt von dem blude, also ist yz aüch von den a[n]dern colera, dye yn dem lybe ist, dye gelebert sint gewesen in der kelden des wynters, der vor gewesen ist. Vnd dar vmb sal man yn reynegen in anefancke dysz fyrtel jars vnd sal
[161ra] eyn mensche da myt | gew*ar*et sin. Auch saltu wyszen, daz in dyssem fyrtel jars ist gute zü fegen jüng vnd alt vnd allen menschen, wye sye genatüret sint, vnd noch beszer zü fegen nach dem, daz sin conplexio ist kalt vnd dürre vnd melanckoli[25], colera nygra[26] stercket an ym, wann sye kalt vnd dürre ist. Vnd dysz ist dye regel, dye der mensche halden sal in der czijt, wan dye lofft ist myttelmeszig.

Nv wollen wir bescheyden dye membra principalis vnd waz yr gescheffts ist an dem menschen vnd yr gewalt. Vnd er sprychet, daz der gelydder sint vier vnd daz ist zu wyszen allen den, dye da leren wolle[n]t dysse künst. Vnd dysz sint dye membra: Dye hyrn, daz ist dye stat der virnüfft vnd des synnes, vnd daz hercze ist dye stat der lebedage vnd der konnig in dem lybe, als yr her nach werdent bescheyden, vnd dye lebber ist eyn born[27] des blüdes vnd stat crafft natürlich vnd dye glorien[28] ist eyn stat craffte natürlich vnd menschelich, daz er gebürt synen glychen. Vnd dye vier sint genant heübt gelydder, vmb daz yglich glyt hat in dem lybe besünder meysterschafft.
[161rb] Vnd zü yglichem von den viern glyedern hant dinst vnd knecht, | dye in vnderdenig

1 züergeyt] zü ergeit K, v-rgeit E || **5** smylczet] smylcz K, smilczt E || **6** *zwischen den Spalten, rot*: iiii Z Gallienus] e *über dem Wort nachgetragen* Z, Gallinus K, Galienus E || **8** vnd] *nicht in* K || **10** den] dem KE; andern] anderen K, andern E || **13** myt *danach gestrichen*: gewarent sin. Aüch saltü wyszen, daz dyssem fyrtel jars vnd sal eyn mensche da myt Z; gewaret] gewarnet Z, gewaret K, gewert E || **17** wan – myttelmeszig] *nicht in* E || **18** *auf der selbständigen Zeile davor, rot*: v Z; principalis] principalia E || **20** wollent] wollent K, wellent E || **22** yr] *nicht in* KE || **24** natürlich vnd] *nicht in* KE

21 Galenos/Galenus von Pergamon, deutsch Galen, in mittelalterlichen Handschriften und frühneuzeitlichen Drucken auch Galienus, einer der bedeutendsten Ärzte des Altertums (2. Jh. n. Chr.)

22 spreiten: ausbreiten

23 mêren: größer werden, sich vermehren

24 membra principalia: Hauptorgane

25 melancholia: Schwermut; humoralpath.: schwarze Galle

26 cholera nigra: schwarze Galle

27 born (md.): Quelle, Ursprung

28 mit *glorien* sind hier Hoden gemeint.

sint vnd dyenent in dem lybe gelicher wyse, als yn der werlt ist, als konnige vnd amptlüde hant knecht, dye sye schickent her vnd dar, vnd dye selbe boden[29] bedorffent dye herschafft allewege vnd herschaff*t* sye. Vnd wo man brycht den knechten, brycht man den herren, wo man auch an den herren bresthafftig ist, so gyt er vmbe den knecht auch nüst. Also ist auch an dem menschen, wan dye membra principalis swache sint, willich daz ist, dan so mag der knecht nyt follenbringen in dem lybe, als er solde. Vnd dye knecht, daz sye bereyt sint, den herren zü dyenen, daz synt dye adern, daz brenget von ym dye crafft zü dem gelyt noch dem, als er ist, als wir hye her noch bescheyden werden.

Knecht des herren, des herczen, daz synt dye adern, dye cloppent als dye püls vnd dye sint glich als boden, dye man schicket her vnd dar. Vnd dye selbe adern scheydent vnd nement an sich den wynt spyritalis vnd dye natürliche hytcze von dem menschen vnd natürlich hytcze zü yglichem glich noch syner notdorfft | in zü [161va] behalden vnd zü bestedigen den lyep bysz jare vnd czijt, bysz daz vnser her got gebüte[30].

Knecht der lebbern, daz sint dye adern, dye an yn gehencket sint, vnd daz schycket daz bluyt zü yglichem gelyde, yglichem nach dem blude, daz er bedarffe.

Knecht der glorien, daz synt adern, dye da brengent dye nature zu werck, daz er gebert frucht. Vnd sint auch etliche meyster, dye da sprechent, daz nyt me sy, wann eyn heüpt glyd in dem lybe, vnd daz selbe ist daz hercze, vnd dye andern drü gelydder sint nyt anders dan knecht vnd sint als eyn marschalke[31], faüt[32] vnd scholtheysz[33]. Vnd sye hant ampt vnd yglich gebüdet, darnach er gewalt hayt, also eyn konnig im lande, daz er hayt vnderdane vnd amplüde, waz sye gebeden vnd heyszent, waz der konnig heyszet. Also ist daz hercze eyn konnig vnd eyn heubt yn dem lybe vnd er hayt gewalt vber sye alle. Wye woil daz lebbern vnd hyrn vnd glorien synt genant heubt gelydder, sye synt heubt vber alle, dye vnder yn sint, wann sye synt | alle des herczen knecht, wann dye selbe vbersten gelydder bedürffent allewege des [161vb] herczen, wann daz schycket yn alle [zijt] dye naturliche hytcze vnd den lebelichen

2 knecht *danach gestrichen*: hant knecht Z || **3** herschafft[2]] herschaffe Z, hirschafft K, herschafft E || **4** wo – herren[2] *am Rand nachgetragen* Z; er] ym K, ime E || **5** principalis] principalia E || **6** willich daz ist] *am Rand nachgetragen statt des gestrichenen* wil er Z; wilche *über gestrichenem*: wil, *danach*: daz ist K, wil das ist E || **10** des herren] *nicht in* KE || **16** yn] ym K, ime E || **19** frucht] *nicht in* KE || **21** faüt] fait E || **26** gelydder] adern ader glider E || **27** herczen] herren K, heren E; vbersten] *nicht in* E || **28** alle zijt] alle Z, alzijt K, alle zijt E; lebelichen] lebendigen E

29 Boten

30 gebieten: gebieten, befehlen

31 marschalc: Pferdeknecht, hof- (oder) städtischer Beamter, Aufseher über das Gesinde auf Reisen und Heereszügen

32 voget/vogt: Richter, Rechtsbeistand, Fürsprecher

33 schultheiȝe/schultheis: Gemeindevorsteher, Ortsobrigkeit mit vorwiegend richterlicher und executiver Gewalt wynt, erwecket dye wandelüng des menschen vnd daz er prubet[34] alle ding vnd dye crafft menslich, dye alle komment von dem herczen zü den vier heubt gelyddern, wan ane daz hercze mocht daz nyt werden follenbracht zü dem lybe, wasz ym gescheen solde. Vnd der herre ist geweldig[et] vnd aüch geheysz[t] zü brengen zü yglichem gelydde ferre vnd nach der beweunge, daz er alle ding prubet vnd keyns *vszgenummen*.

Vnd daz ist zü prüben, wan dye naturliche hytcze, dye in dem herczen ist, daz hervszgeet von sym recht vnd virmenckelt sich etwaz vszwendig natürlicher hytcze, so wyrt sich virandern daz angesicht des menschen vnd wirt sehen grüsselich, als daz geschijt an eym, daz febres hette. Auch magest du daz alles pruben, daz dye nytürliche hytcze alle kommet von dem herczen, alle, dye er wysen wil. Ist yz eyn mensche, daz do scleffet vnd hayt dye augen offen vnd doch sijt nyt vnd prubet aüch [162ra] nyt. Daz ist sache, daz dye natürliche hytcze hayt sich gescheydet | von dem herczen vnd hayt sich gespreydet in dem lybe, vnd dar vmb horte er vnd sijte nyt. Vnd wan dye hytcze kommet wydder, als sye vor ist gewest, so horte er, syet vnd prubet er alle ding, als er vor hat getan. Vnd syeder daz der vszganck vnd der innegang kommet als von dem herczen vnd ane daz mag der lyep nyt gesteen, so saltü wyszen vnd prüben, daz daz hercze ist der konnig vnd ane daz hercze kann nüst werden follenbracht. Als dye lebber mocht nyt follenbrengen vnd daüwen vnd bluyt machen, wan dye naturliche hytcze kommet von dem herczen zü der lebbern von der naturlich hytcze, daz macht güt blüyt vnd schicket daz zü der lebbern als eyn knecht zü sim herren, glycher wyse als der mage, da alle spyse ingeyt vnd dye hytcze von der lebbern magt daz daüwen. Vnd ist nyt, daz der mage sy eyn herre vber dye lebber, wann dye gewalt han sye alle von dem herczen, von natürlicher hytczen, dye er in schycket, daz brenget, da[z] alle ding follenbracht wyrt in dem lybe. Dar vmbe meynen wir myt ganczer warheyt, daz daz hercze sy eyn konnig in dem lybe vnd dye ander glyeder [162rb] synt sin knecht, wan alle dye meysterschafft vnd crafft, dye | sye haben, kommet in alles von de*m* herczen. Vnd also hant auch vszgelacht dye alden meyster zü yren geczijden myt güdem gelymp[35] vnd güt wysüng, myt gudem vnd warhafftigem geczuggenisse. Vnd ich han korczelich hye gedacht myt korczen worten, alles yglich ist myt dem herczen zü begryffen, den grünt vnd dye wysheyt, daz dye alden hant gewyst, vnd zuerwecket vnd gelyebet, dye da gern begryffent dye wysheyt.

2 gelyddern] *nicht in* KE || **4** geweldiget KE; geheyszt] geheyst K, geheißt E || **5** nach] nache K, nae E beweunge] *über gestrichenem*: warnunge Z, wagelung K, wandelung E || **6** vszgenummen] vsz nummet Z, uß genomen K, vß genomen E || **8** vszwendig *danach gestrichen*: so Z || **10** geschijt] *danach*: als Z, *nicht in* KE – *von den Editoren getilgt* || **14** sijte] sijte *über gestrichenem*: sage Z, sijte K, sicht E || **20/21** von[2] – macht] von der naturlich hitze macht K, wanne die naturlige hitz magt E || **25** daz] das E || **28** dem] den- Z, dem KE || **31** myt – begryffen] nit gehertze zu grifen K, nit gehertze zu griffen E

34 prüeven: wahrnehmen, spüren; bemerken, erproben, prüfen
35 gelimpf: Berechtigung; Ansehen

Daz ander fyrtel jars ist in dem jünii xxv dage vnd geschycht allewege off sancte Johannes[36] Baptysten abent oder dag. Vnd daz selbe fyrtel jars ist hytzig vnd dürre, noch dem, daz gefelt colera rübea[37], dye hytczig vnd dürre ist. Vnd eyn yglich mensche, dem sin natürre ist myttelmeszig, daz er sich selber flehet nach fleuung, daz kalt vnd füicht sy nach merung hytcze vnd dürrekeyt dysser czijt. Vnd salt in der selber czijt sprengen rosen waszer off syne kleyt vnd aüch spreyden in daz hüsz myt woil smackenden crüdern, als rosen, wyden, martilis[38] vnd des glichenisz, vnd sal sich gewanen der rüge[39] | vnd sal sich myden der arbeyt vnd modekeyt vnd sal [162va] weschen sin lyp myt kalt waszer vnd sal ryben dye hüte, vmbe wil daz dye naturliche hytcze nyt hervszgee. Hye in dysser czijt geyt dye natürlyche hytcze her vsz vnd mynnert sich in dem lybe. Vnd sal auch spyse eszen, dye do lycht synt, vnd senfft spyse, dye do balde daüwet, als czyckelyn fleysche oder geyszen oder lemmern fleysch vnd hünre vnd des glychenysse, vnd koste, dye do bereyt ist myt eszig. Vnd wil sich hüden vor alle würcze vnd sal eszen beren, mülbern, eppel vnd sure grane eppel. Vnd waz hytczig ist von spysen oder swere spyse, wye woil daz sye kalt sint, doch sal er sye myden, als rynt fleysch vnd des glichenysse. Vnd also sprychet Ypocras[40], dye spyse in dem menschen besweret sich, wye lycht daz ist in dem sommer, vnd werdent lycht, w*i*e swere daz sye synt, in dem wynter. De*r* wyne, de*n* er dryncket, der sal gemenget sin myt kaldem wasser vnd auch den wyne gekület. Vnd alle menschen, den ere natüre ist hytczig vnd dürre vnd geweldig[et] [an] ym | colera [162vb] rübea, so sal er sich halden nach dysser regeln, als hye vorgeschriben ist, me dann daz mittelmessig ist. Auch sal er sich hüden vnd myden der fraüwen in dysser czijt.

Aüch sal er myden alle latwerge, dye do hytczig sint, vnd vor alle drencke, dye do scharff sint vnd drybent[41] krefftlich. Vnd were ysz, daz der mensche bedürffte syner derme zü reynegen, so sal er nemen die krengel[42] vnder dye würczel, dye da

2 Johannes] *unklar, ob* Johannes *aus* Johannis *korrigiert oder umgekehrt* Z, Johannes K, *Textausfall* E Baptysten] baptisten K, batisten E || **4** daz] vnd E || **6** hüsz] *nicht in* E || **9** vmbe wil] vmb *statt des gestrichenen*: vnd, *danach* wil Z, vff *statt des gestrichenen*: vnd wil K, wil E || **12** czyckelyn fleysche oder geyszen] zegelen fleyß K, ziegen vleisch E || **13** eszig *danach*: ist, *nicht in* KE – *von den Editoren getilgt* || **14** wil] sal *über gestrichenem*: wel K, sal E; beren] birne E; eppel] poma E || **18** wie] wee, *zwischen den beiden* e *ein* i *oben nachgetragen* Z, wie K, *Textausfall* E; Der] den ZKE; der - *Vorschlag der Editoren*; den] der Z, den KE || **20** geweldiget KE; an K, ane E || **21/22** me – ist] *am Rand nachgetragen* Z, me dan die daz mittelmeßig ist KE || **23** myden alle latwerge] huden vur alle latwergen E || **25** so – die *am Rand nachgetragen* Z

36 24. Juni

37 cholera rubea: rote Galle; damit ist die gelbe Galle gemeint

38 myrtillus: Vaccinium myrtillus L.: Heidelbeere

39 Ruhe

40 Hippokrates von Kos (um 460 – um 370 v. Chr.), ein griechischer Arzt, bereits seit dem 4. Jh. v. Chr. Symbolfigur des Arzttums; Ypocras ist die übliche mittelalterliche Namensform

41 trîben: (etw. im Verdauungsprozess) abführen; jeweils bezogen auf Arzneien, auch ‚abführend wirken'

42 krëngel/kringel: Gebäck in Kranzform

drybent vnd dye da kalt sint, gemyschet oder vngemyschet, als merebolans[43] oder fyolon oder castiga fystula[44]. Vnd von dyssem fyrtel jars an, als wyr ytczunt reden, ist gesunt zu alden lüden vnd allen den, dye do fücht vnd kalt sint oder fleumatici sint, darnach sollent sie sich halten, dar nach sye genatürt sint, vnd dye regel ist gerecht den, dye da hytczig sint vnd dürre.

Daz drytte fyrtel jars ist in september xxv dage, nacht oder dag im september, vnd went [sich] allewege vier dage nach sancte Matheus[45] dag, glich off sancte Johans dag[46], als er inphangen wart. Vnd daz fyrtel jars ist kalt vnd dürre vnd colera nygra geweldiget an ym vnd ist byllich[47], daz yglich syns selber pleget nach fleüng, [163ra] daz do myttelmeszig sy zü hytcze | vnd füchtekeyt. Vnd sal baden in warmen waszer vnd sal sich hüden vor kelden vnd vor wynt vnd sal spyse eszen, dye do hytczig vnd fücht ist vnd macht gut blüyt vnd reyne, als jüng geyszen fleysch vnde gebraden lemmer fleysch [oder] gesotten vnd des glichenisse. Vnd sal eszen obysz, als mandel vnd fyhen[48], resyn[49] grüne oder dürre vnd sal güden fyrn[50] wyn dryncken, senfft vnd güte vnd vngebrochen vnde nyt weych vnde gemyste myt ewenig waszers.

Und dysz fyrtel jars, als wir hye reden, ist zü male güt zü jungen luden oder den allen, dye hytczig vnd fuchtig sint, wann dye colera nygra geweldiget czu dyssem fyrtel jars. Vnd dar vmbe sal sich der mensche flehen in alle syne fleünge, vnd auch myttelmeßig fleung, als wir vor geschriben han, vnd auch myttelmeszig fleünge, als wir vor gesayt haben. Vnd eyn yglich mensche yn anfang dysz fyrtel jars, als wir hye reden, yn zü fehen[51] myt syrope vnd drencke, dye da drybent zu der, daz gewonlichen ist zü nemen, zü vszvehen dye colera, dye da sint verbrant vnd *erstickt* in dem

---

1 gemyschet oder vngemyschet] *korrigiert aus*: gemeschyet oder vngememysteryet Z, gemischet oder vngemischet *über gestrichenem*: gemeyschet oder vngemeysteriet K, gemißt ader vngemißt E || **2** fyolon] violen E; an *am Rand nachgetragen* Z, *nicht in* KE || **4** sollent – nach *am Rand nachgetragen* Z halten] halden K, huden vnd halten E || **7** sich KE || **8** Johans] Johannis E || **12** jüng geyszen] jerlich zegelin (*unter* zegelin *gestrichen*: hamel) K, ierlich zegelin E || **13** oder K, ader E || **14** fyrn] feren K, virmen E || **15** myt ewenig waszers] mit ewenick wassers K, cum modicum aquae E || **17** allen] alten E; vnd fuchtig *über der Zeile nachgetragen* Z; nygra] nigra KE; *danach*: ist Z, *nicht in* KE – *von den Editoren getilgt* || **18/19** vnd – fleung *am Rand nachgetragen* Z || **19** geschriben – myttelmeszig] *nicht in* KE || **21** der *höchstwahrscheinlich fehlt danach ein Substantiv* ZKE || **22** erstickt] erstencket Z, erstenckt K, erstickt E

---

43 myrobalanum/myrobalanus: Purgierpflaume

44 cassia fistula: Röhrenkassie, Purgierkassie

45 21. September

46 22. September; Verkündung seiner Empfängnis: 23. September, 26. September (vgl. https://www.heiligenlexikon.de/BiographienJ/Johannes_der_Taeufer.htm)

47 billich: richtig, angemessen

48 vîgîn: Feigen

49 rôsîne: Rosine

50 firn: vorjährig, von dem vorigen Jahr

51 vegen: reinigen, fegen

lybe vnd zuerlaszen in der hytcze des sommers, der do gewesen ist, vnd e daz gelyebert kelt ist des wynters, der noch kommet. Auch sal er nyt reysen, | [163rb] daz er zü frauwen gee vnd myt yr zü schaffen hette, wann dye mynne ist zü male scheddelich zu dysser czijt, me dann alle czijt in dem jare, vnd dar vmbe so sal er myden vnd sin hercze begüden myt allerley freyden, dye er kann oder magk. Vnd sal er sich abedün[52] von allem czorn, sorge, trüren oder suffczen, wann sye sint czu male schedelich in dysser czijt vnd me dan dürch daz jare. Vnd sprechent dye meyster in der erczenyen, daz dye lofft dysz fyrtel jars ist bose vnd vngesunt, wan ez virkeret sich vnd virwandelt sich in vilerley maszen in dem dage, vnd welcherley bresten in ankommet in dysser czijt, dye sint bose, starcke vnd sorglich. Sonder yr kelde vnd dürrekeyt vnd virwandelünge der czijt von iiii conplexien virwandelunge conplexien des menschen, wann dye hytcze der sonnen des fyrtel jars jünio, der vor gewest ist, hatte gedürret dye fuchtekeyt der lofft vnd dan kommet dysz fyrtel jars, do von wir reden, daz kalt vnd dürre ist, verderbet den menschen e mee. Vmb daz sprychet Ypocras, daz der bresten[53] der | [163va] kranckheyt dysz fyrtel jars synt sorglich oder vnmogelich zu heylen. Aber daz fyrtel jars des merczes ist lobelich vber dye ander zijt in dem jare vnd merüng bresten, der an yr geschijt, synt lycht vnd an sorge, vnd dar vmb sal yr fleüng also sin, want dye lofft ist kalt vnd dürre.

Daz leste fyrtel jars wente sich *allewege* in december, xxiiii dage üff Cryst abent oder dag. Vnd daz fyrtel jars ist kalt vnd fücht nach fleüma[54], dye geweldiget an ym, vnd dar vmbe bedarff man flehen den menschen, daz do myttelmeszig ist, vnd fleüng, daz do hytczig vnd dürre ist vmbe willen der kelden vnd fücht dysser czijt. Vnd sal sich der mensche woil decken warme vnd warm andün dar vmb, daz er hytczig sy vnd ym der wynt noch kelde nyt schaden dunt. Vnd sal allewege eyn güde füre an ym haben vnd er sal sich vben vnd arbeden me dan dorch czijt des jars. Vnd sint ym nyt schaden grop spyse vnd swere vnd vndaüwelich vnd sal er sich hüden vor aller kalden spysen [vnd fucht vnd], dye da merent dye fleüma, vnd sal fast gewürczet spyse eszen.

Und welcher [mensche] daz prübet in dem, daz ich bescheyden hane in jünio [163vb] eyn fyrtel jars, so mag er wyszen vnd prüben, waz gut ist in dyssem fyrtel jars zü flehen, wan sye ist weder syns dysz fyrtel jars. Vnd dysz fyrtel jars ist gesunt vnd ist güt zü allen jüngen lüden vnd zü den, [den] yr conplexien ist kalt vnd füchtig. Vnd dar vmbe bedarff mann sin me oder mynner vmb fleung des jars noch dem, daz dye

1/2 e daz gelyebert kelt ist] ee daz gelebert keltiß K, ee das gelibert bluit kelt iß E || **14** e] ye K, ie E || **19** allewege] alwe ZK, alle wege E || **27** vnd fucht vnd K, vnd vucht vnd E || **29** *zwischen den Spalten, rot* v Z; mensche K, mensch E; dem] waz K, was E || **30** eyn *nicht in* KE, *wohl zu tilgen* || **30/31** in – ist[1]] *nicht in* E || **31** dysz fyrtel jars[1]] deß firtel iars *gestrichen* K; Vnd – jars[2]] *nicht in* E || **32** den[2] KE; ist] ist *gestrichen, darüber* sint K, sint E

52 abtun, von sich schieben

53 hier ‚Schaden'

54 phlegma: Schleim, die zähe Feuchtigkeit im Körper

jare sint kalt vnd fuchtig, hytzig vnd durre oder kalt vnd durre oder fuchtig vnd hiczig, dar nach sye sint gethan, sal sich auch der mensche flehen nach der virwandelunge der czijt.

Pleung der gesüntheyt der spysen

Daz mensche bedarff sich hüden in seserley wege czessen geben der spysen: Der erste stamme, der ander cantitate[55], dye drytte, wye sye sal geordineret sin, dye vierde dye czijt, wan man eszen sal, dye fünfte dye lüst, dye seheste dye gelydder, dye do bresthafftig sint, vnd waz [spysen] dar zü gehoret.

Nv wollen wir bescheyden yglich besünder nach yrer parthyen. Der spysen stam ist gedeylt in czwo parthyen. Dye erste ist, wye sye genaturet ist, vnd müsz eyn yglich
[164ra] mensche sich bewaren vnd sich behalden vnd sin spyse, daz sich glichet | in der natüren [zu der naturen] des lybes, daz wyrt gespyset von yme. Vnd welchem menschen, dem sin natüre ist myttelmeszig, er sal aüch eszen spyse, dye do myttelmeszig ist, vnd weliche nyt myttelmeszig ist, so sal er eszen spyse, dye syner nature gliche ist, zu der hytczen hytczig vnd zu kelte kalt. Also ist auch zü dün den andern conplexien, dye virandert vnd virmenkelt[56] sint. Vnd yn allen czijden, daz der mensche begert syner gesüntheyt, so sal er halden sich nach dyssem regel vnde sal sich nyt virarbeden, daz er virandert sine conplexie, vnd macht, daz sye werden myttelmeszig. Vnd sprycht Ypocras, glich zu glich behaldent den lyep in gesüntheyt vnd waz wyeder syns ist, so erneret ysz. Vnd daz ist sin synne Ypocras, waz er meynt, vnd welche mensche, daz do hytczig ist, so pflehe yn myt hytczig spysen, vnd welche mensche, daz do kalt ist, so sal man myt kalder spysen pflehen. Vnd welche mensche sin nature wyrt virwandelt kranckheyt halbes, daz er wyrt hytczig me dan hytczig oder kalt me dan kalt, so salt dü yn erneren myt dingen, daz wyeder synen bresten ist. Isz ist zü wyszen: Zu dem, daz do hytczig ist, so gyb ym kalt ding, vnd
[164rb] dem, der vberig kalt ist, so gyb ym hytzig ding, zü dem, | der do fücht ist, dem gyb dürre ding, vnd der, do dürre ist, dem gyb fücht ding, so geneset ysz. Aüch were ysz,

1 fuchtig[1] *danach gestrichen*: hytzig Z; hytzig *falsch gestrichen* Z || **1/2** vnd[2] – hiczig] *am Rand nachgetragen* Z, hitzig vnd durre oder kalt vnd durre oder fuchtig vnd hitzig K, hitzig ader durre vnd kalt vnd durre ader vuchtig vnd hitzig E || **5** czessen geben] *nicht in* KE || **6** cantitate] *wobei* ti *über dem Wort nachgetragen* Z, *über* cantitate *von anderer Hand:* quantitate K, quantitate E || **8** spysen K, spißen E; *zwischen den Spalten, rot*: vi, *darunter, rot*: Ca^{m} ii Z || **9** Nv *am Rand schwarz*: Ca ii K || **10/11** müsz – sich[2]] bedarffe igelich menschen gewaren sin vnd sie K, bedarffe iglich menschen gewarne sin vnd sie E || **11** sich[3]] sie KE || **12** zu der naturen K, zu naturen E; yme *über der Zeile nachgetragen* Z || **15** kelte *ursprünglich wohl* kalt, *kleines* e *darüber* Z; kalt *zwischen den Spalten nachgetragen* Z || **16** virmenkelt] vormencket K, v-rmenget E || **16/17** daz der mensche begert] *nicht in* E || **17** dyssem] dissen K, dußem E || **19/20** vnd – ysz] vnd waz weder syns ist weder syns so erneret iß *gestrichen* K, *nicht in* E || **20** er *über der Zeile nachgetragen* Z || **22** pflehen p *rot nachgetragen* Z

55 Quantität

56 vermengeln/vermekeln: vermengen, vermischen

daz eyn mensche wolde virandern sin conplexien vnd welt machen, daz er myttelmeszig solde sin, so saltü yn plegen myt dingen, dye wyeder yn sint.

Nu sint etliche meyster, als dü gesprochen hast, plege den menschen, als er genaturet ist, vnd dy fleung sint czwyfelecht[57], wan sye gebent hytcze zü hytcze vnd fure zü füre, so virbrennet ysz, also daz sye lycht komment zu groszen sychdagen[58] vnde febres, vnd daz lycht zu wyszen vnd zü prüben. Vnd dar vmb sprechent sye, welche mensche, daz do wil sin gesuntheyt behalden, so sal er sin plehen myt dingen, dye mynner hytczig sint, wann er genaturt ist, vnd daz selbe ist in den andern conplexien, dar yn der mensche genaturet ist.

Und saltü wyszen, daz dye gesüntheyt ist eyn wurczel naturlich vnd wirket alle wercke, dye naturlich synt. Vnd kranckheyt ist wyeder sins vnd ist ding, daz vsz von nature geyt vnd schediget alle ding oder werck natürlich vnd virstoret[59] sye yr wercke, eyn deyl oder [als] zü mail.

Daz ander deyl des stambs von der spysen [164va]

Synt etliche spyse, dye do swere ist, als ryntfleysch vnd bücke fleysch[60] vnd des glichen, vnd sint etliche spyse, dye do lycht synt, als als hünre, geyszen, lemmeren vnd des glichenisse.

Und eyn yglich mensche sal sich hüden, daz er von dysser spysen nyt sal eszen, wan sin lyep notdorfft[ig] ist, vnd noch dem, daz er genatüret ist, vnd sin arbeyt oder sin ruwe vnd czijt ym jare, da er in ist. Wan yz sint etliche lüde, dye hytczig sint vnd geweldiget in ym colera rübea, oder sint arbede folke, vnd virarbent yren lyep, so hylfft yn dye grobe spyse vnd swere spyse, wann dye merünge yr grobheyt vnd daz sye swere synt, so blybet sye lange vngedaüwet. Vnd dar vmb bedorffent sye hytcz, daz sye daüwen, vnd lycht spyse sint yn schedelich, wann sye lych[t] sint vnde lycht zü daüwen. Vnd von der hytczen, dye an dem selben menschen ist, als wyr hye reden, so verderbet sich dye spyse vnd virkeret sich balde zü der natüren colera | rubea, als er genatüret ist, vnd meret sich off yn dye virdorben spyse vnd *da* von [164vb] kommet ym vie[le]rley kranckheyt vnd swacheyt. Aber der mensche, der kalder natüren ist vnd dauwet nyt woil vnd arbeyt nyt fast, dem sint güde dye lycht spyse

2 yn[2]] yn *darüber* die K, die E || **3** *zwischen den Spalten, rot*: viii [!] Z || **4** gebent] gegen gistü K, gegen gibstu E || **8** den *korrigiert aus*: dem Z || **9** andern *danach gestrichen*: der Z, *nicht in* KE – *von den Editoren getilgt* || **10** *zwischen den Spalten, rot*: vii [!] Z || **12** ding oder] *nicht in* KE || **13** als KE || **14** *am Rand, rot*: ix Z; stambs *am Rand statt des auf der nächsten Zeile gestrichenen* damp *nachgetragen* Z || **16** hünre] honen E; geyszen] czegeln K, zeglin E || **18** *am Rand, rot*: x Z || **19** notdorfftig] noitdurfft K, noitarfftig E || **20** ruwe *am Rand nach dem gestrichenen*: ryche *nachgetragen* Z || **23** synt *danach*: wan dye gropheyt vnd daz sye swere sint Z, *nicht in* KE – *von den Editoren getilgt* || **24** lycht[2] licht KE || **27** da] dann Z, da KE || **28** vielerley] vierley ZE, vielerley K

57 zwîvellich: zweifelhaft, ungewiss

58 siechtac: Krankheit

59 verstœren/verstôren: zerstören, vernichten

60 bockfleisch: Fleisch vom Ziegenbock, bzw. von anderen horntragenden männlichen Tieren (z. B. Reh-, Schafsbock)

vnd sal er sich huden vor swere spyse oder grop. Vnd sal sye gebrüchen [in der wynterzijt vnd] in den enden, da ysz kalt ist, dye grop, swere spyse. Vnd sommer czijt vnd in den enden, da hytcze ist, sal er gebruchen lycht spyse. Vnd auch in der wynter czijt, wan dye nacht lange sint, so hylfft ym der sclaffe, daz er daüwet yn der lengerünge der nacht, dar vmb sint ym güde dye grope spyse. Aber in der czijt, da dye nacht kürcze sint, so kan yn nyt gehelffen der sclaffe, sal er eszen licht spyse.

Qvantitates der spyse

Eyn yglich mensche sal gewarnet sin vnd auch plehen, *daz sin* spyse vnd aüch sin dranck sy by der maszen vnde sal aüch nyt viel eszen, wye woil daz dye spyse güt ist. Vnd naturlich doch sal er nyt eszen zu viel dar vmbe, daz er nyt vberladet den magen, vnd wyrt der mage krancke vnd mag nyt dauwen von der merüng der spysen, [165ra] wan yz virderbet sich in dem magen. Vnd da von kommet | mancherley bresten von dem lybe noch conplexien der spysen, dye er vberig geszen hayt vnd dye virdorben ist in dem magen. Vnd sprechent dye wysen meyster, daz der magen ist eyn geschyrre alle[r] bresten vnd sal sich hüden der mensche dar vor, dan ysz ist eyn würczel vber alle medicina vnd eyn würczel aller kranckheyt von vberig eszen vnd dryncken. Vnd sprychet Ypocras: 'Wyltu eszen, so saltu eszen by der maszen vnd nyt eszen, myt daz dü numme magest.' Auch hayt er gesayt, pleüng der gesuntheyt ist yn czweyerley sachen, daz der mensche nyt beyden[61] sal, bysz yn hüngert, vnd sal erhoren dye wijl, daz er woil mag eszen.

Auch sal er sich hüden vor dregekeyt vnd auch vor müdekeyt, wann er geszen hayt, daz er sich nyt virmodet. Auch sal eyn mensche syn spyse brüchen mynner, wan yn loste[62], wan dye merung von der loste meret dye arbeyt zü dem magen, daz sye nyt daüwen mag oder kan von der vberig spysen, dye sye ingenomen ha*i*t. Auch sal eyn mensche gewarnet sin, daz er woil küwe, waz er sclyndet vnd schycket zu dem magen, dar vmb, daz er lychtclichen daüwet. Auch sprechent dye wysen [165rb] meyster, daz beste von allen latwergen vnd gesüntlich, | daz eyn mensche brüchen mag, daz ist, daz er eszen sal by der maszen vnd er nyt beyden sal zü eszen, bysz daz yn hüngert, vnd sal erhoren dye wyle, er mocht woil me eszen.

Auch so sal er me eszen yn der wynter czijt wan in dem sommer. In dem sommer so sal er lychteclichen eszen wann in dem wynter. Dye naturliche hytcze des menschen, dye sterk*et* den menschen vnd hylfft ym daüwen. Vnd dye hytcze virbirget sich in dem lybe glycher wyse, als eyner flühet vor synen vihenden[63] vnd virbirget

1/2 in – vnd] K, ine dere winterzijt vnd E || **3** vnd *irrtümlich gestrichen* Z || **6** licht] *über nicht gestrichenem*: swere Z, lichte KE || **7** *zwischen den Spalten, rot*: xi Z || **8** daz sin] myt syner Z, daz sin K, das sin E || **15** aller] alle ZK, aller E || **16** aller] aller *über gestrichenem*: der Z, alle KE || **22** mynner] nummer E || **24** hait] hant ZK, hait E || **27** latwergen] erczedigen *über gestrichenem*: latwergen K, artzdien E || **30** In dem sommer *am Rand nachgetragen* Z || **32** sterket] sterkent Z, stirckent K, sterckt E

61 beiten: zögern, warten

62 lüsten: gelüsten, Appetit/Durst verspüren

63 vêhen: hassen, feindlich behandeln; hier ‚vor Feinden'

sich. Vnd also düt dye hytcze in dem wynter, vnd dar vmb darffe der mensche me eszen inne dem wynter wan in dem sommer. Aber in dem sommer dye hytcze, dye in dem lybe ist, geyt vsz dem lybe zu der hytczen, dye vszer dem lybe *ist*, glicher wyse als eyn früntgeet zu sym andern fründe. Vnd dar vmb sal der mensche mynner eszen, daz er virdaüwen moge, wann dye hytcze ist by ym lützel vnd ist also gedann. In dem wynter, daz alle born waszer, dye sint hytzig, vnd in dem sommer kole. Auch magestü prüben, alle baüm in dem wynter fallent abe alle bleder, als weren | sye [165va] virbrant, vnd waz der hytcze vnd dürrekeyt ist, dye sclehet in dye würczel vnd czühet zu ym alle füchtekeyt, dye in dem baüm ist.

Vnd aüch dye jüngen lude, dye da danczent vnd spryngent, dye sollent me eszen dan dye alden lüde, dye da stylle seczent, wann dye hytcze yn den jüngen ist sterker dann in den alden lüden vnd daüwent auch basze.

Dye regel von der spysen, wye man sye brüchen sal vnd wil[ch] spyse sal man vor eszen

Allewege sal der mensche eszen zü dem ersten, *die* da la*xir*et, vnd dar nach [die swere], als trüben vnd darnoch sperben[64] etc. vnd quytdem[65]. Vmb des wyllen so sal man allewege brüchen lycht spyse vor der, die do swere ist, als drüben vnd ryntfleysch. Aüch han wyr nyt zu sorgen, syeder daz er sal brüchen dye lycht spyse, daz sye balde vsz dem lybe geet, *wan* dye swere spyse geet dar nach vngedaüwet, noch dem, daz sye swere synt, daz dye vszgent von dem lybe vngedaüwet, wan von yre [dickeyt vnd] swerekeyt machet den menschen veste vnd [geit] vngedaüwet von dem lybe, bysz daz woil | *gedauwet* ist. Auch sint etliche meyster, daz sye meynent, [165vb] daz nyt dar an inist, vnd meynent, daz dysse sorge, als wyr *vorgesait* hane, daz man vor sal eszen dye swere spyse vnd darnach dye lycht, wann sye meynent, d*er* bodem von dem magen sy hytczig vnd wan dye swere spyse dar off kommet, so ist sye balde gedaüwet, vnd darnach dye lycht.

Dye czijt, wan der mensche eszen sal

Dürch daz gancze jare, so sal der mensche fro eszen. Winter zijt ist die hitze inwendig virborgen, dar vmb sal er früe eßen, daz er behalde sin hytcze vnd daüwet woil. Daz

3 ist[2]] geet Z, ist KE || **5** daz] dane E || **6** born] *danach gestrichen*: vnd Z || **12** basze] boße E || **13** *am Rand, rot*: xii Z; sal[1] *danach gestrichen*: vor Z; wilch] wil'e [?] K, welch E || **13/14** man vor] *über der Zeile nachgetragen* Z, man *nicht in* KE || **15** die[1]] der Z, die KE; laxiret] laxiteret Z, laxitert, *darüber von anderer Hand* laxirt K, laxirt E || **15/16** die swere K, die swer E || **16** sperben *danach gestrichen*: samen Z || **17** vor *danach*: daz Z, *nicht in* KE – *von den Editoren getilgt*; der *korrigiert aus*: dem Z; die *über der Zeile nachgetragen* Z || **17/18** als drüben vnd ryntfleysch] *nicht in* KE || **19** wan] daz Z, wan *über gestrichenem*: daz K, das E; geet[2]] gent K, ghent E || **20** von[2] *danach*: yr Z, *nicht in* KE – *von den Editoren getilgt* || **21** dickeyt vnd KE; menschen] magen E; geit KE || **22** gedauwet] zu virdaüwen Z, gedauwet KE || **23** vorgesait] virsorgent Z, vorgesait K, vurgesagt E || **24** der] dye Z, der KE || **28** fro] fruge K, frue E || **28/29** Winter – eßen] *zwischen den Spalten nachgetragen Z, im Text* K, *nicht in* E

64 sperber: Eberesche, Speierling
65 Quitte

selbe ist auch in der sommerczijt dar vmbe, dye wile hytcze innewendig ist vnd e daz er hytczig ist sommer czijt. Vnd dar vmbe hant dye wysen meyster in der erczenyen hant gesprochen, weliche mensche, daz eyn redeliche ymcz[66] hat gethan, der sal wyeder abent daz selbe eszen, als dye nacht kvle ist vnd yr lofft kalt ist vnd auch dye rüwe hylfft dem menschen daüwen. Aüch so sal der mensche nyt eszen, bysz er sych woil virsücht vnd woil geleret hayt zü stoil gang von der spysen, dye er vor geszen [166ra] hayt. Auch so sal er nyt eszen, bysz daz er sich dan woil gearbeyt hayt, | vnd dar vmbe, daz er stercket sin natürlich hytcze, dye by ym ist. Vnd [vmb die hitze vnde] vmbe dye czijt, wann yn hüngert vnde woil lüste zü eszen vnd wan sich der mage hayt [woil] gelert, so sal er eszen vnd sal sich nyt sümen[67], wo er sich dann sümet, so mochte große schade dar von kommen. Als der mage sich gelert hayt vnd den lip nit hait zü spysen, so zühet an sich alle füchtekeyt, dye in dem lybe ist, vnd wirt sich yn eyn mengen, bysz daz sye werdent virlesen[68] yr güde lost vnd wyrt sich mengen myt der spysen, dye er yszet myt hünger.

Aüch hayt gesprochen *der* meyster in der erczenien: 'Dye erczenie hylfft basz zü dem lybe myt eynander, als ist, daz eyn mensche sytze ober dijtsch[69] vnd yn gelüst zu eszen [vnd ißt] vnd hort uff zu eßen, wan yn lostet woil me zü eszen. Vnd auch wann er gearbeyt hayt vnd mode ist, vnd so sal er nyt eszen, er habe sich dan erblasen[70] vnd woil gerüwet.' Vnd daz selbe ist aüch, als eyner gebaden hayt, so sal er nyt eszen, [er sie dan woil herblasen. Vnd dar nach sal er eszen].

Vnd sal sich hüden vor verwandelünge inbysz. Also ist zü wyszen, *ist* er gewonlich, fro zü eszen, so sal er nyt spade[71] eszen, *ist* er gewonlich spade zu eszen, so sal er nyt fro eszen. Ist er gewonlich, czwert[72] zu eszen, so sal er nyt eyns eszen

1 sommerczijt] *danach*: vnd Z, *nicht in* KE – *von den Editoren getilgt*; *nach* vnd *gestrichen*: dar vmb wile dye hytcze vnd dauwet woil Z; wile *am Rand nachgetragen* Z || **3** gesprochen] geprobt E; ymcz] *über gestrichenem*: bysz Z, inbiß K, ine biß E || **4** kvle *korrigiert aus*: vle Z || **8** vmb die hitze vnde E || **10** woil K, wol E || **11** kommen] wasen K, waschen E || **11/12** vnd – hait *am Rand nachgetragen* Z || **11** den ZKE || **12/13** yn eyn mengen] yn eȳ mengen Z, in eyne mengen K, ine ein mengen E || **14** myt *danach gestrichen*: der spysen Z || **15** hayt ZKE; gesprochen] *danach gestrichen*: der meyster *und dann irrtümlich gestrichen* der *und darüber* die Z, die meyster K, der meister E || **17** vnd ißt K, vnd ist E; vnd[2] – eßen *am Rand nachgetragen* Z; wan – eszen[2]] *nicht in* E || **20** er[2] – eszen[2]] er sy dan woil erblaßen dar nach so sol er esßen E || **21** inbysz] in bysz, *gestrichen* (*wohl falsch*), *darüber* vmcz [?] Z, in biße K, inbiße E; ist[2]] yszet Z, ist KE || **22** fro] fruge K, frue E; ist] yszet Z, ist KE || **23** fro] fruge K, vroe E; zu eszen *über der Zeile nachgetragen* Z

66 inbîȝ: Imbiss, Essen, Malzeit

67 sûmen: sich aufhalten, zögern, verspäten

68 verliesen: verlieren

69 Tisch

70 erblasen: sich e., Atem nehmen, erholen, ruhen; während der Arbeit eine kleine Pause machen, um sich zu stärken

71 spâte/spât: spät

72 zwir/czwir/zwier: zweimal

vnd sal czwey mail eszen [Ist er gewonlich, eyns zu aßen, so sal er nit zwerent aßen]. Vnd alle dye meyster concorderent, | verwandelünge der zijt, [inbiß oder] daz eyner [166rb] gewonet ist vnd daz eyner virandert, daz ist eyn anefang alle[r] bresten vnde virde[r]ppenisse des lybes. Vnd sprycht Ypocras, dye gewonheyt, daz eyn mensche sich selbs gewo*nt*, daz ist conplexien secunda, vnd aüch sprychet, daz eyn mensche sal senfften den magen myt der spysen, dye do gewonlichen ist zu eszen, wye woil daz sye nyt daüwelichen vnd natürlichen ist. Als er gewont *ist*, ryntfleysch zu eszen, so sal er nyt kalpfleysche eszen, iszet er gewonlich kalpfleysch, so sal er nyt ryntfleysch eszen, wan von der virwandelünge brenget syche dage. Nü han wir woil geprübet nach Ypocras rede vnd syner meynung ist, daz alle ding lijt noch gewonheyt. Vnd dye wysen meyster sprechent, dye gewonheyt vber alle ding ist dye meysterschafft. Vnd dar vmb sal eyn yglich mensche keyn genant czijt wyszen, dann wan eyn mensche gelüste zü eszen, so sal er eszen vnde sal nyt beyden der stünden. Vnd fuget sich zü der wylen, daz er müsz ryden[73] oder anders dün, daz er nyt kan geszen zu der czijt, als er pleget zü eszen, | vnd dar [vmb] sprechen ich, wie sye plehen vnd [166va] gewon[t] sin, daz sye sich selber huden vor *gewonheyt*, *w*ann hant sye *gewonheyt*, so *sollent sie* dye gewonheyt nyt brechen, als wir vor gesprochen hane, daz dye gewonheyt ist conplexio secunda vnd anefang alle[r] bresten.

Dye pleüng dyanticus[74] oder dye, do kranck sint gewesen, daz yr dygestio[75] abegangen ist vnd mogent nyt woil dauwen kranckheyt halbes des magens oder der jaren, daz er alt ist, vnd sal eszen dry worbe[76] oder vier worbe in dem dage vnd zu yglichem male wenig nach yr crafft. Auch alle, dye daz geszen haben vnd yr spyse gerate syeden vnd daüwen, wye lycht daz dye spyse ist, so sal er nyt eszen, wan dye erste spyse blybet alle vngedauwet vnd brenget alle sych dage.

Daz eynen geluste czu eszen

Yst yz sache, daz gewonlich ryset[77] von allen gelyddern naturlich hytcze *ine*wenick des lybes vnd dye hytcze vszwendig des lybes der lofft, vnd des halben bedarffe allewege zü der spysen der mage zü erfollen den bresten, waz virgeet von dem

1 Ist – aßen[2] K, Ist her gewonlich eines zu esßen so sol her nit zwernet esßen E || **2** inbiß oder K, inbis adder E || **3** aller E || **5** gewont] gewonheyt ZK, gewont E; conplexien] complexio E || **7** ist[2]] hayt Z, ist KE || **9** von der ZKE || **15** vmb KE || **15/16** wie – sin] die ich flehet han vnd vmber flehen K, die ich pleget hane vnd vmmer pflehen E || **16** gewonheyt[1]] eszen Z, gewonheyt KE; wann] dann Z, wann KE gewonheyt[2]] gewont Z, gewant K, gewonheyt E || **17** sollent sie] sol er Z, sollent sie KE; dye gewonheyt[1]] auch nit KE || **18** aller] aller E || **19** oder dye do] oder die K, der die E || **22** wenig *danach gestrichen*: dar Z; wenig nach yr crafft] lutzel noch ir machte vnd crafft K, luczel nach ire macht vnd krafft E; nach *danach gestrichen*: daz Z; crafft *danach*: ist, *nicht in* KE – *von den Editoren getilgt* || **25** *am Rand, rot*: xiii Z || **26** inewenick] in ewenick ZK, innewendig E

73 reiten

74 diaeticus

75 digestio: Verdauung

76 warp/warf: mal

77 rîsen: von unten nach oben sich bewegen, steigen, sich erheben

gelydde [vnd er hungert vnd ygelich geleit] züg*e*t an sich dye spyse von dem gelyd, daz by dem magen ist. Vnd der czügk[78] hayt keyn vnderlasz, bysz daz sye roret in dye
[166vb] adern, dye da klebent | in dem magen. Vnd dye selbe ader - yr recht ist vnd gewonheyt - czüget an sich dye spyse von dem magen. Vnd alles daz ist gewarnet in dem magen der zügke, so ist yz scholte[79], daz den mensche loste. Vnd hait der mage groysz nocze yn dem magen, daz man woil küwet dye spyse. Vnd dar vmbe hait gesprochen der meyster, welich dye man vor yn brochte hette spyse, dye eym gesunt ist vnd dem andern nyt gesünt ist, vnd lüste vnd begyrde ist noch der spysen, dye vngesunt ist, er sal daz selbe eszen, wie woil daz ysz vngesunt ist, vmb der begerde vnd lüste wyllen, so geselle[n]t sich züsamen der magen gerünge[80] vnd daüwet dye spyse woil, daz sye keynen schaden brenget. Vnd das selbe recht ist in allen dingen, dye do glich sint in dogent oder in bosheyt. Vnd sprychet Ypocras, er wylte dye spyse, daz dye lüste da yn dreyt[81], vnd wye woil daz sye vngesünt ist, vnd dar vmbe ist me notcze zu dem lybe, wann von der spysen, dye do gesünt ist vnd den lyep virsmahet.

Dye glydder, dye do kranck synt

Wan eyn mensche syech würde vnd an eym gelyd an dem lybe, welich daz ist, so sal
[167ra] der | mensche sich hüden vor der selben spysen gemeret den bresten, als her nach geschriben steet, wye woil daz der lyep bedarffe der selben spysen oder yr glychenisse, doch sal er eszen dye, daz mynnert den schaden vnd virwert.

Als ich dich bescheyden [wil], weliche*r* der, der da hette we in dem heubt, allewege so sal er myden alle spyse, dye da raüchet zü dem heubt vnd zu den hyrn, als laüch, klobeloch vnd zwebeln vnd des glichenisze. Vnd welchem vber yn sterket colera rubea, so sal er sich hüden vor der spysen, dye da meret colera rubea, als wyn, honig vnd senffe vnd yre glychenisse, vnd salt brüchen dye spyse, dye da mynnert vnd weder ist, als eszig vnd sure obysz vnd des glychenysse. So sprechen wir, daz wir sollen dün in alle[n] bresten, dye do gescheen von colera nigra oder fleuma. Vnd

---

1 vnd[1] – geleit K, vnd er hungert vnd iglich glit E; züget] zügeet Z, zuget K, zuhet E || **2** in] *nicht in* E || **4** gewarnet] gewarent K || **6** nocze] noitz K, noit E; magen ZKE || **7** brochte *wohl ursprünglich* brachte, *ein* o *darüber* Z || **8** vnd[1] – ist[2]] *nicht in* KE || **9** ist[2] *danach*: er sal daz selbe eszen wie woil daz nyt güt ist *wahrscheinlich falsch wiederholt* Z, *nicht* KE – *von den Editoren getilgt*; vmb *danach am Rand nachgetragen und gestrichen*: sieder daz sin lust Z || **9/10** vmb – wyllen] seder daz sin luste vnd sin liepp begirde der selben spisen K, sider das in lust vnd sin begirde ist zu der selben spißen E || **10** gesellent KE; der magen gerünge] Der *zu* Des *oder umgekehrt korrigiert* Z, der magen gerung K, die magen grunt E || **13** da yn] da an K, dae E || **14** do] *ein Fleck, unleserlich* K, illic E || **15** *zwischen den Spalten, rot*: xiiii Z || **20** *am Rand, rot*: xv Z; wil K, wiel E; welicher] welichen Z, welichem K, welcher E || **21** myden *danach gestrichen*: dye do mydent Z; alle *ursprünglich:* allewege, wege *gestrichen* Z; da *über der Zeile nachgetragen* Z; den] der KE || **22** vnd zwebeln *zwischen den Spalten nachgetragen* Z || **25** sure obysz] sure obiß K, frut obs E || **26** allen E; nigra *über gestrichenem*: rubea Z

---

78 zuc: Ziehen

79 Schuld

80 geringe: leicht und schnell

81 trägt

welchem daz geschijt von den viern colera, daz er wyrte feste[82] yn dem lybe, so sal er eszen dye spyse, dye do la*xirt*, als beren vnd mülbern vnd des glychenysse. Vnd wer da dune ist in dem libe, so sal er eßen spise, die da feste mach*t* in dem lybe, als eppel vnd qwyedem vnd sperben vnd des glychenise. Vnde welichem sin leber hytzig ist, so sal er brüchen ding, dye do kolent, | vnde sal sich hüden vor der hytzen. Vnd daz [167rb] selbe geleych sprechen wir in alle gelytd, dye do werden krancke in dem lybe. Wie daz gelytdt gethan ist, so saltü yz plegen nach syner kranckeheyt vnd salt ez plegen, als wir dich gelart hane, so wyrt ysz gesunt vnd frysche.

Dye regel der gesüntheyt yn dem drancke wassers vnde yr oresprüng

Spricht meyster Ysaac Ysrahelis[83], daz beste von allem wasser daz ist renewaszer, daz nyt gestanden habe, bysz daz sich daz waszer nyt virandert sine farbe vnd sin gestalt. Darnach in gütheyt der grosze bache wasz*er*, daz do ferre von der stat flüszet vnd insprenget, dye lüter gude bronne vnd flyszent off harte kesel vnd sint lüter vnd süsze, vnd darnach dye born, dye do qwellent geen der sonnen. Aber dye kleyn beche, dye by dyr[84] flyszent, oder dye kleyn wyger[85] oder stylle waszer vnd drübe, dye sint nyt wyrdicke, daz man sye brüchet vnd dryncket, dann in groszen noden, wan eyns nyt gebeszern magk vnd kann. Vnd auch dye *cysteren*[86] waszer, wan sye hant lange gestanden vnd gerayt in wassen würme vnde virander[en]t yren smacke, | dye sint nyt gut, wan die nuweliche sint gefallen, die sint gut. Item alle wasser, dye [167va] do balde werdent warme vnd balde werdent kalt, wann man sye erwermet oder wan

---

2 laxirt] laxitert ZK, laxirt E; beren vnd mülbern] beren vnd mulebern *und danach gestrichen*: vnd bebyn K, birne vnd oß pira E; Vnd] *danach gestrichen*: vmb des willen vnd vmb des willen daz er werde dün Z, *gestrichen*: vmbe des willen daz er werde feste dun, *darüber*: wer da ~~feste~~ düne K || **2/3** wer – macht *am Rand nachgetragen* Z || **3** macht] machen Z, macht K, magt E || **3/4** eppel vnd qwyedem] eppel qwedem K, poma quedeme E || **4** sperben *danach gestrichen*: samen Z; welichem *zwischen den Spalten nachgetragen, auf der folgenden Zeile gestrichen*: willen daz Z; leber] *danach gestrichen*: werde Z, *danach gestrichen*: wurde K; ist] *zwischen den Spalten nachgetragen* Z, ist *über der Zeile nachgetragen* K, ist E || **5** so] so *gestrichen, darüber* der K, der E || **8** gelart hane] gewiset haben K, gewißt hane E || **9** *zwischen den Spalten, rot*: xvi Z || **10** Ysrahelis ZK, Israhelis E || **12** waszer] waszers Z, wassers K, waßer E; ferre *danach*: ist vnd Z, *nicht in* KE – *von den Editoren getilgt* || **14** darnach *danach gestrichen*: vnd darnach Z || **15** dyr] der K, dir E || **16** nyt *danach gestrichen*: virdecket vnd nyt Z || **17** vnd kann] *nicht in* KE; cysteren] crystere Z, cysterren K, cristeren E || **18** wassen] wasen K, waßeten E; viranderent] virandert Z, verandert K, viranderent E || **19** wan – gut² *über der Spalte nachgetragen* Z || **20** kalt *danach*: vnde Z, *nicht in* KE – *von den Editoren getilgt*

---

82 verstopft

83 Isaak (ben Salomon) Israeli, lateinisch Isaac Judaeus, deutsch Isaak Judäus (um 850 – um 930), ein jüdischer Philosoph und Arzt

84 vor der Tür

85 wîger/wîher: Weiher, kleiner Teich

86 cisterna: Wasserbehälter unter der Erde, Zisterne

man sye erkület, vnd yr gewycht ist lycht, dye sint dye besten vber alle wasser. Vnd dye sint weder sins, dye sint nyt wirdicke, daz man sye gebrüche, dan zu den noden.

Vnd sprycht Ypocras, daz beste von allen waszern vnd dye dan gesünt sint, daz sint dye born, dye da flyeszent geen der sonnen vnd geent vsz reynem grunde vnd sint lüter. Sye hant auch vberich wyrdekeyt vber alle waszer, daz sye sint süsze, clare vnd reyne vnd viranderent sich balde von hytcze czü kelden vnd [von] kelden zü hytcze. Aber dye groszen beche waszer, dye da flysczent ferre von der stat, daz kann nyt gesin, dan dye kleyn beche vnd dye vnreyne borne mengent sich dar vnder. Vnd dye kleyn beche, dye flyszent vber bose smackende grunde vnd retent[87] noch virwandelünge der waszer, dye sich vndermengent vnder dye grosze waszer, werdent sich trüben vnd vbel smacken vnd vngesünt vnd *yme* wynter czijt boser wann des sommerczijt.

[167vb] Vnd prüben daz also: Scheppe eyn waszer | vszer der beche, da alle ding inne flüszet, vnd du inne eyn geschyrre vnd lasze stane, so wyrtz dü gesehen, daz daz geschirre wirt sclymecht[88] vnden off dem bodem als lyeme vnd vnflayt[89], daz nyt geschijt in güdem borne, als wir vorgeschriben haben. Vnd dar vmb gebyeden ich vnd heyszen, daz mann dye selbe waszer sal myden vnde nyt gebrüchen, wan zu den noden, wan mann ez nyt gebeszern mag.

Artickel der gesüntheyt

Yz ist, daz eyn mensche sal nyt waszer drincken ym eszen oder wan er geszen hayt, wann dye küleheyt von dem wasszer, daz ist scholt, daz dye spyse scheydet sich von dem magen. Vnd were ysz sache, daz dye spyse wyrt virderbet vnde vngedaüwet ist, wan keyn spyse wyrt nyt gedaüwet, wann sye [nit] roret den magen. Vnd were ysz, daz den menschen dürste vber m*a*sze, so sal er ewenig vnd aber ewenig drincken vnd *na*ch eszen in der czijt, wan der magen hytczig ist vnd daüwe*t* die spyse, so sal er keyn waszer dryncken, ysz sy kalt oder warme oder kule dranck. Vnd wil er dryncken vber eyn[90], so sal er drincken guden wyn, der do nyt kalt sy. Aüch sal sich [168ra] eyn yglich mensche hüden, daz er nyt dryncke | dye wyle, daz er hytczig ist. Vnd yn der nacht, wan der mensche gesclaiffen hayt, so sal er keyn waszer dryncken, wann

2 dan *über der Zeile nachgetragen* Z || **6** von² E || **8** vnreyne *korrigiert aus*: vndreyne Z || **9** retent] retent vnd K, *nicht in* E || **11** yme] ye me ZK, ime E || **14** gesehen *danach gestrichen*: vnd lasze ez stan daz yz Z || **14/15** daz¹ – wirt *am Rand nachgetragen* Z || **15** sclymecht *danach gestrichen*: ist Z || **17** sal *danach*: man, *nicht in* KE – *von den Editoren getilgt* || **20** Yz] yz *nachgetragen* Z, Iß ist K, Ist is E || **23** nit KE || **24** masze] müsze Z, maiß KE; ewenig vnd aber ewenig] ewenig vnd aber ewenick K, ye modicum vnd iterum modicum E || **25** nach] auch Z, noch K, nach E; daüwet] daüwen Z, dauwet K, dauet E; die *über der Zeile nachgetragen* Z || **27** drincken *danach gestrichen*: vber eyn Z || **28** dryncke *danach gestrichen*: dye wyle daz er hytzig ist vnde yn der nacht gesclaffen hayt so sal er keyn waszer dryncken Z || **29** dryncken *danach gestrichen*: dye wyle daz er hytzig ist Z

87 erkennen lassen

88 slîmëht: schleimig

89 unvlât: Schmutz, Unsauberkeit

90 überein: unbedingt

sye erloiste dye naturliche hytze, dye in dem magen ist vnd yn der lebbern. Vnd yz ist, daz er drincken moysz, ist yz, daz er sclayfft dar nach, so scha*tz*[91] ym nyt. Ist yz, daz er nyt sclaffet darnach, so brenget yz alle büche wethüm vnd wasczer sücht.

Vnde so sal er sich hüden vor snee waszer vnd vor yjsz waszer oder dranck, der da myt erkulet sy, vnd allen, den yr gelydder sint krancke vnd swache vnd czüchtig[92], dem sint zu male schaden vnd brengent ym gar harte sychdage, dye nyt zu heylen sint. Vnd wye woil daz er nyt prübet den schaden zü stünt, er noch wyrt en woil fynden. Vnd der snee vnd yisz waszer drancke synt bose zu alle, dye den da angeweldiget fleüma vnd colera nygra, vnd zü allen, dye da hant kalt sychtage vnd büche wee.

Vnd darnach so sal keyner daz waszer dryncken, wan er gemynnet[93] hette. Vnd als balde, als er vszer der baytstuben geyt, so sal er aüch nyt drincken, so bedarff ich ym nyt sagen, wan er in dem bade ist, daz er auch nyt sal dryncken, dar vmb, daz dye naturliche | hytcze wyrt vmb dye selbe czijt geswecht vnd von der kelden [168rb] geswecht sych der lyep.

Artyckel der gesüntheyt

Hant gesprochen dye natürliche meyster, daz der lyep spyset sich nyt vom slecht waszer, dye vngemengent sint, dan von dem waszer, dye do gemengent sint von den vier elementen, dye spysent, wan dye waszer gescheyden synt vnd [slecht] in dem lybe, dye do gemengent sint von vyrn elementen, wyrket nyt von dem, daz do gescheyden ist. Vnd auch was gesmytczet[94] ist myt dem, daz gesmytczet vnd gemyszet ist, [daz wircket], vnd [waz] vngemenget ist, daz spyset nyt dye gelydder, wann keyn ding spyset sich, wann [von] sinem glich. Als der lyp ist gemenget von viern elementen, vnd dar vmbe, waz vngemenget ist, daz spyset den lyep nyt vnd brenget schaden dem lybe. Vnd wye woil daz sye schaden brengent, so hant sye doch dogent, wann dye waszer mengent sich zü der spysen vnd virwerent[95] dye reüche von der spysen, dye da geent zü dem heubt, vnd erleschet den dorste, wan man by mayszen dryncket. Den wyn, den er oder wer yn | dryncket by maysz vnd noch siner crafft vnd [168va] nach siner naturen vnd lyp noyt, dye sterk*et* vnd hylfft den menschen mee wann alle drencke, dye uff erterich sint, vnd haldent memoria vnd gedechtnysse.

---

2 schatz] schatze Z, schatz KE || **3** nyt *am Rand nachgetragen* Z || **6** gar *korrigiert aus*: garte Z || **7** en] en *korrigiert aus*: er Z, er KE || **18** sint^2 *danach nicht gestrichen*: dan von dem wasser, dye do gemengent sint Z – *von den Editoren getilgt* || **19** slecht KE || **21** gesmytczet^1] gemyßet K, gemischet E; gesmytczet vnd gemyszet] gemyßet K, gemischet E || **22** daz wirckt K, das wirckt E; waz K, was E; vngemenget] vngemischet E || **23** wann von sinem] wan sine K, von sine E || **28** er *danach gestrichen*: d Z; by maysz vnd] *nicht in* E || **29** sterket] sterkent Z, sterckent K, stercket E

---

91 schadet es

92 zühtec/zühtic: hier ‚heiß‘

93 minnen: (im erotischen Sinne) lieben, Geschlechtsverkehr haben

94 smitzen: hier ‚zusammenfügen‘

95 verwëren: verwesen

Vnd sprychet Galienus: 'Der drancke ist genant oximel, [daz ist eyn dranck, der] gemacht [ist] von eszig vnd honig, daz lüter vnd reyne ist.' Vnd dysz sint nocze von oximel: Ysz sterket dye naturliche hytcze vnd dye virdaüünge, [die in dem magen ist], zu dem andern male, dye in der lebbern ist, vnd dye drytte dygestio, d*ie* in den glyddern *ist*.

Also ist auch yn dem wyne, der do lüter vnd clare ist, vnd daz mann yn dryncket by der maszen, als wir her nach geschriben bescheyden wollen, so macht ysz gut bluyt, luter vnd reyne, vnd daz blut, daz do dick ist vnd trübe, daz macht er luter vnd dünne vnd düt abe allen czorn vnd macht dunne dye [die] grop sint colera vnd stercket dye vier conplexien, dye do natürlich sint, glichlych, daz *ke*yn mensche in den glyddern keynen [bresten] anhette. Als ist dye crafft, daz eynen mensche lüste, genant in latyn dye seygetina[96], vnd sterket, daz der mensche daüwet sine spyse [168vb] recht, genant in latyn dygestiua[97], vnd stercket den | menschen, in latyn genant retantiua[98], vnd sterket, daz eyner gew*are*t ist, genant in latyn *ex*pulsiva[99], vnd drybet vnd macht lüter antlitcze vnd güt angesicht vnd frolich vnd virdrybet drürekeyt vnd sorge vsz dem herczen vnd meret dye natüre vnd gyt zü der müdekeit crafft vnd dye nyt crefften inhant, den gybt er crafft, wann mann yn drencket by masze.

Vnde daz ist zü virsüchen: Neme czwene mann, dye do glich sint von natüren myt crafft vnd gewonheyt, vnd gyb eym wyn zü dryncken naturlich vnd dem andern gyb ydel[100] waszer czü dryncken, so wyr*st* dü vynden, daz der, do wyne dryncket, der wyrt hübysz vnd stracke vnd sin conplexie stercket sich, vnd der, do waszer drincket, der wyrt krancke vnd mager vnd vnrey[n]lich. Vnd daz ist, als dye wysen hant gesprochen: 'Wyne vnd waszer in crafft ist gelich als eyn manne vnd eyn fraüwe.' Vnd ist eyn ding vber alle ding gesayt, daz der wyn ist güt zu allen menschen vnd yn alle[n] steden vnd czu aller czijt, an alleyn, daz er yn dryncket by maiszen vnd dar

1 Galienus] Galienus *aus* Galianus *korrigiert* Z, galian KE; drancke *danach gestrichen*: der do Z oximel *über der Zeile nachgetragen* Z; daz – der K, das ist ein dranck der E || **2** ist[1] KE || **3** dye virdaüünge] digestio prima KE; die – ist K, die ine dem magen ist E || **4** zu dem andern male] vnd digestio secunda K, vnd degestio secunda E; die] daz Z, die KE || **5** ist] sint ZK, ist E || **9** dunne *danach gestrichen*: vnd dut abe alle czorne Z; die KE || **10** keyn] kleyn Z, keyn K, kein E || **11** bresten KE || **12** latyn] latino E; dye seygetina] deseygetiua K, deseygetina [?] E || **13** latyn[1]] latino E dygestiua] digestiua K, degestiua E; menschen] lyp K, libe E; *danach nicht gestrichen*: vnd daüwet sine spyse recht vnd Z – *von den Editoren getilgt*; genant[2] *danach nicht gestrichen*: in latyn Z – *von den Editoren getilgt* || **13/14** retantiua] retentia E || **14** sterket *danach gestrichen*: in latyn retantiua vnd sterket Z; gewaret] gewarent K, warent E; latyn] latino E; expulsiva] spulsiua *korrigiert aus*: alpulsiua Z, aspülsiva K, expulsiua E || **16** müdekeit] *korrigiert aus*: müder *zu* müdekeit Z, mude KE || **20** wyrst] wyrts Z, wirtz K, wirstu E || **21** stracke] strack K, starck E || **24** gesayt *korrigiert aus*: gesaytz Z || **25** allen KE

96 desiderativa: Begehrenskraft, anziehende Naturkraft

97 digestiva: Verdauungskraft, umwandelnde Naturkraft

98 retentiva: anhaltende Naturkraft

99 expulsiva: ausscheidende Naturkraft

100 îtel: bloß, lauter

nach eyner, der do genaturet ist, vnd myt waszer gemenget, als recht ist noch den jaren | vnd conplexien vnd czijt vnd noch den steden. [169ra]

Vnd dye jüngen vnd alle dye, den yre conplexien ist hytczig oder dürre, der sal wyn lutczel[101] dryncken vnd sal gemysset sin myt viel waszers vnd also sal er dün yn der sommer czijt vnd yn den steden, dye do hytczijg sint. Aber dyanticus vnd alle dye, den yr conplexien ist kalt vnd füchtig, dye sollent wyn dryncken vnd lützel waszer. Vnd also sollent sye dün in der wynter czijt vnd in den steden, daz do kalt ist. Vnde dye wysen hant gesprochen: 'In der maszen, als der wyne schedelich ist vnde brenget groszen schaden den jüngen lüden, dye do hytczig sint, also ist er behulffig den alden lüden, dye da fücht vnd kalt *sint*, vnd hylffet zü male sere, wann dye dogent vnd nücze von dem wyne daz ist, daz er brenget füchtekeyt zu den glyedern, dye do durre sint, vnd derret, dye da füchtig sint, vnd erkület, dye da hytczig sint, vnd [erhiczt], dye da kalt sint.' Aber dye hytzekeyt vnd dürrekeyt, dye in dem wyne funden ist, daz hayt er von naturen vnd külekeyt vnd fuchtekeyt, der in dem wyne ist, daz ist ym gescheen. Ist yz zu wyszen, daz man yn menget myt waszer.

Artyckel der gesüntheyt

Alle, dye do drüncken werdent | vnd dryncknet wyne ane maisz vnd viel me dann yr [169rb] nature lyden mag, wann *ir* schade von dem wyne yst groszer wann der noycze. Er virlüset den lyp vnd zubrycht ym vnd erkulet yn vnd krencket yn vnd virwesselt sin natüre vnd hytcze vnd stummet[102] yn vnd nymmet dye wysheyt von den wijsen vnde virnüfft vnde virstorret[103] dye fünff synne *vnd* macht yn blynt vnd daüp[104] vnd rücht nyt vnd lüste vnd tast nyt vnd brenget den menschen czu schanden vnd in vnsynnekeyt vnd an yn sterket der dyer[105] synne vber dye virnüfft vnd virfynstert sych yr schonheyt vnd erlost yr lycht vnd wyrt zü eym dyer alle synne loysz. Vnd dar vmbe ist würdicke eym ygliche mensche, daz er den wyne nyt drycke in der

1 der do] *nicht in* KE; gemenget *am Rand nachgetragen* Z || **4** sal[1] *danach*: nyt Z, *danach gestrichen*: nit K, *nicht in* E – *von den Editoren getilgt* || **5** yn – sint] in den enden dacz (enden dacz *über gestrichenem*: steden die) hiczig ist (*nachgetragen*) sint (*nicht gestrichen*) K, ane den enden da iß hitzig ist E dyanticus] dyanticus *gestrichen, darüber* die alden K, die alten E || **6** conplexien] complexio E; vnd füchtig] *nicht in* E; füchtig *danach*: sint Z, *nicht in* KE – *von den Editoren getilgt* || **10** sint] ist Z, sint KE || **12** vnd[2] – hytczig] vnd erkulet die hiczig *gestrichen* K, *nicht in* E; sint[3] *danach wohl falsch wiederholt und nicht gestrichen*: vnd erkulet dye da hytczegen Z, *nicht in* KE – *von den Editoren getilgt* || **13** erhiczt K, er hitzet E || **18** ir] syne Z, ir *über gestrichenem*: sine K, ire E; noycze *korrigiert aus*: noyczer Z || **19** vnd erkulet yn] vnd erkult yn *gestrichen* K, *nicht in* E || **19/20** virwesselt – hytcze] verleßet yme syne naturlich hicze K, virloßt ime sine naturlich hitze E || **20** wysheyt] fuchtdickeyt E || **21** vnd[1]] als ist angesycht Z, vnd *über gestrichenem*: az ist angesicht K, vnd E || **22/23** vnd in vnsynnekeyt] *nicht in* E || **25** dryncke *danach*: dye kurcze wyle Z, die kurcz wile *gestrichen* K, *nicht in* E – *von den Editoren getilgt*

101 lützel: wenig

102 stummen: der Sprechfähigkeit berauben

103 verstorren: hier ‚berauben' (der fünf Sinne)

104 toup: taub

105 Tier

maszen, als dye sclüche[106] dünt. Vnd sal den wyne dryncken in synem lyep noytdorfftig vnd zu gesuntheyt vnd sterket synen lyep.

Aüch sal er nyt dryncken, wann er hytczig ist oder noch eszen, ee dann dye spyse gedaüwet ist. Wan dye spyse gedaüwet ist, so mag er dryncken sin lyep noitdorfftig vnd by masze, so hylffet yz yn zu male sere.

[169va] Auch so sal er sich hüden vor der wandelunge | *der* gewanheyt. Isz ist zü wyszen, ist er gewonlichen, daz er den wyn dryncket vngemyst vnd drincket yne gemyschet, oder hette gewonheyt zü drincken waszer vnd drincket wyn oder wyeder syns, so brenget ym dye virwandelünge schaden. Auch ist eyner gewonlichen zu dryncken borne waszer vnd dryncket beche waszer [oder beche wasser vnd dryncket boren wasser oder sayt wasser vnd dryncket wasser], daz sin gewonheyt nyt in ist, daz brenget ym schaden, als wir vor geschriben hane vnd bescheyden ist.

Regula sanitatis primo[107]

Dye Regel der gesüntheyt myt sclaffen vnd myt wachen

Der sclaiff ist rüünge alle prubenisse des lybes vnd yr wederkerünge von vszwendig des lybes vnd inwenick des lybes vnd dar vmbe, wan der mensche scleffet, so prübet er keyn dincke. Vnd nympt war vnd prübet an eym mensche, der sclaiff[et] vnd syne aügen sint off, daz er nyeman ansycht, wan were yz, daz dye prübüng[108] von dem angesicht ist gekeret *inwenick* des lybes, so seget[109] er nüst, waz vor ym ge*et*. Vnd darnach, wann er gesclaiffen hayt vnd wederkeret vszwendycke der prübenisse, daz

[169vb] virborgen ist innewenick | lybes, dan sijt er vnd prübet als vor. Vnd daz macke aüch nyt anders sin, wan von der virwandelünge vnd der vszgancke des lybes vszwendick,

1/2 in – gesuntheyt] syn lyp noitdurfftig vnd so ist er gesunt, *wobei* so ist er *über der Zeile nachgetragen sowie* gesunt *statt*: zu gesuntheyt K, sin nae des libs notharft vnd so ist er gesunt E || **3** eszen *danach*: sal Z, *nicht in* KE – *von den Editoren getilgt* || **4** sin lyep noitdorfftig] sin lype noitdurfftig K, sins libes nodurfft E || **6** der²] vnd Z, der KE || **7** vnd drincket yne gemyschet *am Rand nachgetragen* Z, *nicht in* E || **9** virwandelünge *danach*: zu ZK, *nicht in* E – *von den Editoren getilgt* || **10** borne *danach gestrichen*: vnd Z || **10/11** vnd¹ – wasser³] vnd dryncкt boren wasser oder beche wasser vnd dryncket boren wasser oder sayt wasser vnd dryncket wasser K, waßer ader sait vaßer E || **13** Regula sanitatis primo *auf eigener Zeile, rot* Z || **14** *am Rand, schwarz*: Ca^m iiii Z, *am Rand, schwarz*: Ca iiii K || **15** wederkerünge] widerbring vnd kerung E || **15/16** vszwendig des *nach* vsz *über der Zeile nachgetragen*: wendig des Z || **16** vnd¹ *über der Zeile nachgetragen* Z; prübet *danach gestrichen*: a Z || **17** sclaiffet slaiffet K, sloifft E || **19** gekeret *über der Zeile nachgetragen* Z; inwenick] in ewenicke Z, inwennick K, innwinndigk E; des *über der Zeile nachgetragen* Z; so] *über gestrichenem*: er ZK, so E; er nüst waz] *über gestrichenem*: alle dye Z, er nust waz vor yme geet *über gestrichenem*: alle die die vor ym geent K, er nust waß E; geet] geent Z, geet K, geit E || **21** daz *danach gestrichen*: vnd ZK || **22** des lybes vszwendick] ußwennigk des libes K, vßwendick deß liebs E

106 slûch/slouch: Schlauch, in verächtlichem Sinne auf den Menschen übertragen

107 Die erste Regel der Gesundheit

108 prüevunge: Wahrnehmung

109 sieht

dann in virwandelung der naturlich hytcze, dye yn dem lybe ist. Vnd dye naturlich hytcze geyt vsz von dem angesycht vnd virbergeet sich yn dem lybe vnd stercket dye crafft, daz der mensche dauwet sin spyse woil vnd basz hytcz*e* halp, dye da ist innewendig des lybes. Wann dye locher sint virstoppet, vnd blybet dye hytcze innewendig, vnd wan der mensche erwecket, so spreydet sich dye natürliche hytcze, dye in den lyep virborgen ist, vnd sicht als vor.

Vnd syeder daz wyr han bescheyden, daz der sclaiff ist rüunge vnd storünge alle[r] wercke natürlich, dye da geschijt von naturlicher hytcze, daz da erhaben ist von dem herczen, daz spreydet sich vszwendig des lybes, so muszen wir bescheyden, daz dye sache vnd dye kerünge, dye da hette dye natürlich hytcze vszwendick, wan dye hytcze virberget sich innewendig, so müsze der mensche sclaiffen von der merunge der hytczen, dye innewenig des lybes ist, so erkület sych daz hercze vnd virfüchtet sich hyrn halbes vnd scleffet der | [170ra] mensche. Vnd wann eyner den menschen erwecket oder erwacht, so kommet wyeder vmb sin natürlich hytcze, als vor sin wesen ist gewest, vnd mynnert sich innewendig des lybes vnd geyt vszwendig vnd kommet ym weder, daz er taste vnd sycht alle dincke.

Vnd dysz magest dü prüben vnd besynnen: Wann eyn mensche nyt sclaiffen mag, so sal man ym geben alle ding, daz do kolet vnd füchtig ist. Vnd wyeder syns alle, dye do vil sclaiffent, den sal man geben ding, daz do hytzig vnd dürre ist, wann dye hyrn synt kalt vnd fücht vnd erloset dye hytcze vnd dürrekeyt des herczen vnd erkulet yn, daz der mensche sclayffen müsze, wann dye spyse von der hytczen spreydet sich üff daz hercze als eyn nebel vnd erstrycket[110] daz hercze vnd erkulet den menschen vszwendig vnd kommet von der hytzen eyn nebel als eyn raüch vnd scleyt[111] zü den hyrn kelde vnd fuchtekeyt, daz der mensche sclaiffen müsz. Vnd daz ist auch sache, als wyr bescheyden haben. Noch dem slaiff, wann eyn mensche hette gesclaiffen vnd er sich virarbeyt vnd virmo*d*et, so spreydet sich dye naturliche hytcze vszwendig des lybes vnd kommet dann wyeder in syne crafft, als vor gewesen ist.

Nü han wir bescheyden myt korczen würten, waz sclayffen ist. Nü wollen | [170rb] wir bescheyden, waz nocze vnd dogent geschijt sclaffen halp by masz.

Er sprycht, daz [d]er sclaiffe naturliche senfft daz fleysch vnd brenget füchtekeyt von dem gelytd vnd macht feyst den mensche vnd hylfft zü male sere den, dye da yr

3 hytcze] hytczer Z, hirczer K, hitzigē E || **6** virborgen *aus* geborgen *zu* v-rborgen *korrigiert* Z || **8** aller wercke] allewercke Z, allewerck K, aller wercke E; naturlicher] er *von anderer Hand nachgetragen* Z, naturlich K, naturlicher E || **10** vnd] daz K, das E || **12** innewenig] inwennick K, interius E || **13** virfüchtet] *das erste* t *über der Zeile nachgetragen* K, verfuchtet K, v-sucht E || **14** oder erwacht] *nicht in* KE || **18** kolet] kalt E; syns *danach*: vnd Z, *nicht in* KE – *von den Editoren getilgt* || **22** erstrycket] stercket E || **26** virmodet] virmoget Z, vermoget K, v-modet E || **29** bescheyden *danach nicht gestrichen*: myt kurczen worten, waz daz sclaiffen ist vnd bescheyden Z, *nicht in* KE – *von den Editoren getilgt* || **30** der KE || **31** macht *am Zeilenende nachgetragen, am Anfang der folgenden Zeile* wyrt *gestrichen* Z

110 erstricken: mit dem Strick würgen

111 schlägt

nature ist dürre vnd mager. Vnd auch sal er sich hüden, daz er nyt vberig wyne dryncke, wann alle ding zü viel, daz ist nyt güt. Vnd der natürliche sclaiffe sterket, daz eyner daüwet woil, vnd dar vmbe ist zu dem menschen gut, daz er sich halde yn dem sclaiffe noch dem, als er geszen hette. Ist yz, daz er lutczel yszet, so sal er mynner sclaiffen, oder hette er geszen lycht spyse, so sal er lützcel sclaiffen. Vnd were ysz sache, daz er geszen hette swere spyse, so sal er lange sclaiffen, wann der sclaiffe hylffet zu male sere daüwen zü allen den, dye do krancke werden von vberger spysen. Vnd were ysz, daz er nyt mochte sclaiffen, doch sal er lygen vnd sal ruwen off eyner stat, wan dye arbeyt ist noch der folle zu male schedelich zu dem lybe. Vnd [170va] sprycht Gallienus, daz beste in der regeln der gesuntheyt | daz ist, daz eyn mensche sal sich dar nach halten, daz ist, daz sich der mentsche [sal] sych virarbeten vnd darnach eszen vnd dryncken vnd darnach sclaffen vnd nach dem sclaiffe dye mynne.

Vnd sprycht Arystotilis[112], der natürlich sclaiff ist medicina aller kranckheyt vnd allen smerczen. Vnde sal sich hüden eyn yglich mensche vor vbergem wachen, wan daz vberich wachen swechet den menschen vnd zübrychet dye beyne. Vnd dye craffte, dye do gewonlich sint in dem menschen, vorarbeyt sych in der lengerunge von dem wachen vnd brenget alle harte sychdage, als febres degelich oder cottidiana[113], vnd hytczig[t] darczü, wan ysz meret collera rubea, daz syn nature ist von dem füre, vnd macht, daz daz mensche nyt daüwet vnd mynnert daz fleysche vnd des halben wyrt der mensche sweremüdick vnd vberich gedencke trüreclich. Vnd welchem mensche ist gemenget füchtikeyt vnd ist feyst, so ist ym daz wachen nyt schedelich, *wan* vberich sclaffen ist schedelich zü dem heubt vnd brenget ym wethüm in dem heubt, wann dye hytcze, wan der mensche scle*fft*, dye virbyrget sich innewendig des lybes, [170vb] vnd wan der mensche sclaiffet lange vnd | me dann sin gewonheyt vnde recht ist, so merent sich dye reüch inwendick des lybes myt füchtekeyt vnd gehent zü den hyrnen vnd follent daz heubt myt füchtekeyt vnd reuche vnd wyrt yme daz heubt wee düne. Ynd sprycht Ypocras, sclaiffen vnd wachen ist billich, daz sye sollen syn yglich by der mayszen, nyt zu viel vnd aüch nyt zü lutczel.

---

2 nyt] nerekijt K, nerkit E || **3** gut *über der Zeile nachgetragen* Z || **7** werden] mogen haben K, magen haben E || **9** folle] *danach gestrichen*: ist Z, ist *vorhanden* K, *kein* ist E || **10** Gallienus] gallienus, e *nachgetragen* Z, gallinus K, galienus E || **11** sich[1] – mentsche *am Rand nachgetragen* Z; sal[2] KE || **12** darnach[1] *danach*: syeden vnd Z, *nicht in* KE – *von den Editoren getilgt* || **13** Arystotilis] Aristotilis K, Aristoteles E || **14** allen smerczen] alle dolores KE || **15** daz vberich wachen swechet] der wache der uberig ist swachet vnd durret K, der wach der obrich ist der durrt E || **16** lengerunge *über gestrichenem*: leinunge [?] Z || **18** hytczigt] hitzig K, hitzigt E || **20** sweremüdick *ursprünglich* swere vnd müdick, vnd *gestrichen* Z || **21** wan] von ZK, wan E || **23** hytcze *danach gestrichen*: vnd Z; der *danach gestrichen*: mensze Z; sclefft] scleffte ZK, slefft E; dye[2] *korrigiert aus*: dyer Z || **24** sin gewonheyt vnde] *nicht in* KE || **26** yme *am Rand nachgetragen* Z; heubt[2] *danach gestrichen*: myt füchtekeyt Z; düne] *am Ende des Wortes korrigiert* Z, dune K, dhane E

---

112 Aristoteles (384–322 v. Ch.), ein griechischer Gelehrter, einer der bedeutendsten Philosophen und Naturforscher der Geschichte

113 cotidiana: tägliches [Wechsel]Fieber, Malaria mit jeden Tag wiederkehrendem Fieber

Vnd wann der mensche sclayffte, so sal er nyt off dem rucke lygen. Vnd zu dem ersten male, wan sich der mensche sclaiffen geyt in der nacht, so sal er sich legen [zü dem irsten male] uff dye rechte syte vnd daz ander deyl von der nacht so sal er sich legen off dye ander syte. Vnd nyt sclaffen, wann *er* hüngerich *ist* oder [wann er vaste], wann dye hytcze, [dye] virborgen ist in dem lybe, wyrt fynden den magen lere, vnd dye hytcze züget an sich dye naturliche hytcze yn dem lybe vnd füchtekeyt. Von der fuchtekeyt wyrt sye erhytczet vnd macht bose reüche zu den hyrn vnd ist ym zu male schedeliche. Vnd sal keyn mensche sclaiffen, als balde als er geszen hayt, vnd sal beyden, bysz daz sich dye spyse hayt gesaczt, dann ist ym gut der sclaiffe vnd noch dem sclaiff arbeden vnd mynnen vnd baden vnd alle ding nach der gewonheyt. |

Dy regel der gesüntheyt myt arbeden vnd myt ruwen [171ra]

Dye arbeyt ist eyn deil der gesüntheyt des lybes vnd hylfft y*m* zü male sere vnd ist auch scheddelich. Die rüwe ist eyn deil der gesuntheit vnd schedelich, als ich hernach werden bescheyden. Dye rüwe, daz eyn deyl ist schedelich zü dem lybe vnd auch gesünt. Daz do schedelich ist zu dem libe, [daz] ist, daz er sich virarbeyt vnd virmüdet nach der spysen, e daz sye virdaüwet ist, wan dye arbeyt drybet dye spyse vsz dem magen, e sye gedauwet ist, vnd krenket den magen. Vnd dye arbeyt, dye er vor eszen duyt, dye ist gesünt, wann sye erhytczt daz bluyt vnd brenget loste vnd macht, daz daz mensche wirt lüstig.

Dye rüwe, als wir gesaget hane, daz eyn deyl ist gesünt vnd eyn deyl schedelich. Isz sint e[y]n deyl menschen, dye gewonent sich zü rüwen, so macht ysz sye drege vnd swermodick vnd dürret ym daz bluyt vnd breng*et* bose gedechtenisse vnd erlemet ym dye gelydder. Als wir ansehen, eyn mensche, der do gefangen ist vnd lyt in eym stocke[114], so virwandelt ym sin farbe vnd swecht an ym dye naturlich wercke, dye an ym sint, vnd werdent syn*e* gelydder erlemet vnd mag nyt daüwen syne spyse vnd

1 sclayffte so sal] *nicht in* E || **2/3** zü dem irsten male K, zume ersten mail E || **3** rechte *über gestrichenem*: ander Z || **4** er hüngerich ist] sye hungerich sint Z, er hungerecht ist K, er hongrich ist E; wann[2] *danach*: ym Z, *nicht in* KE – *von den Editoren getilgt* || **4/5** wann er vaste] vast E || **5** hytcze *danach*: faste Z, *nicht in* KE – *von den Editoren getilgt*; dye[2] K, die E || **10** ding *danach*: ist ZK, *nicht in* E – *von den Editoren getilgt* || **12** *am Rand, rot*: v Z, *am Rand, schwarz*: Ca v *statt des gestrichenen*: iv K || **13** ym] yn Z, inne K, ime E || **14** Die – schedelich *über der Spalte nachgetragen* Z || **16** zu dem libe *über gestrichenem*: daz Z; daz[1]] daz *gestrichen* Z, daz K, das E || **18** dye er *statt des gestrichenen*: drybet dye er Z || **21** gesünt vnd eyn deyl] *nicht in* E || **22** eyn] en *über der Zeile nachgetragen* Z, eyn deile *über der Zeile statt des gestrichenen* vil *nachgetragen* K, ein E || **23** brenget] brengent Z, bringet KE || **25** stocke *danach gestrichen*: daz Z; swecht] *nicht in* E || **26** syne[1]] syner Z, sine KE

114 stoc: Block um die Füße des Gefangenen; Gefängnis überh.

macht y*n* veste. Vnd sprycht Gallienus, welche sich gewenet, zü rüwen zü viel, daz
[171rb] er|loszet ym dye naturliche hytcze vnd brenget yn zü allen bresten vnd meret an ym dye bose colera vnd füchtekeyt. Vnd dye naturliche rüwe vnd meszlich, dye brenget gesuntheyt zu dem lybe. Als eyn mensche, daz do geszen hette vnd eyn wyle darnach rüwet vnd dye ruwe, die er rüwet, so sal er ruwen darnach, als er geszen hait. Ist ysz, daz er lycht spyse geeßen hait, so sal er darnach rüwen. Ist yz, daz er swere spyse geszen hayt, so sal er darnach rüwen. Eyner, der do vaste iszet, die rüwe ist yme schedelich. Alle, dye do feyste synt vnd füchtig, dye rüwe ist yn schedelich. Vnd alle, den yr conplexien ist hytczig vnd dürre vnd krangk lyep vnd mager, dye ruwe ist yn nocze. Vnd alle, dye yren lyep pflegen noch gesuntheyt, *solten* by der maszen nemen rüwe vnd vnruwe, czijtlich sclaffen vnd froe offsten vnd arbeyden vnd spaczeren.

Regula ad seruand*am* sanitatem[115]

Dye regel natürlich, dye yn lyplichen ges*ch*en all*en*, dye da wyllen hant, noch erczedye leben vnde noch gesuntheyt plegen.

[171va] Er sal sich hüden vor allem czorne vnd vsz dem herczen dün. Vnd wirt er czornig, | so sal er frolichen her vsz sagen vnd sal nyt laszen den czorn off dem herczen. Als drüren[116], soffczen, czornen, daz sal er myden, wann sye virwandel*en* dye nature vnd conplexie vnde derret den lyep vnd czübrycht vnd swecht dye naturliche hytcze. Vnd von der swacheyt verderbet dye crafft *vnd die* dygestio vnd brenget e czijt, daz der mensche wirt alt, vnd macht, daz eyner wirt wackerecht[117] vnd brenget alle swere sychtag. *Vnd allen*, den yre conplexie ist hytczig vnd dürre vnd mager, *dye sollen* sich hüden vor alle den dingen, dye vorgeschriben sint, wann sye brenge[n]t dye febres

1 yn] ym ZK, ine E; Gallienus] e *über dem Wort nachgetragen* ZK, gallinus E; welche sich gewenet zü] *nicht in* E; sich *danach gestrichen*: geruwet hant vnd Z; gewenet *danach gestrichen*: han Z || **5** rüwet[1]] trurt vnd ruwet E; die *über gestrichenem*: daz Z; hait *über der Zeile nachgetragen* Z || **6** spyse *danach gestrichen*: sal, *dafür* geeßen hait *am Rand nachgetragen* Z || **7** rüwen *danach gestrichen*: ist Z; die *am Rand nachgetragen, am Beginn der folgenden Zeile* der *gestrichen* Z || **7/8** ist yme] *über der Zeile nachgetragen* Z, *am Rand nachgetragen* K || **10** solten] saltü ZK, so soltn E || **13** Regula ad seruandam sanitatem[2] *seruandum* Z, *Überschrift auf eigener Zeile, rot* Z || **14** geschen] gesehen Z, gescheen K, geschen E; allen] alle ZK, allen E || **18** virwandelen] virwandelt Z, verwandelent K, v-rwandelen E || **20** verderbet] geit *über nicht gestrichenem*: dir *in* verdirbet K, vergeit E; vnd die] von der Z, vnd die *über gestrichenem*: von der K, vnd E || **21** wirt[2] *über der Zeile nachgetragen* Z || **22** Vnd allen] Vmb daz alle Z, Vmbe daz *gestrichen, über der Zeile* vnd *sowie der Nasalstrich über* alle *nachgetragen* K, vnd allen E; dye sollen] er sal Z, Er sal *gestrichen, darüber* die sullent K, die sollent E || **23** brengent] bryngent K, bringent E

115 Regeln zur Bewahrung der Gesundheit

116 trûren: trauern

117 wackelig, kraftlos

acuta[118], dye do scharp sint, hart zü heylen. Vnd dye hytcze virderbet den lyep vnd zu[r]qwetsche[t] vnd brennet alle fuchtekeyt, dye in dem menschen ist, vnd derret sin naturlich füchtekeyt, bysz daz er styrbet. Vnd alle, dye do feyste sint vnd dye feystekeyt stercket an yme vnd were gern mager, dye vorgeschriben stucke, dye sint ym vnscheddelich. Vnd ist bylliche, daz eyn yglich mensche sal sich des myden vnd frolich sin in alle*n* freüden, als syngen, danczen, spryngen, pyffen vnd alle ding, do dem lybe ist woil mytd. Vnd sal sych myden vor alle ding, dye do vorgeschriben sint, dye | erlenge[n]t czorne vnd sorge. Vnd ye me an dem menschen, daz swere müdig[119] [171vb] ist vnd sin conplexien ist melancolia oder daz er wyrt mager vnd dürre, wann dye freüde stercket dye naturlich hytcze vnd drybet vsz von dem herczen alle bose gedechtenisse.

Vnd daz haben wir dicke[120] geprübet vnd han fünden vnd auch vil gesehen, daz vil lüden daz, yne gescheen ist gar stumplich[121] bedrupnysse vnde von dem bedrüppenisse sint sye stümplingen[122] doyt. Vnd daz wesen ist yn lüden, dye do czarte sint vnd weycher conplexien, vnd gescheen ist als starcke vnde vnmeszlich, daz daz bluyt erschryckt sich vnd wirt also gar erstorben, daz dye natüre erkulet sich vnd *z*wynget den lyep, daz er glych ersticket. Vnd daz selbe geschijt auch dick von freüden [als in luden, die also zarte sint vnd blode[123] vnd an sie kommet freude] stumplich oder eyn güte frünt vnd von der süszekeyt, daz der ly*p* anfenget, erstycket sich aüch vnd styrbet. Vnd alle daz geschijt von bedrüppenisse vnd freüde.
Vnd daz sahen wir nye, daz yeman sturbe czornes halp, wann dye naturelich hytcz wyrt nyt erlo*st*[124] vnd dye lyeplich crafft wyrt [sie] nyt swachen vnd sterket sich dye hytcze vnd bornet yn ym dye hytcze, in zü rechen[125] allen den vnd geen dye ym ye leyt gedaden, vnd erhytczet in ym daz geblüde | vnd dar vmbe blybet er stede[126], daz [172ra] er styrbet nyt. Vnd dysz ist wyeder syns des *s*reckens, wann eyner, der erschrycket,

---

1 acuta] *über gestrichenem*: ajüda Z, *über gestrichenem*: ayuda K, accuta E || **2** zurqwetschet] zur qwetzte K, zuerqwetzet E || **3/4** Vnd – mager] *gestrichen* K, *nicht in* E || **4** yme *über der Zeile nachgetragen* Z || **6** in allen] in aller K, allen E; ding *über der Zeile nachgetragen* Z || **8** erlengent K, herlengent E || **13** yne] yne *über der Zeile nachgetragen* Z, daz yne *über der Zeile nachgetragen* K, yne *nicht in* E || **16** erschryckt sich] ersrickt sich K, erstickt E; erstorben r *über der Zeile nachgetragen* Z || **17** zwynget] swynget Z, swinget *zu* zwinget *korrigiert* K, twingt E || **18** als – freude] als ine den luden die also zart sint vom pluid vnd ane sy kompt frude E || **19** lyp] lyt Z, lyp K, *nicht in* E || **21** wir *nach gestrichenem*: wier Z || **22** erlost] erloste ZK, erloißt E; sie K, sy E || **23** den vnd geen] sie geyn K, die geine E || **25** sreckens] streckens Z, sreckens KE

---

118 febris acuta: heftiges Fieber
119 schwermütig
120 dicke/dic: oft, immer wieder
121 stumpflich: plötzlich
122 stumpfelingen: schnell, plötzlich
123 blœde: gebrechlich, schwach
124 erlœsen: beseitigen
125 rächen
126 staete/stête (md.): stattlich, fest

des schreckens halb verwandelt sich sin varbe vnd czyeder[n]t[127] sin geleder vnd swechet sich die [naturlich] krafft, bysz daz syne harn vnd sin stüle gang geyt ewecke ane sinen willen vnd zü wylen sterbent sye des halben. Vnd dar vmbe sal sich eyn yglich mensche halden *meszlich* [vnd ordelich] vnde virweren sich alle ding, dye do mogent schade brengen an dem lybe.

Dye regel der gesuntheyt yn reynunge des lybes von etlicher samelünge, daz da samet sich yn dem lybe von vnordelichem leben, von vberig eszen vnd drincken vnd da myt menget sich dye bose lofft von nebel, von scholme[128], dye do schedelich sint dem lybe vnd [da von] ankommet dye pestylencie vnd mancherley sychdage.

Als vnser herre got, gelobet sy, hude vnd vmmerme, hayt yn den menschen stede bereyt vnde geschaffen, yglichen menschen nach sy*me* wesen zü bereyden vnd dauwen dye spyse vnd [zu] luter*n* daz blut. Vnd waz vngedaüwet ist oder vnmeszeliche spyse, daz dye nature nyt dauwen mag, daz blybet an eyner stat, bysz zijt vnd stünt, wann der lyep weysz nyt von naturlicher spysen, dye süsz sint *vnd* naturlich, vnd
[172rb] waz naturlichen | ist, daz blybet stede, bysz daz sich dye nature gekrencket hayt, als wyr her nach werden bescheyden. Dann vnser herre got hayt key*n* gelyt geschaffen an dem menschen czü vnnoyt, vnd yglich glyt ist geschaffen an dem menschen nach den virn elementen, dye da naturlichen sint. Daz [erst] gelytd ist, daz *er sijt* vnd bereyt dye spyse zü yglichem gelydt, nach dem er sal gespißt sin. Daz ander gelyt ist, daz er beheldet dye spyse, bysz daz er geschafft, daz er schaffen sal. Dye drytte, dye sterket dygestio, daz ist, daz er daüwet dye spyse, dye der mage an sich czüget, vnd daüwet zü male wole. Dye vierde dygestio, daz ist dye crafft, dye drybet, vnd ist, daz

1 czyedernt] czyedert Z, czedert K, zidern E || **2** die *über der Zeile nachgetragen* Z; naturlich KE || **3** wylen *danach gestrichen*: sterste Z || **4** mensche *danach*: *sich* ZK, *nicht in* E – *von den Editoren getilgt* halden *danach gestrichen*: sal Z; meszlich] menschecliche Z, meßlich K, mußlich K; vnd ordelich KE || **6** *am Rand, rot*: ... vi Z, *am Rand, schwarz*: Ca vi Z || **8** bose *über der Zeile nachgetragen* Z scholme] scholme *gestrichen, darüber* ubelm gesmack K, obelen gesmack E || **9** da von] dauon *über der Zeile nachgetragen* K, da von E; mancherley] vil erleye K, voilerley E || **11** sy] *danach gestrichen*: er Z, er K, *nicht in* E || **12** syme] synen Z, syme K, sime E || **13** zu KE; lutern] lutert Z, lutert *zu* lutern *korrigiert* K, lutern E; oder vnmeszeliche] von (*über gestrichenem*: oder) vnmeßlicher K, von vnmeßlicher E || **14** vnd *danach gestrichen*: zü Z || **15** weysz – von] vnd syn waiß wann er weyßt nit wann K, vnd sin waiß wanne er ißt nit wan E; vnd naturlich] vnnaturlichen Z, vnd naturlich KE || **16** sich – hayt] die nature sich krengken ist K, die nature sich krengen ist E || **17** keyn] keyt Z, keyn K, kein E || **19** er sijt] yr sehent Z, er sijt K, her sigt E || **20** nach – sin *am Rand nachgetragen* Z || **21** geschafft *danach gestrichen*: daz er schafft Z || **23** wole *korrigiert aus*: male Z; ist^2 *danach falsch wiederholt, nicht gestrichen*: vnd ist Z

127 zittern
128 schëlme/schalme/schalm: Seuche; Pest

er drybet, daz ist dye klygen[129], daz ym vberblybet an der spysen, noch dem, daz eyn yglich glyt hayt genomen sin noitdorfftigkeyt von der spysen.

Nu, als dye spyse kommet in den magen, so gesellet er sich zü allen enden, bysz daz er woil gedauwet vnd gemelet dye selbe spyse, bysz daz er gestalt wirt wijsz glicher wyse, als der mage ist. Vnd des selben glichenysse ist yn der lebbern, wann dye lebber hayt genomen yr deyle der spysen als viel, als yr zügehoret, so | ma*cht* daz [172va]
selbe deyl vnde wirt royt. Daz selbe düt auch dye brüst, waz deyl spysen czü yn gehoret, daz macht, sye wijsz nach yglichen conplexie des gelyts, daz ym czugehoret. Noch dem, daz der mage hayt ingenomen syn spyse von der spysen, drybet sich, daz vberig ist, dürch dye wege bysz an daz nederloch, daz genant ist portener[130], vnd der mage schycket ym dürch den darm, der da hafft an dem magen, vnd dar vmbe ist der selbe darm genant portener. Als balde dye spyse dar yn kommet, besclüszet er sich zü, bis daz er woil gedaüwet vnd müsz vszlayszen, daz er vszdrybet. Vnd wann er vsz hayt gedryeben, besclüszet sich dann als vor, glicher wyse, als eyn mensche an eyner porten düt, wann er eyn mensche hayt yngelaszen, so besclüszet er syne porte weder vmbe zü, bysz er wyeder vmb vsz wil. Vnd de*r* darm, den wir hane genanten, der ha*fft* an dem portener vnd ist xii dümen lang, nach den fyngern, als der mensche ist. Vnd daz selbe, daz do genant ist xii dümen[131], daz er genomen hette sin deyl vnd sin noytdorfft von der spysen, als [yme] gliche ist. | Daz vberich von der spysen, daz [172vb]
schycket er zü dem darme, der an ym heffte, vnd der selbe darme ist genant der nuchter darme[132] vnd ist krümp dar vmbe, daz dye spyse dar yn sümet vnd nyt balde vsz dem lybe geet. Vnd sümet sich yn dem selben darme, bysz daz dye lebber czüget an sich alle fuchtekeyt, dye in der spysen ist, vnd czüget an sich myt krefften glicher wyse, als magneten steyn czüget an sych ysen. Vnd waz dye lebber an sich czüget, daz wirt bluyt, vnd waz vberich blybet in den dermen von grober spysen, daz drybe*nt* dye derme eweck vnd ist yz der stule gangk. Vnd daz ist dye erste dygestio, dye do geschijt yn dem magen.

3 er] *nicht in* KE; allen *danach gestrichen*: dingen zu den Z || **4** er[2]] ere E || **6** macht] mag Z, macht KE || **8** yglichen] yglichē Z, ygelichē K, ieher E; daz[2]] az, *davor gestrichen*: daz s K, aß E || **10** wege] *korrigiert aus*: ewege Z, weck K, werck E || **13** bis *über der Zeile nachgetragen* Z; er[1] *danach*: sich Z, *nicht in* KE – *von den Editoren getilgt* || **14** wyse *über der Zeile nachgetragen* Z || **14/15** mensche an eyner porten] portener KE || **16** der] den Z, der KE || **17** hafft] haffte Z, heffte K, hafft E || **18** dümen *danach*: langk Z, *nicht in* KE – *von den Editoren getilgt* || **19** yme K, ime E; ist *danach gestrichen*: Daz vberich von der spysen *und danach irrtümlich nicht gestrichen*: als ym glyche ist Z || **20/21** ist – vnd[1] *über der Spalte nachgetragen* Z || **21** nuchter] nochter K, affter E || **26** drybent dye derme] drybet dye derme Z, dribent die gederme K, dribt die gederme E

129 klîe: Kleie

130 portener: Pförtner

131 Zwölffingerdarm (lat. duodenum): der erste kurze Abschnitt des Dünndarms

132 Leerdarm (lat. ieiunum)

Vnd noch dem, daz dye lebber hait an sich geczogen dye füchtekeyt vnd hait gemachten zü blüde vnd darnach budelt[133] sich daz bluyt von de*n* bose*n* gallen, dye yn ym sint, vnd darnach czuget an sich eyn yglich glyt, waz ym werden sal. Daz milcze ist geyn der lebbern zü enphaen daz grob von der lebbern, daz dye lebber nyt gedauwen mag, vnd daz ist dye colera nygra. Vnd dye galle, dye do klebet off der lebbern, sye ist luter vnd reynige*t* daz bluyt vnd züget an sych, waz do bose ist in [173ra] dem blüde. Vnde | daz selbe ist genant colera rübea. Dye nyeren [sint] gegen dar vnder vnd dye zyegent auch an sich dye bose waszer, dye do gemenget sint in dem blude, vnd dye waszer sint ewenick gerodet. Von der roden spysent sich dye nyeren vnd von dem vberich waszer drybet sich yn dye adern vnd süfft in sich dye blaysz vnd wirt do yn zü waszer. Zu der blasen ist bereyt eyn rore, dar vsz leret sich dye blase vnd seycht[134], vnd daz ist der harn.

Nü alle dye vorgeschriben geleder in der maisz, als wir vsz han gelacht, sint geseczet vnd bereyt zü dem werck vnd dinst der lebbern, zü enphaen dye vberich dygestio, dye yn dye lebber styget, nach deme, als ym gedeylt wirt. Auch saltu wyszen, daz eyn yglich glyt, daz do bereyt ist, zü *entphaen* d*ie* vberich blybung von dem blüde, daz eyn yglich glyet czüget an sich nyt me, dann als viel des lybes noyt ist. Vnd da von ist der nocze, daz bereyt ist, daz daz bluyt reyneget sich von bose vberich blybünge, daz yn ym ist. Vnd wirt daz blüyt lüter vnd reyn vnd virdeylt sich eyn yglich deyl zu allen gelydt vnd geleder des menschen, so spysent sye vnd eyn yglich glyt virwandelt daz bluyt nach syner gestalt, als er ist, als ich dich wil hye [173rb] bescheyden, wann daz deyl bludes, daz gebürt zu den beynen, | vnd eyn deil blüdes, daz gebürt zü fleysch, vnd vberich von dem blüde, noch dem daz gespyset ist dye gelyeder.

Waz vberich ist, daz geyt in dye locher in der hüdt vnd swytczet dan er vsz. Vnd des glichenisse ist an yglichen lochern, dye an dem menschen sint. Ist yz an dem heübt, so swytczet yz zü den oren her vsz vnd nasen etc. Vnd dysse sint dye vberich dygestio, d*ie* drytte, d*ie* yn den gelyddern ist.

Aüch saltu wyszen, daz dye fleüma ist dye vberich blybünge in dem blüde vnd ist bluyt, daz vngedaüwet ist, vnd darvmb hayt sye keyn stat in dem lybe als dye andern colera, wand die andern colera, colera rübea vnd colera nygra. Wann were ysz, daz

2 den bosen] der boser Z, den bosen K, den boßen E || **6** luter vnd reyniget] luter vnd reynigen *aus* reynigent *korrigiert* Z, lutern vnd reynigen K, luter vnd reinget E || **7** sint KE || **8** sint *über der Zeile nachgetragen* Z || **10** waszer *danach gestrichen*: sint ewenick daz sich Z; sich[1] *zwischen den Spalten* Z || **11** dar *korrigiert aus*: daz Z || **15** nach – wirt] *nicht in* E || **16** entphaen] anfagen ZK, entphaen E die] der ZK, die E || **18/19** bose vberich] bose uberig K, boßer obriger E || **22** gebürt *danach gestrichen*: zü fleysch Z || **24** gelyeder *korrigiert aus*: gelyedert Z || **26** yglichen *korrigiert aus*: yglichem Z || **27** dysse] *korrigiert aus*: dysser Z, disser K, diß E || **28** dygestio] digestio KE; die[1]] daz Z, die KE die[2]] daz Z, die KE || **31** wand die andern colera] *am Rand nachgetragen* Z, wann die andern K, *nicht in* E

133 biuteln: etw. läutern, verfeinern

134 seichen: harnen

sye keyn stede nyt inhetten, so mochte sye den lyep nyt gespyset han vnd blybet nyt eyn vre vmb der vndoge[n]t willen, der conplexien sye sint. Dar vmb hayt vnser herre [got] yn stede vnd seckelin, da sye yngedan sint, als colera rübea in der gallen vnd colera nygra in dem mylcze. Dar yn samelt sich dye colera, daz sye sich nyt spreyden yn dem lybe vnd sollent den lyep spysen noch lybes notdorfft. Aber ist yz nyt in der fleüma, wan sye ist ge|spreyt yn dem lybe vnd ist als bluyt, daz vngedaüwet ist yn der [173va] czijt, daz yz noyt ist, menget sye sich myt der spysen vnd wirt zu blude vnd wirt zü notcze dem lybe, vnd dar vmb hayt sye keyn stat. Vnd wie woil daz colera rübea vnd colera nygra hant stede, so hant sye doch adern, da myt sye spysent den lyep noch noytdorfft.

Vnd vnser herre got almechtiger hayt geheyszen, den lyep zü behalden vnd sine gesüntheyt. Vnd wann dye adern sint virstopt vnd mogent nyt dün, als sye dün solten, wann vberig leben vnd schuldigen, wie sye weren, so machent sye grosze sychtage vnd bresten nach der czijt vnde geschicht bresten des virstoppenisse zü der gallen. Vnser herre got hat czwo adern geben, dye eyn ist kleyn, dye ander ist grosz. Dye kleyne geyt in den magen vnd dürch dye selbe adern gysz*et* yn den magen dye colera rubea als viel, als lybes notdorffte ist, zü stercken dye crafft vnd dygestio vnd erhytczet den magen, wann ane dye hytze mocht nyt follenbrengen den magen vnd zü daüwen sin spyse woil. Dye ander ader, dye in der gallen ist, dye do grosze ist, dye geet nederwenick in dye gederme vnd güszet als viel in dye | derme, als lybs noyt ist. [173vb] Vnd der selben gallen, dye yn den dermen ist, [ist] zü dryben den menschen zü stüle geen, zü reynigen dye derme von der spysen, dye do grop ist, vnd daz ist gewonlichen yn yglichem menschen. Vnd ist zu der wylen, daz daz virwandelt sich, daz dye czwo adern, dye ich vorgeschriben hane, dye in der gallen sint, vnde geburt sich, daz sich dye grosz ader geyt in den magen vnd die kleyne in die gederme von ubrigen hicze, die da wirt in dem magen. Vnd wyrt als eyn flamme vnd virbrüet dye spyse vnde virbrennet vnd swechet dye dygestio vnd macht, daz der mensche nyt lüstig wyrt vnde macht yn veste in dem lybe. Als dye kleyn ader, dye in dye derme ge*e*t, mag nyt follen saffe geben zü den dermen, daz er zü stule geyt, vnd des halben wyrt der mensche gewynnen ko[r]cze aythüm vnde wirt swellen. Vnde dye galle menget sich in daz bluyt vnd spreydet sich daz bluyt allenthalben in dem lybe vnd wirt gele des virstoppenisse halb.

Aüch yn dem colera nigra sint, daz in dem mylcze ist, sint auch adern. Dye eyn dye*nt* vber sich zu dem magen vnd *gibt* zü dem magen crafft vnd lüste. Vnd dye ander drybet den bosen gesmacke, der yn dem lybe ist, dürch dye derme vsz.

---

2 vre] üre K, ore E; vndogent KE || **3** got KE || **9** doch *über der Zeile nachgetragen* Z || **16** gyszet] gyszent Z, geyßet, *darüber*: guset K, giußet E || **17** dygestio] digestio KE || **18** hytze *danach gestrichen*: den magen Z || **21** ist[2] KE || **25** daz *danach gestrichen*: d Z || **25/26** vnd – magen *über der Spalte nachgetragen* Z || **26** in – wyrt] *nicht in* E || **26/28** vnd – wyrt] *nicht in* E || **27** dygestio] digestio K, *nicht in* E || **29** geet] geent Z, gent K, geit E || **30** korcze] kurcze K, kurtz E || **33** dem[1]] dē Z, deme KE nigra *über gestrichenem*: rubea ZK || **34** dyent] dyenent Z, dyent K, dhijnt E; gibt] geet Z, geyt K, gibt E

Vnd also, als sye sint virstopt dye adern, als wir [vor] gedacht hane, so sint [174ra] virstoppet | dye vberig blybünge von der spysen, daz sye sollent reynigen sich in dem lybe vnd brengent viel vnd mancherley bresten noch der naturen, daz vberig blyben ist des virstoppenisse. Vnd dar vmbe bedarffe eyn yglich meyster, der sich willen hait, zü flehen der gesüntheyt des menschen, was orsachen vnd schult, daz der mensche krancke ist. Vnd wann du daz woil weist, wo von der bresten ankommet, so sal er sich virmüden vnd virarbeyden, abedün dye oresache vnd dye scholt, da der bresten ankommet, vnd daz vszzudryben daz vberig, daz in dem menschen virstoppet ist, vmbe des willen czu bestedigen daz mensche nach syner stadünge[135] vnd gesüntheyt.

Der stülegancke

Weres ez sache, daz er virstoppet were von sachen der spysen, dye yn derren vnd yn fest machen, ist yz sache, daz *er* nyt zu stüle geet, so sal er dye spyse myden vnd sal eszen spyse, dye do füicht ist vnd feyst. Were yz aber, daz *er* fest were von viranderunge syner gewonlicher spysen, daz er züm ersten esze rynt fleysche vnd darnach hünre fleysch oder des glychen, so sal er dye ordenunge myt der spysen vmbekeren. Vnd were yz, daz er feste were von dem bresten, den er ym magen oder [174rb] yn den dermen hayt, so sal der meyster yn wyeder | zu syner natüren brengen myt wyederwertigen sachen, nemelich, were yz sache, daz dye derme zü hytczig sint, so sal er yn kulen, dye do sint zü kalt, so sal er sye erhytczen etc. Aüch were yz, daz dye drybende dogent in dem menschen swache ist vnd er des halb feste ist, oder daz dye behaldende dogent auch swache ist vnde hait vszlaüffe, so sal der meister stercken dye drybende vnd sal virdryben, dye da feste mac*ht*.

Der harn wirt zü wilen virstoppet kelten halben oder dürrekeyt halb. So sal sich der mensche halden nach eyner regeln, dye in [er]hytcze vnd füicht mache. Weres yz aber, daz ez von vbirger hytcze were, so sal er sich halden myt dingen, dye do füicht vnd kalt sint. Auch were der brest an dem harn, daz er stetelych neczet oder daz er nyt woil geharnen kande, so sal [er] ersterken vnd erswechen yglich dogent, als des noyt ist. Aüch wirt der harn vnder wylen verstoppet füchtigkeyt halben, dye da dycke sint vnd dye rore virstoppent, so sal er eszen ding, daz do donnet vnd den eyter drybet, als fenchel samen vnde des glychenysse oder eppe samen. Auch geschijt ez, [174va] daz der [harn] wirt virstoppet des steyns | halb vnd brenget ym wee, so sal [man] ym

1 vor K, vur E || **3** brengent] brynget K, bringt E; daz] die E || **4** der] *über gestrichenem*: daz Z, daz, *darüber* en K, das er E || **5** der[1] *davor* zü Z, *nicht in* KE – *von den Editoren getilgt* || **6** woil *danach gestrichen*: ist Z || **7** abedün] abgedan K, abegedane E || **11** *am Rand, rot*: viii Z, *am Rand schwarz*: Ca viii K || **13** fest *korrigiert aus*: feyst Z; er[1]] yz Z, er KE || **14** er] ez Z, er KE || **17** feste *korrigiert aus*: feyste Z || **18** yn[2] *über der Zeile nachgetragen* Z || **22** meister *über gestrichenem*: mensche Z || **23** feste *korrigiert aus*: feyste Z; macht] machent *aus* machen [?] *korrigiert* Z, macht K, magt E || **25** erhytcze] erhitze K, erhitzt E || **28** er K, her E || **29** füchtigkeyt] humores KE || **30** donnet] dünnet K, dunnet E || **31** eppe] eppig KE || **32** harn K, harne E; man KE

135 vielleicht aus *lat.* statura in der Bedeutung ‚Leibesgröße eines Menschen'

den steyn brechen vnd vszdryben. Dye oresache vnd natüre des steyns wollen wir sagen: Daz ist, daz dye colera nygra vnd der staup da üon ist dürre vnd kalt vnd felt yn dye blase vnd virmenget sich myt dem fleüma in der blasen von kelten, dye sye bede hant, vnd macht sich als eyns ha*uen*ers[136] leyme vnd in der czijt des dages, als dye colera rübea regeret in dem menschen, so drockent sye den leyme vnd *wirt* hart als eyn steyn von yrer hytczen vnd durrekeit.

Vnd dar vmbe sal sich eyn yglich mensche nyt sümen, zü stule zü gene oder zü harnen, wan ysz noyt ist. Wann were yz, daz er sich sümet, wan yz ym noyt ist, so virfüllet sich dye blase myt wasser vnd virstoppet sich der harn innewendig der blasen vnd kommet da von grosz noyt [vnd schade], als der hals von der blasen ist ydel adern, vnd als dye blase also fol ist, so blehent sich vnd swellent dye adern vnd daz loch wyrt da von virstoppet vnd mag nyt netczen. Aüch were ysz, daz er sich sümet, zu stole *zu* gene, daz brenget aüch viel arbeyt vnd noyt in allem syme lybe, als ym wehe ist in dem heubt vnd daz krymmen. Vnd der brest ist genant colica passio[137] vmb des darms willen | vnd ilius passio[138] vnd yrrunge[139] des wynts in den [174vb]
dermen vnd süst aüch viel ander bresten.

Artickel der gesüntheyt zü dem sweysz

Were ysz, daz dye locher der hut virstoppet sin vnd werden virrumpen[140] von hytcze der sonnen, als geweldiget ist an dem menschen vnd virderret yn, vnd des halben der sweysz wyrt virstoppet, so sal der mensche vast ryben sich myt laüwen wasser vnd sal sich smeren myt oley, daz ym den lyep fucht mache. Vnd were yz, daz der sweysz were virstoppet von vberger kelten, so sal er sich steteclichen baden yn warme wasser vnd den lyep woil ryben vnde sal sich arbeden vnd virmühen, bysz daz der lyep warm wirt vnd geradet[141] swytczen. Vnd were ysz, daz der sweysz were virstoppet grober füchtickeyt halber, so sal er eyn[er] regel gewanen[142], dye ym dye hümores dünne machen vnd erhytczen, vnd sal sinen lyep ryben myt wasser, dar yn gesotten sint crüder, dye dar zü gehorent, vnd sal sich darnach reynigen myt pürga-

---

4 haueners] haüerers Z, haueners KE || **5** wirt] werden Z, wirt KE || **6** vnd durrekeit *über der Zeile nachgetragen* Z || **10** vnd schade KE || **13** zu[2]] so Z, zu K, zue E; gene *korrigiert aus*: gener Z || **15** passio[1]] *nicht in* KE; vmb *davor gestrichen* vnd Z || **17** *am Rand, schwarz*: Ca vii Z, *am Rand, schwarz*: Ca vii K || **18** der hut *über der Zeile nachgetragen* Z, huit KE || **21** lyep *danach gestrichen*: smere vnd schycht den lyep Z; fucht mache *am Rand nachgetragen* Z; daz[2] *danach gestrichen*: daz der lyep vnd Z || **22** baden] halten E || **23** virmühen] v-müwen K, wermen E || **24** warm wirt] erwermet ist K, erwarmet ist E || **25** füchtickeyt] humores KE; eyner] eỹ Z, eyner K, einer E || **26** machen] macht E

---

136 havenære/havener: Töpfer

137 colica passio: Darmkrampf (Kolik)

138 passio iliaca: Ileus, Darmgicht

139 irrunge: Hemmung

140 verrumpfen: Falten bekommt, zerknittern

141 geräten: anfangen

142 gewonen: gewöhnt sein

cien[143] vnd drincken, dye dar zü gehorent. Aüch saltü wyszen, daz yglich hümores, dye do virstoppet sint, hant den sweysz [ge]macht zü weren.

Vnd dye oresache obegeschriben hayt virschriben Galian vnd hait daz sere woil [175ra] bescheyden an syme büche. Vnd were yz, daz ich daz | wol*te* bedencken vnd bescheyden, yglich stück vnd artickel, vnd wye mann da myt helffen solt, so trede ich abe von der meynunge dysz büchs. Vnd wye woil ich des nyt dün, so habe ich doch genüg gedacht, eyns yglychen willigen menschen hant zü erwecken, dye künst zu leren vnd sich darnach czü rychten bysz zü eym ende. Vor allen dyngen so sal der meyster wyszen, war vmb vnd waz dye oresache sy, daz dye vber blybünge, als der stüle ganck vnd der harn, der sweysz, dye spye, der fraüwen sücht etc. virstoppet sin, vnde sal dann darnach wirken.

Artickel dysz deyls, wie mann eyns menschen plegen sal, daz von colera rubea halp krancke ist. Vnd des sal man plegen myt allen dingen, dye da sure synt. Vnd welcher krancke ist von colera nygra, des sal man plegen myt dingen, dye da fucht vnd feyst sint. Vnd welcher krancke ist von fleuma, des sal mann plegen myt dingen, dye do virsalczen sint.

Aüch salt dü wyszen, daz dye colera rubea ist glich als eyn kynt, daz da begert eyns czweyges, vnd daz selbe kynt ist myt worten czü erczornen[144]. Vnd colera nygra [175rb] ist glich als eyn oichse, wann mann s*t*edelichen da myt off lant geet, so mocht | yn eyn kynt foren, wil mann aber yn nodigen vnd boldern[145], so ist er yedermann schreckelich. Vnd dye fleuma ist glich als eyn lewe, ist ez, daz mann yn nyt dodet, so dodet er den menschen. Vnd dar vmbe sal sich der mensche bücken vnd nyedern gegen der colera rubea, glycherwysz als eyns vndertenig ist geyn eym, der do mechtiger ist dann er. Vnd salt stryden gegen der colera nygra glycher wysze, als eyns strydet geyn synen vyhenden, vnd salt dye fleüma meystern als eyns synen knecht meystert vnd salt daz geblüde willigen glich als eym fryeden vnd gesel[sch]afft vnd hayt myt syme gesellen.

Vnd weres, daz sich eyns von den viern colera stercket vnd meret sich ane dem menschen vnd wyrt daz mensche des halben syche, so sal sich der meister dar zü neygen, daz er dye colera mynner vnd den lyep reynige da von. Vnd weres ysz sache, daz sich die colera in dem libe meret vnd der mentsche wyrt swache, als wolte er sich

2 gemacht] macht ZK, gemacht E || **3** Galian ZK, gallian E || **4** ich daz *am Rand nachgetragen* Z; wolte] wolten Z, wolte K, wolt E || **6** Vnd *über der Zeile nachgetragen* Z || **9** meyster] mensch E; dye[2] *danach gestrichen*: b Z || **12** *zwischen den Spalten, rot* xiiii Z || **15** fleuma] flecma ader fleuma E || **19** stedelichen] syedelichen Z, siedelich K, stedelich E || **20** aber *am Rand nachgetragen* Z || **26** geselschafft] geselschafft K, gesellschafft E || **29** meister *am Rand statt des gestrichenen* mensche Z || **31** daz – meret] *am Rand nachgetragen*: daz sich die colera in dem libe meret vnd der mentsche wirt swache, *das Einfügezeichen steht falsch vor* als wolte er, *es sollte schon hinter* ysz sache *stehen, die Worte* der mensche wyrt swache *sind bereits im Haupttext vorhanden* Z; libe] magen KE

143 purgatio: Abführmittel

144 erzürnen: in Zorn versetzen

145 bollern/boldern: quälen

oben brechen, vnd daz vnderste gleffe[146] czyedert ym vnd hait keyn lost zü eszen vnd der münt ist ym bytter oder stincket ym oder ist ym süre oder virsalczen, so sal man ym machen vomiter[147] myt dingen, daz | [175va] dye selbe colera, welche sye ist, reyniget, zu welcher zijt daz geschijt vnd besonder yn dem sommer. Vnd were yz auch, daz sich eyne von den viern colera virgadert an eyn ander gelydt, so sal der lowen, daz er daz selbe gelytd reynig*e* von der colera, dye sich also gemeret hayt.

Vnd were yz, daz sich daz bluyt stercket an dem menschen vnd man syet an ym, daz dye flosze der adern sich merent von dem bluyd vnd werdent dye adern folle vnd daz heubt doet ym wee vnd dye styrnen vnd der münt wirt ym susze vnd der lyep hytzig vnd scleiffet vberich vnde sin augen, dye sint rodelecht, vnd sin harn drübe vnd roit vnd draümet von roden dingen, glycher wyse als der manne, d*a* von Galienus redt, der da qwam czü ym vnd sprache, daz yn treümet, daz er bocket[148] in eynen born, daz *y*del bluyt waz. Vnd an dem selben mann waren auch alle dye vorgeschriben czeuchen des vbergen gebluydes erkant. Vnd zü stünt hyesz Galienus, er sulde ym dün laszen. Vnd der selbe mann det des nyt vnde gynge zü eym andern arcze, der den luden plaich myt gedünck, vnd der virboyt ym daz laszen | [175vb] vnd hyesz yn, daz er an des laszens statt sülde er sich virmoden[149] vnd den lyep virarbeden. Vnd daz det er auch vnd macht sin bluyt hytczig vnd syeden vnd stercket sich vnd dye andere colera zurlyeszent sich dar yn vnd er starp. Vnd geschach an dem menschen glich, als w*er* zu viel oleys yn eyn ampel[150] *doet*, so virlyschet daz lycht daryn. Vnd wann mann syet, daz also gescheen ist, als von dem bluyde vorgeschriben ist, vnd ist yn der sommer czijt vnd syne conplexie ist fücht vnd hytczig vnd daz ist sin gewonheyt, so salt dü wyszen ane wane[151], daz der mensche bedarffe zü stünt des leszers vnd sal ym des bluyts her vsz laszen by der maszen, als viel ers bedarffe, dann wo dü ym nyt leszes, so mochte er gewynnen febres cottidiana vnd stechen yn der syten vnd blüdet dürch dye nase vnd mochte stumplingen sterben vnd mocht[en] kommen viel ander bresten ane dye.

Vnd were yz, daz dye persone gewonne czeychen, dye da bewysten, daz dye colera rubea sich stercket an ym, do ist zu wyszen, daz dye spyse berauchet sich[152] in

3 vomiter] vomitum E || **6** reynige] reynigen Z, reynige KE; gemeret] gemengt E || **10** scleiffet] slaffet K, sclaffet E || **11** der *danach gestrichen*: mannde Z; da von] der von dem Z, da von, *wobei* da *wohl aus* der *korrigiert* K, da von E || **13** ydel] edel Z, ydel KE || **19** zurlyeszent] zur *oben nachgetragen* Z, zerließen K, v-rloißen E || **20** wer] wir Z, wer KE; doet] dün Z, doet K, doit E || **21** daryn *danach gestrichen*: vnd Z || **24** des leszers] der laßeryen K, der lasßrien E || **27** mochten KE

146 gleff/gleffe: Lippen

147 vomitus: Erbrechen, Brechen, Speien

148 bocken: niedersinken

149 vermüeden: müde werden, machen

150 ampel: Lampe

151 wân: das bloße Vermuten; hier ane wane: sicherlich

152 berauchen: etw. zu unterschiedlichem Zweck einem Rauch aussetzen, beräuchern; etw. durch Berauchen dörren den dermen vnd wirt fest vnd gelüst yn me zü drincken dan czessen vnd mag nyt | [176ra] sclaffen vnd wachet me, dann er solde, vnd sin antlytcz ist ym gele vnd sin lyep hytczig vnd der münt bytter vnd sin püls yst ylig. Vnd ist yz, daz dye zijt hytczig ist vnd syne conplexie ist hiczig vnd dürre vnd daz ist sin gewonheyt, so salt dü wyszen ane wane, daz dye persone bedarffe, daz man yr fege dye colera rübea vnd reynige den lyep da von myt würczen, dye dar zü gehorent, myt eyme crüde alleyne oder mit me gemenget, off daz dye colera den lyep nyt virbrenne, wann sye ist als flamme. Vnd wo du daz leszes, so mocht er gewynnen dye scharff febres vnd febres tercianas[153] vnd dye gelesücht vnd dürrekeyt des mondes vnd der nasen vnd viel bose sychtage an dye.

Vnd were ysz, daz mann myrket an dem menschen czeychen, dye da bedüdent dye merunge der colera nygra, vnd dysz sint dye czeüchen, daz der mensche wyrt so*rgsam* vnd drürig vnd czornig vnd dye spyse wirt sure yn den dermen vnd sin harn ist donne vnd bleyche vnd sin puls ist trege vnd yn lüstet me eszens dann drynckens, so salt dü geneyget sin dar czü, daz dye colera gereyniget vnd vszgeczogen werde [176rb] myt würczen, *die* dye colera nygra reynigen, myt eynerley würczen oder do | myt gemenget. Were ysz aüch, daz dye myssunge der conplexien des menschen were dürre vnd kalt vnd ist [ine der zyt, die da kalt ist, adere] yn der wynter czijt, so salt dü sin darnach plegen. Vnd were ysz, daz mann sege[154] vnd merket soliche czeuchen an der personen, daz an yr herschet dye merünge der fleüma vnd daz er fület dye kelten im büche vnd ist drege *vnd* syn*e* gelydde*r* synt ym swere vnd ist virdummelt[155] myt sclaffe vnd sin harn ist wysze vnd drübe vnde sin nature ist kalt vnd fücht vnd sin conplexie vnd ist dye czijt kalt vnd herschijt, so salt dü ym synen lyep reynigen von dem fleuma mit wurczen, die yme daz reynigen, besonder oder gemenget, vmbe des willen, daz sich dye colera nyt virmeren vnd den lyep virstoren zü male oder halb, oder ym der mont krümpe werde oder gewy*nne* degelich febres vnd sperleyser[156] vnd daz er virgesszig werde vnd gewynne wee ym halben heubt. Were ysz woil, daz ym dye bresten nyt alle gescheen, so gescheent yr ym doch eyns deyls.

1 den *korrigiert aus*: dem, *danach gestrichen*: munde vnd Z || **4** vnd[1] – hiczig *am Rand nachgetragen* Z || **13** sorgsam] soirgen Z, sorgsam K, sorxsame E; wirt *danach gestrichen*: sure vnd Z || **16** die] daz Z, die KE || **18** ine – adere E || **21** vnd syne gelydder] yn synen gelyddern Z, vnd sine gleder K, vnd sine glider E || **22** ist[2] *über der Zeile nachgetragen* Z || **23/24** von – reynigen *am Rand nachgetragen* Z || **26** oder[1] *danach gestrichen*: wye Z; gewynne] gewynnen ZK, gewonde E; sperleyser] porpelen E || **28** yr ym] yr *unrichtig gestrichen* Z, ir *im Text*, yme *über der Zeile nachgetragen* K, im ir E

153 febris terciana: dreitägiges (Wechsel-)Fieber

154 sieht

155 vertummeln: betäuben

156 purpel: roter Ausschlag, Röteln; Pockennarbe, Pockenkrankheit

Item vnd als ich ge*seh*en vnde gehort hane willen vnd begerde des woilgeborn graue Johans, graue zu Spanheym vorgenant, daz ym woil vnd sanfft ist | myt [176va] mancherley künsten, so wil ich her yne myschen vnd setczen, wye mann eyns syechen plegen sal vnd sin drencke machen sal, als ich dye selbe lere gekorczet hane vsz andern groszern büchern.

Vnd nu ist zü wyszen, wie dye dinge sint, dye da drybent, vnd wie dü dün salt, e du dem sychen pürgacien oder drybünge gebes, vnd wie dü dün salt yn des, als ez drybet oder auch darnach, als ez gewyrcket hat. Dü salt gewarnet sin vnd salt lüwen yn achterley stucken, wann du eym menschen pürgacien geben wilt. Daz erste stücke ist, daz dü mercken salt dye czijt, obe sye kalt oder hytczig sy. Daz ander stücke ist, daz du mercken salt dye conplexio des menschen. Daz drytte ist, daz dü [die jare] mercken salt, *obe* er sy jüng oder alt oder meszig alt. Daz vierde ist, daz dü salt wyszen, *obe* er mager oder feyst sy. Daz funffte ist, daz dü wyssen salt, ob er gewane[157] sy, czü nemen arczenie, dye da drybe. Daz sehst*e* ist, daz dü salt wyssen, | obe der mensche sy als crefftig, daz er dye arczedye lyden moge. Das syebende ist, [176vb] daz du salt wyssen, ob er mann oder frauwe ist. Daz acht ist, daz dü salt wyssen dye nature des lants, obe ez hytczig oder kalt sy.

Nü wollen wir reden von der czijt des jars.

Also ist zü wyssen, dye nature des jars gedeylt ist in vier deil, der sint czwey gemenget, als kalt vnd füicht vnd hytczig vnd fucht, vnd dye ander synt nyt gemenget, dann sye sint ydel dürre, vnd dar yn so salt dü keyn arczenye dryben, es sy dann noyt, wann dye hytcze vnd durrekeyt der zijt swechet den menschen vnd auch der drancke vnd dye hytcze herwecket den sweysz an dem menschen vnd mynnert dye crafft vnd fuchtekeyt des menschen. Vnd were yz sache, daz dü ym drencke gebes in der czijt, so mynnert sych dye füchtekeyt des menschen vnde mag kommen zü viel bresten, als thesicus[158] vnd ethica[159], vnd dye kranckheyt, dye do hytczig vnd dürre ist oder des glichen, von sachen, daz dye füchtekeyt sich an dem menschen gemynnert hayt. Vnd in der czijt yemis[160], daz ist daz fyrteil jars von wynachten bysz an den mercze, dye selbe czijt ist kalt vnd füicht, vnd yn der selben czijt stercket sich in |

1 gesehen] gescheen Z, gesehen K, gesene E || **2** Johans] Johanns E; Spanheym] Spanh-m E || **5** groszern] großen KE || **9** achterley] *wohl aus* mancherley *korrigiert* Z, achterley KE || **12** die jare KE; obe] oder Z, obe K, aber E || **13** obe] ober Z, obe K, ader E || **14** drybe *danach gestrichen*: Daz sehste ist daz dü salt wyssen ob er gewane sy zü nemen arczenye dye da drybe Z; sehste] sehsten Z, seßte K, vi E || **19** dye nature des jars] daz das jare K, das daz jare also E || **20** vnd fucht *über der Zeile nachgetragen* Z || **23** mynnert *über der Zeile nachgetragen* Z || **25** füchtekeyt] krafft E || **26** thesicus] ethicus E || **28** yemis] hiemis E; an] in K, ine E

157 gewöhnt ist

158 phthisicus; phthisis: Schwindsucht

159 hectica: Zehrfieber (febris hectica); Schwindsucht

160 hiems: Winter

[177ra] dem menschen dye grobe fleüma, daz ist sclymicheyt vnd fyscositates[161]. Vnd dye kelte vnd füchtekeyt der selben zijt machet dye materie grobe vnd als sye [also grob vnd] sclymig sint, so mogent sye *n*yt dryncken, nyt vszgeen. Vnde von der selben sachen vnd daz sye kalt vnd fücht sint, als gewonlichen ist, so mag der mensche kommen an kranckheyt der derme, als krymmen vnd ylica passio[162] vnd colica passio vnd vszlauffe des gedermes, als dyssenteria[163] vnd tynisana[164] vnd des glychen, da myt yn hart ist zü helffen. Vnd ist, daz du yn solicher czijt müst drincken geben, so salt dü dysz vorgeschriben myrken. Auch haist dü daz selbe zü virsorgen in der hytcziger czijt, daz ist yn estate[165], wann dasselbe viertel des jars ist hytczig vnd dürre. Vnd were[s], daz du in der czijt drencke moyszes geben, so salt dü den sychen bestaden[166] an eyme stat, dye do kole ist, vnd salt dye lofft der selben kameren erkülen myt krüderen, dye da külen vnd stercken. Vnd daz mensche sal nyt wyeder in dye hytcze noch lüfft geen, bysz daz der drancke gewyrcket hat vnd daz er starcke ist. Vnd were yz, daz dü yn dem vierteyl jars yemis woldes drencke ingeben, daz kalt [177rb] vnd fücht ist, so salt dü besorgen dye | kelten vnd den menschen bestaden an eyne stat, dye do hytczig ist, vnde sal[t] dye lofft erhytczen myt dingen, dye da hytczig sint. Vnd der mensche sal nyt geen czü der lüfft noch czü der kelden, bysz daz er starcke wirt.

Aüch salt dü wyszen, daz dye czijt ist alle gedeylt in czwey deyl, daz eyn deyl ist der dag vnd daz ander deyl ist die nacht. Vnd salt auch prüben, an welcher czijt des jars dü dye drencke gybst, im dage oder yn der nacht, wann der dag ist etwaz hytczig vnde dye nacht ist kule, vnd dar vmbe mostü virsorgen vnd mercken vnd hüde hane, wann yn dem lesten virteyl jars, daz ist yn vere[167], do so salt dü den drancke geben in der nacht, wann dye nacht ist küle, vnd der dag ist hytzig, dann gybes dü yz ym yme dage, so gyenge dye arczedye vsz als raüch vnd *hulffe* den menschen nyt. Aüch yn anefancke aütumpni[168] so salt dü drencke geben by nacht, wann der dag ist etwaz

2/3 also grob vnd K, also grobe vnd E || **3** nyt[1]] myt Z, mit K, nit E || **4** ist *danach gestrichen*: vnd von der selben sachen Z || **5** vnd colica passio *am Rand nachgetragen* Z || **10** weres KE || **11** eyme] eyne K, eine E; kole] kule K, kalt E || **14** yemis] hiemis E || **16** salt KE || **20** ist *danach gestrichen*: der dag vnd Z nacht *davor*: die *über der Zeile nachgetragen* Z; Vnd *danach*: salt *über der Zeile nachgetragen* ZK || **22** ist kule *am Rand nachgetragen* Z; kule] vnder wilen kule E; hüde] *der nachgetragene Nasalstrich ist falsch* Z, hüde K, hud E || **23** vere *korrigiert aus*: verre Z || **24** yme *über der Zeile nachgetragen* Z || **25** hulffe] halff Z, hulffe K, hulf E || **26** aütumpni] autumno E

161 viscositas: Klebrigkeit

162 passio iliaca

163 dysenteria: Dysenterie, (blutiger) Durchfall (bei heftiger Darmentzündung), Schmerz in den Eingeweiden mit Durchfall verbunden

164 tenasmus: krankhaftes Drängen zum Stuhlgang bei fehlender Entleerung; Tenesmus

165 aestas: Sommer

166 bestaten: an eine Stelle bringen

167 ver: Frühling

168 autumnus: Herbst

me hytczig dann recht. Vnd were yz, daz dü drencke gebes in dem ende aütumpni, so salt dü sye geben by dage.

Nv wil ich dich laszen wyssen dye czijt des | krancken, wann ym synt güt [177va] drencke zu geben. Dü salt wyszen, daz eyne ygliche kranckheyt hait vier czijt: Dye sint als der anefancke des bresten, dye ander czijt ist, wann er ye swacher wirt, dye drytte czijt ist, daz der mensche lijt yn eyner stat alles swerlich, dye vierde czijt ist abegancke der kranckheyt. Vnd also sprychet Galyenus, alle kranckheyt, dye do gewonlichen sint, daz mann gen*e*sze, dye hant dye selben vier czijt. Vnd sint etlich lude, dye dar an sterbent in anefang des bresten, vnd sint etliche, die da sterbent, als sich dye kranckheyt sterket, vnde sint etliche, wann sye yn der kranckheyt sint, so sterbent sye. Aber in dem ende des bresten vnd yn abegancke, so ynstyrbet keyn mensche, sunder sie genesent. Dar vmbe saltu keym mentsche dr*e*nck*e* geben in *anfanck* des brestens oder wann sych dye kranckheyt meret vnd wann er auch yn der kranckheyt steet. Vnd also hayt Ypocras auch gesprochen, in anefanck des bresten oder wann sye sich sterckent, so salt du keyn drencke geben, vnd yn dem lesten, in abegancke der kranckeheyt, ist der mensche lycht vnd ym ist güt, drencke zü geben, wann dye conplexio des menschen ist blode off dye czijt vnd ym | ist lychteclichen [177vb] czu helffen zü der pürgacien. Vnd ye dü ym gebes dincke, daz da drybet, so salt du ym vor hyen eyn syrop geben oder eyn oximel, zu scheyden dye hümores, dye da sclimyg sint vnd kleb*e*n*t* yn dem lybe. Vnd wann sye da myt also geczy[di]get[169] sint, so geent sye senfftliche vsz dem lybe. Dann wo dü des nyt yndedes vnd dye hümores nit enczydigest, so blybet yz yn dem lybe vnd dye güde hümores geent vsz vnd dye crafft des menschen swechet sich vnd mocht da von sterben. Aüch yn der czijt, als sich dye kranckeheyt [sterket] oder daz er swerlichen lyt vnd dü moysz es wagen, daz dü ym drincken müszest geben, so machstü ym senfftlychen eyn vszlauffe geben, der drybe vnd mynre dye hümores, daüon er kranck ist. Vnd gyb ym dincke, das da lyecht ist vnd senfftlich drybet ane sorge, als cassia fystola oder tamyrayndis[170] myt

1 recht] recht *statt des gestrichenen*: kalt K, kalt E || **3** *am Rand, rot*: xv Z || **6** eyner] eỹ Z, eyme K, einer E; alles] alles *statt des gestrichenen*: alle K, also E || **7** abegancke] anfang E; Vnd – kranckheyt[2]] *nicht in* E; Galyenus] galienus K, *Textausfall* E || **8** genesze] genysze Z, geneße K, genese E || **9** in – sterbent[2] *am Rand nachgetragen* Z || **10** kranckheyt sint] swacheyt steen K, swacheit sint E || **11** ynstyrbet] en stirbet K, stercket E || **12** keym] keỹ Z, keyme K, keime E; drencke] *korrigiert aus*: dryncken Z, drencke K, drincken E || **13** anfanck] abegancke Z, anfanck K, anfang E || **15** drencke] *korrigiert aus*: dryncke Z, drencke K, drincken E || **18** dincke] drincken E || **20** klebent] klebet Z, klebent K, clebent E; geczydiget] geczydiget K, gezidiget E || **21** wo *über gestrichenem*: was Z; des *über der Zeile nachgetragen* Z || **22** nit *über der Zeile nachgetragen* Z || **24** sterket KE; er *danach gestrichen*: sterket Z; swerlichen] swechlichen E || **25** drincken] drincken *zu* drencke *oder umgekehrt korrigiert* Z, drencke K, drincken E machstü] moistu E

169 zîtigen: reifen, eitrig einschmelzen (von Abszessen)

170 tamarindus: Tamarinde; als Abführmittel dienende dattelähnliche Frucht des Tamarindenbaumes violen decoctio[171]. Aber dü salt ym zu male nyt geben crefftige pürgacien oder dinck, daz da myt crafft drybet, in keynem weg. Nu han ich *dich* laszen wyszen dye czijt, wa*nn* dem sychen güt ist zü geben dye drencke.

[178ra] Nü wyl | ich dich laszen wyszen, wie dü erkennen salt, von welcher conplexien der mensche ist, off daz dü ym mogest geben starck oder lyechte drancke, vnd welche conplexio lyden mag starcke oder blode drencke.

Ist ez, daz der mensche ist sanguineus, so mag er lyden starcke drencke me dann ey*ner*, der colericus ist, dar vmbe, daz er sterker hümores hait. Vnd der fleümaticus ist, der bedarff ye mer starcker drencke dar vmbe, daz dye fleüma ist starcke vnd dicke, wann sye fücht vnd kalt ist vnd scheydet sych node[172] von dem menschen. Vnd der do melancolicus ist, der bedarffe aller sterckest pürgacien, da uon, daz sin conplexio ist starcke, fest vnd durre vnd scheydet sich node. Der do colericus ist, dem salt dü purgacien geben myt dinge[n], die do kole vnd lycht sint, als cassia fystola vnd myrbolanus vnd myt violen vnd tamyr[i]nden. Vnd were ysz, daz dye colera ist gemenget myt fleüma vnd daz dye yn ym herschet, so salt dü yn dye pürgacien legen dincke, daz *die* fleüma mynnert. Vnd dar vmbe, daz er colericus ist, so salt ym nyt geben dinck, dye do starcke drybe*nt*, me dann eym ander[n] [178rb] mensche[n], wan eyn yglich colericus ist von hytczyger | conplexien vnd dürrer vnd mag nyt gelyden ding, dye da sterckelichen dryben. Ypocras sprychet, dye melancolici sint, den müsz mann vszlauff machen nyedenwendig myt crystere[n], dye do starcke sint, dar vmb, daz sye swere vnd veste sint.

Auch saltü ware nemen an dem menschen, ob er alt sy oder jüngelecht, vnd darnach saltü dich rychten vnd ym den vszlaüffe machen, wann daz hait aüch gesprochen der wyse als Avicenna[173], nach der conplexien des menschen sint an ym vier qualitates oder colera vnd noch den vier colera sint aüch vier czijt oder alder des menschen.

Dye erste czijt, daz ist dye junckeyt, daz er ist hytczig vnd fücht, vnd yn der selben czijt wilt dü ym dinck geben, daz da drybet. So salt du ym geben dincke, daz do senfftcliche drybe, myt violen, cassia fystola oder thamarinden, want dye drybent senfftclich vnd wenig, wann dye czijt ist, daz der mensche sal zünemen vnd

2 dich] dye Z, dich KE || **3** wann] waz Z, wann K, wan E || **4** dü *über der Zeile nachgetragen* Z || **8** eyner] eym- Z, eynr K, ander E; sterker *korrigiert aus*: sterket Z || **12** starcke *danach gestrichen*: vnd Z; vnd durre *über der Zeile nachgetragen* Z || **13** dingen] dinge ZK, dingen E || **14** violen] vielen Z, vyolen K, violen E; tamyrinden] tamyrynden K, tamerinden E || **16** die] da Z, die *über gestrichenem*: daz K, die E || **17** drybent] drybet Z, driben KE || **17/18** andern menschen] andern mentschen K, andern menschen E || **20** crysteren] cristere K, cristern E || **22** jüngelecht] jungelinck K, jungk E || **24** Avicenna] Auicenna KE || **25** oder[2] *danach gestrichen*: vier Z || **28** daz[1] – dincke] *nicht in* E || **29** violen] vyolen K; fystola] fistola K, vistola E; thamarinden] tamarinden E

171 decoctio: Abkochung, Absud

172 nôte/nœte; nôde (md.): ungern, notgedrungen

173 Avicenna (Ibn Sina) (980–1037), wahrscheinlich der bekannteste Vertreter der arabischen Medizin wassen[174] vnde salt ym sin füchtekeyt nyt abenemen. Aüch me yn der czijt ist der mensche czart vnd fücht vnd sin füchtekeyt ist auch czart vnd auch sin gelydder vnd myt ewenig crafft des drancks geet sin | füchtekeyt eweg vnd wirt der mensche da [178va] myt virdarfft[175]. Daz selbe sprechen wir aüch in den alden, als daz mensche grae ist, so ist daz mensche kalt vnd fücht vnd swache vnd darnach salt dü auch lowen, daz du ym dincke gebes, daz da drybet, daz da senfftlichen drybe, wann als sich sin swacheyt meret vnd er auch fücht ist, so hat er genüg myt ewenig, daz da drybet, vnd salt ym geben aggrich vnd polipodium[176] vnd cassia fistola oder myt tenyt oder epitimi[177]. Aber yn der myttel czijt, daz ist czüssen der junckeyt vnd graheyt, als dye nature lyden mag, so magest dü yn dryben myt dyngen, dye da crefftig synt, noch dem, daz dye menschen genaturet sint, wann daz hayt auch Ypocras gesprochen in libro euffrisimorum[178]. In der czijt, als der mensche grae ist, so salt ym nyt geben dincke, dye da dryben. Vnd were yz sache, daz dü ym gebes vnd were yz dann, daz er sclycket, wan er den vszlauffe hayt, daz ist eyn czeüchen des doyts vnd gysten royszet, daz sin naturlich crafft ist eweg vnd sine crafft geswechet vber dye maiße.

Auch salt | dü mercken, ob der mensche fleysecht ist myt groszen glyedern oder [178vb] feyst oder coleryg, daz sin antlytcze ist lang vnd hytczig, dann dye hytcze scleyt[179] yn off vnd macht yn lang. Vnd dye melancolici sint, der sint yr antlytcz korcze vnd smale von swerekeyt vnd dürrekeyt melancolie, dye do nyt vber sich ge*et*. Zu den, dye do fleysecht oder feyst sint, machstü yn woil geben dincke, dye da starcke vnd krefftig sint, wann yr crafft ist grosz vnd yre fuchtekeyt ist viel, dar vmb bedorffent sye woil *die* selben. Zu den, dye da mager vnd dürre sint oder melancolici, salt dü yn nyt starcke dincke geben, wann sye mogent ez nyt lyden, wie woil des melancolici conplexio ist dicke vnd dürre, als wir gesaget hane, doch dar vmbe, daz er dürre ist, so mag er nyt lyden ding, daz do stercklich drybet, wann syne füchtekeyt geet balde eweg. Vnd daz selbe ist zu virsorgen an eym, der do colericus ist, wann er auch wenig füchtekeyt hait. Vnd dar vmbe bedarff eyn yglich mensche zü virsorgen, wye

1 sin – nyt] *nicht in* E || **6** da[1] – senfftlichen] *nicht in* E; drybe] drybet *zu* drybe *korrigiert* Z, dribe KE || **7** ist] *nicht in* E || **8** aggrich] agrich E; polipodium] palipodium KE; cassia] cascia ZK, cassia E fistola] vistola E || **8/9** oder[1] – epitimi] *nicht in* E || **8** tenyt] fenyth *oder* senyth *zu* tenyt *korrigiert* Z, tenyth K, *nicht in* E || **9** epitimi] *erster Buchstabe korrigiert, vielleicht* o *zu* e Z, apitimi K, *nicht in* E || **12** euffrisimorum] euffrisymorum K, aufrißmorum E || **14/15** gysten royszet] gisten roißet K, gisten noißet sol E || **17** sin *korrigiert aus*: sint Z; scleyt] slehet K, slecht E || **19** geet] geent Z, geet K, ghet E || **22** die selben] des selben Z, desselben K, die selben E

174 wachsen

175 verdorben < verdërben: zu Schaden kommen, umkommen

176 polypodion: Engelsüß

177 epithymum: Quendelseide, Thymseide

178 Aphorismen: Es handelt sich um eine Textsammlung innterhalb des *Corpus Hippocraticum*, in der 422 kurze Aussagen über unterschiedlichste medizinische Gebiete und Themen überliefert sind. Diese Sammlung gehört zu den weitestverbreiteten Teilen der hippokratischen Schriften.

179 aufschlagen

er *gemüt* sy. Wan ist er starcke, so gyb ym starck dincke, vnd ist er swache, so mag er [179ra] nyt also gelyden, dar vmb so salt dü | ym geben nach syner crafft vnd noch syner conplexien, als er genaturet ist. Wann also hant alle dye wyse meyster in der medicinen gesprochen, daz grosze sorge ist in der arczedyen, eyns menschen zü plegen vnd yn dingen zü geben, dye da dryben, vnd dar vmbe ist, daz dü virsorgen salt, wye der mensche ist genatüret, obe er starcke sy, daz er moge lyden dincke, dye da dryben, oder ob er swache sy, daz er yz nyt lyden mag vnde geet swerlichen von yme.

Aüch salt dü wyszen, obe sin gewonheyt sy, drenge zü nemen, wann ist ers gewann, so mag ers sycher innenemen. Auch salt dü yn fragen, obe sin nature sy, ob er genckelich zü stüle gee oder nyt, dar nach moist du ym den drancke geben. Vnd were ysz sache, daz er nyt were gewann[180], solichs ynzünemen, so hütte dich, daz dü ym ycht starcke dincke gebes. Auch were yz, daz er harte vnd veste ym lybe were vnd daz ez nyt von ym geet, so salt dü ym syne fuchtenysse czydygen, off daz ez von ym gee.

Aüch salt dü yn fragen, obe er sich gewonlichen oben breche. Wann mann soliches yn geet, so salt dü ym yn den drancke dün dincke, daz do [ym daz] oben [179rb] were. Aüch salt dü yn fragen, obe er | sy gewon, dincke ynzünemen, dye da dryben oder yn machent oben brechen, vnd noch syner gewonheyt salt dü wyrcken.

Aüch salt dü ware nemen, obe dü eyner fraüwen drancke gebest oder eym mann, wann eyn mann ist hytcziger, dürrer vnd starcker dann eyn fraüwe an synen gelyddern vnd sin crafft lydet basz eynen starcken drancke dann eyn fraüwe, wann eyn frauwe ist kalt vnd füchter vnd swacher dann eyn mann vnd yr fleysch vnd gelydder sint czart vnde mogent nyt lyden starcken drancke als eyn mann.

Aüch salt dü gewarnet sin, daz dü wyszest dye nature des landes vnd ertrychs: Obe ez sy hytczig vnd dürre vnd da von der mann ist geborn vnd sin spyse ist yn dem selben lande gewasen, so machstü dem selben menschen lychteclich helffen myt dryben, vnd dar vmbe salt dü ym geben drencke, dye da sanfft sin, als cassia fystola, tamerindis myt violen. Vnd were yz, daz daz lant were fücht vnd kalt, so moistü ym geben drencke, dye da starcke sint, wann dye füchtekeyt vnd kelden, dye in ym sint, [die sint] swere vnd d*ic*ke von der kelden vnd mogent nyt vszgeen, dann myt starcken [179va] drencken. Als wir ansehen lude, dye | do kalt sint vnde sint aüch von eym kalden

1 gemüt] genaturet *über gestrichenem*: genuret K, genaturt E || **1/2** so[2] – gelyden] so mag ers nit also gelyden K, so gib redelich ime as her iß geliden mag E || **3** meyster] meynster Z, meyster K, meister E || **4** medicinen] artzdien E || **5** vnd[1] – geben] *nicht in* E || **5/6** dü virsorgen salt] zu v-rsorgen, das du salt sehen E || **10** innenemen] nemen *über der Zeile nachgetragen* Z, zunemen K, zu nemen E || **17** yn geet] in gyt K, ine gibt E; ym daz] im das E || **23** kalt] kalter E; füchter] fucht K || **26** da von] *über der Zeile nachgetragen* Z, *nicht in* KE || **28** fystola] fistola K, vistola E || **29** tamerindis] tameryndis K violen] viola K; moistü] moist dü K, magstu E || **30** in] ī *über der Zeile nachgetragen* Z, *nicht in* K, in E || **31** die sint] die sint sint [!] E; dicke] dincke Z, dicke K, dick E

180 gewohnt

lande, also daz sye keynen vszlaüffe mogent gewynnen von viern oder funff güt pennige[181] swere eschamonia[182] von der swerekeyt vnd fuchtekeyt vnd von der kelden, dye er an ym hat. Vnd were yz, daz daz lant fücht vnd hytzig were, so salt dü den luden, dye in dem lande geborn sint, keyn starcke drencke geben, dann dye hytcze macht, daz der vszlauff lychteclichen kommet. Vnd were ysz sache, daz daz lant were dürre vnd kalt, so salt dü den lüden, dye dar yn gewasen sint, starcke drencke geben, wann ez geet noede von y*n*.

Auch salt dü mercken, obe gewonlichen viel wynde yn dem lande sin, vnd so salt dü ym drincken geben in den wynt, so sollent sye dye czijt nyt gan, wan der wynt brenget mancherley büch we[183], als vszlauff vnd ypryma vnd krymmen vnd dyssenteria vnd allerley vszlauffe, dye da hart sint zu heylen. Vnd were ysz, daz daz lant were ane wynt, so salt du yne nach dem dranck laszen geen, wann der gang macht, daz ez lychteclichen von ym *geet*. |

Nv han ich dyr gesaget, wye mann drencke solle geben in lande vnd czijt vnd wie [179vb] der mensche gestalt sole syn. Nü salt dü wyszen, daz der drencke do gy*bt*, der mosz mercken seserley dincke: Daz erste, ob der drancke senfftlich von ym geet oder swerlich, daz ander stücke, daz dü wyssen salt, wie der stulgancke gestalt sy, obe er wysz ist oder gele oder grae, daz drytte ist, daz dü mercken salt, an welchem gelydde dye kranckheyt sy vnd an welcher stat, daz vierde, so salt du wys[z]en, wie dicke er zü stule gangen sy vnd daz ez genüg sy, daz fünfft ist, daz dü wyssen salt, obe sin füchtekeyt swere oder lyecht were vnde noch deme, als er also gesijt ist, so salt dü ym drincken geben, starcke oder swache. Daz sehste ist, daz dü wyszen salt, ob des menschen füchtekeyt genüg habe zü dryben myt eym senfften stüle gange.

Auch wann dü drencke geben wilt, so salt dü ym vor geben eyn oximel oder eyn syrop, *die* füchtekeyt, dye an dem menschen kleben, zü scheyden vnd zü czydigen, dann daz ist eyn gewysse dincke, wo du daz nyt yndedest, daz dye pürgacio würde

---

1 oder funff güt] oder fünff oder seß K, ader vi ader vumff E || **6** gewasen] gewaßen K, geweßen E || **7** yn] ym ZK, in E || **9** drincken] drencke K, drenck E || **10** ypryma] i prima, *wobei das erste* i *gestrichen* E || **13** geet] *ursprünglich* geent, *das* t *wohl unrichtig statt des* n *gestrichen* Z, geet K, gheet E || **14** *über der Zeile, rot*: xvi Z, *am Rand schwarz*: xv K; drencke] drincken E; lande] landen E || **15** drencke] drincken E; gybt] gybts, s *rot nachgetragen* Z, gyt K, gibt E || **16** Daz – drancke] *nicht in* E || **19** wyszen] wissen K, wißen E || **21** gesijt] geschyt K, gesait E || **22** drincken] drincken *aus* drencken *oder umgekehrt korrigiert* Z, drencke K, drincken E || **24** drencke] drincken E || **25** die] oder Z, die KE; an] ine E; czydigen] zydigen K, dilgen E || **26** yndedest] yn gebest *zu* yn dedest *korrigiert* Z, endedest KE; pürgacio] purgacien E

---

181 phennic: Zahlungsmittel und pharmazeutische Gewichtsangabe (zwischen 1 und 2 Gramm, ursprünglich auch bis zu etwa 4 Gramm), vgl. Mildenberger (1995: 1439); „phennicgewichte" für lat. „drachma" entspricht etwa 3,72 Gramm (vgl. Schmitz 1998: 447)

182 scammonia: Purgierwinde

183 Bauchweh

dem menschen schaden, dann we*re* dye füchte[keyt] nyt geczydiget, so krencket ez | [180ra] den mentschen vnd besweret yn.

Vnd magestu yn den hümores pruben, ob sye czydig[184] sin oder nyt, daz yz czijt sy, daz mann ym drincken gebe. Daz salt dü erkennen myt syme sweysz: Obe sin sweysz vor dem oximel kalt sy vnd stincken vnd nach dem, als er daz oximel oder syrop gedrüncken hat, sint sin sweysz hytczig worden vnd stinckent nyt oder wyeder syns, so hat sich dye füchtekeyt virwandelt vnd magest du ym dye drencke geben. Auch magest dü ez prüben an syme spyen. *Were* ez, daz er *nit* spyen mocht von glichheyt vor, ee dü ym daz oximel gebes vnd geet ez darnach senfftlich von ym oder wydder synnes, so magest dü pruben, daz sich dye conplexio hat virandert. Aüch magest dü ez pruben yn dem nase flosze, obe ez sanfft geet vor oder nach. Auch magest dü yz erkennen an den trehern, dye zü den augen vszgeen, vnd auch an dem harn. In anefancke, als er daz oximel drancke, waz der harn dyck vnd ist darnach lüter worden oder wyeder syns, so magestü prüben, daz dye füchtekeyt czydig ist, vnd dü magest ym den dranck geben. Vnd were yz, daz dye natüre der kranckheyt ist [180rb] von hytczen, so salt dü | ym czü drincken geben eyn syrop, vnd were ez, daz e*r* kalt were, so salt dü ym geben eyn oximel.

Aüch salt dü den menschen hüden myt spysen. Ist syn natüre hytczig, so salt dü ym spyse geben, dye da ko̊len vnd güt sin. Vnd ist yz, daz sin natüre kalt ist, so salt ym spyse geben, dye da hytczen, vnd dincke, die da weyche machen, vnd salt yn hüden vor dinck, daz yn vest macht. Aüch geschijt ez zü wylen, daz der mensche hat febres quartanas[185], daz sin nature ist kalt vnd dürre. Ist melancolia halb, so salt dü den selben keyn oximel nyt ingeben vnd salt yn geben spyse, dye da yn erhytzen, vnd hytczig latwerge, als dyantynon pyperion[186] vnd grüene ingeber[187] oder dyazi-

1 were] weren Z, enweren K, wer E; füchtekeyt] fücht- *am Zeilenende, am Anfang der folgenden Zeile der Rest des Wortes vergessen* Z, fuchtikeyt K, fuchtdigkeit E || **2** mentschen *das* t *über dem Wort nachgetragen* Z || **4** drincken] drencke K, zu drincken E; syme *über der Zeile nachgetragen* Z || **4/5** Obe – sweysz] *nicht in* E || **5** oximel[1] *danach gestrichen*: kalt sy vnd stincken vnd nach dem Z; oder *am Rand nachgetragen* Z || **8** Were] waz ez Z, wan er *korrigiert aus*: waz es K, weres E; nit] myr Z, nit KE || **9** glichheyt] glecheyt K, glechet E || **12** trehern] *eher* trenen *zu* trehern *als umgekehrt korrigiert* Z, trenen K, trennen E || **16** syrop] oximelle ader einen serope E; er] ez Z, er KE || **19** ko̊len] kolen K, kule E || **20** hytczen] hitzen K, hitzige E; die da *über der Zeile nachgetragen* Z || **23** ingeben *danach gestrichen*: vnd salt du den keyn oximel geben nyt Z; yn[1]] yn ZK, ime E || **24** dyantynon] diantynen E pyperion] poperian KE; ingeber] gymer E || **24/135,1** dyazimum] dyazymimum K, diazimimum E

184 zîtec/zîtic: reif

185 quartana: Quartana-Fieber; das sich alle vier Tage einstellende Fieber

186 wahrscheinlich Diatrion pipereon gemeint: Drei-Pfeffer-Latwerge, vgl. Vaňková/Keil (2005: 103)

187 frischer Ingwer

mum[188] oder dyakalimant[189] oder dyacytonitum[190] oder soliche, dye da hytczen dye complexie des menschen. Aüch salt dü yn geben czessen in yre spyse dysse nachgeschriben würcze: Item wysz ingeber, kommel, müscaten nüsze, negelin, galganum, zytwen[191], kardamomelin, fenchel samen, mastykel[192], enysz[193].

Aüch wann dü anegesehest dye conplexio des menschen, so salt dü | ym eynen [180va] sanfften dranck geben, der dye füchtekeyt scheyde vnd weycht daz mensche. Vnd mache ym eyn oximel mit fenchel vnd peterseligen vnd merretick[194] vnd gyb yme daz oximel zu drincken morgens vnd abents. Vnd were ez, daz dye natüre der kranckeyt kommet von fleüma, so salt dü ym geben hytzig spyse zu eszen vnd dysse vorgeschriben würcze. Vnd gyb ym oximel yskyliticum[195], daz gemachet sy myt myrretig, vnd daz selb oximel sal er drincken morgens vnd abents. Zu wylen kommet auch kranckeheyt czü dem menschen von colera cytrina[196], daz ist dye gelesücht, oder vitellina[197], oder von gesalczen fleüma vnd da von komment süchten als febres cottidianas vnd febres tercianas vnd des glichen. Zu dem selben colera salt dü geben syropus acetosüm, daz myt czocker vnd eszige gemacht sy oder myt granat eppel, wyne vnd czocker. Oder gyb ym oximel simplex, daz myt eszig vnd honige alleyn gemacht sy. Vnd weres, daz dye kranckheyt qweme von colera alleyne, so salt dü ym geben syropus rosarum, were ez anders, daz er vszlauff hayt, oder gyb ym syropus vyolaci. Vnd were | yz, daz der selbe mensche were feste yn dem lybe, so salt dü ym [180vb] geben wyn von granat eppfeln, daz do sure sy, vnd gut spyse vnd dincke, dye da kolen vnd laxeren. Vnd mann sal yn weschen myt süszem kaldem waszer, wan daz

1 dyakalimant] dyacalymant E; dyacytonitum] dyacitonitum E || **2** yn] yn ZK, ime E || **3** ingeber] ingber K, gymmer E || **4** zytwen] zytwar K, zijtwar E; mastykel] mastickel KE || **6** sanfften] *nicht in* E || **7/8** mit – oximel *über der Spalte nachgetragen* Z || **10** yskyliticum] iskyliticum K, iskilicum E || **11** morgens vnd abents] mane et sero E || **12** von *über der Zeile nachgetragen* Z || **13** vitellina] vytellinia K || **14** cottidianas] cotidiane K, quottidiana E; tercianas] terciane K; dem] den E || **18** syropus[1] *danach*: von, *nicht in* KE – *von den Editoren getilgt* || **21/136,1** wan daz kalt wasser *am Rand nachgetragen* Z, *nicht in* E

188 diaciminum: Latwerge aus (römischem) Kümmel, vgl. *Antidotarium Nicolai*, siehe die Zubereitung bei Vaňková/Keil (2005: 99); Die sog. Diapräparate stellten die Hauptingredienz in den Mittelpunkt. Das Diaciminum basierte also auf ciminum, d.h. auf Kümmel

189 diacalamentum: Katzenminzen-Latwerge, vgl. *Antidotarium Nicolai*, siehe die Zubereitung bei Vaňková/Keil (2005: 103)

190 diacydonicon: Quittenlatwerge, vgl. *Antidotarium Nicolai*, siehe die Zubereitung bei Vaňková/Keil (2005: 105)

191 Zitwer, Weiße Curcuma

192 Mastix

193 Anis

194 Meerrettich

195 oxymel squilliticum: Meerzwiebelessig, Meerzwiebesauerhonig, vgl. Vaňková/Keil (2005: 206–207)

196 cholera citrina: gelbe Galle (gelbe und bittere Ausscheidung)

197 cholera vitellina: eidottergelbe Galle

kalt wasser kület yn vnd brenget füchtekeyt vnd mynnert dye hytcze vnd dürrekeyt an ym. Vnd dar vmbe so saltu des menschen plegen myt syrop vnd oximel vnd spysen, dye do gut sin vnd laxeren, vmbe des willen, daz er pürgacien lyden moge. Vnd er sal sich nicht vben, wan dye bose füchtekeyt, dye by ym ist, spreyt sich anders, vnd wann er rüwet, so geent sye senfftclich eweg. Vnd sin czü plegen, daz er laxatiuus[198] verlibe in dem libe, so saltü syn plegen myt feystem fleysch vnd myt romischen kolen, borretsche vnd czwebelen myt feystekeyt gesotten, oder nym polipodium gesotten myt hymmel würczel[199] vnd myt feystem fleysch vnd sal broyt in dye brüe düncken[200] vnd dye brüe süffen. Vnd were ysz sache, daz dye hytczige colera geweldiget yn ym, so salt ym in keynem weg geben polipodium vnd salt ym den buche laxeren myt andern dingen, dye da dryben.

Vnd wilt dü ym geben dincke, daz do drybet, so salt du wyszen, waz ym gebes, [181ra] ob ez sy pyllole oder | püluis, daz salt dü ym yn syner spysen geben oder yn eyner lattwergen. Aüch salt dü prüben an dem, d*en* dü dryben wilt, welche colera dü dryben wilt. Vnd ist dye colera yn eym ferren gelydt, als ym heubt, armen, henden vnd füszen, so salt dü ym geben pylloles, wann dye süment sich lange im magen, vnd dye wile, daz sye sich süment lange im magen, so czygent sye dye colera an sych von dem ferren gelydde. Aüch salt dü lowen vnde gewarnet sin, daz der mensche, dem dü pylloles gybst, nyt eyn[en] blodigen magen habe, wan als dye pylloles lange ym magen virlyben, so virbrennent sye den magen von yrer hytcze wegen. Vnd wilt dü yn purgeren an dem myttel deyl des lybes, so salt dü yn pürgeren myt latwergen, dye schedigent den magen nyt als pylloles, wan sye blybent nyt als lange in dem magen. Vnd were ez, da du den magen purgern wilt, der da nahe ist, so saltu yne pürgeren myt puluis oder drancke in syner spysen, wann daz drybet senfftlich vnd lychteclich, myt wenigen crafft, wann sye sint weyche vnd fücht vnd dünt zü stunt eweg flyesczen. Aüch sint etlich lüde, dye mogent nyt innemen pylloles oder latwergen, want sye brechent sich zü stunt. Zu den selben luden salt machen eynen [181rb] drancke laxatiuum, als myt violen vnd cassia fystola vnd | tamarinden vnd reubarbara vnd des glichen. Vnd wilt dü dryben colera, daz in dem ferren gelydt sy, so salt dü ym geben pylloles in warmen wyne, vnd were yz yn dem nahen gelydde, so salt du ez ym geben in warmen wasser. Auch salt dü wyssen, daz von allem puluer, daz

1 brenget *danach gestrichen*: yn Z || **5/6** daz – myt¹ *unter der Spalte nachgetragen* Z || **10** ym² *danach gestrichen*: den büche Z || **14** den] daz Z, da K, den E || **17** lange im magen] *nicht in* KE; czygent] ziehent K, zigent E || **19** nyt *danach*: der do Z, *nicht in* KE – *von den Editoren getilgt*; eynen] eȳ Z, eynē K, einē E || **23** Vnd – yne *am Rand nachgetragen* Z || **26** flyesczen *korrigiert aus*: fclyesczen Z || **28** fystola] fistola KE; tamarinden vnd] *nicht in* E || **28/29** reubarbara] barbara E || **30** wyne *danach gestrichen*: were yz in warmen wyn Z

198 laxativus: frei von Verstopfung

199 himelwurz: Primula veris, Schlüsselblume, auch Himmelschlüssel (volkstümlicher Name)

200 eintunken

da laxeren mag, mann mache pylloles oder latwerge, vnd dü salt ez scherffen myt dinge, daz da drybet.

Auch salt dü wyssen dye stücke, welches myt macht drybe vnd welches senfftliche drybe. Daz also myt macht drybet, das darfftü nyt scharffe machen, vnd daz da wenig drybet, daz salt dü scharffe machen nach dem, al[s] dye süchte des menschen ist, vnde salt vnder den dranck stücke mengen, dye do scharffe drybent vnd des drancks crafft merent. Vnd dysz sint dye stücke, dye da drybent scharff: Ascomonea[201] ist dysz stücke genant, so ez vnbereyt ist, so yz ist bereyt, so heyszet ysz dyagridi[202], vnd alicatiria vnd ist eynerley bytter kürbysz, agrici, esula, turbyt, reubarbe vnd des glichen, als ich dich hye vort laszen wyszen. |

Nv wollen wir reden von der scomonien, wan sye scharff ist vnd drybet me dan [181va]
ander stücke vnd drybet doch lutczel. Vnd dye ander stuck sint sanfft vnd ewenig bytter. Dye maysz, als man sye nemen sal, sal eyns penniges swere sin, eyns straszburgers pennyges oder dryer, nach dem, daz der mensche starcke genaturt sy. Vnd wye starcke der mensche ist, so sal mann ym doch nyt me dann dryer pennige swere geben, wann sye ist starcke vnd sorglich vnd dye crafft, dye do ascomonia hayt, dye mynnert dye colera vnd darnach den flecma vnd darnach dye melancolia. Auch salt dü gewarnet sin, daz du keym menschen, daz da eyn heysze lebber hayt, schomonia gebes me dan dye maysz, als vorgeschriben ist, vmb sache, daz sye hytczig ist, wan yr hytcze meret dye hytcze des lybes vnd schediget dye lebber. Vnd wann dü wylt eynen drancke scharffe machen myt schomonien, so salt du sye nyt fast kleyne stoszen, wann wo dü sye zü kleyne styszest vnd innenemest, so behinge sye an dem magen vnd schediget den magen. Aber wann dü dye as|co[mo]nia grob [181vb]
laszes, so geet sye myt grober materien eweg, dye sye drybet. Aüch wan dü gybest aschomonia bereyt, dye da dyagridi genant ist, so ist sye nyt so schedelich, als wann sye roe ist, vnd dann magest dü sye geben in latwergen oder in drancke. Aüch wann dü wilt myt aschomonyen eynen drancke scharffe machen, so salt dü ez echte dage vor hyen dün, *e*e dü sye dem menschen gebes, yn dye latwerge oder drancke dün, so

1 mache] machen KE; scherffen *korrigiert aus*: schaffen Z || **5** als KE || **7/8** Ascomonea] *korrigiert aus*: ascomonia Z, scomonia *korrigiert aus*: ascomonia K, schomonia E || **9** dyagridi] diagridi E; alicatiria] allicatiria E; agrici] aggrici E; turbyt] turbit KE || **10** reubarbe] rebarbare E; laszen wyszen] laiß wißen K, laisßen wißen E || **11** *am Rand schwarz*: Ca xi Z; scomonien] *korrigiert aus*: asomonien Z, ascominien K, aschomonien E || **15** me *danach*: dün, *nicht in* KE – *von den Editoren getilgt* || **16** ascomonia] aschomonia E || **18** heysze] heiße K, hitzig E || **19** schomonia] *korrigiert aus*: aschomonia Z, ascomomia K, aschomonia E || **20** schediget h *über der Zeile nachgetragen* Z || **21** schomonien] *korrigiert aus*: aschomonien Z, ascomonien K, aschomonien E || **22** behinge] heng E || **23** comonia] ascomonia K, aschomonia E || **25** dyagridi] dyaggridi E; schedelich *korrigiert aus*: bescheydelich Z || **27** aschomonyen] ascomonien K, aschomonien E; dage] *über der Zeile nachgetragen* Z, tage *über der Zeile nachgetragen* K, *nicht in* E || **28** ee] ye Z, ee KE

201 scammonia: Purgierwinde

202 diagridium: getrockneter und pulverisierter Purgierwindensaft menget sye yre crafft in den drancke. Vnd were ysz sache, daz dü der czijt nyt haben mochtest, so salt dü dye aschomonie stoszen vnde myt rosen oley mengen vnd dar vnder dün iii kerne mastikel oder bdylium[203] oder gumi arabicum, wann dye[sze] stucke mynner[n]t dye vndogent, dye die aschomonie hayt an yre. Vnd wann dye aschomonie bereyt ist, als vor bescheyden ist, so magest du do myt bereyten pylloles oder latwerge oder drancke, also daz dye latwerge dicke sy. Vnd dye latwerge sal mann weychen myt dem, daz dar zü gehort, vnd wann sye also geweychet ist, so menge sye myt aschomonien.

[182ra] Vmbe daz, daz viel lude sint, dye do nyt drencke | oder arczedye mogen lyden, so müsz man lyste süchen, daz man ez yn brengen moge, wann etliche lude sint, dye do nyt pylloles innemen mogent von yrer bytterkeyt oder ander latwerge, daz da drybet. Vnd ist yz, daz dü den luden püluer geben wilt, daz da drybet, so saltü ez yn ingeben myt hünre brüwen, dye vngesalczen ist. Vnd ist ez, daz dü solichen lüden pylloles geben wilt, so saltu sye wyckeln in oblaten[204] vnd daz alsdann netzen in luter dranck oder güdem wyn, daz sye ez also virsclynden[205] mogen. Vnd were ez, daz dü nyt oblaten hettest, so nym eyn kyrse[206] vnd dü den kern her vsz vnd dü dye pylloles dar yn vnd gyb sye yn oder *in* drüben[207]. Vnd dysse lyst, als vorgeschriben ist, hylfft yn pylloles; latwerge vnd pülfer, oder yn drancke hylffet ez nyt.

Vnd were ez, daz der mensche, dem dü drancke wilt geben, were ryche vnd czart von natüren vnde mag soliche drencke nyt innemen, so hane wir vns virmogent vnd virarbeyt künst vnd drencke, dye da gut vnd wirdig sint, von güdem gesmacke, zu geben eym yeglich menschen nach syner natüren, als kathorickan ymperialis[208] oder benedicte simpli[209] oder oximel laxatiff oder dyapronis laxatum[210] oder dyacorisius[211]

1 menget sye] macht sy vnd menget E; drancke *danach gestrichen*: dün so menget sye yre crafft in den drancke Z || **2** aschomonie] aschomonien E || **3** iii] einen E; mastikel] mastickel KE; bdylium] *korrigiert aus*: dylium Z, dylium K, dilium E; arabicum] arabici KE; dyesze] diese K, duß E || **4** mynnernt K, minnernt E; aschomonie] aschomonien E || **5** aschomonie] aschomonien E || **8** aschomonien] ascomonien K || **17** in] dry Z, in K, ine E || **22** kathorickan ymperialis] kattrickamperialis K, krattrick imperialis E || **23** dyapronis] diapronis E; dyacorisius] dyacorysius K

203 bdellium: Bdelliumharz

204 oblâte/oblât: oblatenähnliche, aus ungegohrenem Mehlteig gebackene Scheibchen als Unterlage für Konfekt, zum Einhüllen von einzunehmenden trockenen Arzneimitteln

205 verslinden: verschlingen

206 Kirsche

207 Trauben

208 catharticum imperiale: belegt bei Arnaldus de Villanova, geht wahrscheinlich auf das *hatharticum* im *Antidotarium Nicolai* zurück; Latwerge bestehend aus diagridium (Purgierwindensaft), Zucker, Zimt, Narde, Steinbrech, Tüpfelfarn, gelben Behennüssen, Datteln, Gewürznelken, Ingwer, keltischem Baldrian, Pfeffer, Kardamon, Amomum und Honig (vgl. Mildenberger 1997: 954)

209 Benediktenlatwerge, nelkenhaltige Latwerge

210 Pflaumenlatwerge

211 diacorum: Kalmus-Latwerge

oder dyassitonicum[212] oder dyamilum[213], want dye stück | alle oder yr glychen sint [182rb] woil smackyg vnd drybent senftlych. Vnd pflege yn myt güder natürlychen spysen vnd dr*e*ncke, als ich dich bescheyden sal an der stat, da daz hyene gehoret.

Vnd wann dü eym menschen pylloles gybest, so sal er, als balde er sye ingenomen hayt, sclaffen. Vnd als *ez* gerat wyrcken, so sal er numme sclaffen, myt daz ez gewyrket hayt. Vnd als er dann zü stüle gangen ist, als vil sich dann dar zü gehort, so mag er dan aber sclaffen. Vnd were yz, daz er dann me gieng dann maysz, so salt dü yn dün sclaffen, wann *der sclaffe machet, daz ez vestet* vnd macht, daz dye crafft von der arczedie vszgeet als eyn rauche vnd wercket nyt me. Vnd dar vmb habe ich dich vnderwyset, wann dü ym gybest pylloles, daz sye dycke vnd hart sint [vnd blibet] lange by dem menschen vngewirket, dar vmbe habe ich dir gesaget, daz er sclaffen solle, want wann der mensche scleffet, so smelczet vnd weycht dye pylloles von crafft *der hytzen* vnd spreyt sich yn de*m* lyep myt eynander, myt daz [ez] an sich geczüget alle bose füchtekeyt. Vnd wann er geret zü stüle geen, so sal er numme sclaffen, als | wyr vor bescheyden hane. Vnd were yz, daz du ym gebest lattwerge, [182va] dye da drybet, so sal er wenig sclaffen oder czu male nyt, wann dye latwerge gynge von crafft der hytcze vsz als eyn raüche vnd wirket nyt. Aüch were yz, daz der mensche von naturen were, daz *ez* balde yn ym wyrke, so sal er czu male nyt sclaffen. Vnd yn allem vszlaüffe, daz dü gybbes, da man ober sclaffen sal, vnd daz selbe mensche mag nyt sclaffen oder wil nyt sclaffen, so sal er off vnd abe geen, myt daz er den lyep erhytzit, so wyrt er lychteclich vnd senfftlichen zü stüle geen.

Vnd daz ist dyr gesaget vor alle ding, alle dye, da drencke nement, daz sye sich warm andoen vnd sünderlichen den büche warme halden, so drybet ez senfftlichen, wan worde der büche erkaltet, so ging der drancke nyt von ym vnd möchte eyn grosze büchwetüm besteen. Auch sal er sich nyt zu warme andoen, off daz er nyt swytcze, want wo er switzete, so ging der dranck von ym myt dem sweysz als eyn raüche.

Vnd yn allem vszlaüffe, daz mann gybet yn drencken, so salt dü y*n* zü male nyt laszen sclaffen, want sye sint lycht zü wirken | vnd yr crafft geet balde vsz, vnd wo [182vb] daz er sclyffe, so ging dye crafft als eyn rauche vsz vnd wirket nyt dye hümores, daz

1 dyamilum] diamilum E || **2** pflege *ursprünglich* plege, f *nachgetragen* Z || **3** drencke] dryncke Z, drencke K, drenck E || **5** ez¹] er Z, ez K, iß E || **6** als vil *ursprünglich* alsovilich, ovilich *gestrichen*, vil *am Rand nachgetragen* Z || **8** der – vestet] er sclaffen magk daz ist daz beste Z, der slaffe machet daz ez vestet K, wann der slaffe magt das eß vestiget E || **9** wercket *über der Zeile nachgetragen* Z || **10** vnd blibet KE || **11** vngewirket] vngewirckt K, vnd wirckt E || **13** der hytzen] des herczen Z, der hiczen K, der hitzen E; dem] den ZK, dem E || **16** wenig sclaffen] enwenig slaffen K, modicum dormire E || **18** ez] er Z, ez K, iß E || **23** warm] warmen vnd warm E; so – senfftlichen] *nicht* in E || **24** wan worde] want woe K, wue E; möchte *danach*: yn Z, *nicht in* KE – *von den Editoren* getilgt || **26** want wo er switzete *am Rand nachgetragen* Z || **28** yn³] ym Z, yne K, ime E || **29** lycht *danach gestrichen*: zü sclaffen vnd auch Z

212 diacydonicon
213 amylum: Stärkemehl

der drancke dryben sulde, *aber* er solle sich *v*ben *vnd* geen, myt daz er den lyep erhytczet. Vnd yn allem vszlauffe, da mann pülüer yngybt, wannt sye sint etwaz dicke vnd geent nyt als lychteclich vsz dem menschen, so sal er ewenig sclaffen vnd als dann geet dye crafft vber alle[n] den lyep vnd sammet dye hümores vnde geent senfftlich vsz. Auch sal er nyt lange sclaffen, wann dye crafft ginge vsz als eyn rauche vnd ez aüch lange scleyffe nyt lyden mag.

Nu sint etliche lüde, wann mann yn etwaz arczedie gybbet, dye da drybet, so wollent sye sich oben brechen. Nü wil ich dich laszen wyszen, wie dü myt den selben lüden dün salt. Dü salt nemen sandelecht steyn vnd an bede armen hart bynden vnd auch an dye dümen an den henden vnd an dye grosze czehen an d*en* fusze[n]. Von dem wee, daz ym da von geschijt, virgyszt er sy vnd brychet sich nyt. Auch saltü syn*e* styrn vnd dye backen myt crafft ryben, so leget sich der gebreche. Oder nym bade
[183ra] swemme, czü latyn genant spongia marina, vnd duncke den in | eszig vnd lege yn off den magen mont. Oder nym gebeet broyt vnd heysz yn halden vor den münt vnd nase vnd wesche ym daz antlitcze myt warmen waszer, da myt virgeet ym dye bytterkeyt vnd wildekeyt der arczenien.

Auch were yz, daz der mensche sich nyt oben bryche, da müstü gewarnet sin yn der arczenie, dye dü ym gybest, wie sye ist, obe sye geet von ym senfftlich vnd lychtlich oder daz sye lange by ym blybe oder sye drybet zu viel oder zü wenig oder daz er geet myt angst, da müsz er sich erbeyten, myt daz dye humores von ym komment, dye da yn ym sint vnd sint kalt vnde nyt czydig sin. Oder syropus vnd oximel hant nyt gewirkent, als sye billich sollen, vnd des halben wollent dye hümores nyt vsz vnd geent swerlichen von ym vnde sin gelydder sint ym swere kelten halb der hümores vnd dye melancolia ist an ym geweldiget, so salt dü ym eyn anders geben, daz da starcker sy dan daz forder, vnd auch besehen, daz der mensche, dem dü als[o] czwene drencke gybbest, starcke von naturen sy, daz er[s] gelyden moge.

Auch were ysz der sachen scholt, daz der drancke nyt enwyrket vmbe der grober
[183rb] hümores wyllen, daz da kommet von dem magen | kelten halb, vnd wirffet sere vsz vnd dürstet ene wenig, so salt dü eyn geschyrre nemen, daz da koppern[214] vnd virstoppet sy, vnd daz geschyrre follen myt warmen waszer oder oley vnd daz seczen ym off den magen, so warm er daz lyden mag. Vnd von der hytcze, da üon kommet,

1 aber] ob er Z, aber KE; er^{1} *über der Zeile nachgetragen* Z; sich *über der Zeile nachgetragen* Z; vben] oben Z, uben K, vben E; vnd] an ZK, vnd E || **2** allem] allen KE || **3** ewenig sclaffen] enwenig slaffen K, modicum dormire E || **4** allen] al K, allen E || **6** scleyffe] slaffe K, slaiffen E || **10** den fuszen] dye fusze Z, den fußen K, den voißen E || **11** sy] sin KE; syne] synen Z, sine KE || **13** spongia] i *oben nachgetragen* Z, sponga K, spongia E || **21** nyt] *nicht in* E; vnd^{2} *danach gestrichen*: vn Z || **22** gewirkent] gewirke-t Z, gewirckent KE; sollen] sulten K, doin solten E || **26** also KE; ers KE || **28** enwyrket] *korrigiert aus*: enwyrkete Z, wirckete K, wircket E || **30** ene] yne K, ine E || **31** follen *korrigiert aus*: follent Z; oley *danach gestrichen*: wessen Z || **32** er] der siech KE

214 aus Kupfer

erhytczet der mage vnd smelczet dye hümores vnd der drancke wirket als dann. Oder gyb ym zü dryncken warme waszer, so wyrt er senfftlich zu stule geen; aber dü salt ym keyn ander laxatum geben, daz da drybet.

Auch were ysz sache, daz der drancke an ym nyt wyrken wulde, daz do scholt ist, daz der syropus oder oximel nyt haben geczydiget dye hümores oder dye arczenie, dye da drybet, nyt faste güt gewest ist, so saltu ym den büche erwyden myt dinge, daz dar zu geho̊re vnd ym beqwemelichen ist. Vnd e dü daz düst, so saltu ym geben ding, daz von ym brycht dye crafft des dinges, daz dü ym vorgeben hast. Vnd also salt dü ez dün: Nym warme waszer eyn schüssel vol vnd dar yn do salcze vnd oley vnd daz gyb ym dryncken vnd darnach stosze er den fynger | yn dye gorgel, so [183va] brychet er sich zü stünt. Vnd darnach machstü ym geben ding, daz da drybet.

Auch virstee, waz ich dich hye lere, vnd in aller czijt bedencke dich[215] zu dem besten, want wo yz nyt woil an eym menschen czü wagen ynist, do salt dü ez nyt wagen, so wirstü sycherlich vnd wysz, waz dü do myt doest, vnd nyt inwene, so wirt dyn wercke gotlich. Du salt eym menschen kein ding, daz da drybet, off daz ander geben, sye enweren dann fest vnd starcke von conplexien melancolien vnd aüch daz dü prubest, daz der mensche, dem dü daz gybbest, moge lyden. Vnd aüch der ander drancke, den dü ym gybest, sal nyt also starcke sin als der erst. Auch geschijt zü wylen, daz er nyt mag zu stüle gane, dann myt arbeyt vnd angst: Daz ist sache, daz dye nyederlocher sint virstopt, vnd des halben mag de*r* dran*ck* nyt wirken, so salt du ym machen eyn krüstere[216]. Vnd nym bappel[217] vnd mercurialis[218] vnd weyszen clyen[219] vnd süt daz myt wasczer vnd darnach syge[220]. Von dem also gesygen nym eyn phünt, dar vnder lege ½ loyt salcz vnd drü loyt baüm oleys oder bottern. | Vnd [183vb] were ysz, daz dü dye krystere krefftig vnd starcke machen woltest, so saltü dar vnder legen catrick imperialis[221] oder benedicte simp*le* oder gyrapigra galiane[222] oder trifra

10 fynger *danach*: yn den mont Z, *nicht in* KE – *von den Editoren getilgt* || **11** er *über der Zeile nachgetragen Z* || **13/14** ynist – wagen] *nicht in* E || **16** vnd² KE || **20** mag *danach*: mann Z, *nicht in* KE – *von den Editoren getilgt*; der dranck] des drancks Z, der dranck KE || **23** bottern *danach gestrichen*: vnd weres Z || **25** imperialis] *korrigiert aus*: ymperialis Z, amperialis KE; simple] *wahrscheinlich* simple *aus* simplex *korrigiert* Z, simple KE

215 bedenken sich: sich entschließen zu etw.

216 Klistier, Einlauf

217 pappel: malva rotundifolia

218 mercurialis: Bingelkraut

219 Weizenkleie

220 sîhen: seihen

221 catharticum imperiale

222 hiera picra (Galeni): Heiligbittermittel-Latwerge nach Galen, vgl. *Antidotarium Nicolai*, siehe die Zubereitung bei Vaňková/Keil (2005: 128–129).

sarracenica[223] oder des glychenisse vnd da myt krüstere. Vnd als dü ez ym geben haist, so heysz yn sich wenden von eyner syten czü der andern, vnd als dann wirt yn korczer czijt offstan vnd zu stüle gane. Vnd were ysz sache, daz dü krostere hettest oder daz er nyt folgen wolde, so saltu ym eyn postarien[224] machen myt salcze vnd honig oder eyn drocken postaryen myt swebel. Auch saltü wyszen, in allem vszlauffe, daz do drybet, daz ist dye crystere dye best vnd sycherst. Vnd wann dü ym krüstere gybbest, so salt dü ym ewenig geben. Vnd were ez dann nyt genüg, so gyb ym aber ewenig, vnd were ez, daz er dracks halb gewonne wee yn dem büche, so saltü legen dincke, daz da hytczig ist, yn dye krystere, als wir vorgeschriben hane.

Aüch saltü wyszen vnd pruben, ob er genüg zu stüle gangen habe oder nyt an der maysz oder bedarff er me drencke ynnemen. Vnd dysz sint dye czeüchen, wie dü [184ra] daz erkennen salt, ob er genüg zu stüle gangen | hayt oder nyt. Were yz, daz der buche nyt rumpelt oder grummet vnd prubet yn syme lybe keynen wynt vnd hayt keynen byttern gesmack yn dem munde von des drancks crafft, den er ingenomen hait, vnd ist eyn lang wyle, darnach er zu stule gangen ist, ee er zü stule gee, so saltü wyszen, daz er genüg zü stüle gangen ist nach crafft des drankes vnd salt ym zü drincken geben ewenig hünre brüe. Waz dann von dem drancke bleben ist, daz geet von der brüen *wegen vom yme*, wann er zü stüle geet. Aüch saltü yn nyt laszen sclaffen, bysz daz dü yn besucht haist inne maszen, als vor bescheyden ist.

Vnd darnach saltü wyszen, yn welcher maszen dü des menschen plegen salt noch der arczenyen. Den selben menschen, dem dü dye arczenie geben hast, saltü yn eyn hüsz dün, daz do reyne sy vnd keyn lufft in mag noch kelte noch vil lichtes, daz da heyder sy. Vnd sal sich selbs nyt vast vben vnd sal aüch nyt viel reden, want wo er vil redet, von der swacheyt dranck[s] halben mochte er eyn hytcze gewynnen vnde der hytcze halben mochte er dorstig werden vnd des dorst halben mocht yn dye

4 +postarien] *korrigiert aus*: possarien Z, postarien K, postorium E || **5** drocken] drocken ZK, dranck E; postaryen *danach falsch wiederholt, nicht gestrichen*: machen myt salcze vnd honig oder eyn drücken Z; swebel] *am Rand nachgetragen, am Beginn der folgenden Zeile* czwebel *gestrichen* Z, swebel K, swebelle E || **6** crystere *korrigiert aus*: cröstere Z; sycherst] sycher ist Z, sycherst K, sicherst E || **8** er *danach*: yz Z, *nicht in* KE – *von den Editoren getilgt* || **9** krystere *korrigiert aus*: kröstere Z || **11** oder *am Rand statt des gestrichenen* als er *nachgetragen* Z || **13** rumpelt oder grummet] rollet K, rullet E; keynen wynt] keyne ventositates oder wynt K, keine ventositates ader wint E || **14** den] dan Z, den KE || **17** ewenig] enwenig K, modicum E; brüe *korrigiert aus*: broe Z || **18** wegen vom yme] zü Z, wegen von yme K, ewegh von ime E || **20** maszen *danach*: daz Z, *nicht in* KE – *von den Editoren getilgt* || **21** Den] Dem ZKE; Den – *Vorschlag der Editoren* || **22/23** vnd – sy *unter der Spalte nachgetragen* Z || **24** drancks] dranck ZK, drancks E || **25** werden *korrigiert aus*: weden Z

223 tryphera Saracenica: Latwerge Tryphera Saracenica; aus den fünf Myrobalanensorten und zahlreichen anderen Drogen mit Butter, Mandelöl und Honig bereitete Latwerge des *Antidotarium Nicolai*, bei Mesuë vgl. Vaňková/Keil (2005: 112–113)

224 suppositorium: Zäpfchen

febres ankommen. Als ich dich bescheyden ha*be*, als er eyn wiele gestanden ist, daz er numme zu stule geit, vnd dich bescheiden han, daz dü ym ewenig hünre broe salt geben, vnd dü sehest, daz er numme dar nach zu stüle geet, so saltü yn heyszen sclaffen eyn wyle, want der sclaiffe macht | ym eynen vszlaüff besteen vnd stercket [184rb] dye nature. Vnd nach dem, daz er gesclaffen hait, so salt dü ym zü eszen geben von eym hünne oder von eym rephüne vnde salt ym der brühe geben myt kommel oder enysz vnd dar yn sal er sin broit düncken vnd von dem hüne sal er eyn vierteyl oder von dem rephüne oder ewenig me.

Vnd were yz, daz er viel zü stüle gangen were, so sal er lütczel eszen, want der mage mag sin nyt lyden, want er swach des drancks halb worden ist vnd mag nyt dauwen. Aber ist e*r* lutczel gangen vnd der mensche starcke ist, so mag er woil eszen von dem hüne vnd rephüne, als wir vor bescheyden hane, vnd sal er dryncken wyn, daz bescheydelichen ist, der da gemenget sy myt waszer. Vnd der wyn sal warme sin, want der kalde dranck, den er drincket zu der selben czijt, swechet dye gelydder vnd macht yn trege vnd den kramppe[225] vnd vil swacheyt, dye ym schedelichen sint an alle syme lybe.

Vnd ist ysz yn der zijt, daz mann fleysch nyt yszet, so saltu ym machen eynen güden mandeln bry oder mandeln myllich. Vnd sint etliche, dye da meynen, daz mann ym geben mochte fysche | [mit] roit aügen[226] oder bersen[227] oder hecht, myt [184va] den concorderen wyr nyt, wann yz ist nyt recht, want fysche sint kalt vnd füicht vnd sclymich vnd brenge[n]t groszen bresten vnd schaden an dem lybe. Vnd sal er sich selbs hüden ordelich vnd alle sine spyse vnd sal stylle lygen myt güder hüte dry dage oder vier. Vnd ane dem vierden dage so sal er baden yn eym waszer bade, daz da myttelmeszig warme sy, als myllich warme, vnd sal er myttelmeszig baden. Vnd des morgens, als er gebait hait, so sal er laszen an dem armen, ist er also starcke, daz er ez mag gelyden vnd czijt güt sy, vnd er ist gewonlichen zu laszen an den armen.

Nü wyszent vnd prübent, waz schade daz kan brengen drancke, der do geben wirt vnordelich vnd vnnatürlich oder wann er sich nyt heldet ordelich, als ich her nach bescheyden wil, want der schade[n] vnd bresten synt eilffe, dye *da* von

1 ich *über der Zeile* wir *nachgetragen und wieder gestrichen* Z; habe] haben ZK, hane E || **1/2** als – han *unter der Spalte nachgetragen* Z || **7** sal er[2] *am Rand nachgetragen* Z || **9** er[1] *ursprünglich* ez, *ein* r *über* z, *nichts gestrichen* Z || **10** swach *danach*: ist Z, *nicht in* KE – *von den Editoren getilgt*; worden ist] wirde E || **11** er[1]] ez ZK, er E || **12** rephüne *danach gestrichen*: eszen Z || **13** bescheydelichen] bescheidelich K, moßlich E || **17** yszet] ißet K, eßen darffe E || **18** güden] *nicht in* KE; bry] brue E || **19** mit KE bersen] berse K, bersth E || **21** sclymich] slymich K, swimmicht E; brengent] brenget ZK, bringent E || **22** hüden] halten E; dry dage] einen dag E || **25** dem ZKE || **26** gewonlichen *danach gestrichen*: ist Z; an den armen] *nicht in* KE || **27** daz] *nicht in* KE || **29** schaden KE; eilffe *das* i *über dem Wort nachgetragen* Z; da von] dann von Z, dauon K, da von E

225 Krampf

226 Rotauge (Rutilus rutilus), Plötze

227 bars/berse: Barsch

komment. Vnd dar vmbe, welchem mann drencke gybbet, bedarff man besorgen vnd groisz hüden.

Dye erste sorge, daz da uon gescheen mag, ist yz, daz er vil zü stule gene wirt, [184vb] also daz mann yz nyt gestyllen kann. | Dye ander, dye dauon gescheen mag, daz ist febres apeymora oder febres cottidiana. Der drytte, daz da von gescheen mag, daz ist büchwe vnd krymmen. Dye vierde, dye dauon kommet, daz ist swacheyt syner conplexien vnd naturen. Dye fünffte ist tynissamon[228], daz ist premsis, also daz eynen duncket[229] zü stüle mogen gene vnd doch nyt mag vnd drücket vmmer dar. Daz seheste, daz da von gescheen mag, ist vberig dorst. Daz syebende, daz do von gescheen mag vnd willet ym vnd duncket ym, wie daz er sich oben brechen wil vnd doch nyt brichet vnd ist ym daz hercze gedecket. Daz achte, daz *da* von gescheen mag, ist dysstenteria, daz ist vszlaüffe myt blude. Daz ix ist, daz er sich vmmer dar brychet. Daz zehende ist, daz er *rupt* vnd *gischet*. Daz eylffte ist *pamüs*, daz er fellet in anmåcht, daz ist sache, daz er zü viel zü stule gangen ist vnd ist schült des meysters, *der* ym den drancke geben hayt, vnd des krancken.

Ist ez des meysters schult, so hayt er ym geben drancke, der zu scharff vnd zü starcke ist, mere wann sine natüre gelyden mag. Oder ist des krancken scholt, der den drancke ingenomen hayt, daz er an dem kalden gestanden hayt, vnd dye kelde | [185ra] hayt yn vberlaüffen oder er hayt me geszen vnd gedruncken, daz sin nature nyt virdaüwen mag. Sy, wie dem daz ist, d*e*z meysters oder kranck*en* scholt, so saltü ym dysse nachgeschriben arczedie dün: Du salt ym bede armen hart bynden an den gewerben[230] vnd salt nemen eyn alt hüne vnde salt ez syeden vnd woil stoszen darnach vnd daz selbe wieder in dye brüwe dün vnd dar zü gummi arabici vnd dryagagant[231] vnd sümack[232] vnd bolum armeni vnd ym daz al[s] dann zü drincken geben, want dye brüwe machet feste vnd styllet den vszlauffe. Vnd salt ym eyn bat

---

1 besorgen] versorgen K || **4** dauon gescheen mag] dauon nyt gescheen in mag Z, dauon gescheen mag K, da von geschein mag E || **5** apeymora *korrigiert aus*: asseymora Z; cottidiana] cotidiana K, quottidiana E || **7** tynissamon] *aus* tymssamum zu tymassmum *korrigiert* K, tymassimum E; premsis] *aus* pleyusis *zu* pleurisis [?] *korrigiert* K, plurisus E || **9** Daz seheste] *Die Sorgen sechs und sieben sind umgestellt* E || **9/10** daz[2] – sich] ist E || **11** gedecket] gedeckt K, gedenckt E; da von] dann von Z, dauon K, da von E || **12** dysstenteria] dystenria, *zu* dystenteria *korrigiert* Z, dystenteria K, dissenteria E; sich] oben KE || **13** rupt] rôfftet [?] *Korrekturen im Wort* Z, rupt KE; gischet] geschijtet *am Wortanfang* h *zu* g *und* o *zu* e *korrigiert* Z, gischet K, geschiet E; pamüs] inamans *aus* pamuns *korrigiert* Z, pamüs K, panius E || **14** anmåcht *korrigiert aus*: môcht Z || **15** der] den er Z, der K, dere E || **17** mere *über der Zeile nachgetragen* Z || **20** wie *korrigiert aus*: wee Z; dez] daz Z, des KE; krancken] kranckheyt Z, krancken KE || **22** vnde salt ez syeden] *nicht in* E || **24** dryagagant] dragagant E; als dann] *korrigiert aus*: al dan K, als E

---

228 tenasmus

229 tunken: hier in Bedeutung ‚drücken', ‚stechen'

230 gewërbe: Gelenk, Wirbel

231 tragacanthum: Gummiharz vom Bocksdorn-Strauch, hier wahrscheinlich Latwerge aus Tragant gemeint

232 sumac(h): Sumach, Gerberbaum

machen myt waszer, daz nyt zü warm sy. Vnd als dann wirt er swytczen von *crafft des drannckes* vnd des *sweyszes* halben styllet ez, daz er numme zu stule geet. Auch sal er yn dem ba*de* nyt lange sytczen.

Dye ander, dye davon gescheen mag, ist febris *ap*ymora[233] oder cottidiana. Wenn ffebres apymora ankommet, so der mensche irrüng dye hümores, dye in dem menschen virworren vnd nyt vszgangen sint, vnd dye virwandelünge vnd ventositates[234] erhytczent daz mensche oder kalt spyse vnd drancke, dye er yngenomen hayt nach dem drancke, den er ingenomen | hayt, [oder hait] gestanden in der kelden oder daz er virmüdet hait, also daz er nyt in rüwen gestanden hayt, als er byllich solt sin. Dye cottidiana kommet an den menschen von krefften des vszlauffs vnd hait den menschen geswechet, vsz dem magen czü dryben dye hümores vnd bose füchtekeyt vnd sint viryrret yn dem lybe erczenye halbs vnd mogen nyt vsz dem menschen kommen vnd virwüsten sich in dem lybe, vnd da von kommet dye cottidiana. Sy, wie dem ist, oder schult, wie dye ist, daz dye febres ankommet, [dye] hülffe, daz man den menschen baden sal yn laüwen waszer. Darnach, wann er vsz dem bade geet, so salt dü yn warme decken, daz er swytcze, want der sweysz drybet dye efymera vnd cottidiana von dem menschen. Vnd were ez, daz dü daz bat nyt bereyt hettest, do heysz yn stene geyn daz fure vnd smere myt dygeltey[235] oder salben, dye da hytczig sin, vnd da von wirt er swytzen vnd da myt geet dye febres eweg. Vnd were ysz, daz sye nyt eweg ginge mit dem sweysz, so saltü wyszen, daz *ez* nyt epymora oder | cottidiana ist. Vnd ist ez sache, daz er nyt genüg gefeget ist vnd er bedarff, daz dü ym eyn lycht pürgacio machest vnd ym gebes vnde auch, daz er sye lyden mag. Vnd were ez, daz er als swache were, daz er des nyt mocht gelyden, so saltu ym ding geben, dye yn crefftigen vnd stercken, vnde darnach gyb ym eyn ander pürgacio. [185rb] [185va]

Daz drytte ist büche wee vnd krymmen, daz geschijt zu wilen, daz er gestanden ist in der kelden nach dem drancke, vnd zu wilen geschyet *ez* von kalder spysen vnd

---

1/2 crafft des drannckes] drancke des crafftes Z, crafft des drannckes K, crafft des drancks E || **2** sweyszes] swẙszest Z, sweiß K, swiß E || **3** bade] baden Z, bade KE || **4** apymora] *aus* epymora *zu* asymora *korrigiert* Z, apymora K, apimora E; Wenn] *nicht in* KE || **5** ffebres] febris KE; apymora] *aus* esymora *zu* apymora *korrigiert* Z, apymora K, apimora E || **6** virworren] verworren K, v-waruent E || **8** oder hait K, ader hait E || **10** cottidiana] cotidiana K, quottidiana E || **13** virwüsten] verwusten K, v-waißen E cottidiana] cotidiana K, quottidiana E; Sy] Sie K, So E || **14** febres] febris KE; dye^3 K, die E || **16** efymera] epymora K, apmiera [?] E || **18** yn *danach gestrichen*: gene Z; dygeltey] diegeltey K, dieltey E || **19** sin] si K, sy E; febres] febris KE || **20** ez] er Z, ez K, iß E; epymora] *korrigiert aus*: esymora Z, epymora K, apimera E || **21** cottidiana] cotidiana K, quottidiana E || **22** pürgacio] purgacie K, purgacien E; vnd – gebes] *nicht in* KE || **24** pürgacio] purgacien E || **25/26** daz^2 – ez *am Rand nachgetragen* Z || **26** ez] ist Z, ez K, iß E

---

233 wahrscheinlich febris ephemera gemeint: eintägiges Fieber, leichtes Erkältungsfieber (Ephemera – Eintagsfliege)

234 ventositas: Winde, Blähung

235 diaalthaea/dialthea: Eibisch(wurz)salbe, die aus dem Saft der Wurzeln von Eibisch unter Beifügung weiterer Zutaten hergestellt ist

von kaldem drancke oder daz er geszen me hayt, dan er virdaüwen mag. Yz sy, wie dem ist, so saltu ym dysse nachgeschriben arczenie dün, wann sye güt vnd bewert ist: Nym eyn lynen düche[236] vnd süth daz in waszer vnd wynde daz düche, daz daz waszer her vsz gee, vnde lege ez ym off den buche, also warme er ysz lyden mag. Oder nym eyn coppern geschyrre, daz virstoppet sy, vnd fulle daz myt warmen wyne oder warmen waszer oder warm oley, als warm er ez lyden mag, [secze yme] off den büche vnd magen mont oder nym warm salcze vnd lege ez ym off dem büche, oder
[185vb] hette er | eyn bayt, daz were ym noch beszer.

Daz vierde, daz von dem dranck kommen mag, daz ist swacheyt syner naturen vnde conplexien. Czu wylen geschijt ym dye swacheyt, nach dem daz er fünff oder ses male zü stüle gangen ist. Daz ist eyn bose czeüchen, want ez bedüdet, daz dye güde hümores vnd dye bosen sint myt eynander eweg vnd ist ym syne nature vnd crafft entgangen. Yn zü stercken vnd dye crafft wiederzübrengen: Nym dye brosem[237] von schonem brode [vnd bege die] vnd lege sye dann in gudem wyn vnd des wyns gyb ym zu drincken vnd des broits zu eszen. Vnd were yz, daz er daüon [nit] sin macht vnd crafft wyeder gewonne, so dü ym als dye arczenie, dye in dem echte geschyckenysse geschriben sint oder yn der ersten geschehen ist.

Der funffte ist tynsamon vnd ist premsen[238], daz yn duncket, als daz er zü stule gene wil vnd doch nyt mag. Vnd daz geschijt von dryerley sachen: Dye erste, daz du ym dranck geben haist, der zü starcke ist vnd drybet myt gewalt, dye ander, daz er noch dem drancke an der lüfft vnd kelten gestanden hait, dye drytte, daz dye
[186ra] humores sint grob vnd dicke, als von der melan|colyen, vnd dye virstoppent dye derme vnd dar vmbe drücket er also vnd nyt zü stüle geen mag. Vnd ist yz, daz dü ym geben haist drancke, der do zu scharff ist, daz dü yn gescherfft haist myt gummi yforbium[239] oder tytemales[240] oder esela minar[241].

Vnd dysz sint dye czeüchen, wo by dü daz erkennen salt, daz der mensche eyn stechen yn dem lybe hayt vnd in büche, als er czü stüle geen wil vnd grosz hytcze vmbe den büche hayt vnd ym büche. Vnd zü wilen, wann er zü stule geet vnd

---

3 lynen] *über gestrichenem*: henffen ZK, linen E; wynde] ringe K, dringe E || **6** warmen *danach gestrichen*: wyne vnd Z; oder[2] *über gestrichenem*: vnd Z; secze yme K, setz ime E || **7** büche[2] *danach gestrichen*: oder nym warm waszer vnd Z; oder[2] *über der Zeile nachgetragen* Z || **14** vnd bege die KE || **15** nit KE || **16** als] al K || **17** geschyckenysse] geschichtniße K, cap[itulo ?] E; geschehen] geschcheen Z || **18** er] *aus* ez *undeutlich korrigiert* Z, er KE || **24** yn *danach gestrichen*: nyt Z || **25** yforbium] conforbium E; tytemales] tytemalli [?] *Ende des Wortes korrigiert* K, titema nuß E; esela minar] a *in* esela *und* r *in* minar *wohl nachgetragen* Z, eselmynor - *ursprünglich wohl* eselmyner K, esel mynor E || **27** lybe – büche] buche hait K, buch hait E || **28** hayt – büche[2]] *nicht in* E

---

236 Tuch

237 brosem: Krume, das Innere von Backwaren

238 premsen: stark zusämmen drücken, heftig stopfen und pfropfen (Krünitz)

239 euphorbium: Wolfsmilch(saft), Wolfsmilch(harz)

240 tithymalus: Wolfsmilch, weißer Pflanzensaft von verschiedenen Arten von Euphorbia spec.

241 esula minor

drücket, so geent blůyts droppen[242] her vsz, vnd ist er in der kelden gestanden, daz machstu yn fragen. Vnd ist yz, daz daz drücken kommet von den groben hümores, so prubet vmb den büche noch in dem büche keyn hytcze vnde geet keyn trane blůyts vsz von ym, so saltü ym machen eyn crystere, so weichen dye hümores, myt groben weyszen clyen, bappel, mercurialis, salcz, oley vnd honig vnd da mydde crüstere yn der maszen machen, als ich dich vor bescheyden hane. Vnd ist yz, daz yz von andern sachen kommet, daz er also drücket, so saltu ym keyn crystere machen vnd ym geben dar vmbe, daz er nyt zu viel zü stüle gee. So saltu ym machen eyn bat myt susze waszer, da | inne gesotten sy qwendail[243] vnd ybysz. Vnd salt yn dem waszer [186rb] sytczen bysz an den nabel. Vnd were ez, daz er daz drücken hette von dem, daz er zü vil zü stüle gangen ist, so saltü eyn bat machen vnd da ynne syeden der schelen von den besten granat eppel, schelen balastias[244], acacia, ypoctididus[245], handorn[246] baüm schelen, nespeln[247] baüm schelen, qwedem[248] baüm schelen, dye hübe von den eycheln vnd sperlen baüm[249] schelen, yglichs eyn gut hant folle. Dye stucke alle saltü syeden myt regen waszer vnd dar ynn setcze den menschen bysz an den nabel. Oder nym colofonia vnd wirff daz off die kolen vnd entphang den rauch zu dem affter in. Oder nym weißen kligen[250] vnd sute die myt gutem wyne vnd mag daz als eyne balle vnd sitze dar uff, so stillet ez.

Daz sehste, daz da kommen mag von innemunge eyns dranck s, ist vberich dorst, daz ym geschicht zu wilen von vbericher dürre des magen mondes, vnd daz geschijt, daz er zü viel zü stüle gangen ist. So nym gummi dragagant, gummi arabicum, cilium[251] vnd dye syede in waszer vnd des waszers drincke warme. Oder gyb ym warm waszer zü drincken, dar ynne gesotten sin qwydem kerne, vnde lege ym vnder dye czünge czocker candit[252]. Vnd als daz czugeet, so sal er ez virsclinden. | Oder [186va]

---

6 machen] *nicht in* KE || **7** machen vnd ym] *nicht in* KE || **9/10** yn dem waszer sytczen] in dem waßer siczen K, ine inne das waßer setzen E || **10** nabel *am Zeilenende nachgetragen, in der folgenden Zeile* mebel [?] *gestrichen* Z || **12** eppel] eppelle E; balastias] balostias K, bolostreß E; ypoctididus] ypoctidydus K; handorn] hagedorn E || **13** hübe *über gestrichenem*: rynden Z || **14** eycheln *danach gestrichen*: baümen Z, eicheln K, euchlem [?] E || **16/18** Oder – ez *unter der Spalte nachgetragen* ZK, *in* Z *steht nach* ez *noch*: Daz seste || **18** balle] valle E; sitze] setz E || **19** sehste] vii E; innemunge] innenunge *korrigiert aus*: inenenunge Z, innnemunge K, innnemung E || **21** dragagant] draganganti K, dargaganti E; arabicum] arabici KE || **23** sin] *korrigiert aus*: sint Z, sint KE

---

242 Tropfen
243 quendel: Thymus serpyllum, Wilder Thymian
244 balaustium: Granatapfelblüte
245 hypocistis: Hypozist
246 hagedorn: Weißdorn, Hagedorn
247 nëspel: Mispel
248 quiten: Quitte
249 sperberbaum: Speierling, Sperber-/Sperbelbaum
250 Weizenkleie
251 psillium: Flohkraut
252 candidus: weiß, kristallin

wesche ym den mont myt kaldem waszer, vnd daz waszer daz sal er nyt virsclynden, want wo er ez virsclünde, so mochte er me zü stule gane.

Daz syebende, daz yn duncket, daz er sich brechen wülle vnd doch nyt brychet vnd decket ym daz hercze als eyn rauche. Vnd zu wilen geschycht ez von vberger swacheyt des mage[n]s. Vnd daz kommet vo*n* de*n* hümores, die in den magen geczogen sint vnd mogent nit ußgen von swacheit der conplexien. Vnd kann nyt gelyden dye swerekeyt der spysen vnd mag der aüch nyt dauwen, vnd dye spyse kann nyt geczydigen in dem magen vnd kann nyt vszgeen. Vnd wann er gedrincket, so düt ym der mage wee vnd ist fe[s]t yn dem lybe, also daz er dann nyt lütczel zu stule gene mag. Daz ist eyn czeüchen, daz er vnwille vnd bose füchtekeyt vnd hümores, dye sint also grob vnd mogent nyt vsz dem magen, vnd des halb geschycht ym daz. Vnd were ez sache, daz er me zü stule gee, me dann recht ist, vnd dorst yn sere, daz geschicht von vberger swacheyt, dye der mage hayt. Vnd ist yz, daz ym der vnwille geschicht von grober hümores, dye by ym synt, so saltu ym geben eynen |
[186vb] kleynen vszlaüff, daz ist eyn ding, daz da wenig dribet, daz drybet dye hümores vsz dem magen, ist ez, daz er ez lyden mag. Vnd mag er sy[n] nyt lyden, so beyde[253], myt daz er starcke wirt vnd darnach saltü ym geben ding, daz da drybet senfftlichen. Vnd ist ez, daz *ez* kommet von vberger swacheyt des magen, so salt dü y*m* stercken den magen myt dyasitoniton[254] frygidi[255] vnd ist eyn latwerge, dye myt quytdem gemacht ist ane würcze, oder myt rosen latwerge oder tryasandüli[256] oder rosata nouella[257], daz da bereyt sy myt syropen, daz dar zu horet. Vnd were yz sache, daz er nyt hytczig were, so saltü yn stercken myt dyasitoniton calidum[258] vnd ist eyn latwerge myt quytdem gemacht vnde gewür*czt* ist. Vnd gyb ym quytdem gebraden, yn wyn bereyt vnd geweycht, vnd gyb ym zü dryncken guden roden wyne vnd gyb ym süre granat

2 gane *danach gestrichen*: me Z || **3** brychet *danach gestrichen*: vnd doch nyt brychet Z || **4** ym] yme K, in E || **5** magens] mages ZK, magens E || **5/6** Vnd – conplexien] *über der Spalte nachgetragen* Z, *unter der Spalte nachgetragen* K || **5** von den] vor der Z, von den KE || **9** fest K, vest E || **12** gee] *korrigiert aus*: geet Z, ginge K, ging E || **15** daz[2] *danach gestrichen*: da nyt Z; daz da wenig dribet *über der Spalte nachgetragen* Z || **16** syn] sin KE || **18** ez[2]] er Z, ez K, iß E; ym] yn Z, yme K, ime E || **19** dyasitoniton] diasitoniton E; frygidi] frigidi KE; quytdem] qwetem K, gweden E || **20** latwerge *danach gestrichen*: dye do myt quytdem gemacht ist ane würcze Z; tryasandüli] trias.... *Rest des Wortes überklebt* K, triasanduli E || **22** dyasitoniton] diasitoniton E; calidum] calidid.... *Rest des Wortes überklebt* K, calididum E || **23** vnde gewürczt ist] *nicht in* E; gewürczt] gewurczelt Z, gewurczt K, *nicht in* E || **23/24** bereyt vnd] *nicht in* KE || **24/149,1** granat eppel] granaten eppel K, granath oppelle E

253 warte!

254 diacydonicon

255 frigidus: kalt

256 trias sandali/triasandali: vgl. *Antidotarium Nicolai*; ein Sirup, der die drei Arten von Sandelholz (sandalus albus, sandalus citrinus, sandalus rubeus) enthält, vgl. Mildenberger (1999: 1659)

257 rosata novella: aus jungen Rosen hergestellte Rosenlatwerge aus dem *Antidotarium Nicolai*; nicht lange haltbare und deshalb stets frische Rosenlatwerge, vgl. Mildenberger (1997: 1603)

258 calidus: warm

eppel wyn oder sure eppel, wann alle dye ding brengent alle dye lost zü eszen. Auch saltü ym eyn salße machen myt petersylgen, salbeyen, müscaten blümen, langpeff*er* vnd menget myt agras[259] oder eszig.

Dye echt geschycht | ist vszlaüff des blüdes genant dyssenteria. Vnd zü wilen [187ra] geschycht[s] von vberger crafft des drancks, der schabet dye derme vnd *da* von geet daz bluyt uß. Vnd daz geschijt zu ende des vßlaüffs. Zu wylen kommet dye dyssenteria von scharffen gyfftigen hümores, want wo dye daz gederme rorent, so schabent sye die daz, daz bluyt da von vszgeet, als dye warhafftig colera düt. Vnd daz geschycht am anefang des vszlauffs vnd nit innewendig des ußlauffs. Vnd von dyssem bresten sint dryerley kranckheyt. Dye erste ist genant dyssenteria, dye ander ist genant lyentheria[260], dye drytte ist genant dyarrea[261] vnd die selbe geet sere vnd an bluyt. Dyssenteria – zu wilen geet stulganck vnd darnach geet bluyt. Daz geschicht, wann der brest yn den dermen ist, nyedenwendig des nabels. Da salt dü ym helffen myt crystere, daz do feste macht. Zu wilen geschicht, daz die dyssenteria züm ersten geet blůyt vnd darnach stule gancke. Daz geschycht, wann der breste ist obewendig des nabels. So saltü ym helffen myt drencken, dye da fest mache[n]t. So geschijt auch vnderwilen, daz blůyt vnd stüle gang myt eynander geent an der dyssenterien. *Da* uor gyb arczenye, vnden crystere vnde oben drencke, | dye da beyde fest machent. [187rb] Der ander breste, lyntheria genant, geet vsz als schaboyt[262] von den dermen vnd geet myt bluyde. Der brest geschicht von scharffer gyfftiger colera rubea vnd citrina, [wand] wo dye clebet in den dermen, so schabet sye ez. Vnd ist gar sorglich.

Vnd lyntheria vnd dyaria, den salt dü also helffen: Nym eyn güt alde hene vnd dye suth myt gummi arabici vnd dragagant vnd summack vnd bolüm armeni vnd drachen bluyt[263] vnde myt dysser brüwe mach ym eyn bry oder myt regen wasczer, da dye vorgeschriben pülüer yngesotten sint, vnd mache ym eynen bry dar vsz. Vnde

1 sure *über gestrichenem*: sin *nachgetragen* Z; eppel[2]] oppelle E || **2** salße *über gestrichenem*: salcze Z langpeffer] langpeffers ZK, lang peffer E || **3** vnd *davor gestrichen*: oder ryp Z || **4** dyssenteria] dissenteria E || **5** da von] dan von Z, dauon K, da von E || **6** uß *am Rand nachgetragen* Z || **6/7** dyssenteria] dissenteria KE || **8** die daz *am Rand nachgetragen* Z; warhafftig] *über der Zeile nachgetragen* Z, *am Rand nachgetragen* K || **9** vnd – ußlauffs *am Rand nachgetragen* Z; innewendig] interius E || **10** dyssenteria] dissenteria E || **11** lyentheria] lientheria E; dyarrea] diarrea E; sere vnd *am Rand nachgetragen* Z || **12** bluyt[1] *danach gestrichen*: Daz Z; Dyssenteria] Dissentheria K, Dissenteria E; wilen *davor gestrichen*: daz Z || **14** dyssenteria] dissenteria KE || **16** machent] machent K, magent E || **17** dyssenterien] disseterien K, dissenterien E || **17/18** Da uor] dar uor Z, dauor K, Da vor E || **19** lyntheria] lientheria E; schaboyt] schaboit K, schabent E || **21** wand K, want E; den dermen] dem gederme KE || **22** lyntheria] lienteria E; dyaria] diateria E || **23** dragagant] dragaganti E || **24** eyn *über der Zeile nachgetragen* Z; oder *danach gestrichen*: mache yr bey Z

259 agresta: Brühe aus unreifen Weintrauben, Träubelmost

260 lienteria: Magenruhr, eine Art des Durchfalls, wobei die Speise unverdaut weggeht; vgl. Vaňková (2004, II: 48).

261 diarrhoea: blutiger Durchfall

262 das Abgeschabte

263 Drachenblut: dunkelrotes (Gummi-)Harz von Dracaeana spec. (lat.: sanguis draconis)

mach ym dyssen nachgeschriben drancke: Item nym balostias, granaten eppel scheloten vnd kesten[264] schelen, acacia, dye stück syede alle myt regen waszer vnd darnach rücke ez von dem füre vnd nym dye schelen vsz vnd als viel dü saffe hayst, eyn drytteil *als* viel, nym wegerich saffe vnd dar vnder menge czocker vnd des drincke. Vnd waz dü anders drancks drynckest, da menge dysz vnder oder gyb ym [187va] reynfan[265] myt wegerich saffe vnd daz selbe saffe menge myt [enwenig] | matista[266] woil gereben, want daz stoppet. Oder mach*e yme* eyn syrop myt martilis[267], vnd dye syrop gyb ym myt latwergen genant dyacodion[268], want dye latwerge machet stoppen vnd auch sclaffen.

Daz ix geschicht, *daz* drancks halber [gescheen mag, ist,] daz er sich brychet zu mail sere vnd daz kommet von czweyerley sachen. Dye erste ist, das zu wilen geschicht von grob*en* hümores vnd sclymig, dye da klebent yn dem magen monde vnde mogent nyt von dannen scheyden, also müsz der drancke ym magen blyben, vnd des halb brychet er sich vmmer dar *o*ben vsz. Dye ander sache ist, daz dye hümores clebent off dem bodem des magen vnd blyben da selbest lygen von crafft der arczenye oder drancks, daz da machet, daz sye nyt vsz mogen. Vnd dysz sint dye czeüchen: Wann er sich brychet, so brechent dye hümores myt der spysen gemenget vnd ist ym wee vmb den magen. Vnd wann daz also geschicht, so saltu wyszen, daz [187vb] der breste lyget in dem magen monde vnd der drancke hayt nyt gewir|ket, als er byllich wirken solt. Vnd were ysz, daz ym nyt wee were vmb den magen vnd der drancke [hette] gewyrket, als er byllich wirken solt, vnd wann er sich brychet, so brychet er dye spyse vnd nyt dye hümores, so wysz, daz der bresten lyget yn dem bodem des magen vnd dye crafft der arczenie ist da blyben, vnd des halb brychet er dye spyse. So saltu ym eyn arczenie machen, dye da dryb*et*, myt crystere. Vnd aüch besiche, daz er, dem dü solich gybis, als starcke von naturen sy, daz er yz gelyden moge. Vnd were ysz, daz der breste were yn dem magen monde, als ich *vor gesaget* hane, so salt dü ym zu drycken geben waszer, dar ynne gesotten sy gummi ara-

1 balostias] balastias E || **3** vnd[2] *danach gestrichen*: alsus Z; viel über der Zeile nachgetragen Z || **4** als viel] alsus viel (viel *über der Zeile nachgetragen*) Z, als uil K, als voil E || **6** reynfan] reynefan K, reynfar E; myt enwenig] myt, *danach gestrichen* we *und* sto *nachgetragen* Z, mit enwenig K, modicum cum E || **7** mache] machet Z, mache K, mach E; yme] eȳme Z, yme K, ime E || **10** daz[1]] des ZE, daz K gescheen mag ist K, geschen mag ist E || **11** zu wilen *am Rand nachgetragen* Z || **12** geschicht *davor gestrichen*: do Z; groben] grober Z, groben KE || **13** scheyden *danach gestrichen*: do Z || **14** oben] vben Z, oben KE || **18** geschicht *danach gestrichen*: so saltu wyszen daz der breste lyget yn dem magen monde vnd wann daz also geschycht Z || **21** hette K, hete E || **21/22** so brychet] *nicht in* E || **24** drybet] drybent Z, dribet K, dribt E || **26** vor gesaget] virsorget Z, vorgesaget K, vor gesagt E || **27/151,1** arabicum] arabici ZE

264 kestene/kesten: Kastanie, die Frucht

265 reinvane/reinvan: Rainfarn

266 Mastix

267 myrtillus: Heidelbeere

268 diacodion: Latwerge aus Mohn

bicum, dragagant oder syropus rosaci myt waszer, dar ynn gesotten synt dye stücke vorgeschriben, want sye machent fest vnde sterckent sere den magen.

Daz czehende, *daz* drancks halben gescheen mag, ist rüpczen vnd *gischen, vnd* geschycht daz vnderwylen am anefang des vszlauffs vnd zu wilen an dem ende des uẞlauffs. Vnd ist yz, daz daz rüpczen geschijt am anefang des vszlauffs, so ist eyn sache, daz der dranck zü*get* an sich dye hümores myt crafft vnd der natürlich wynt virstoret dye crafft des | drancks, daz er nyt wyrken enmag vnd also geet er vsz myt [188ra] rüpczen vnd gysche. Vnd der mage ist swache vnd kann sin nyt gelyden von krafft des drancks vnd also müsz er an synen dancke[269] rüpczen. Vnd myt dem rüpczen virgeet dye crafft des drancks. Vnd zü wylen kommet daz rüpczen am anefanck des vszlauffs vnd daz ist scholt, daz dye arczenie ist gemenget myt dingen, dye do oben mache[n]t brechen, als aliborum album[270] semen, cocundium[271] oder gyrarophin[272], want vszlauff gescherff*et* myt semmelichen stucken sint starcke vnd virstorent dye hümores myt vapores[273] vnd ventus spyritalis[274], vnd des halben rupcz*et* vnd *gischet* ez. Dar vmbe, wann eyner semmelichen drancke ingenomen hayt myt solichen egenanten stucken gemenget, so sal er sich fast vben, off vnd abe yn dem hüsz geen, myt daz ym der lyep erhytczet. Vnd myt der hytcze setczet sich der dranck nyedewendig vnd machet vszgene vnd blybet daz rüpczen vber sich. Vnde also hait gesprochen Ypocras, welcher ingenomen hayt drybende arczenye vnd die nyt wircket nach syme willen, so sal er sich vben vnd off vnd abe gene, daz ym de*r* lyep erhytcze, so geet ez vsz. Vnd welcher | daz ingenomen hette erczenye, dye da drybet, vnd [188rb] gerayt vszgeen vnd sümet sich da myt, so saltu ym ryben inbynnen hende vnd füsz vnden myt crafft, myt daz er erhytczet vnd al[s] dann wirt er gene.

Aüch saltü gewarnet sin vnd zü eyme gedechtenisse hane, daz dye wyle er vszlaüff hayt, daz du yn e nyt laszest sclayffen. Vnd ob yn der sclaiffe begonde czü

1 dragagant] dragaganti E || **3** daz] des ZE, daz K; gischen] gyszen Z, gischen KE; vnd²] zü Z, vnd, *danach gestrichen* zu K, vnd E || **4/5** zu – Vnd *unter der Spalte nachgetragen* Z || **6** züget] zügeet Z, zuget K, zucht E || **12** machent] machet *über der Zeile nachgetragen* Z, machent KE; brechen *danach gestrichen*: als Z; aliborum] alliborum KE; gyrarophin] gyrarophin *korrigiert aus*: gyraropin Z, gyraropin K, giraropyn E || **13** gescherffet] gescherffent Z, gescherffet KE || **14** vapores] vaporis E rupczet] rupczent Z, rupczet K, ruptzt E; gischet] geschijt Z, gischet KE || **15** ez] er KE || **19** die *zwischen den Spalten nachgetragen* Z || **20** der] den Z, der KE || **22** ym *danach gestrichen*: geben vnd Z inbynnen *am Rand nachgetragen* Z || **23** als KE || **25** e] ye K, *nicht in* E

269 âne danc: wider willen

270 elleborum album: weiße Nieswurz; sie wurde als Brechmittel angewendet

271 coccum cnidium/coc(c)o(g)nidium: Seidelbastkörner (MLW)

272 hiera Rufini: das „heilige" Reinigungsmittel des Rufinus, vgl. *Antidotarium Nicolai*, siehe die Zubereitung bei Vaňková/Keil (2005: 132–133); der Name geht auf den Theologen Rufinus von Aquileia (um 345 – 411/412) zurück, der viele Werke aus dem Griechischen übersetzt hat (vgl. Riha 2014: 280) oder auf Ruf(in)us von Ephesos (* um 80 in Ephesos; † um 150), einen griechischen Arzt und medizinischen Schriftsteller (vgl. Mildenberger 1997: 828)

273 vapor: Dunst, Dampf

274 ventus spiritalis: „Wind des Geistes"

drengen, so saltü yn her vnd dar czyehen vnd myt ym claiffen[275], myt daz er wackerick[276] wirt. Vnd wo sich der vszlauffe sümet vnd geet nyt als recht ist, so nym eyn coppern fasze vol warmen wyns vnd setcze ym daz also off den büche, so erhytczet ym daz gederme vnd smelczet dye hümores vnd geet dann vsz senfftclich. Vnd wann daz rüpczen vnd gyschen geschicht am ende des vszlauffe[s], daz kommet von czweyerley sachen: Dye erste ist von vbergem eszen, *die* ander, daz der mage bloede vnd swache ist. So gyb ym von eyner hünre broede vnd heysz y*n* broyt dar ynne düncken vnd sal daz dann eszen. Vnd gyb ym güden wyn woil gemenget vnd [188va] heysze yn dick eszen vnd nyt vil, wann der mage ist swache vnd mag | nyt viel eszens lyden. Aüch saltü y*m* smeren den magen myt botter, dygeltey[277] vnd fyolen oley. Oder nym eyn stück düchs vnd sut daz yn fyolen oley vnd lege ym daz, so warm er ez lyden mag, off den magen mont, so erhytczet vnd wirt gesunt vnde stercket sich der mage. Zu wylen geschijt daz gyschen vnd rüpczen alden luden, daz mann yn geben hayt drybende arczenie. Vnd daz ist eyn czeüchen des doyts, want daz alde mensche ist swache von conplexien, wan sin naturlich hytcze ist eweg, vnd also kommet daz rüpczen vnd gyschen an yn.

Daz eylffte geschicht, daz von drancke kommen mag, ist pamüs[278], daz er yn amocht[279] fellet. Daz kommet von vberger swacheyt der conplexien vnd natüren, daz sin naturliche hytcze virgangen ist des drancks halben vnd von crafft der kelden, want dye kelde stercket sich yn den adern, wan dye adern sint kalt vnd dürre. Vnd von dem drancke hait sich dye füchtekeyt an den adern gederret vnd ist virgangen yr [188vb] füchtekeyt vnd krumppent | sich dye gelydder vnd mag sich der mensche nyt wenden des kramps halben. Vnd also sprycht Ypocras: ‛Pamüs, daz ankommet nach arczenye, dye do gescherfft ist myt alliborum album[280] oder nigrum[281] vnd des glychenysse, daz ist eyn czeüchen des dodes.' Vnd ich sprechen, wann panüs kompt nach eym scharffen vszlaüff, daz ist auch eyn zeüchen des dodes.

1 claiffen] korrigiert aus: sclaiffen Z, claffen KE || **5** vnd] oder KE; vszlauffes] vßlauffs K, vß lauffs E || **6** eszen *danach gestrichen*: vnd drincken Z; die] daz Z, die KE || **7** broede] brüwe K, bruen E; yn] ym Z, yne K, ine E || **10** ym] yn Z, yme K, ime E; dygeltey] diegeltey K, vnd dyeltey E; fyolen] violen E || **11** fyolen] violen E; warm *danach*: off den magen als warm Z, *nicht in* KE – *von den Editoren getilgt* || **12** gesunt vnde stercket sich] gestarckt K, gesterckt E || **20** den adern *am Rand nachgetragen* Z || **21** virgangen *danach gestrichen*: ist Z || **24** oder nigrum *über der Zeile nachgetragen* ZK || **25** panüs] pamus KE || **26** dodes *danach gestrichen*: vnd ich sprechen wann panüs kommet nach eym scharffen vszlaüffe, daz ist auch eyn czeüchen des dodes Z

275 klaffen: viel und laut reden
276 wackerlich: frisch, munter
277 diaalthaea
278 spasmus: Krampf
279 âmaht: Ohnmacht
280 elleborum album
281 elleborum nigrum: schwarze Nießwurz; sie wurde als Abführmittel angewendet

Zü wylen kommet pamüs von czweyerley sachen: Dye erste, daz mann den drancke zü scharffe gemacht hayt vnd drybet zü viel dye fuchtekeyt syns lybes vnde swechet yn. Dye ander ist, daz der drancke oder arczenye ist als starcke vnd derret sin füchtekeyt der adern, dye doch zu noyt fücht sollen sin, bysz daz ym sin crafft *vir*geet myt eynander, vnd des halb swyndet ym vnd erkaltet. Zü wilen kommet pamüs vnd begryfft alle synen lyep, zü wylen geschicht ysz an eym gelydde alleyne, so salt du ym dysse nachgeschriben arczedye dün: Ist ez, daz der drancke zu viel drybet, so salt dü yn styllen, macht dü daz aber nyt gedün, daz ist bose. Vnd mache ym dysse arczenye, viellicht so wirt ez beszer: Nym bappel, ybysche, | branca vr*sin*a, [189ra] fyolen, lyn samen, fenum grecum, cilium[282] vnd dye syed myt waszer vnd darnoch nym botter vnd bergen smalcze[283] vnd mach ym eyn plaster von den schüldern an myt off dye lenden. Vnde salt vor den hals woil smeren myt dem reyn bergen smalcze vnd botter vnd als dann daz plaster legen, als vor bescheyden ist, want [der] vszgancke der adern kommet von dem halse vnd deylet sich for*t* vber den lyep. Vnd dar vmbe so salt dü ym *den hals* vnd den ruck grayt woil smeren vnd dye armen. Nym dygeltey[284], botter, fyolen oley, bergen smalcze, dye stück do yn daz waszer vorgeschriben vnd nym eynen badeswamp vnd düncke yn daz vorgeschriben. Vnd als dü yn gesmeret haist, so lege ym den swamp off daz geedder, so warm er daz lyden mag. Aüch ist gut dar zü vnd mochte woil helffen: Nym hünre smalcze vnd hyrcze marck vnd erlaysz daz vnder eynander vnd smere ym in dye lenden, als vor geschriben ist, nach dem daz dü ym dye gelyeder gereben haist. Aüch in dyssem büche, wo czwey ding oder drü geschriben sint vnd da by nyt genant ist, wie viel, dü salt wyszen, daz dü eyns als viel nemen salt als des andern.

Nu habe ich dich gewyset vnd | geleret crafft der arczenie, dye da drybet, simpel [189rb] oder gemenget, vnd wie du des menschen plegen salt, blode oder starck, vnd waz sorglich vnd nyt sorglich ist. Nü wil ich dich leren vnd wiszen lan dye stercke vnd macht der crüte, dye da drybent [swerlich vnd die da dribent] myt crafft vnd balde vnd dye da drybent viel, vnd *welche* krüter coleram mynner[n]t vnd zu welcher kranckheyt du sye geben salt vnd waz sye dryben sollen. Daz sympl, wen mann do

---

4 crafft *danach gestrichen*: sollen Z || **5** virgeet] zügeet ZK, v-geit E; swyndet] swindelt E || **8** styllen] *danach gestrichen*: myt ding gar Z, *danach*: machen E || **9** ybysche] ybische K, ibisch E; branca] barnca E; vrsina] vrciüa Z, *zu* vrsina *möglicherweise aus* vrcina *korrigiert* K, vrsina E || **10** fyolen] fiolen KE || **12** vor den hals] den hals vorn Z, vor den hals KE; reyn bergen] reynbergen Z, bergen KE || **13** der KE || **14** fort vber] forn vber Z, fort uber K, vorter bis an E || **15** den hals] dye armen Z, den hals KE || **16** dygeltey] diegeltey K, dieltey E; fyolen] fiolen K, violen E || **20** erlaysz] erlaiß K, zu laiß E || **23** eyns *über der Zeile nachgetragen* Z || **24** *am Rand schwarz*: Ca x K; simpel] *korrigiert aus*: simpele Z, simpel KE || **27** swerlich – dribent] KE || **28** welche] *Korrekturen im Wort, ursprünglich wohl* wyle, *über* wole *vielleicht zu* wele *korrigiert* Z, wele [?] K, welge E; mynnernt K, mynnern E || **29** sympl] *korrigiert aus*: symple Z, simpel KE; wen] wan E

---

282 psillium

283 bergen schmalz: Schweineschmalz

284 diaalthaea

myt erneret, vnd heyszet dar vmbe simply, want sye myt andern dingen vngemenget ist, als eyn krüt oder dye würczel oder dye blüme oder der same des selben crütes, daz da drybet sunderliche, oder eynerley würcze, welche würcze drybet vngemenget, als ascomonia[285] vnd allactari[286] oder tamiryndis[287] oder reynbarber.

Nü wollen wir reden zü dem ersten von simpel vnd darnach von dem, daz da gemenget ist. Dye arczenie, dye da drybet, verwandelt dye nature des menschen. Nach crafft der krüter vnd yr natüre ist vierley. Dye erste drybet swerlich vnd *macht* [189va] fallen dye hümores myt crafft. Dye ander drybet senfftlich [vnd lichtlich]. | Dye drytte czüget an sich dye hümores vnd drybet sy vsz. Dye vierde scheydet dye dycke hümores vnd macht sye donne vnd mogent nyt by dem menschen blyben.

Dye krüter, dye da swerlychen drybent myt [swerlicheit] yre*r* last, nydernt dye grobe hümores vnd drybent sye vsz, glycher wyse als eyn mensche, daz eyn swere bürde dreyt vnd dye von ym leget, als dye crüter tamyrindis vnd fünfferley mürbilanis[288] vnd insans[289], vnd daz da kommet von dem ysen, wann mann yz smytd vnd daz kleyn [gefilet ysen], daz do abefellet vnd abegestoszen wirt, vnd lapis lasuli[290]. Aüch wysze, alle dye arczenye, dye do myt swerekeyt dryben, [driben] wenig vnd dye da drybent senfftclich vnd lychtclich, als cassia fystola, mana, fyola, mercürialis vnd dye da zyehent dye colera an sich myt crafft, als aschomonia[291], lactiri, alliborum album et nygrum. Aüch saltü wyszen, daz lactiri mynnert fast dye flecma vnd alliborum nygrum mynnert dye melancolie vnd daz dut auch alliborum album. Vnd von dyssem sint etlyche, dye da drybent myt crafft vnd viel, als aschomonia, [189vb] alliborum album et nygrum, lactiri vnd concondiüm[292] | vnd ist semen laurela[293] [vnd

1 simply] *korrigiert aus*: simply Z, simpli K, simpel E || **4** ascomonia] aschomonia E; allactari] allactiri K, alactiri E; tamiryndis] tamrindis K, temerinden E; reynbarber] reubarber K, rubarbari E || **5** von[1] *über gestrichenem*: zum Z; simpel] sympel K, simpel E; vnd darnach *danach gestrichen*: vnd darnach Z || **7** ist] *am Rand nachgetragen, jedoch unrichtig, eine Zeile höher* Z, *an richtiger Stelle nachgetragen* K; macht] mochten Z, machte K, macht E || **8** vnd lichtlich KE || **11** swerlicheit K, swerlichkeit E; yrer] yrem Z, irer KE || **13** tamyrindis] tamriyndis K, gamirindis [?] E || **13/14** mürbilanis] murbellanis KE || **15** gefilet ysen] gefullet ysen E; do – wirt] die file abestoßet K, das die fiel abestoißt E || **16** driben K, dribent E || **17** fystola] vistola E; mana] nona E; fyola] fiola E || **18** aschomonia] ascomonia K || **19** et *über der Zeile nachgetragen* Z || **20** nygrum] *nicht in* K; melancolie] melancolien E; album *über der Zeile nachgetragen* Z || **21** dyssem] diesen K, dußen E; aschomonia] ascomonia K || **22/155,1** vnd laurela KE

285 scammonia

286 vgl. die Erläuterung auf Bl. 293vb: *Lactiri ist füchtekeyt von den wilden bitter korbyszen*

287 tamarindus

288 myrobalanum: Behennuss, Purgierpflaume; die fünf Arten sind: m. belliricum, m. citrinum, m. emblicum, m. chebulum und m. Indum

289 wahrscheinlich ist Wermut gemeint, vgl. Bl. 190vb

290 lapis lazuli: Blaustein, Lasurit

291 scammonia

292 coccum cnidium

293 laureola: Lorbeerseidelbast, Daphne laureola L.

laurela] düt daz selbe aüch. So sint aüch krüter, dye da drybent senfftlich vnd lützcel, als viola, agryck[294], sene, thy*mi*[295], apithy*mi*[296], polipodium. Vnd sint etlich, dye do myt crafft drybent, als vngeleschen kalke, tartürum[297] vnd enforbium[298]. Vnd wysz, daz alle crütere, dye da scheydent dye groben materie vnd machent dunne, daz ez nyt güt ist, drencke da myt zu scherffen, dann myt ewenig, want sye schabent daz gederme vnd brengent daz mensche zu der kranckheyt, dye do genant ist dyssenteria, daz ist vszgancke des blüdes.

Tamri indis[299] ist eyn frücht von eym baüm vnd ist gestalt als sclehen vnd yn dem lande, da dye frücht wehysset, nympt mann dye selbe frücht vnd stoszet sye vnd machet klütczer[300] dar vsz vnd *schickt* sye also her vsz. Vnd dye tamirindis sint kalt vnd dürre in dem andern grade vnd mynnert in dem ersten grade coleram citrinam vnd in dem andern grade coleram veram vnd ytriciam, vnd dar vmbe mach*t* dü sye sycherlich vnd ane sorge ingeben. Sye mynnert auch dye flecma von dem magen, von dem gederme, von der lebbern. Vnd daz hylffet zü male sere | zü der lebbern, wan sye [190ra] hytczig ist vnd ydrycien hayt. Vnd sint aü*ch* güt, wann dye roren yn der lebbern virstoppet sint, da dye colera vszgeet. Aüch tamirindus sint gut vnd offent dye locher vnd drybent dye colera von der lebbern vnd sint aüch güt zü febres tercianas vnd zu grynde, der von colera kommet. Tamirindus salt dü mengen myt fümus terre saffe, daz virdrybet dye bose füchtekeyt vnd derre*t* den grynt[301] vnd nymmet das jücken abe von dem grinde. Vnd dye tamiryndüs menget man vnder latwerge, daz da drybet, oder yn syropus oder yn warm waszer. Auch war zü dü dye tamirindus brüches, so salt du dye kern vszwerffen.

2 sene thymi] sene thyni Z, sene thymi K, senethimi E; apithymi] apithyni Z, apithymi K, apithimi E || **5** ist *danach gestrichen*: daz yz nyt gut ist Z; myt ewenig] cum modico E || **6/7** dyssenteria] dissenteria E || **10** schickt] *mehrere Korekturen im Wort, Ergebnis wohl*: schribe Z, schickt KE; tamirindis] tamri Indus K, tamtri indüß E || **11/12** vnd² – grade] *nicht in* E || **11** coleram citrinam] colera citrina K, *nicht in* E || **12** coleram veram] colera veraKE; ytriciam] ytricia K, ictricia E; macht] mache Z, macht K, magstu E || **15** ydrycien] *korrigiert aus*: ygdricien Z, ydricien K, itricien E; aüch] aücht Z, auch KE || **16** tamirindus] tamri indus K, tamerindiß E || **17** febres tercianas] febris terciana K, febterciana E || **18** grynde] *über gestrichenem*: geude [?] Z, grynde *aus* grunde *korrigiert* K, grind E Tamirindus] tamri indus K, tamerinden E || **19** derret] derren *aus* derres *korrigiert* Z, derret K, derrt E grynt *korrigiert aus*: grünt Z || **20** tamiryndüs] tamri indus K, tamerindus E || **21** tamirindus] tamri indus K, tamrindus E

294 agaricus: Lärchenschwamm, Tannenschwamm

295 thymus: Thymian

296 epithymum: die Blüte des Thymians; auch epitimum: Cuscuta L., Seide; auch Teufelszwirn, Jungfernhaar genannt, vgl. Marzell (1943/2000, Bd. I: 1270)

297 tartarum: Weinstein, Salze der Weinsäure, Ablagerung aus den Weinfässern

298 euphorbium

299 tamarindus

300 klotz: ede mit einander verbundene Masse; Kugel

301 grint: Hautausschlag (mit Krustenbildung), Krätze

Mirbulans, dye drybent swerlichen. Vnd sint funfferley, mirbülans citrini[302] et kybelis[303] et *belericis*[304] et imbelicis[305] et indis[306], vnd dye fünff sint frucht von fünfferley baümen. Vnd wann sye grüne sint, so sint sye an dem besten, wann merünge yrer fuchtekeyt ist starck vnd drybet dicke sere. Vnd sye sint kalt vnd dürre yn dem andern grade.

Vnd vnder den fünffen sint dye mirbolans cytrine dye besten vnde sye drybent aüch me dann dye andern vnd mynnert dye colera vera vnd alle ander colera aüch. [190rb] Vnd dar vmb sal | mann zü der hytcze der lebbern sye geben vnd zü allen febres tercianas. Vnd ist allen den güt, die do nit lüst hant czü eszen vnd zü drincken, wann sye reynigent den magen vnd daz gederme. Aüch ist sye güt zu ydropisis[307] oder tympenitis[308]. Vnd wann dü sye eym menschen ingeben wilt, so saltü sye geyn der nacht zü drincken geben. Vnd wann dü yz ym also geben wilt, so saltu ez nyt syden noch yn warm waszer legen, want [wo du sie sedest oder in warm waßer lechtest so] mynnert dye crafft vnd drybet nyt.

Kybilis sint auch kalt vnd dürre, aber sye sint me kalt dan dürre vnd sint nyt als myrbolum citrini. Vnd drybet aüch nyt als mirbel cytrine, doch yn kybili yn yrer bester craffte drybet melancolien. Vnd drybet darnach alle hytczyge hümores, dye in den menschen sint, her vsz vnd me in colera vera dann anders, vnd dar vmb gyb[t] mann gewonlichen dye kybilis vor febres quartanas vnd febres trypolatas[309], vnd daz sint febres, dye vnstedige czijt hant, wann zü wylen kommet sye den menschen an des morgens, zü wylen des myttages, zu wilen zü vesperen[310], zü wylen zü mytter-

---

1 Mirbulans] Myrbulans E; drybent] dribet KE || **2** kybelis] kybelis *aus* kybilis *oder umgekehrt korrigiert* Z, kibilis K, kebilis E; belericis] bliricis *korrigiert aus*: bliliks Z, blilikis, darunter belericis K, belericis E; imbelicis] imbicis E || **4** dicke] *nicht in* KE; kalt *über der Zeile nachgetragen* Z || **6** mirbolans] mirbulans KE || **7** alle *am Rand nachgetragen, gehört jedoch vor das letzte Wort der vorherigen Zeile* Z || **8/9** febres tercianas] febris terciana KE || **9** nit *über der Zeile nachgetragen* Z || **10** reynigent] reyniget K, reinigent E || **13** want] want ez *über gestrichenem*: so Z, ez *nicht in* KE; wo – so K, wo du sy sedest ader in warme waßer doist so E || **14** mynnert *danach*: er, *nicht in* KE – *von den Editoren getilgt* dye] ire KE || **16** myrbolum] mirbolum K, mirbolans E; drybet] dribet K, dribent E || **18** gybt] gibbet K, gibt E || **19** quartanas *über gestrichenem*: cottidianas ZK; trypolatas] o *über dem Wort nachgetragen* Z, triplatas KE

---

302 myrobalanum citrinum: zitronenfarbige Behennuß, unreife Frucht von Terminalia citrina Roxb.

303 myrobalanum chebulum: Große oder Echte Myrabolane, Kebul-Myrabolane, reife Frucht von Terminalia chebula Retz

304 myrobalanum belliricum: (reife) Frucht von Terminalia bellirica

305 myrobalanum emblicum: Purgierpflaume, reife Frucht von Phyllanthus emblica L.

306 myrobalanum Indum: indische Behennuß, reife Frucht von Terminalia chebula Retz

307 hydropisis: Wassersucht

308 tympanites: eine Art der Wassersucht, bei der der Unterleib so gespannt und angeschwollen ist, dass er, wenn man darauf schlägt, den Ton einer Trommel gibt

309 febris terciana

310 vĕsper: im kirchlichen Sinne: von den kirchlichen Gebetsstunden ist die Vesper die vorletzte; Abend; die Zeit gegen den Abend, am häufigsten im weitesten Sinne der ganze Nachmittag nacht. | Aüch gybbet man gybbilis[311] den menschen, dye daz hercze cloppen hant, [190va] genant yn latyn cordis passio[312] vnd surpamus, vnd vor allen bresten der lebbern, dye da kommet von vberger hytcze, vnde vor gebreche der mylczen, wann dye mylcze voil hümores ist. Aüch sint dye kybilis güt zü emorydes[313], daz ist dye gülden ader[314], want sye reyniget daz blüt. Vnd hylffet zu dem fynsternysse der aügen vnd hylfft czü dem bresten der longen, daz da kommet von dem rauche der melancolien, vnd ist auch gut vor allen bresten, der von der melancolien kommet. Auch gybbet mann vnderwylen kybilis yn eyner hünbrüwen oder yn eyner decoctien der krüter oder yn eym syrope oder gemenget myt krütere, dye da drybent. Auch saltu wyszen, daz dye fünfferleye myrbolans, dar vsz macht mann pylloles [vnd die selbe pilloles] sint gut zü den aügen vnd zü reynigen daz angesicht. Vnd ist yz, daz dü püluer machest myt kybilis, so saltü dar vnder mengen kürbesz samen vnd aloes cycatrini[315]. Auch saltu wyszen, alle der same, der do kalt ist vnd drybet harn, daz ist güt, daz mann ym pülüer zu eszen gebe yn syner spysen, der do drübe augen hayt, | want ez hylffet den [190vb] augen vnd lütert daz gesychte.

Mirbulans indis, dye sint aüch kalt vnd dürre, vnd yre crafft ist zü dryben dye hümores vsz dem lybe, want sye drybent als kybili vnd citrini. Vnd in aller maiszen, als man dye bereyt, so bereit man aüch dye mirbolans indis, aber die mirbolans indis drybent nyt so sere als kybili vnd cytrini.

Dye mirbolans bylericis vnd imblicis sint auch kalt vnd dürre vnd yre crafft vnd natüre sint als dye kybilis, aber sye drybent nyt als viel als dye kybilis. Vnd alle dye myrbolans reynigent den magen vnd dye lebber myt macht, aber dye ander hümores reynigent sich nyt als vile.

Insans[316] ist eynerley krüt, daz da auch swerlichen drybet vnd nyedert dye humores vnde sye ist hytczig yn dem ersten grade vnd dürre in dem andern grade. Züm

1 gybbilis] gibbilis *zu* kibbilis *korrigiert* K, kibilis E || **2** latyn] latine K, latino E || **4** kybilis] kibilis K, gibbilis E || **6** rauche] *nicht in* E || **6/7** vnd – melancolien *am Rand nachgetragen* Z || **7** gybbet *korrigiert aus*: gybbes Z || **8** kybilis] *über der Zeile nachgetragen* Z, kibilis K || **10** vnd die selbe pilloles K, vnd die selb pilloles E || **12** kybilis] kibilis KE || **13** der[1] *über gestrichenem*: dyer Z || **13/14** ym pülüer] yne puluer vnd dem K, in (*oben nachgetragen*) puluer vnd dem E || **14** augen *korrigiert aus*: auchgen Z || **16** Mirbulans] mirbolans E || **17** drybent] dribet KE; kybili] kibili K || **18** so bereit *über der Zeile nachgetragen* Z; mirbolans[1]] myrbulans K, mirbulans E; aber die mirbolans indis *über der Zeile nachgetragen* Z; mirbolans[2]] mirbulans KE || **20** bylericis] bilericis K, bileris E; imblicis] imbicis E || **21** kybilis[2]] kibilis KE || **22** myrbolans] mirbulans K, mirbolans E || **23** sich ZKE

311 (myrobalanum) chebulum

312 cordiaca passio: Herzerstickung

313 haemorrhoides (Pl.): Hämorroiden, Blutungen aus krankhaft erweiterten, knolligen oder wurmförmig gewundenen Mastdarmblutadern

314 Die Bezeichnung „goldene Ader" hängt mit dem alten Volksglauben zusammen, dass durch H. der Körper von vielen andern Übeln befreit bleibt (daher »güldene Ader«). Dies entbehrt jedoch jeder Begründung.

315 aloe cicotrini: der eingedickte bzw. eingetrocknete Saft von Aloe socotrina L.

316 Nach der Angabe im Text (vgl. 190vb) handelt es sich um Wermut, d. h. Artemisia absinthium L.

ersten reyniget sye coleram naturalem vnd darnach reyniget sye den magen vnd dye lebber von dem fleüma. Vnd weres, daz der mensche vnlüstig were colera halben, so brenget sye dye lüste wieder vnd mynnert dye colera. Vnd were yz, daz dü machest [191ra] eyn plaster von insans, daz auch wermüt genant ist, daz | lege off den magen mont, so stercket ez den magen vnd gybt lost zu eszen. Vnd magest auch insans geben yn drencken oder decoctio oder myt syrope, so wyrket ez. Vnd daz beste, daz dü machen magest, daz ist, daz dü eyn syropus machest myt grune insans gemenget myt czocker, vnd sye dryb*et* hümores vnd reynig*et* vnd gybt lust zu eszen.

Lapis lasuli dribet auch swerlich vnd ist aüch kalt vnd dürre vnd reyniget vnd mynnert melancolia vnd allen den bresten, der da kommet von der melancolien, want lapis lasüli crafft ist, an sich zü czehen dye grobe hümores. Vnd als er sye also an sich geczogen hait, drybet sye vsz von dem menschen. Vnd hylffet zü male sere zü pamüs, daz von obriger kelten kummet, vnd zü febres quartanas veras vnd czu dem herczen wee cardiaca vnd sincopis[317] vnd zu kranckheyt des mylczes vnd czu allen bresten, der da kommet von der melancolyen. Aber dü salt dich hüden, daz [du] lapis lasüli nyt alleyn gebbest, vnd salt dü yne mengen myt dyatoriton anacardi[318] oder nym ii drachmen dyatoriton anacardi vnd mache pylloles dar vsz vnd dar vnder menge lapis lasuli. Vnd dye pylloles sint güt zü mynnern dye melancolie vnd zü [191rb] allen | bresten, der kommet von der melancolien. Aber dü salt vor, ee dü den lapis lasüli gybbest, yne bereyten vnd erleschen. Vnd also salt dü ez dün: Du salt lapis lasuli nemmen vnd den ryben glicherwysse, als dye meler dünt vnd mengent ysz myt rosenwaszer, vnd laysz ysz sich dann setzen. Vnd als yz sich dann gesaczt hayt, so güsz daz oberst abe vnd daz iii oder vier werbe[319]. Vnd dar nach nym dysse püluer vnd menge vnder dye arczenie, dye dü geben wilt, want dysz pülüer ist daz beste.

---

4 daz[1] *danach*: ist, *nicht in* KE – *von den Editoren getilgt*; ist *über der Zeile nachgetragen* Z; daz[2] – lege] *nicht in* KE || **5** auch insans *am Rand statt des gestrichenen*: eȳ sanft Z || **7** magest – dü *am Rand nachgetragen* Z; grune] *über der Zeile nachgetragen* Z, grüne *am Rand nachgetragen* K || **8** drybet] drybent Z, dribet K, dribt E; reyniget] reynigent Z, reyniget K, reiniget E || **13** obriger] *über gestrichenem*: keyner Z, uberger *aus* keuberger *korrigiert* K, obriger E || **14** cardiaca] cordiaca E; cardiaca vnd sincopis *über der Zeile nachgetragen* ZK || **15** hüden] *nicht in* E; du] dastu E || **16** lasüli *korrigiert aus*: lasubi [?] ZK; gebbest *Korrektur am Wortende* Z; yne *über gestrichenem*: alleyn Z; dyatoriton] *korrigiert aus*: dyadoridon Z, dyatoriton K, diatoriton E || **17** dyatoriton] *korrigiert aus*: dyadoridon Z, dyatoriton K, diatoriton E || **18** lasuli *korrigiert aus*: lasulli Z || **18/19** vnd – melancolien] *nicht in* E || **20** salt[2] *danach gestrichen*: lapis Z || **21** lasuli *korrigiert aus*: lasulli ZK; mengent] menges K, meng E || **23** werbe] werbe *aus* werde *korrigiert* ZK, werb E

---

317 syncopis: Synkope: akut auftretende, kurz andauernde Bewusstlosigkeit

318 wahrscheinlich *theodoricon anacardinum* gemeint: Elefantenlauslatwerge nach der Vorschrift des *Antidotarium Nicolai*; aus der Frucht des Ostindischen Tintenbaums hergestellte, zahlreiche aromatische Drogen und abführend wirkende Bestandteile enthaltende Latwerge, vgl. Mildenberger (1997: 93)

319 warp/warf: mal

Errforgi[320] ist dye flyegen, daz von dem ysen kommet, so man yz smydt. Vnd daz myt fyeln[321] abegestoszen wyrt, daz drybet auch merünge yre swerekeyt vnd daz meyste, daz sye drybet von yrer swerekeyt vnd crafft, ist melancolien vnd darnach dye ander dry colera. Vnd yre crafft ist aüch zu styllen vszlaüff vnd zü virstoppen, vnd vmbe daz, daz sye styllet, so hylffet sye zu dem bresten der gülden adern vnd zü frauwen *ad* flüxum sangwinis[322] vnd aüch zu den mannen, den virwandelt ist yre farbe melancolien halb, vnd die bose varbe nympt sye abe. Vnd wir mengen sye myt | arczenie als tryffraferagine[323], want sye virstoppet. Vnd czu wilen geben wir dye fera- [191va]
gi gepüluert yn puluer vmbe daz, daz sye hart ist vnd schabet daz gederme, menget mann sye myt rosen oder ballostias[324]. Aber sünderlichen sal man sye nyt geben, want sye schab*et* daz gederme. Nü han ich dich laszen wißen dye arczenye, dye da drybet myt swerekeyt.

Nü wollen wir dich laszen wyszen dye arczenie, dye da drybet gletlich, weichelich vnd senfftclich. Vnd daz sint dye dinge, dye da dye gletheyt von dem gederme dünt geen vnd weichent aüch den vnflayt yn den dermen, want sye selbs weich sint, als cassia fystola, mercurialis, mana, bappel vnd yre glich. Vnd wollen wir do von reden.

Dye erste ist cassia fystola. Sye ist gemyschet, sye ist kalt vnd füicht enwenig vnd von der selben füchtekeyt machet sye weich dye vnreynekeyt in dem gederme vnd drybet. Vnd dye cassia fystola ist eyn obysz von eym baüm vnd weysset[325] als roren. Dar ynne ist weich | marck vnd daz selbe marck gyb[t] man zu arczenye. Vnd yn dem [191vb]
ersten, als sye wirket yn dem besten, [drybet] yre natüren coleram veram von dem magen vnd von dem gederme. Vnd dar vmbe gybbet man sye zü alle*m* bresten, der da kommet von colera rübea, als febres tertianas, vnd zü allem bresten der lebbern,

1 Errforgi] ferrum [?] (*am Rand nachgetragen*) efforgi K, fritag efforgi E; daz² *danach gestrichen*: nyt Z, *nicht in* KE – *von den Editoren getilgt* || **2/3** vnd – swerekeyt] *nicht in* E || **5** styllet *danach gestrichen*: sye Z || **6** ad] vnd Z, ad KE || **7** melancolien – varbe *am Rand nachgetragen* Z || **8** tryffraferagine] *korrigiert aus*: tryffaferagine Z, triffra ferragine K, tiffra feragine E; want sye virstoppet] want sie verstopt K, vnd zu v-stoppen E || **8/9** feragi] ferragi KE || **9** vnd *danach*: sich, *nicht in* KE – *von den Editoren getilgt*; schabet *über gestrichenem*: vbet Z || **10** ballostias] balastias E || **11** schabet] schabent Z, schabet ZK; wißen *über der Zeile nachgetragen* ZK || **13** gletlich] guetlich E || **13/14** weichelich *das erste* i *über dem Wort nachgetragen* Z || **15** selbs *danach gestrichen*: wann sye selbs Z || **16** fystola] fistola KE; mana] noua E || **18** fystola] fistola K, vistola E; kalt *danach*: vnd hytczig ZK, *nicht in* E – *von den Editoren getilgt*; vnd¹ *danach gestrichen*: ist Z; füicht enwenig] modicum vucht E || **20** eym *danach gestrichen*: eỹ Z || **21** gybt] gibbet K, gibet E || **22** drybet *kein Prädikatverb* ZKE; drybet – *Vorschlag der Editoren* || **23** allem] allen Z, allem KE || **24** febres tertianas] febris terciana E

320 Eisenspäne
321 phîl: Pfeil
322 (monatlicher) Blutfluss
323 latwergenartiges Arzneimittel mit Eisen?
324 balaustium: Granatapfelblüte
325 wächst

der von hytcze kommet. Vnd hylfft zu male sere czu febris acüta vnd zü festekeyt[326], daz da kommet von vberger durrekeit der derme, vnd weycht vnd drybet senfftclig vsz von dem gederme. Vnd gybt mann sye gemenget myt arczenie, dye da drybet, oder syropus vnd zü wilen gybt mann sye sünderlichen yn warmen waszer oder yn erbysz[327] brüwen.

Vnd allen lüden, den nyt wyedersteet zü nemen mercurialis, drybet gletlich. Vnd als sye dürch dye gederme geet, waz boser füchtekeyt an dem gederme henncket, daz nyedert sye. Vnd yrer fuchtekeyt oder saffs [halb] salt dü nyt geben dann wieder morgens yn eym dranck. Wiltü, daz sye wirke an der colera, so gyb sye wieder den morgen yn eyme dranck als vorgeschriben. Auch saltu wyszen, daz dye merculialis, [192ra] wann sye gesotten ist, so ist sye nyt so | starck als vor, vnd so mann sye roe gybt, so hylffet sye basz. Vnd dye mercurialis decoctien ist güt zu dem dürren hüsten vnd zü verstoppenisse der brüste, zu stechen yn den syten vnd czü dyaperma. Vnd also salt dü yz dün: Nym mercürialis vnd süt myt waszer vnd von dem waszer nym eyn schüssel folle vnd düe dar zü ewenig mandel oley vnd drincke daz, want daz weychet vnd machet vszwerffen vnd zü allen dyssen vorgeschriben sachen. Vnd were yz, [daz] dü nemest mercürialis vnd sütest dye myt güdem feysten fleysch vnd daz eszes*t* czwene dage vor oder dry, *e*e dü dye pürgacio nemest, daz hülffet me dann alle syropen vnd weychet den menschen. Auch mercurialis ist güt an eyn crystere, daz dü nemest mercurialis vnd weyszen clyen vnd ane dye decoctio menge salcze, honige, swynen smalcze, dye erwytent czü male sere vnd drybent senfftlich ane schaden.

Mana ist eyn daüwe[328], der da fellet off daz gras, vnd ist kalt vnd fücht vnd dürre yn dem drytten grade vnd drybet senfftclich vnd weychlich vsz. Vnd züm ersten [192rb] drybet sye colera vera vnd darnach melancolyen, vnd dar vmb gyb[t] man sye | zü febres tercianas vnd den lüden, *den da* vnwilliget[329] colera halben, vnd zü allem hytczigen bresten der lebbern vnd allen bresten allerley colera. Vnd menget man sye

1 hytcze] *über der Zeile nachgetragen und gestrichen*: durrekeit Z, hicze K, hitze E; acüta] accuta E || **2** durrekeit] *über gestrichenem*: hytcze Z, *über gestrichenem*: hicze K, durrikeit E || **6** zü nemen] in zu nemen K, ine zu nemen E || **8** yrer] irer K, ire E; halb] *keine Präposition* ZKE; halb – *Vorschlag der Editoren* || **13** dyaperma] dyperina K, diaperma E || **15** ewenig mandel oley] enwenig mandel oley K, modicum oleum amigdalorum E || **16** vnd[2] ZKE; *sollte wohl getilgt werden* – *Vorschlag der Editoren* || **17** daz[1] K, das E || **18** eszest] eszent Z, eßest KE; ee] ye, *darüber* e K, ee KE; pürgacio] purgacien E || **19** an *über gestrichenem*: vnd Z || **20** ane] an *nachgetragen* K, ine E || **21** erwytent] erweicht *über gestrichenem*: erwitet K, erwidet E; drybent] dribet K, dribt E || **22** füicht vnd dürre ZKE; *eines davon ist zu tilgen* – *die Editoren* || **23** vsz] *nicht in* KE || **24** colera *danach gestrichen*: vnd Z melancolyen] melancolien KE; gybt] gibt K, *nicht in* E || **25** febres tercianas] febres terciana K, febris terciana E; den da] dye Z, den da KE || **26** allen] allē Z, allem K, allen E

326 Verstopfung

327 erbeiʒ/arwiʒ: Erbse

328 tou: Tau

329 unwilligen: kotzen

myt triffra sarcenica[330] oder myt syrope. Vnd were ez, daz mann sye sülte oder wülte sünderlichen eym menschen geben, so sal mann ym sye geben in warmem waszer oder in kaldem waszer, so drybet sie vnd mynnert dye colera.

Bappel ist eyn crüt, daz gemyschet ist myt hytcze vnd hayt wenig füchtekeyt vnd weycht vnd erwytet daz gederme vnd drybet dye colera vsz dem magen vnd drybet ewenig. Vnd were ez, daz der mensche were fest von vberger dürrekeyt colera halbs, so salt dü ym syeden bappel myt güdem fetthen fleysch, want daz erwytet vnd weychet yn also, daz er zü stule wyeder gene mag. Aüch were ez, daz dü eyme menschen gebest decoctio von bappel gemenget myt ewenig mandel oley, daz hylffet sere zü dem aldem husten. Vnd bappel natüre ist güt zü erweychen vnd zü erwyten, vnd dar vmbe, wann man eym menschen eynen dranck geben wil, so ist ez güt, daz mann ym vor gebe pappel, want sye weych*et* vnd erwyt*et*. | Vnd bappel ist zü male [192va] güt an eyn crystere vnd yn eyner decoctien benedicte oder ander arczenie, daz drybet, vndergemenget. Nu habe ich dich geleret vnd vnderwyset von der arczenie, dye da drybet senfftclich vnde we[i]chelich.

Nu wil ich dich laszen wyszen von der arczenie, dye da drybet vnd an sich czüget die humores. Vnd von den sint etlichen, [die] zü mail sere dryben vnd sint etlichen, dye da lützel drybent, vnd dar vmbe wil ich *da von* reden me dan von den andern, dye da drybent. Vnd dye also drybent, ist ascomonia, alliborum nygrum et album, allactiri, [lacte tymelli] vnd allerley tytamel[331], vnd dye da drybent czu maiel [!] viel vnd sere, als aloes, laürela, concondium, türbyt, colocontindi[332], agrici, polopodium.

Vnd dar vmbe, daz dye erczt gewonlichen czu dün yr wercke arczenie myt aschomonie[333] alwege me dann [mit] den andern, wan sie sere dribet, dar vmbe wollen wir da von reden. Ascomonie ist hytczig vnd dürre yn deme drytten grade. Wan also sprycht Ypocras, ez ist eyn baüm vnd ist dann czweyer elen[334] hoche üff daz meyste vnd dye bletter sint vast wijt von eyn ander. Vnd in der sommer czijt, als dye

---

1 sarcenica] *korrigiert aus*: sarsenica Z, sarsenica KE || **2** geben[2] *danach gestrichen*: iiii quarten wyns Z || **9** gemenget *über der Zeile nachgetragen* Z; ewenig] enwenig K, modicum E || **12** weychet] weychent Z, weichet K, weicht E; erwytet] erwytent Z, erwitet K, erwidet E || **15** weichelich] weichlich K, weiglich E || **16** czüget *danach gestrichen*: vnd an de Z || **17** die[1] *über der Zeile nachgetragen* Z; die[2] KE || **18** da von] dar ymbe [!] Z, dauon K, do von E; me] me *über der Zeile nachgetragen* Z, ~~reden~~ me redden K, me reden E || **19** ascomonia] ascamonia K, aschomonia E || **20** allactiri] alactiri E; lacte tymelli *am Rand nachgetragen* K, lacte timelli E; tytamel] tytemell E || **21** türbyt colocontindi] turbit colocontinda KE; polopodium] poplipodium E || **23** aschomonie] ascomonie K, aschomonien E; mit KE || **23/24** wan – Ascomonie *unter der Spalte nachgetragen* Z || **24** Ascomonie] Aschomonie E

---

330 tryphera Saracenica

331 tithymalus

332 colocynthis: Koloquinte, Wildkürbis, Bittergurke

333 scammonia

334 elen/elle: Elle, Längenmaß (meist mehr als der Abstand zwischen Ellbogen und Mittelfingerspitze eines ausgewachsenen Mannes, also über einen halben Meter)

[192vb] hytcze grosze ist, | snydent sich dye bletter vnd czwyge vnd vsz dem snede ryndt füchtekeyt als mylliche. Vnd dye lude da selbest nement eyn becken oder ander geschirre, so daz hye vszrindt, vnd stellen yz dar vnder vnd als ez gedürret von der sonnen, so snydent sye stück dar vsz vnd als dan schickent sye daz yn dye landt. Vnd dye stuck sint genant aschomonia vnd wann sye bereyt sin, so heyszent sye dyagridium. Vnd yre crafft ist zu mynnern dye colera vnd darnach dye fleüma vnd darnach dye melancolien. Vnd dar vmb gyb[t] mann sye zu febres terciana simpla vnd den lüden, dye da sin von der conplexien colerica, vnd den, dye do grosz hytcze yn dem büche hant. Vnd hylffet auch den, den dye spyse vnwilliget, daz da kommet von der colera, dye sich stercket an dem magen. Dye selbe colera drybet sye vnd gybt güden lüste zü eszen vnd hylffet sere den, dye da gegycht hant, daz da kommet von colera halben. Vnd yre natüre ist aüch zü dryben vnd an sich zü czyegen alle colera vnd melancolien vsz dem verren[335] glydde. Auch gybt man sye nyt alleyne, want mann [193ra] menget sye myt | andern arczedyen, dye da drybent, vnd dye arczenie machet dye aschomonie scharff. Vnd daz model, so vil man sin gybbet, ist *als* swere als eyn penig zü kynden von czehen jaren mit zü funffzehen jaren vnd als swere als zwene pennige von funffzehen jaren [an] myt fünff vnd czwenczig, von funff vnd czwenczig jaren [vnd] vorbasz nach dem, daz der mensche crefftig ist, so gybt man dem menschen als swere als dry oder iii½ pennig. Aüch wann dü dye aschomonie gybest, so saltü sye grob laszen vnd dich wol vorsehen, want sye vast sorglich ist. Nu habe ich dich laszen wyszen von der aschomonien.

Nu wil ich dich laszen wyszen von alliborum album. Vnd ist eyns von den stücken, dye da drybent, vnd ist eyn krüt, daz wehyschet off hohen bergen vnd yn steten, dye do füchtig vnd brüchig[336] sint. Vnd sin bletter sin gestalt als wegebreyten bletter, ane daz sye etwaz lenger oder scherffer sin dan dye wegebreyte. Vnd dye lengede des crütis ist eyn ele oder ewenig me vnd dye würczel ist wysz vnd hayt viel wurczeln. Vnd dye würczel alleyn düt mann yn arczenie vnde sye ist hytczig vnd [193rb] dürre yn dem drytten grade vnd drybet zü male sere vnden vnd oben. | Vnd weres yz sache, daz der mensche nyt bereyt vnd erwytet were myt syropen vnd anders, als vorgeschriben ist, so schadet sye dem menschen vnd brengt krymmen in dem büche ventositates halben, want yre crafft ist zü mynnern dye hümores vnd zu stercken dye

1 sich] sie *über gestrichenem*: sich K, sich E || **5** aschomonia] ascomonia K || **5/6** dyagridium] diagridium E || **7** gybt] gibbet K, gibt E || **9** vnwilliget] vngeweldiget E || **15** aschomonie] ascomonie K, aschomonien E; als[1]] also Z, als KE || **16** jaren[1] *danach gestrichen*: vnd als Z || **16/17** mit – jaren *über der Spalte nachgetragen* Z || **17** an K, ane E || **18** vnd KE || **19** aschomonie] ascomonie K, aschomonien E || **21** aschomonien] ascomonien K || **28** drytten *danach gestrichen*: glyedde oder Z || **30** schadet] *korrigiert aus*: geschadet, *danach gestrichen*: hette Z, schadet *gestrichen, danach* schette K, schadt E brengt] *korrigiert aus*: brycht Z, brecht K, bringt E

335 vërre: weit entfernt

336 sumpfig

ventositates. Dar vmbe saltü gewarnet sin, daz dü sye nyeman gebes, er sy vor dann erwytet myt syropen vnd anders, als vorbescheyden ist. Vnd ist gewonlichen, daz man sye gybt vnder ding, dye da drybent, oder syropüs laxatiuum, aber sunderlichen saltu sye nyeman geben. Aüch machstü sye woil geben yn pylloles: Vnd wan du sie eym gibbes in pilloles, so sal er ewenig dar off sclaffen, myt daz sye dye bosen hümores an sich geczüget vnd bereyt sint vszzügeen. Vnd wo dü sye eym menschen sunderlichen gybes, so dedte sye ym groszen schaden. Vnd wann dü eynen drancke nymmest vnd den da myt scharff machen wilt, so laysz sye vierczehen dage dar inne lygen vnd woil erbeyszen, want sye beszer ist also gebeyszet dann vngebeyst. Auch sy dyr künt in | allem vszlauff, dye dü gybbes, so der dranck geret wercken[337], daz dü [193va] yne nyt laszest sclaffen, bysz daz ez vszgeet. Vnd dye crafft des alliborum album ist, zü mynnern vnd reynigen dye hümores, dye sclymig sint, vnd fleüma vnd darnach colera. Vnd hylffet zü male sere zü al*l*em bresten, der da kommet von fleüma, fystosis oder sclimig, als appoplicacia[338] vnd applimancia[339] vnd gegycht, podagra[340] vnd vrtatica[341], daz da kommet von fleüma.

Alliborum nigrum[342] drybet aüch vnd doch nyt als alliborum album, want ez drybet vnden vnd nyt oben. Vnd wehest aüch off den bergen. Vnd dye würczel ist vszwendig swarcze vnd innewendig wysz vnd dye bledder glichent faba lüpina[343]. Vnd sint etliche, dye sye nennen marpilium[344]. Vnd von der würczeln machet mann arczenie vnd ist gewonlichen zü mengen myt arczenie, dye do drybet, oder myt syropüs laxatiuum. Aber sünderlichen saltü ez nyt geben, want sye bren*get* groszen schaden yn dem lybe wyndes halbes. Vnd sin crafft ist zu dryben melancolia naturalis vnd vnnaturalis. | Dar vmb hylfft ez sere den, dye do febres quartanas hant, vnd [193vb] zü eyme bresten genant menia[345], vnd daz selb ist eynerley doren[346] vnd rasen[347] yn dem heubte, daz ankommet melancolien halber als swyndeln ym heubte, vnd zu

1 sye *darüber ein kurzes unleserliches Wort nachgetragen und gestrichen* Z || **4/5** Vnd – pilloles *am Rand nachgetragen* Z || **11** yne] *korrigiert aus*: myne ZK, ine E || **13** allem] altem *aus* allem *korrigiert* Z, altem K, allen E || **14** appoplicacia] appoplicacia *zu* appoplexsia *korrigiert* K, apoplexia E || **15** da] daz ZK, da E || **16** als *am Rand nachgetragen* Z || **17** wehest] *korrigiert aus*: wechest Z, wechest K, wecst E || **18** innewendig wysz] innewendig wiß K, interius album E; lüpina] lapina K || **21** laxatiuum] laxatiff K, laxatum E; brenget] brengent Z, brenget K, bringt E || **23** vnnaturalis] *unter der Spalte nachgetragen* Z, vnnaturales K || **24** menia] mynnea KE

337 wirken
338 apoplexia: Apoplexie, Schlaganfall
339 epilepsia: Epilepsie, Fallsucht
340 podagra: lähmende Fußgicht
341 arthritica: schmerzhafte Glieder- und Gelenkerkrankung, Gicht
342 elleborum nigrum
343 faba lupina: Wolfsbohne
344 marpillus: Laus oder marsilium: Wolfsbohne
345 mania: Wut
346 substantivierter Inf. < tôren: Tor werden, toben, rasen
347 substantivierter Inf. < râsen: toben, rasen

allem bresten des mylczes. Vnd wan man pylloles domyt scherfft, do düt man sin eyns penniges swere dar ynne. Vnd were ez, daz dü ez gebest in drencke, so machts dü dar yn dün als swere als ii oder iii drachmen vnd salt dü ez syeden myt waszer vnd myt dem waszer saltü den dranck mengen vnd alliborum dye würczel vszwerffen. Aüch salt dü gewarnet sin, als balde ez gerat vszgan, daz er nyt scleffet.

Lactiri ist füchtekeyt[348] von den wilden bitter korbyszen. Auch saltü wyszen, daz dye wylden korbesze worczel, bletter vnd obesze drybent alle. Vnd also machet mann dye lactiri: Yn der sommer czijt yn der groszer hytcze lyeset mann dye korbesz, e daz sye czydig sin, vnd stoist man sye vnd drücket man daz saffe vsz vnd leget man daz saffe an dye sonne vnd daz ist genant lactiri. Vnd ist hytczig vnd dürre yn dem
[194ra] vierden grade | vnd drybet zü male sere, vnden vnd oben. Vnd gybt man yn eyn pennig swere zu eym dranck zu scherffen. Vnd sal man yn nyt sclaiffen laszen, der daz ynnymmet, wan ez gerayt vszgen glicherwyse, als wir han gesprochen von alliborum, want dysz ist krefftig vnd starck vszzüczyegen vnd zü dryben dye hümores vnd zü mynnern. Vnd wo daz er sclyffe, so ging dye crafft als eyn wynt vsz vnd wirket dann nyt. Vnd hylfft czü male sere zü colica passio vnd zü eliaca passio[349], vnd daz ist derme gegycht. Vnd zü wylen geschiet yme eyn kremmen[350] in dem magen vnd zu wilen vmbe den nabel. Dar zü ist sye güt. Vnd hylffet zu febres vitrina[351] vnd zu febres cottidiana, daz kommet von fleuma naturlich vnd vitrina, vnd alle gelieder, die verre sint. Vnd gyt man sye nyt sünde[r]liche, wan sye ist scheddelich vnd sorglich. Vnde mann scherfft drenck oder pylloles da mytd.

Colocontynda ist eyns von der arczenye, dye da drybet krefftlich vnd drybet sere. Vnd ist eyn obesz glicher wyse als eyn appel vnd ist genant korbysz allexandrina. Vnd dye scheloten, dye vszwendig ist, *ist* dürre vnde innewendig ist pülpa[352] oder marck als yn eym appel. Vnd von dem pulpa düt mann arczenye, dye da gelesen sin yn dem aügst mande. Vnd dye pulpa ist wysz als cytrini. Vnd zü wylen wehysset off
[194rb] eym baüm | nyt me dan eyn, zü wylen czwene oder dry, vnd wann nyt me wan eyner weyszet, der ist [gar] crefftig, want dye crafft des baüms geet yn yne. Vnd drybet zü male sere vnd geet vsz myt dem gedrenge. Vnde von merünge der hytcze vnd dürrekeyt, daz er an ym hayt, czüget er an sich alle bose hümores vnd füchtekeyt vnd hayt aüch grosze angst, zu stule zu geen vnd darnach drybet ez sere. Vnd sprycht der

---

1 do] so KE; sin] ir E || **11** yn] sin KE || **16** eliaca] elyaca K, ethica E || **17** derme] drien E || **17/18** geschiet – vmbe *am Rand nachgetragen* Z || **18** sye] *korrigiert aus*: syer Z, sie K, sy E || **19/20** daz – sint] *am Rand nachgetragen* Z, daz kompt von fleuma naturlich vnd vitrina vnd alle gelidder die verre sint *unter der Spalte nachgetragen* K || **20** sünderliche] sunderlich K, sonderlich E || **22** Colocontynda] Colocotynda K, Colocandida E || **23** als eyn appel] sicut poma E || **24** ist²] yz Z, iz K, *nicht in* E innewendig] intus E || **28** gar KE

---

348 Saft
349 passio iliaca
350 Grimmen
351 febris putrida?: Faulfieber
352 pulpa: das Fleischige am Obst

wyse Allexander, wer da nympt dye pulpa oder coloquintynda vnd südet dye myt güdem wyne, der wyn hylffet zü male sere zü applimancia vnd zü apoplicacio vnde hylffet auch sere zü dem magen vnd zu cyatica[353] vnd zü podagra vnd zü colica passio vnd ylica passio vnd czü allem bresten, der da kommet von fleüma, wann sye in pylloles, syropen oder drencke gemenget sint. Vnd als viel ma*nn* [s]yn geben *sal*, yst er i drachma off daz meyste. Vnde sye ist eyne von der arczenye[n], dye an sich czüget vnd nyedert dye hümores. Vnd yz ist eyn krüt vnd ist fünfferley. Vnd dysz hayt eyn ende von der drybender arczenye et cetera. |

Sprychet magyster Ypocras, der dag ist kürcz vnd dye arczenye ist grosz vnd swere zü [194va] leren vnd daz leben mynnert sich von dage czü dage. Vmbe daz hant dye grosze meyster erwyt*et* vnd beschrybben crafft vnd nature von eym yglichem menschen vnd wie man eyns menschen plegen sal. Vnd sprychet, daz feyste lüde sterbent lychteclicher dann dye mager lüde. Vnd dar vmb, wann dü eyns feysten menschen plegen salt, so salt dü ym geben lützel zü eszen vnd drincken, off daz er werde gesünt. Aüch prube dü alle bresten, der da ankommet von obergem eszen vnd drincken vnd mache[t] grosz sychtage, so sal man yn laszen hüngern. Vnd were yz sache, daz dye lude, dye man also lysz hüngern, vnd amichtig[354] worden, so sal mann ym myttelmeszig zu eszen geben. Vnd al*le* bresten, dye da komment von vbergem hünger vnd dorste, dye sint noch boser dan dye, da komment von vbergem eszen vnd drincken. Aüch saltu prüben in aller kranckheyt, die lange ge|wert hayt, [194vb] vnd nyt myden, ym czessen zü geben oder zü drincken, want noch syner noytdorfft so salt du ym dan czessen geben. Auch saltü pruben yn allen menschen, dye da febres hant oder hytczig sint, da salt dü yn nyt zü eszen geben anders dann ding, dye do füchte machen. Aüch saltü prüben, wann dü yemant drybende arczedye wilt geben, daz dü yn vor weychest myt syropus oder oximel dar vmbe, daz dye derme erwydet werden vnd dye hümores lychteclichen vszgen werden. Aüch saltü wyszen, daz dü nyeman salt drencke geben, dye da kranck vnd hytczig sint, wan sin natüre ist bloede vnd sin conplexio mag sin nyt lyden. Du salt auch prüben, daz lüde, dye

1 coloquintynda] colocontyda K, colocontinda E || **2** apoplicacio *nach* apopl *Korrekturen, Lesung unmöglich, zu Beginn der neuen Zeile* cacio Z, apoplicacio K, apoplicacia E || **3** cyatica] ciatica KE || **4** vnd ylica passio] *über der Zeile nachgetragen* Z, vnd illica passio *über der Zeile nachgetragen* K, *nicht in* E || **5** mann – sal] manne yn geben als *dabei unrichtige Korrektur von* sals *zu* als Z, man sin geben sal K, sin man geben sal E || **6** off *über gestrichenem*: vnd Z; arczenyen] arczenien K, artznien E || **9** *am Rand schwarz*: Ca xiii K || **11** erwytet] erwytent Z, erwitert K, erwitet E || **13** dye *danach gestrichen*: andern Z || **14** vnd drincken] *am Rand nachgetragen* Z, *über der Zeile nachgetragen* K || **16** machet] machet K, macht E || **18** ym] ine E; alle] allen Z, aller KE || **21** oder] vnd E || **24** yemant *danach*: wilt Z, *nicht in* KE – *von den Editoren getilgt* || **28** bloede *danach gestrichen*: vnd hytczig vnd kranck Z

353 sciatica (mlat.) < ischiatica: Hüftschmerzen, Ischias bzw. Hexenschuss
354 ohnmächtig

da rasent kranckheyt halb vnd hytcze vnd wirt yn aüch des halben swere, daz ist eyn czeüchen des dodes. Aber were ysz sache, daz er sclyffe vnd noch dem sclaffe würde ym lychte, daz were eyn güt czeüchen. Aüch saltü prüffen an eym menschen, der do nyt lost hayt zü eszen, daz syne conplexio nyt mag dauwen dye spyse. Aüch saltü [195ra] wyszen, | daz keyner so wyse yn der werlt ist, der do moge sprechen vor eyn gancze warheyt, daz der syche sterbe oder genese, aber er mag [ez] eynen wane[355] hane. Auch saltü pruben, daz vierley febres sint: Wann ez kommet in daz kalde, als wynter vnd herbest, so sint sye bose czü virdryben, vnd yn dem sommer, so sint s[i]e güt zü virdryben. Item saltü pruben, daz alle lüde, dye do gesunt sint, vnd dannoch erczenie plegen wollen, dye werden vngesunt vnd komment yn bresten. Item saltu pruffen, daz keyner frauwen, dye da swanger geet, am anfange vnd zum lesten arczenie gebes, want ez ist myt eyner swanger frauwen glycherwyse ist als vmbe eynen bluenden baüm. Item so saltü prüben, in welcher czijt dü ym arczenie geben wilt, dye da drybet, wynther oder sommer czijt, want winter czijt, so saltü arczenie geben, dye do vnden dryben, vnd sommerczijt, dye do oben dryben. Item salt dü prüben yn aller czijt, wann sich dye zijt virwandelt, daz dü keyn drybende arczenie gebes. Item salt dü prüben den harn allen, der do swarcze ist, vnd der mensche aüch eynen vszlaüff hayt, daz ist eyn czeychen des dodes. Item salt dü wyszen, alle kalt [195rb] sweysz yn senffter febres, | daz ist eyn czeüch[en], daz der bresten lange weren[356] wil; want der sweysz ist myt febres accuta, daz ist eyn czeüchen des dodes. Item saltü prüfen, wan eyn mensche swytczet noch dem sclayff, daz wyset, daz der mensche gesunt ist vnd yszet vnd drincket woil. Vnd were ysz, daz der mensche morgens swytczte vnd nyt eszen noch dryncken mochte, so sal mann ym drencke geben, dye yn fegen. Auch so salt dü prüben, daz alle lüde, dye von dage zu dage abenement ane kranckheyt, ist auch eyn czeüchen des dodes. Item so salt dü wyszen, daz alle bresten, dye do komment von vbergem arbeyten vnd müdekeyt, daz virderbet den menschen. Vnd were ez, daz eyner soliche kranckheyt hette vnd sclyeffe vnd ym noch dem sclaffe lychte wurde, daz were güt vnd daz ist eyn güt czeychen. Auch ist eyn czeüchen vor allen czeüchen, wan eyn mensche eyn gewonlich kranckheyt hayt vnd ym noch der kranckeheyt lycht wyrt, daz ist eyn güt czeychen. Aber wirt ym swere dar nach, daz ist bose. Item salt dü prüffen in der czijt des jars, welich fücht [195va] vnd reynig ist, so meret ez sich in den lüden | febres vnd hytczig sychtage, dye do lange werent. Item so salt du prüffen, wan eyn mensche sich nyeder hait gelacht

1 ist *danach*: yz Z, *nicht in* KE – *von den Editoren getilgt* || **6** ez K, iß E || **7** als *danach gestrichen*: vnd Z || **8** sie KE || **12** ist[1]] *nicht in* K || **15** do[2] *danach gestrichen*: vnden Z || **18** eyn] *ursprünglich* eynen, *das letzte* n *gestrichen, das* e *davor nicht gestrichen* Z, eyn K, ein E || **19** febres] febris E; czeüchen] czeuch, *danach gestrichen*: daz ist eyn czeuchen Z, zeichen KE || **20** febres] febris K; accuta] acuta E || **25** ane *am Rand nachgetragen* Z || **27** sclyeffe] *das erste* e *oben nachgetragen* Z || **32** febres] febris KE; vnd[2] *danach*: sint Z, *nicht in* KE – *von den Editoren getilgt*

355 wân: Hoffnung, das blosse Vermuten

356 wërn/wëren: dauern, bleiben

hytczyger sychtage halb vnd an der bekerünge ym der lyep vber alle swytczen wirt, daz ist eyn güt czeüchen. Vnd were ez, daz er alleyn swytczet am heubte, daz wyset den doyt. Vnd ist yz, daz eyn mensche alle dage eyns swytzet von eym hytczigen bresten vnd von dage zu dage swacher wirt, daz ist eyn bose czeüchen, so saltü ym styllen den sweysz oder er styrbet.

Got wolle vns frieden geben, daz wir syne hülde erwerben.

Nv wollen wir wyeder anfahen, wo wir gelaszen han in dem r*e*gymen der gesüntheyt artickel von der regeln der gesuntheyt yn dem ersten büche.

Allen den lüden, dan dü scharff drencke wilt geben, zü reynigen yren lyep von dem colera, daz sich yn yne meret vnd stercket, so salt dü vor iiii dage oder funffe sin plegen myt spysen, syropen et cetera, dye | da weychen, als wir vorbescheyden hane. [195vb] Vnd dye selben sollent sich hüden vor aller spysen, dye da feste machet dye derme, vnd sal er drincken syropus, dye da offent virstoppenysse der adern, da dye colera anlyg*et*. Vnd der syropus sal gemacht sin myt würczeln vnd oximel also, daz dye syropus vnd oximel gemacht sollen sin nach der conplexien des menschen vnd natüren der colera, dye er dryben wil, vnd daz dye syropus vnd oximel aüch darnach gemacht werden, ist dye colera dicke, daz dye syropus sye dann senfftlichen dryben. Vnd wirt der mensche bereyt myt dem syrop vnd geweycht, daz er mag anfahen crafft der crüter des drancks an schaden, so sal der mensche aüch, der eyn drancke nemen wil, sich nit fast vͤben oder arbeyten, wan er sich güder rüwe annemen sal. Vnd ist ez, daz dü drancke gybest ym septembere, so sal er dye iiii dage vor, als vorbescheyden ist, baden yn laüwe waszer vnd sal man y*n* yn dem bade woil ryben vnd sal ewenig langer baden dan sin gewonheyt ist. Aüch ist yz yn dem andern vierteyl jars, als yn | dem marcio, so salt dü sin [auch] also plegen. Vnd sprychet [196ra] Ypocras, allen den luden, den dü drencke yngeben wilt, sye czü reynigen, so saltu dich virsorgen, daz dü dye colera, dye dü von ym dryben wilt, weychest, also daz sye senfftlyche drybent vnd lychteclichen von ym geen ane schaden. Vnd ist Ypocras meynunge, daz dü des menschen vor pleges als vorgeschriben, e dü ym drincken gebest. Aüch salt dü eym menschen in der czijt, daz er drürig ist, keynen dranck

---

1 alle *danach*: den lyep Z, *nicht in* KE – *von den Editoren getilgt* || **3** eyns] *nicht in* KE || **6** Got – erwerben] *nicht in* E || **7** regymen] reygymen Z, regimen KE || **8** artickel – büche] *nicht in* E || **14** anlyget] an lygent Z, an liget KE || **17** syropus *danach gestrichen*: daz Z; dryben] dribe K, d. E || **19** der[3] *über der Zeile nachgetragen* Z || **20** nit *über der Zeile nachgetragen* Z || **21** dye] *danach gestrichen*: vir, *daneben*: iiii Z, vier K, vir E || **22** yn[2]] ym Z, yne K, ine E; woil] forter E || **23** ewenig] enwenig K, modicum E || **24** auch KE || **26** virsorgen] versorgen K, besorgen E || **27** drybent] *nicht in* KE; geen] gee K, ghee E || **29** daz] als E; ist *danach gestrichen*: so sal man ym Z geben, oder sorgsam ist oder yn der czijt, daz er zu viel gemelych[357] ist. Vnd dysz hant gesprochen dye hochmeyster in medicina, ez ist vnbyllich, daz man starcke drencke gybet lüden yn der czijt, als sye sorgsam sint vnd drürig. Vnd dar vmbe eyn yglich meyster, der do drencke geben wil, der sal gewarnet sin vnd virsorgen alle dye stücke, als vorbescheyden ist. Vnd der drancke, der do dryben sal, sy myttelmeszig nach des menschen conplexien vnd syner naturen vnd daz mann neme darnach sin gewycht, daz er dye colera senfftlich vszdrybe. Vnd wysze, daz dü keynem menschen [196rb] gebes dranck | [zu] fleüma, der zü colera gehore, oder zu colera, der zü fleüma gehore. Aüch sal man dye würcze, da myt mann scherffe drencke machen wil, nyt kleyn *stoszen*, dan yz brenget schaden. Vnd dye würcze, dye da beschyrmet dye bosheyt, dye do scharff würcze brengen mogen, dye sal mann nyt grob stoszen, als cili[358] [zu] apitimi oder mandel oley czü der türbyt vnd zü scamonia vnd coloqindida myt dragagant vnd mastix. Vnd sal*t* [nit] me zü drincken geben dan dye quantitate vnd gewycht. Aüch sprychet Ypocras, wer mynner gybbet dan daz gewycht vorgeschriben, der ist zü loben. Auch sal man key*m* menschen drenck yngeben, dye da scharff sint, dan yn no̊den, want ez vast sorglich ist, want sye sint gemacht von stücken, dye da schadent dem lybe vnd virderbent den magen vnd dye lebber, vnd ye me de*m* menschen, der do dürre vnd mager ist, vnd auch eym menschen, daz nyt gewonlichen ist, arczenie zü plegen. Want wir haben gesehen, daz lüde des halben [196va] yn grosze sorge sint kommen, wan wir sint dye, dye sich | noch den drencken halden, als vorgeschriben ist, also daz sye daz gewycht *villicht verwandelent* vnd dye *mengünge* nyt recht dünt, vnd do von kommet e me groszer noyt vnd schade. Oder der mensche heldet nyt, waz ym der meyster vorbüt, vnd düt nyt dye pleünge, dye hye vorgesaget sint, vnd da von geschicht dem menschen noyt vnd arbeyt. Auch saltü wyszen, alle dye confecten[359], dye gemenget synt vnd gemacht zü dem bresten des magen vnd syner kranckheyt vnd dolores, sal mann dye würcze kleyne stoszen, da myt man den confecte machet, vmb daz sye nyt balde vsz dem magen kommen, want die drencke synt nyt nucze, die nyt wirkent, als sye wirken sulten in dem

1 gemelych] *ursprünglich* gemechelych, che *gestrichen* Z, gemelich K, gemerlich E || **7** er *danach*: neme Z, *nicht in* KE – *von den Editoren getilgt* || **8** zu[1] KE || **9** drencke *korrigiert aus*: drencket Z machen *korrigiert aus*: machet Z || **10** stoszen] gestoszen sin Z, stoißen KE || **11** do] die KE || **12** zu KE apitimi] apithimi K, apithini E; scamonia] *korrigiert aus*: asscomonia Z, ascomonia K, aschomonia E coloqindida] *korrigiert aus*: coloqundida Z, colocondinda K, colocontinda E || **13** salt] sal *über der Zeile nachgetragen* Z, salt K, solt E; nit KE || **14** Ypocras] Ipocras E || **15** keym] keyn Z, keyme K, kme-[?] E || **18** dem] den Z, dem KE || **20** wan – sich] wan wer sint die die sich K, want wer sich E; wir] wer KE; sint[2] *korrigiert aus*: sin Z || **21** villicht verwandelent] byllich virwandelt Z, villicht verwandellent K, villicht v-andernt E || **22** mengünge] meyünge *zu* mevünge *oder* meirünge *korrigiert* Z, mengunge K, mengung E; e me] yme K, ine E; noyt vnd] *nicht in* KE || **23** ym *danach gestrichen*: daz Z || **25** wyszen] *danach gestrichen*: daz Z, daz *nicht in* KE || **26** magen] menschen E || **27** magen] menschen E

357 gemelich: lustig, ausgelassen

358 psillium

359 confect: angefertigtes Medikament, Drogengemisch

magen. Vnd daz selbe sprechen wir yn confecten vnd mixtiones, dye gemacht sint zü den andern gelyddern verre von dem magen, daz dye würcze, dye man yn den confecte düt, sal grob sin, dar vmbe, daz sye sych süme yn dem magen vnd wirke, waz sye wirken sal yn den andern glyddern. Vnd des glychenysse sprychet Galyenüs, welcher vszlauff | hat, daz er dye würcze grobe stoysz vnd in den confecte dü oder [196vb] dede, off daz sye sych yn dem magen sümet vnd wirket vnd styllet den vszlaüffe.

Artickel der gesuntheyt von dem drancke, der da an sich czüget dye hümores, dye in allen enden *des* lybes sint, von den ballen der füsze myt zü dem heübte.

Vnd dye colera gesellent sich nyt czü dem magen, want dye colera oder hümores czyehent sich nyedenwendig den magen vnd geent yn daz gederme vnd yn *den* büche. Vnd vszer dem gederme geent sye myt dem stüle gange, want ez nyt nocze noch güt were, daz der drancke sye in den magen czog*e*. Aüch ist nyt byllich, daz man eym drancke gebe, ez sye dan, daz sich der mage geledigет habe, vnd daz man yme nit drencke gebe, wan der mage myt der spysen vberladen ist. Aüch sal man eym menschen off grosz*en* hünger keynen drancke geben, want wo dü ym drancke off den hünger gybest, so czyegent dye glyeder dye crafft des drancks an sich von hünger vnd *da* von komet groszer schade. | Vnd als man ym eyn drancke geben hayt, [197ra] so sal man yn ewenig laszen sclaiffen. Vnd wan der drancke gerait wirken, sal mann yn nit me laszen sclaffen, myt daz er gewirket hayt, vnd sal keyn sorge noch beswernisse noch böse gedenck hane vnd sich auch nyt vben noch arbeyten vnd sal sich huden vor kelden.

Aüch ist byllych, daz der arczete, wan er drenck geben wil, daz er erkenne dye conplexien des menschen vnd sin alter vnd dye zijt ym jare vnd sin gewonheyt vnd den lan*t* syede[360] vnd abe der mensche starcke oder blode sy. Vnd zü dem menschen, daz hytziger vnd dürrer conplexien ist, sal er geben drenck, dye da drybent dye colera rubea, vnd zu dem, der kalter vnd füchter conplexien ist, sal man ym yngeben, daz da fleüma drybet, vnde also von dem andern. Auch so saltü keynen kynddern noch alden luden, den dye krafft bloede ist, drencke geben, wye woil daz sye sin bedorfften. Auch sal man yn der groszer hytcze des sommers, als yn den hüntdagen[361] vnd aügüsto, vnd yn der groszer kelden des wynters von janüario an myt zü dem

2 magen] menschen vnd magen E; den²] die E || **4** Galyenüs] Galienus K, Galianus E || **7** *am Rand, schwarz*: xv K || **8** des] dins Z, des KE || **9** gesellent] gesellet KE; sich – colera²] *nicht in* E || **10** den²] dye Z, den KE || **12** in *über der Zeile nachgetragen* Z; czoge] czogen Z, zoge K, zuhe E || **13/14** geledi-get – gebe *am Rand nachgetragen* Z || **14** wan *danach gestrichen*: sy dan daz sich Z || **15** groszen] groszem Z, großen KE || **17** da von] dan von Z, dauon K, da von E; schade *danach gestrichen*: vnd als man ym eyn dranck von hunger vnd dan von kommet groszer schade Z || **18** ewenig] enwenig K, modicum E || **19** nit me *über gestrichenem*: ewenig Z || **22** wan er *über der Zeile nachgetragen* Z || **24** lant] *letzter Buchstabe von* lang *zu* lant *oder umgekehrt korrigiert* Z, landt K, lant E; syede] siede K, siden E; blode *über gestrichenem*: blüdede *nachgetragen* Z || **25** drybent *danach gestrichen*: dye da drybent Z || **26** rubea *über der Zeile nachgetragen* ZK

360 Landessitten

361 Hundstage: 23. Juli bis 24. August

[197rb] marcio keynen | drancke geben. Auch eyn mensche, der do gewan[362] ist, drenck ynzunemen, der darff dysz nyt ansehen, off daz sich sin nature nyt virwandel, want wo er nyt drencke ynneme, daz schette ym. Auch salt dü dich hüden, daz du keyner frauwen, dye do swanger myt kynder[n] geent, starcke drencke gebes, want der drancke mochte mütter vnd kynt doden. Want dye starcke drencke czyehent an sich dye füchtekeyt yn der fraüwen lybe vnd auch von dem kynde, vnd also mochten sye beyde sterben. Auch worcze, dye da dryb*et*, mache*t* viel netczen, vnd waz vil netczet, daz brenget den fraüwen flüxum vnd drybet daz kynt von yr, ee yr czijt. Vnd alle drencke, dye dü gybes, dye sollent warm sin als lauwe. Vnd wann dü pylloles yngybbest, so gyb warm waszer dar off zü dryncken, want daz waszer smelczet dye pylloles vnd drybet als dann dye bose füchtekeyt vsz dem magen. Vnd allen, den da wyllet drancke halbs, sal man yn drancke geben vnd ding, daz daz virhalde. Auch sal eyner, [197va] der do eynen drancke ingenomen hayt, nyt eszen noch drincken, der | dranck habe dann gancze vszgewyrket. Vnd wo er e esze, so krencket er den magen vnd dygestio.

Artyckel der gesüntheyt myt vomitum

Hylffet sere zü den dermen vnd heylet vil dolores vnd smerczen yn dem gederme vnd ym lybe vnd drybet vsz dye grobe hümores, dye do gewürczelt sint yn dem magen vnd hefftent sich yn daz ferre glyt myt zü ende des lybes, als dye beyne, knee vnd füsz vnd dye heübt ader, dye zü latyn genant ist cya[363]. Vnd hylffet zu allen bresten vnd dolores, dye da wassent yn dem lybe, me dann alle drenck, dye da drybent. Aber wasz bresten ist nyden[wen]dig des magen, da helffent drencke, dye da drybent, me dann vomitus. So sal man virsorgen, dye colera vszzüdryben von dem menschen. Also ist der gebreche yn dem magen, sal man machen vomitum, ist er nyedenwendig des magen, myt drencken, oder ist der gebreche vnder dem nabel, myt crystere.

Vnd der fomitus ist eyn stam vnd eyn würczel zü allen arczenien vnd hylffet me [197vb] zü den, dye do | vil fleüma hant yn dem magen. So sal mann keyn vomitum dün, dann yn dem sommer, daz dye hytcze smelcze dye hümores yn dem magenmond, off daz sye nyt cleben vnd myt dem vomitum vszgeen. Aüch czu allen lüten, dye do feyste vnd dicke sint, an den fleüma geweltyget, den salt dü machen nüchtern[364] fomitum, also daz sye sich vor vben vnd aüch baden, daz yn der lybe erhytcze, off

4 kyndern] kynder Z, kynden K, kinden E; geent] geent K, ghee E || **6** mochten] *über gestrichenem*: mogent Z, mogent K, mochten E || **7** drybet] dryben Z, dribet K, d. E; machet] machest Z, machet K, mocht E || **11** wyllet] *letzter Buchstabe wegen Korrektur unklar* Z, willet KE || **12** halbs] geben *über gestrichenem*: halbs K, halb E; drancke² – ding] ding geben KE || **15** *am Rand, rot*: xvi Z, *am Rand, schwarz:* xvi K || **16** vnd smerczen] *nicht in* KE; yn dem gederme vnd] *nicht in* KE || **17** lybe] *nicht in* E || **19** füsz] voiß vnd hend E; heübt *danach gestrichen*: vnd Z; cya] cia E || **21** nydenwendig] niedenwendig K, nidenwindig E

362 gewohnt

363 vena cephalica

364 nüehtern: vor dem Frühstück/Essen

daz dye fleüma smelczen. So düt ez aüch etlychen wee, daz sye sych nüchtern brechen, dye sollent vor eszen vnd drincken. Vnd dye spyse vnd drancke sal sin, daz sye den lyep erhytczen, vnd als dann sal mann y*n* fomitum machen. So sal der mensche auch vor, e mann ym vomitum mache, drincken, daz ym daz fleüma weyche vnd donne mache, als oximel gemenget myt warm waszer oder syropus rosaci, vnd des selben dages lützel eszen vnd drincken. Vnd were ysz sache, daz er sych des dages nyt ynbreche, so sal er ym des andern dages aber eyn fomitum machen. Vnd alle dye, do nyt gewonlichen sin, vomitum zü | machen, sollent keyn vomitum [198ra] machen. Aüch alle dye, dye in den obern gelyddern sint blode, als eyn bloede heubt, aügen, czene vnd brüste, in allen dysen stücken schadent vomitus me, dann sye helffen.

Artickel der gesüntheyt von dem bade*n*

Dü salt wyszen, daz daz batt wirket wercke, der eyns wyeder daz ander ist. Als ich dir hye bedüden wil, wan daz bayt füchtet vnd derret, es keldet den menschen vnd erhytczet yne. Ez düt off dye locher yn der hüt, do dye vapores vszgen, vnd virstopp*et* sye aüch vnd gegycht vnd bresten smelcz*et* ez yn eyme gelydt vnd drybet yz yn daz ander. Vnd sache, war vmbe daz bait daz düt wirkent, synt dryerley. Dye erst ist virwandelünge des waszers vnd der lufft, dye ander ist virwandelünge der conplexien des menschen von crafft des bats, den dye syn noyt vnd bedorfftig sin, dye drytte ist, wye lange er baden sal oder wie korcze. Auch salt dü wyszen, daz waszer bayt sint myttelmeszig, den menschen zü hytczen, zü kelten vnd zu füchten. Vnd der damp des bades ist aüch myttelmeszig vnd düt | off dye locher an der hütd, myt daz er [198rb] swytczet, vnd myt dem sweysz geent vsz dye bose vapores, dye czüssen[365] huyt vnd fleysche sin. Vnd dysz ist dye nature der beder, ez sy waszer oder sweysz badt, wann mann ordelychen badet vnd nyt zü warme vnd auch nyt zu kalt, wan dye beder, dye vberich hytczig sint, so ist der damp aüch hytczig, daz erhytczet vnd derret den menschen, vnd czyehent dye grobe hümores, [die] czüssen hüde vnd fleysche sint, myt dem sweysz vsz. Vnd zu wylen geschycht, daz der mensche ist volle der groben hümores vnd von der hytcze des bades virburnet dye hütd vnd virstoppet dye locher, daz dye grobe hümores nyt mogen her vsz geen vnd smelczet dye hümores czüssen hüde vnd fleysch vnd flüszet von eym gelydt zü dem andern vnd do von komment vil bresten. Vnd daz drytte ist, daz daz bayt wyrket crefftlych innewendig des lybes vnd

2 sollent *danach gestrichen*: sych gar brechen vnd Z; vor *am Rand nachgetragen* Z || **3** erhytczen] erhiczen K, erhitze E; yn] ym Z, yne K, ine E || **8/9** sollent – machen] *nicht in* E || **12** *zwischen den Spalten, rot*: xvii Z, *am Rand, schwarz*: xvii K; baden] *korrigiert aus*: badem Z || **15** virstoppet] virstoppent Z, virstoppet K, v-stopt E || **16** smelczet] smelczent Z, smelczet K, smelczt E || **17** wirkent] wircket K, wirckent E || **19** drytte] *nicht in* E || **21** menschen *danach gestrichen*: den menschen Z || **27** die E || **29** virburnet] *ursprünglich* virbruet, d*er zweite Teil des Wortes gestrichen und ersetzt* Z, verbrüet K, v-brent E || **30** smelczet] smelczent E

365 zwischen

me dann, daz wir vorgeschriben han. Vnd leget alle dolores, wan dye dolores nyt gescheen von grober hümores, die da gießent von eym gliede zu dem ander[n]. Vnd [198va] wan daz geschiet von groben hümores, so keldet sich der | lyep, als ich her nach bescheyden wil, wan dye hüt hayt sich offgedan vnd geent dye gesmelczete hümores, bose vnd güt, her vsz myt eynander vnd keldet sich der lyep. Vnd dar vmbe, so balde eyn mensche vsz dem bade geet, ez sy sweysz oder waszer bayt, so sal man yn ryben myt kaldem waszer, so virstoppent sich dye locher vnd mag dye natürliche hytcze nyt her vsz.

Artyckel der gesüntheyt eyme menschen, der dorre vnd mager ist

Der sal baden yn laüwe waszer oder kole sweysz baden vnd sal sich hüden, daz er nyt viel inswytcze. Aüch sal er nyt lange baden, vnd wyeder syns eyn mensche, der do feyst vnd fücht ist, wan er fast swytczen sal. Auch sal keyn mensche yn eyn bayt geen, so er sich sat geszen hayt, want daz bayt czuhet an sich dye naturliche hytcze, vnd also blybet dye spyse yn dem magen vnuerdaüwet vnd do von komment vil [198vb] bresten, als von dem vngedaüweten blüde. Auch | sal keyn mensche baden, wan er fast hüngerich ist, dar vmb sal der mensche vor eszen vnd beyden noch dem eszen eyn stünde oder czwo, myt daz dye spyse etlycher masze gedaüwet, vnd als dan sal er yn daz bayt gen. Vnd wan er badet, so sal er gemache[366] swytczen vnd so sal mann yn nyt begyszen, er habe dann geswyczet. Vnd als er dann begoszen ist, so sal er sich warm legen vnd daz heubt warm decken oder, mag er nyt lygen, so sal er sich doch warm andün vnd setczen vnd rüwen, myt daz ym syn natürlyche hytcze wydder komet. Aber mag er sclaiffen vnd swytczen natürlichen, daz ist beszer. Vnd wan er woil gerüget hayt, so sal er eszen. Auch sal sich eyn yglich mensche nach dem bade vnd vor dem bade hüden vor kaldem gedrencke, want naturlichen vnd ord*el*ichen baden ist eyn gesüntheyt des lybes.

Artickel der gesüntheyt yn dem mynnen

Du salt wyszen, daz dye natüre oder same des menschen ist bluyt, daz dye lüst vnd [199ra] begerde an | sich czüget von allen gelyddern vnd samelt sich vnd brenget daz yn dye hoden vnd da czytiget[367] sich daz blüt, myt daz sin farbe wirt wysz, glycherwyse als daz blüt czytyget yn den brüsten der fraüwen vnd wyrt myllich, wan eyn yglich glyt wyrcket sin glich. Vnd der same ist eyn crafft des lybes vnd sin lebetage vnd eyn

2/3 die – hümores *unter der Spalte nachgetragen* Z || **2** andern KE || **5** myt eynander] vndereynander K, vnder enander E || **9** *am Rand, rot*: xviii Z, *am Rand, schwarz*: xviii, *am Ende der vorherigen Zeile* Z || **10** kole] küle K, kule E || **11** lange baden] *nicht in* E || **12** er] der KE || **16** beyden *danach gestrichen*: vnd Z || **18** gemache] gemach K, genung E || **21** setczen] siczen K || **24** ordelichen] orderlichen Z, ordelich KE || **26** *zwischen den Spalten, rot*: xix Z || **30** blüt *danach gestrichen*: mit daz sine farbe wirt wysz glycherwyse als daz bluyt myt daz sin farbe wirt wysz vnd als daz bluyt Z

366 gemache: ruhig
367 wird reif

lychte syns angesichts. Vnd wer zu vil vnküsheyt drybet vnd me dann recht, so züergeet sin lyep vnd swechet sin crafft, sin augen werden ym fynster vnd sin czene werdent ym vszfallen ee czijt vnd wirt grawe ee zijt vnd gewynnet eynen bose*n* athüm vnd wyrt vbel gestalt vnder aügen vnd wirt gewynnen vilerley gebresten, dye nyt zü heylen sint, ane dye wir vorgena*nt* hane, wan vberich mynnen erleschet dye natürliche hytcze yn dem menschen vnd brenge[t] vnnatürlich hytcze, als febres vnd mancherley bresten. Dye mynne swechet auch dye naturliche werck vnd stercket dye vnnaturlyche wercke vnd geschycht[368]. Vnd dysz ist, daz dye | wysen gesprochen [199rb] hant, alle, dye vnküsse sint, yre lebben ist kürcze vnd sin jare sint kleyne, want der mynner yn der mynnen gybet vsz sin glychenisse vnd dye crafft kommet von allen gelyddern vnd virderbent dye gelydder glycherwyse als eyn krüt, daz do vil same[n]s brenget vnd gybt, daz wirt dorren. Doch yn der mynne ist nücze, wann man sye czijtlich vnd nyt zü vil drybet, want sye reynig*et* den lyep vnd mynnert dye bose hümores vnd gybt freüde dem lybe vnd drybet sorge von dem herczen vnd düt abe allen czorn vnd styllet dye lüst vnd begerde. Aüch sal keyner mynnen, er habe dan eyn lüst zü der fraüwen, do er vnküsheyt myt dryben wil. Vnd wer gewanheyt hayt zü mynnen vnd leszet daz, daz brenget eym vilerley bresten.

Artykel, wye sich eyn mensche halden sal yn dem mynnen

Eyn yglich mensche, der do lange lyeben vnde gesünt sin wil, daz er nyt mynne, dann zü noitdorfft, daz er starcke vnd gesünt sy, daz ym der czagel[369] hart stee | *vnd* [199va] *bedachte* der mynne vnd fyndet, daz ym swere vmbe dye lenden wirt vnd sin fleysch ist hytzig vnd syne hoden swere, dem ist alsdan noyt zü mynnen. Daz mynnen ist gesüntheyt des lybes vnd ye me an eym menschen, daz sangwyneus ist, vnd stercket an ym daz bluyt. Vnd sin natüre ist hytczig vnd fucht vnd ist feyst, der sal mynnen, want wo er des nyt dede, daz were ym schade zü allem syme lybe. Aber eyn mensche, des conplexien ist dürre vnd mager, das sal sich vor der mynne hüden als vor virgyfft, want daz mynnen brenegt ym allen bresten, als febres vnd vnnatürlyche hytcze, dye da virderbent den lyep. Aüch sal eyn mensche nyt mynnen, wan ez sayt ist, want dye mynne czüget vsz dem magen dye vngedaüwet spise vnd vngedauwet bluyt, *da* von kommet allerley breste. Aüch sal eyn mensche nyt mynnen, wan er fast

1 angesichts *danach gestrichen*: vnd eyn lycht syner lebtage Z || **1/2** so züergeet] so zu ergeet K, zu v-geit E || **3** vnd^{1} – zijt] *am Rand nachgetragen Z, nicht in* E; bosen] bosem Z, boesen K, boißen E || **5** vorgenant] vorgenanten Z, vorgenant K, vurgē E || **6** brenget] brenget K, bringt E || **7** naturliche *danach gestrichen*: hytcze vnd Z; stercket] stircket K, stort E || **9** jare] leben vnd ire E || **11** samens KE || **12** brenget vnd] *nicht in* KE || **13** reyniget] reynigent Z, reyniget K, reiniget E || **16** fraüwen] *nicht in* KE || **17** eym] yme K, in E || **18** *am Rand, schwarz*: xix K || **19** lyeben] leben KE || **20** noitdorfft] noit KE || **20/21** vnd bedachte] vnbedachte ZK, vnd bedagt E || **22** ist hytzig] *nicht in* E || **26** des] der Z, des ZK || **27** allen] allen ZE, alle K || **29** vsz *danach*: dann Z, *nicht in* KE – *von den Editoren getilgt*; spise vnd vngedauwet *am Rand nachgetragen* Z || **30** da von] dan von Z, dauon K, da von E; allerley] ley *nachgetragen* Z, aller KE

368 geschiht: Begebenheit, Folge der Ereignisse

369 zagel: Schwanz, Penis

hüngerich ist, wan ez derret den lyep vnd scheddyget yn sere. Dan eyn mensche sal mynnen, so dye spyse woil gedauwet ist, vnde sal virsüchen, ob er zü stule geen | [199vb] moge, vnd dann mag er mynnen. Auch sal mann nyt offrychtig[370] mynnen, noch aüch yn batstoben, noch wan er vsz der batstoben kommen ist, noch in dem dage, als er gelaszen hayt, noch yn dem dage, als er pürgacio ingenomen hayt, aüch yn dem dage, als er wandeln wil, noch in dem dage, wan eyner kommen ist vnde gewandert hayt. Aüch der vnküsser naturen ist vnd sere mynnet, der sal nyt laszen noch drencke nemen oder ander ding, daz den lyep reyniget, er sal sich aüch nyt fast vͤben, want ez ist genüg myt der reynug der natüren. Aüch der do sere geneyget ist zü mynnen vnd sin nyt abegesin mag, der sal nüczen crüt, daz ym den lyep erhytcze vnd füchtekeyt brenge, vnd sal er eszen spyse, dye dye natüre mere. Vnd yglicher, darnach er genatüret ist, sal er dysser pleünge plegen: Als ist der mensche kalt vnd dürre, so sal er plegen dinge, dye do hytzig vnd fücht machent, oder wer de*r* mensche hytczig vnd fücht, so sal er nyt dinge eszen, dye do hytze brengen. Vnd sprychet [200ra] der wyse, wann eyn mensche | dye mynne betwynget, daz kommet d*a* von, daz daz hercze blaset zü den glorien vnd machet ym den czagel stane, vnde der wynt blewet sich auch zü der lebbern, also daz sye hytczig wirt vnd von der hytze swytzet daz gehyrne vnd trüffet vnd also kommet ym dye nature. Vnd dar vmbe synt viel lüte, dye do hant viel natüren vnd ste*et* yn dye rüede nyt vnd doch lasczent dye natüre. Vnd daz ist des scholt, daz daz hercze blode ist vnd kann nyt geblasen zü den glorien, dar vmb mag dye rüede nyt hart werden. Aüch synt etliche lüde, den dye rüde hart steet vnd keynen samen laszent, daz ist des scholt, daz daz gehyrne ist ym kalt vnd dürre. So sint aüch lüde, den dye rüede aüch steet vnd naturen genüg hant vnd doch nyt loste zü mynnen. Daz ist des scholt, daz dye lebber bloede vnd krancke ist vnd hayt keyne hytze.

Regel der gesuntheyt in der leszerie des blüts, daz da spysende ist alle gelydder, vnd eyn stule venti spiritalis vnd an ym ist gehenck*t* daz lebben vnd natürliche hytcze vnd ym ist befolen zü plegen de*n* lybe.

[200rb] Vnd dye wyle | daz der mensche steet yn eym güden wesen vnd myttel masze vnd wann ez vsz der regeln geet, also daz d*es* bluyt[s] zü viel ist vnd gemenget ist myt andern colera vnd wirt gele oder anderst gestalt, dan syn rechte varbe sin sal, so sal der mensche laszen by maysz vnd gewycht, so mynnert sich dye colera, do von der

1 ist *danach gestrichen*: want ez hungerich ist Z; yn] yme K, in E || **5** gelaszen *danach gestrichen*: ist Z || **8** nemen] innemen E || **13** der] den Z, der KE || **15** mensche *danach* dye da Z, *nicht in* KE – *von den Editoren getilgt*; da von] dan von Z, dauon K, da von E || **19** steet] steent Z, steet K, steit E || **22** ym] yme K, ine E || **25** *zwischen den Spalten, rot*: xx Z, *am Rand, schwarz*: xx K; hytze] *auf der Zeile darunter, schwarz*: Volgt vom laessen der åderen K || **27** gehenckt] gehencke Z, gehenckt KE; daz *danach gestrichen*: daz Z || **28** den] dem ZK, den E || **30** des bluyts] daz bluyt Z, des blutet K, des bloitz E

370 ûfrihtic: aufrecht stehend

schade kommen mochte. Vnd wan er zü lütczel blutes hayt, so sal er yz meren myt spysen, dye dar zu gehoret, noch dem daz der mensche geneyget ist, zü viel oder zü lütczel. Vnd were ez, daz ich wolde sagen, dye wile daz daz blüit des menschen leben ist, so ist ez vnbillich, daz man ez mynner, vnde sulde man bereyten dye merunge myt spysen, dye dar zu gehor*ent*, vnd yn vben vnd arbeyten vnd lütczel eszen vnd drincken vnd ander pleünge dun, daz da mynert daz bluyt oder den schaden. Dar zü wil ich antwürten, want daz laszen mynnert dye merunge des bluyts vnd styllet den schaden, den daz vberge | blüt brengen mag in kürczer czijt. Vnd geczügkenisse, dysz [200va] ist virsüchünge vnd daz mag nyt gescheen myt spysen oder ander pleunge, als myt der lasczerie yn kürczer czijt. Vnd dye wile han wir zu besorgen, daz vil bresten anfallent den menschen von vbergem bluyde oder virlüst naturlychs wesens des blüts, als febres degelich vnd stechen vnder den ryppen vnd febres, dye do stümplingen komment, vnd nase bluten vnd manycherley ander sychtage ane dyese, vnd dar vmbe ist dye leszerie daz best.

Vnd hye vor han ich dich geleret, czu erkennen dye czeüchen, dye da czyehen off dye merünge des bluyts, in der regel der gesuntheyt in der rey[nig]unge des lybes. Vnd wann dü ansehest dye selben czeüchen, so sal man dem menschen laszen zü stünt, off daz ym nyt dye vorgenanten bresten ankommen werden, alle *oder* eyns deyls. Vnd der adern, dye man leszet, sint viel an dem menschen: Eyns deyls sal man laszen dye | breyte, eyns deyls dye lengde vnd eyn[s] deyl[s] vber twerg[371], eyns deyls [200vb] [sal man laißen], eyns deyls sal man snyden, eyns deyls sal man bürnen. Vnd als ye mee bluyt yn dem menschen ist, also daz sich dye adern füllen vnd beswert daz mensche von merunge des blüts, vnd als der mensche des halp laszen wil, sal er vor synen harn layszen besehen vnd den puls, dar nach dan der püls ist, so sal er laszen, vnd als dye ader geet, so sal der leszer daz bluyt besehen. Geet ez dicke vnd swarcze, so sal er yz laszen gen, myt daz ez sich virwandelt vnd donne wirt, so hayt dye ader genüg gangen. Auch sal man nyt laszen in dem wynter von janüario an myt zü dem mercze vnd yn dem sommer von sant Johans Baptisten dag an myt zu dem september. Vnd von dem mercze an eyn vierteil jars ist dye czijt mittelmesczig, nyt zu kalt vnd nyt zü heysz, vnd dar vmb ist yn der czijt gut layszen, want crafft vnd natüre vnd conplexien des menschen ist off dye czijt starcker dan dürch daz gancze jare. Aber von dem herbst an | eyn fyrteil jars, so sal man dem menschen wyeder morgens [201ra]

1 schade *danach gestrichen*: davon Z || **3** ich *korrigiert aus*: dich Z; menschen *danach gestrichen*: geneyget ist vnd sin Z || **5** gehorent] gehorten Z, gehorte K, gehort E || **6** dun *über gestrichenem*: dem Z || **7** laszen *danach gestrichen*: d Z || **8** den] *korrigiert aus*: *dan Z*, dan K, *nicht in* E || **9** gescheen *korrigiert aus*: geschen Z || **11** naturlychs *danach gestrichen*: lyebens vnd Z || **12** febres[1]] febris KE || **16** reynigunge] reynigünge K, reynigung E || **18** oder] adern Z, oder K, ader E || **19** adern *danach gestrichen*: vnd der adern Z || **20** eyns[2] KE; deyls[2] KE; deyls[3] *danach gestrichen*: sal man vnd eyns deyls Z || **21** sal man laißen KE || **23** der] des *zu* der *korrigiert* Z, der KE || **30** crafft] gross E; vnd[3]] *nicht in* KE || **32** sal *über der Zeile nachgetragen* Z

371 twërch: schräg, quer

laszen, want dye czijt noch eyns deyls heysz ist vnd dye hytcze czüget an sich naturliche hytcze des menschen vnd schadet dye leszerie dem menschen nach myttage me dan des morgens. Aüch alle menschen, dye eynen kalden magen hant vnd kalder naturen oder mynner sint, dye süllent nyt laszen. Eym menschen, daz do ist vnder xiii jaren, daz sal nyt laszen, vnd wer vber czwenczig jare gebeyt[372] hayt czü laszen, der sal nyt laszen, vnd wer vber fünfczig jare ist, der saill aüch nyt laszen. Vnd dysz ist zü virstene, wer *gesüntl*ichen lyeben wil, aber czü den noden mag man laszen. Aüch wan eyn mensche gelayszen hayt, so sal er des dages in dye batstobe nyt gan noch keynen weg anfahen vnd sal mynner eszen vnd drincken, wan er gewonlichen ist, vnd sal sich nyt arbeyten noch vben vnd sal stylle vnd fridelychen lyeben.

Got wolle vns geben syne hülde zü erwerben vnd dem woilgeborn graüen Johan von
[201rb] Spanheym sin ewig lyeben. Vnd den armen Hessen Jüdden | czu begnaden vnd zu bedencken in sinen alden dagen wülle plegen. Amen.

---

4 menschen *danach gestrichen*: nyt laszen Z || **7** gesüntlichen] süntclichen Z, gesuntlich K, gesontlich E; lyeben] leben KE || **9** weg] wergk E || **10** fridelychen] friedelich K, freidlich Z || **11** lyeben] leben KE || **12/13** Johan von Spanheym] Johan von Spanh-m K, Johanne von Spaynnen E || **13** lyeben] leben KE; Hessen Jüdden] Heßen den Jueden K, Hesßen den Judden E || **14** bedencken *danach*: amen Z, *nicht in* KE – *von den Editoren getilgt*; in sinen alden dagen] vnd sinen alten dag K, vnd synen alten dach E; Amen *nicht in* E

---

372 beiten

Buch VI

Ich Hesse der Jüdde von Sallinsz, eyn geselle in medicina vnd cyrologia vnd der [268ra] heyligen schryfft, gewon von eym mere czu dem andern, in vier enden dysser werlt, gepfleget erczenie myt eren woil sesz vnd sechczyg jare oder me, gedyenet lantherren, konigen, herczogen, graffen, ryttern, knechten vnd gemeynem volcke. Gracias dem ewigen got, der myr myn ende follenfůrt vnd hynder eynen genedigen herren bracht hait vnd ym mich czu eynem dyener geschicket hait myt des edeln, woilgeborn herren | graue Johan, grauen zü Spanheym, dem myn dinst geneme gewesen [268rb] ist. Dancke vnd lobe dem almechtigen gode, daz ich gedacht vnd vollenbracht han zü machen dysz büche dem woilgeborn herrn obgenanten, daz follenbracht ist off mantag[373] vor sancte Peters dag cathedra, da man czalt na der gebürt Criste dusent vierhündert vnd dryszig jare vnd in der judden czale, als got schüffe hymmel vnd erden, funff dusent hündert jare vnd nünczig jare.

Vnd ich Hesse der Jüdde, als ich angesehen habe lüste des edeln vnd woil geborn herren grauen Johans, graüen czu Spanheym, dye er zu dyssem buche hait, vnd off daz dysz selbe büche dysser gancze vollenbracht werde, so wil ich hernach beschryben, welche waszer gut zü brüchen sy vnd welches nyt, welcher win güt czü drincken sy, weliche oley man brüchen sal, weliches kornes, welches fleysches man bruchen sal, weliche fůtter güt | czu dragen syn, weliche farbe dye cleyder sin sollen [268va] vnd darnach von allen lattwergen in der apoteken.

Von waszern

Nu wollen wir anfahen an den waszern, als sie sint vszgancke vnd vrsprüng waszer des lyebens von dem paradyse. Zu anegesycht vnd zü süszekeyt also stunden alle waszer des ertrychs bysz off dye stunde, daz Adam daz geboyt brache vnd der ewyger schepper vber yn czornig wart vnde virflücht dem ertrich syn*et* halben. Do virwandelt[en] sich dye waszer czu syebennerley vnd dysz sint dye virwandelünge: bytterkeyt, suszekeyt, versalcze[n], lychte, swere, weyche, herte. Vnd also worden virwandelt dye waszer nach yrem gestalt vnd yrem gesmacke, nach yre complexio vnd yre crafft nach nature des landes. Vnd also ist dye nature des waszers, daz do

2 Hesse] Heßße E; Sallinsz] Salinß E || **8** Johan] Johanne E; Spanheym] Spaynh-m E || **10** büche] *nicht in* E || **10/11** off mantag *über der Zeile nachgetragen* Z || **11** cathedra] ad kathedra E || **13** jare[2]] jare. Amen. Et sic est finis E || **15** Johans] Johannis E; Spanheym] Spaynh-m E || **16** dysser gancze] dysster *korrigiert aus*: dysser Z, des da gantzer E || **18** sy] sy vnd welcher nit E; man brüchen sal] guit sy vnd E || **18/19** man bruchen sal] *nicht in* E || **19** weliche farbe] welcher frauen E || **20** apoteken] apotheken. Item noe volget E || **21** Von waszern *auf eigener Zeile, rot* Z || **22** anfahen] reden E || **23** lyebens] lebens E || **25** dem] den E; synet halben] synen thalben Z, sinet halben E || **26** virwandelten] vrandertten E || **27** versalczen] versaltzen E || **28** yrem[1]] ire E || **29** crafft *danach gestrichen*: vnd Z

373 20. Februar 1430

kommet vsz dem lande, vnd dar vmb sint dye waszer in dem Gelobten lande susze, [268vb] gut vnd lichte zu dem libe, want daz erterich ist gut, susze | vnd reyne. Vnd die cruter in dem selben lande nement grosze crafft von dem waszer, vnd dar vmb sint dye waszer des landes lychte vnd ane bresten. Dye waszer, die do rynne[n]t in dem andern deyl des ertrychs, daz ist meredies[374], myschent sich in grosze beche by dem mere. Dye selbe waszer sint bose, want sye gevnreyniget werdent von virgyfftigen dyeren, vnd alle, die des selben waszers drinckent, werdent nummer ane wee des heubts, colera vnd melancolia. Vnd die waszer, die do rynne[n]t in dem drytten deyl des ertrychs, daz ist geyn dem Doden mere, vnd flyszent gegen myttage, vnd dye selbe waszer nement vil füchtekeyt vnd bosheyt zu yn vsz der erden, do sye flyszent. Vnd alle, dye des waszers drinckent, gewynnent mancherley [bresten ?] in dem lybe. Vnd die waszer, dye do rynnent von oryent[375] zü nyedergang der sonnen, die erwecke[n]t die kelden in dem lybe vnd den *harten* husten vnd engebrüstig, wer sin drincket, dye wile zephirüs[376] der wint weget. Vnd die waszer, die do rynnen von [269ra] nyedergang myt zu offgang der sonnen, die sint nyt | so harte vnd boese, want dye hytze von der sonnen machet sye weyche, vnd wan ez gekolet, so ist ysz beszer vnd senffter me dan ander waszer.

Aqua pluuialis etc.

Regen waszer, die do steent yn cysternen, in holen vnd sint ynbescloiszen, do in weschet mo̊ysze, vnd in dem mo̊isze waschent rode worme vnd ander wüstekeyt[377], vnd *da* von wirt daz waszer bose. Vnd alle, dye sin drinckent, werdent groszbüch[igk] vnd gewynnent mylcze wee vnd villerley wee, groszen bresten in dem lybe. Aber regen waszer, daz ingescloszen ist zu syner czijt vnd reynlich gehalten wirt, daz ist güt vnde beszer dann ander waszer.

Aqua niuis[378]

Snee waszer vnd isz waszer, dye sint susze czü drincken vnd schedelich zu dem lybe vnd machent den hüsten vnd machent dicke die flecma vnd machent wee in den syten vnd in den nyeren. Der borne, der do qwillet vsz der erden vnd vsz dem leyme, der meret die würme in dem gederme. Vnd werez sache, daz der borne, der also

---

2 gut[1] – gut[2] *unter der Spalte nachgetragen* Z || **4** waszer[2] *danach gestrichen*: des landes lychte ane bresten Z; rynnent] reynen E || **5** meredies] meridies, *das zweite* i *nachgetragen* E || **6/7** virgyfftigen dyeren] v-rgifftnis der dire E || **8** rynnent] reynnent E || **9** Doden] roden E || **11** bresten[2]] *Substantiv fehlt* ZE – *Vorschlag der Editoren* || **13** erweckent E; kelden] kiele E; harten] harn Z, harten E || **14** weget] wehet E || **16** gekolet] kulet E || **18** Aqua pluuialis etc *auf eigener Zeile, rot* Z || **21** da] dan Z, da E groszbüchigk] grosz büche Z, großbuchigk E || **22** vnd[1] *über der Zeile nachgetragen* Z; wee[2]] *nicht in* E || **23** gehalten wirt] zu halten E || **25** Aqua niuis *auf eigener Zeile, rot* Z || **28** dem leyme] den leymen E

---

374 meridies: Süden

375 orient: Osten

376 zephyrus: Westwind

377 wüestikait: Verschleimung, Unsauberkeit, Schmutz

378 nix: Schnee

qwillet, riet[379] gewonne in dem flosze, so were er noch schedelicher vnd brechte noch me swacheyt dem lybe. Vnd were, daz dü se|hest off dem selben waszer ycht [269rb] feystekeyt oder sust ander vnreynickeit, so saltu sin czu male nyt drincken, wan ez brenget dem lybe groszen schaden. Vnd daz waszer, daz do qwillet vsz den bergen vnd gesteyne, ist sere güt vnd lychte. Vnd wie lange daz flüszet off gesteyne vnd grüne, blybet ez lychte vnd wirt vmmer dar beszer. Daz waszer, daz do kommet vsz den bergen von dem swebel, daz derret dye flecma vnd hylffet den lüden sere, dye do gryntecht sint vnd sich kraczen. Daz waszer, daz do sprynget von vrsprünge des morter[s][380], daz machet febres, wer sin drincket. Daz ist zu virsteen den, die des waszers nyt gewonten sin, vnd sint auch etliche genatüret, dye des waszers drinckent, daz ez ynne daz gederme feget vnd reyniget alle bresten des lybes vnd gibt lüste czü eszen. Daz waszer, daz do springet von vrsprunge des yszes, ist güt czü den, dye do bose mylcze hant oder gelwesücht. Vnd die waszer, die do springent von vrsprünge des koppers, sint sere bose vnd sunderlichen den menschen, die sin nyt gewont sint zu drincken, vnd sint | sere hart vnd bose als gyfft. [269va]

Vnd also hant die alden meyster besucht dogent vnd vndogent aller wasczer. Sie hant keyn wasser funden, daz so gut sy als dauwe[381] wasser. Vnde sint noch me waszer, als süre waszer vnd des glychenysse nach craff[t] vnd natüre des landes, do sie vszqwellent. Czu notze vnd czu schaden sal man yr brüchen in maszen, als vor*b*escheyden ist. Vnd die wile, daz daz waszer dem lybe keyn crafft gybt, so wollen wir nü reden von dem wine, der dem lybe crafft gybt vnd spyset, vnd sunderlichen alden luden. Vnd wan wir von dem win geredt han, so wollen wir von andern drencken auch reden.

Notandum nunc de vino etc.[382]

Nv, als yr vor gehort habent, als Adam gesündet vnd der ewyge got czornig vber yne wasz vnd virdrieben wart vsz dem paradyse siner sunden halben, als die bibel daz erczuget[383], vnd als er also vszvirdryeben wart, do nam er myt ym allerley obysche vnd sunderlich reben vnd satzete daz her vsz off daz ertrich. Daz obysch wasz güt, krefftig vnd gesunt eyme yglichem menschen vnd brachte keym menschen schaden bys off die czijt, daz got vber | dye werlt erczornet wart vnd eyn sintflüt kommen [269vb]

1 er] iß E; brechte] macht E || **3** oder – vnreynickeit *am Rand nachgetragen* Z || **5** lange daz] iß E; off] vß E || **9** morters] mortels E; febres] febris E || **16** wasczer] aquarum [?] E || **16/17** Sie – wasser^2 *am Rand nachgetragen* Z || **18** süre] suit E; crafft E || **20** vorbescheyden] vorgescheyden Z, vurbescheiden E || **22** wan *über der Zeile nachgetragen* Z || **24** Notandum nunc de vino etc *auf eigener Zeile, rot* Z || **28** daz^1] die das E

379 riet: Schilfrohr, Sumpf-, Riedgras, damit bewachsener Grund

380 mörter/mörtel: Sand-Kalkgemisch, Kalkstein

381 Tau

382 Was jetzt zu bemerken ist über den Wein

383 erziugen: durch Zeugnis erbringen, beweisen, bewähren lyesz, daz do virflüszet alle baüm. Vnd derrete daz ertriche, do bedorffte daz ertriche miste[384]. Vnd als Noe vsz der archen gwame vnd eyn alder mann waz, hette er gerne win gedrüncken. Do saczete er die rebe vnd als er sach, daz daz ertrich dürre waz vnd miste bedorfft, do nam er menschen bluyt, lewen bluyt vnd suwe[385] bluyt vnd myste do myt dye ryeben. Von dem blüit nam die rebe crafft. Daz menschen bluyt bedutet, drincket der mensche des wines lutzel vnd ordelich, so blibet er vernüfftlich, wyse vnd gesünt. Daz lewen bluyt, daz bedütet, drincket der mensche ordelich maisz dar vber, daz er sich dan starcke düncket als eyn lewe. Daz suwe bluyt bedütet, wan er des wins czu viel in ym nymmet, me dan natürlichen, so lebet er als eyn suwe, daz selbe auch an Noe funden wart. Dar vmb win zu maszen gedrüncken ist gut.

Nu wollen wir schriben, welcher win der beste sy. Lychte royt win vnd susze, der ist hytzig vnd fuchte vnd gybt freude dem herczen vnd meret daz bluyt vnd nature vnd brenget lüste zu der mynnnen vnd stercket den menschen, der sin meszelich [270ra] drincket. Der royt win, der dick vnd swarcze, ist bose vnd sche|delich czü dem lybe. Er meret daz mylcze vnd machet den steyn vnd derret den magen vnd virstoppet dye blase vnd die nyeren. Der luter win vnbeflecket ist hytzig vnd lychte vnd natürlichen vnd sin hytze ist nach dem, daz er starck vnd crefftig ist. Alle mo̊ste, die wile er susze ist, so ist er hytzig vnd zü stünt wirt er kalt. Alle susze win vnd allerley süsze sint hytzig, vnd als man gesotten win machet, so mynnert daz fure de*m* win sin hytze.

Nü wollen wir laszen von dem win vnd wollen reden von andern drencken.

Item von dem byere nota

Byere, daz gemacht ist von durren mere druben[386], ist kalt vnd krefftiget daz hercze. Aber ez ist bose zü amorides, daz ist dye gulden ader. Byere, daz gemacht ist von weysze, machet den lyep feyste vnd stercket den menschen. Byere, daz do gemacht ist von gersten, ist kalt vnd güt zü den colera vnd zu dem blüde, zu drincken in der sommer czijt. Byere, daz do gemacht ist von honige, ist hytzig vnd vberweget alle drencke, wie sie gemacht sint, vnd machet den lyep gesünt vnd lütert daz antlytze.

[270rb] Nü wollen wir reden vnd schryben kürczeliche, welche | oley güt sy.

1 virflüszet] verleschet E || **3** waz *über der Zeile nachgetragen* Z || **4** bedorfft be *über der Zeile nachgetragen* Z; lewen – bluyt[3]] *nicht in* E || **7** ordelich] etliche E || **14** der[1]] *nicht in* E; mynnnen *absichtlich verwischt oder ausradiert* E || **19** süsze] *danach fehlt möglicherweise ein Substantiv* ZE || **20** dem] den Z, dene E || **22** Item von dem byere nota *auf eigener Zeile, rot* Z || **29** reden vnd] *nicht in* E; sy] sint. Amen E

384 mist: Dünger

385 sû: Sau

386 Meerestraube: wahrscheinlich Rosinen gemeint

Oleum nardinum[387]

Oley nardi stercket daz heübt vnd nymmet abe alle virstoppenisse der flosze des heubtes.

Oley müslini[388] stercket daz heubt vnd ist gut czu frauwen matricis[389].

Oley martilis[390] gemenget myt rosen oley vnd den büche do myt gesmeret, ist gut zü styllen den vszlaüffe.

Oley camamilla[391] ist güt czu stercken daz heubt.

Oley balsami[392] stercket die gelydder vnd nymmet abe flecken.

Oley nenofaris[393] ist gut zü külen daz heübt vnd zü frenesis[394].

Oley bethonica[395] stercket daz heubt vnd ist güt vor swyndeln.

Oley lyni[396] weychet alle swylst.

Oley amigdalarum amarum[397] ist güt zu den wormen in den oren.

Oley asari[398] ist güt zü abenemen leprosie.

Oley fenü[m] grecum[399] ist gut zu alle swylst vnd weychet.

Oley papaueris[400] kulet vnd machet sclaiffen.

Oley castorium[401] ist gut vor gegycht.

Oley jüsquiami[402] ist güt sclaiffen zu machen vnd czü gegycht. |

Oley auellanarum[403] ist güt vor alle gyfft oder gyfftiger dyere, dye eynen menschen gebyschen hant. [270va]

Oley ahorn[404] ist güt vor alle gegycht.

---

1 Oleum nardinum *am Ende der vorherigen Zeile, rot* Z || **7** Oley camamilla] Oleum camamille E || **8** flecken] flecma E || **9** Oley nenofaris] Olei nonofaris E || **14** fenüm] fenu ZE; alle] aller E || **17** jüsquiami] iüsquiani E || **18** Oley auellanarum] O auallanarum E

---

387 oleum nardinum: Nardenöl (wurde aus Blüten der indischen Narde – spica nardi – bereitet)
388 oleum muscellini: Moschusöl
389 matrix: Gebärmutter, Mutterleib
390 oleum myrtinum: Myrtenöl
391 oleum chamomillae: Kamillenöl
392 oleum balsami: Balsamöl; der aus dem Balsambaum gewonnene schleimige Saft, der Balsamsaft
393 oleum nenufaris: Seerosenöl
394 phrenesis: Geisteskrankheit; der durch Entzündung der Gehirnhäute entstandene Wahnsinn, Hirnwut
395 Betonie-Öl
396 oleum lini: Leinöl, Flachsöl
397 oleum amygdalarum amarum: Mandelöl
398 oleum asari: Haselwurzöl
399 oleum feni Graeci: Bockshornöl
400 oleum papaveris: Mohnöl
401 oleum castoreum: Bibergeilöl
402 oleum hyoscyami/iusquiami: Bilsenkrautöl
403 oleum avelanarum (auch oleum nucum ponticarum): Haselnussöl
404 Ahornöl (oleum aceris)

Oley frümenti[405] ist güt czu dem felle in de*n* augen.
Oley von pers kern[406] ist güt czu czene wee.
Oley opium[407] machet sclaffen.
Oley qwendail[408] ist gut vor alle bresten, die in dem lybe sint.
Oley nücis[409] ist gut zü brechen den steyn.
Oley violaci[410] ist gut vor alle wee vnd bresten, die in dem lybe sint.
Oley von eyer dotter[411] ist güt vor alle brant, füre oder waszer vnd heylet allen grint.
Oley von hyrczhorne[412] gemacht ist gut vor alle gegycht.
Oley scorpio[413] ist güt zu wee der oren vnd brychet den steyn.
Oley formicarum[414] ist güt zu den nyeren vnd brychet den steyn vnd machet harn.
Oley tamerici[415] ist gut zu dem mylcze.
Oley laurini[416] ist hytzig vnd hylfft zu allen bresten, die do komment von kelten. |
[270vb] Oley mastici[417] ist güt zu styllen alle floße oder vszlauff.
Oley aspicer[418] stercket zu male sere den lyep.
Oley absintheum[419] stercket den lyep glicherwyse als spicanardi.
Hye hait eyn ende daz oley.

Nu wollen wir schryben crafft vnd macht des kornes vnd sin dogent vnd welches nüczlich sy zü dem lybe.

Der weysz ist hytzig vnd gemyschet vnd ist güt czu allen conplexien, wie der mensche genaturet sy. Er erwecket keyn noyt noch sychtage in dem lybe vnd machet güt vnd lüter bluyt vnd senfftet daz bose bluyt vnd behelt dye virnüfft vnd synne. Deyszem[420] von weysze, der nyt czu süre ist vnd ist frysche, der machet güt blüyt vnd

1 den] dem Z, den E || **2** pers kern] persig kerne E || **5** Oley – steyn] *erst nach dem Satz über* Olei violaci E || **7** allen] alle E || **8** gemacht] *nicht in* E || **10** harn] harnen E || **13** styllen] stillene. Deo gracias. E. *Ende der Handschrift E.*

405 oleum frumenti: Getreideöl, Weizenöl
406 Öl der Pfirsischkerne
407 Opiumöl
408 Quendelöl
409 oleum nucis: Nussöl
410 oleum violaceum: Veilchenöl
411 Eidotteröl (oleum de vittelo ovorum)
412 Hirschhornöl
413 oleum scorpionum: Skorpionöl (vgl. Probst 1992)
414 oleum formicarum: Ameisenöl
415 oleum tamarisci: Tamariskenöl
416 oleum laurini: Lorbeeröl
417 oleum mastichis: Mastixöl
418 wahrscheinlich Speiköl gemeint
419 oleum absinthii: Wermutöl
420 deisme: Sauerteig

bestediget den lyep in gesüntheyt. Vnd deyssem, der do sure ist, der ist bose zu dem büche vnd machet veste.

Dye gerst ist kalt vnd fücht. Vnd broyt vsz der gersten gemacht vnd geszen kület dye vberge hytze vnd virstoppet krancheyt vnd blehet vnd virsclimet vnd kület den magen. |

Der rock[421] ist hytzig vnd füchte vnd meret den vszgancke vnd erwytet vnd machet zu stüle gane. Aber er brenget swylst vnd ventositates. Rocken mele myt waszer gemenget vnd ewenig gesotten vnd geszen erwytet die brüste vnd virdrybet den hüsten. [271ra]

Haber[422] ist hytzig vnd fücht vnd ist nyt als hytzig als der weysz, doch ist er hytzyger dan dye gerste. Vnd ist güt vnd stercket den menschen vnd ist güt czü allen geswylsten, die do komment von hytzen.

Dye hyrs[423] ist czweyerley, wysz vnd royt. Vnd sint beyde küle vnd swere, doch ist dye rote lychter dann die wysze. Vnd machet beyde feste den büche vnd derrent dye flecma.

Der rysze ist kalt vnd dürre vnd machet veste.

Die spelcze[424] ist gemyschet vnd ist lycht in dem lybe vnd senfftiget daz mensche.

Broyt gemacht von lynsen ist kalt vnd süsze vnd mynnert daz bluyt vnd die colera vnd drybet die gelwesücht vnd lütert daz antlytze.

Broyt von czezar gemacht hylffet czu der gelwesüchten vnd czu dem wee der lenden vnd der nyeren vnd drybet harn vnd flecma vnd ist güt vnd hylffet czu allen dingen.

Weysz semel sint swerer dan alle sem|mel sint vnd ist gesunt vnd beszer dan sye alczü mail. [271rb]

Alt broyt ist lychte, vnd frysche broyt swere. Vnd daz frysche broit stercket den magen.

Nu wollen wir reden von dem fleysche, welche gesunt sy oder vngesunt ist, vnd an welchem ende des dyeres.

Du salt wiszen, daz echterley fleysche sint vnd nyt me. Vnd sint gedeylt in druczehen stück: Daz erste sint alle diere, dye off vier beynen geent, daz ander alle fogel, die off dem ertryche flyehen vnd dysz sint die stück hernachgeschriben. Der nature aller

---

1 gesüntheyt *danach gestrichen*: vnd deyssem der do sure ist vnd ist frysche der machet güt bluyt vnd bestediget den lyeb in gesüntheyt Z || **6** füchte *danach gestrichen*: vnd broyt vsz der gersten gemacht vnd geszen kület den magen Z; vszgancke *danach gestrichen*: vnd erwecket, *wobei über* erwecket *wohl* erwitet *nachgetragen und gestrichen* Z || **12** Dye] Dyer Z || **16** Die *korrigiert aus*: Der Z || **17** kalt *danach gestrichen*: vnd dürre Z || **19** dem *über der Zeile nachgetragen* Z || **22** sint² *danach gestrichen*: swerer Z || **29** erste *danach gestrichen*: daz Z

---

421 rocke/rogge: Roggen

422 Hafer

423 Hirse

424 Dinkel, Spelz

fleysch vnd fogel daz erste ist hamel bo̊ck, geysz bücke, schaiff fleysch vnd hamel fleysch vnd alle dyere, dye do woll dragen. Yre fleysche ist hytzig vnd lychte zu daüwen.

Daz ander fleysche, daz ist geysze fleysche vnd ist nyt als hytzig als scheffen fleysch. Vnd ist swere vnd machet feste, wan geysz fleysche ist alczu male dürre vnd hytzig.

Daz drytte fleysch ist ryntfleysch vnd ist mynner hytzig dan dye beyde vorgeschriben. Vnd ist swere vnd dürre vnd ist schedelich zü amorides, want ez machet [271va] swere bluyt vnd meret melancolie | vnd hanthabet dye kelden des lybes.

Daz vierde fleysche sint alle arbende dyere. Daz fleysch ist lichter wan allerley fleiße vnd hant mynner hytze dan alle die vorgeschriben dyere. Vnd lüstet vnd senfftet die, daz eszen. Vnd alle, die des fleysches eszen, werdent sin nyt balde sayt vmb syner lychtekeyt willen, want ez besweret den magen noch daz gederme nyt.

Daz funffte daz sint wilde dyere. Daz fleysche ist myttelmeszig, nyt zu kalt noch zu heysz. Aber ez ist me kalt dan hytzig, ez machet ventositates in dem lybe vnd machet veste vnd ist lycht vnd trostelychen[425] zu dem herczen.

Daz seheste sint fysche vnd alles, daz sich in dem waszer behylfft. Sye sint kalt vnd swere vnd yn etlichen sachen schedelich zu dem lybe. Vnd sint susze zu eszen vnd frysche vnde gesunt dem lybe vnd merent fleuma. Ffysche, die do schüppen haben, dye sint me lychte dan ander fysche vnd erfryschet den lyep. Dye fysche, dye do virsalczen sint, dye sint bose vnd vngesunt czu dem lybe vnd erwecket ventosi- [271vb] tates vnde sint schedeliche zu amorides vnd allem blüde, daz nyeden | vszgeet. Vnd alle, die yr eszen, werdent nummer ane bresten, want sye brengent dem lybe vil schadens. Sye machen vinster gesychte, sye erweckent melancolie. Vnd alle, dye yr eszen, werdent nummer ane trüren melancolien halp. Vnd machet bosen hüsten vnd virwandelt dye farbe. Vnd die fysche, die do gederret sint vngesalczen, als stockefysche[426] vnd des glychen, sint auch bose vnd vngesünt, ye doch nyt als vngesunt als dye gesalczen sint.

Daz syebende sint vogile, die do fliegen off dem waszer vnd daz yr weyde ist. Sint swere, in anefanck hytzig vnd zu leste kalt, sye merent die flecma, sie blehent den lyep, sie machent weyche fleysche vnd sint schedelich zu amorides vnd alle bluyt, daz vnden vszgeet myt dem stule gange, vnd machent veste vnd erwecket melancolie vnd machent dicke vnd swarcze daz bluyt vnd sint schedeliche zu den nyeren vnd brenget gryene vnd steyne.

1 bo̊ck *korrigiert aus*: beck Z || **10** fleysche *danach gestrichen*: ist lychter vnd Z; fleysch *danach gestrichen*: hant Z || **10/11** ist – fleiße *am Rand nachgetragen* Z || **16** ist *über der Zeile nachgetragen* Z || **21** vnd[1] *über der Zeile nachgetragen* Z || **32** daz *korrigiert wahrscheinlich aus*: dann Z; vszgeet *das zweite* e *über dem Wort nachgetragen Z*

425 trôstlich/trœstlich: hilfreich

426 durch Lufttrocknung haltbar gemachter Fisch, oft getrockneter Dorsch gemeint

Dye fogel, die off der erden flyehent vnd nyt off daz wasczer kommen, sint lychter dann allerley fogel, die inne *der* lüffte flyegen. Vnd die fogel sint mancherley.

Daz echte fleysch, daz sint fogel geczyemet[427] in den hüsern, als hünre vnd yr glichen. Yre fleysche ist lychte | vnd lüstig zü eszen. Vnd sint myttelmeszig, nyt zu [272ra] kalt vnd auch nyt zu hytzig vnd sint lychter dan anderley fleysche vnd merent den lyep. Aber dye fogel, die do mager sint, synt kalt vnd schedelich zü amorides vnd dem bluyde, daz vnden ußgeet. Vnd alle fogel, die von yn selbest feyst werdent, sint die besten, vnd die gemest[428] synt von den lüden, sint kalt vnd nyt als güt.

Nü haben wir vszgelacht daz fleysch von dem büche Albertus[429].

Nü wollen wir vszlegen yglich fleysche nach dem büche rabi Moysi[430] vnd Auenrost[431] vnd Almarsor[432] vnd ander meyster.

Zu dem ersten lampfleysch

Daz ist hytzig vnd füchte vnd machet glat den magen vnd machet hümores gletecht groib vnd viscosis vnd bluyt, daz wirt von dem fleysche, sin myssünge ist dürre. Scheeffen fleysche, die jerling sint, vnd lemmer vnd geysze ist güt zü verdaüwen vnd machet güt bluyt. Daz scheffen fleysche, daz balde sutet, ist fücht vnd ewenig viscosis vnd spyset den lyep zü male sere vnd ist sere gut vnd starcke.

Czykeln fleysch

Rabi Moysy sprichet, daz es [zu] male gut ist vnd syner dogen[t] halp ist ez daz beste fleysche, daz off vier füszen geet. Item sprychet rabi Moysi, daz beste fleysch, daz off vier füszen geet, daz ist swynen fleysche vnd dar nach czykeln fleysche vnd nach | dem czykeln fleysch kalp fleysche. Aber lemmer fleysch ist ewenig fuchter dan ander [272rb] dyere, die off vier füszen geent. Vnd ich heysze, wer do wil rechtefertigen vnd zu begüten, daz ym schaden brengen mag, der sal lütczel essen. Czykeln fleysche ist daz beste vnder allem fleysche, daz off vier fusczen geet. Sin fleysche ist güt vnd rücht

2 fogel[1] *danach gestrichen*: dye off der erden flyehent, vnd dann allerley fogel; *über* off *steht* ein *nicht gestrichenes* in, *nach* erden *ist am Rand* lufft *nachgetragen und gestrichen* Z; die[1] *danach gestrichen*: in Z; der lüffte] dierlüffte Z || **4** myttelmeszig *korrigiert wohl aus*: mittelmeszig Z || **7** ußgeet uß *über der Zeile nachgetragen* Z || **8** vnd[1] *gestrichen, wohl irrtümlich* Z || **10** vnd *über der Zeile nachgetragen* Z || **11** Almarsor *über gestrichenem*: Anester Z || **15** verdaüwen *korrigiert aus*: daüwen Z || **16** balde *danach gestrichen*: snyt, *am Rand nachgetragen*: sutet Z; sutet *am Rand statt des gestrichenen* snyt *nachgetragen* Z || **17** vnd[1] *über gestrichenem*: ez Z || **19** sprichet – ist[1] *am Rand nachgetragen* Z; beste *danach gestrichen*: heypt Z || **20** Moysi *korrigiert aus*: moyse Z

427 zamen: zahm/heimlich machen, an das Hausleben gewöhnen

428 mesten: reichlich füttern, mästen

429 Albertus Magnus (um 1200–1280), deutscher Philosoph und Naturforscher

430 Moses Maimonides (Ibn Maimon) (1138–1204), jüdischer Philosoph, Gelehrter und Arzt

431 Averroes (1126–1198), arabischer Philosoph und Arzt

432 Gemeint ist *Liber Almansori* von Rhazes, dem persischem Arzt und Gelehrten (865–925)

woil vnd spyset woil me dan ander flei[sche], nort[433] daz yz alleyn lychte bluyt macht czü dauwen vnd virgeet balde. Vnd hylffet zu male sere zu den, dye hytziger vnd dürrer conplexien sin, vnd zu allen den, dye do kurczelich von kren*ck*en offgestanden sint, dye do dürre vnd mager sint. Alle bluyt, daz do von kommet, ist lychte, füchte, eben vnd natürlich. Geysz fleysch, daz eyns jars alt ist, daz ist nyt als güt als eyn czykel, das do süget, zu daüwen vnd zü gudem bluyde. Aber ez spyset woil vnd ist gesunt dem lybe.

Der wieder ist vngesünt vnd sin spyse ist nyt güt vnd machet swarcze bluyt vnd meret melancolie vnd ist schedelich czu allen den bresten, dye do von komment.

[272va] Ryntfleysch | ist kalt vnd dürre vnd daz bluyt, daz do von kommet, ist drübe vnd swarcze vnde steet lange vngedaüwet vnd machet veste vnd brenget die amorydes vnd machet febres quartanas. Daz sugende kalp dauwet vnd spyset woil vnd machet güt fleysche vnd meret die hytze. Vnd dye spyse, die do von gemacht wirt, machet kule bluyt vnd daz selbe bluyt ylet sich zü daüwen vnd machet colera rubea. Aber vorware, d*en*, do von kranckheyt offgestanden sint, brenget yz keynen schaden, so spyset ez woil, syn spyse ist güt.

Swynen fleysche ist fast fuchte vnde spyset woil den lyep vnd drybet, aber ez styllet den harn.

Rehe fleysche ist daz beste vnder wildem fleysche vnd mynner schedelich vnd daz bluyt, daz ez machet, hait ewenig füchtekeyt vnd ist dürre vnd ist ewenig genyget zü der melancolyen.

Hasen, kanynechin sint hytzig vnd dürre vnd merent etwas grobekeyt in dem bluyde, aber daz bluyt, daz sie machent, ist beßer wan ander bluyt, daz von weychem fleysche gemacht ist.

[272vb] Dye huͤte von allen lebendigen dyeren, die off | vieren beynen geent, sint kalt vnd dürre vnd sint nyt daüwelichen vnd die [beste ?] vnder yn allen ist dye hütt von eym dyere, daz do noch suget.

Alle heübt fleysche ist grob, hytzig vnd spyset viel. Vnd wan ez gerait czü daüwen, ez stercket swache lute vnd meret daz bluyt vnd natüre.

Daz fleysche von dem antlytze ist daz beste vnd lobelich[s]te, me dan alle daz fleysch, daz sost vmb vnd in dem heubt ist.

---

1 woil[1] *danach gestrichen*: me dan ander fleysche Z; me dan ander fleische *am Rand nachgetragen*; *Rest des letzten Wortes wegen Feuchtigkeit nicht vorhanden* Z || **3** krencken] krencten Z || **6** daüwen *danach gestrichen*: czü Z || **15** den] die Z, den *Vorschlag der Editoren* || **23** aber – bluyt[2] *am Rand nachgetragen* Z || **25** von allen *über gestrichenem*: off Z; lebendigen *korrigiert aus*: lebendigem Z || **26** beste] *das zu erwartende Adjektiv fehlt*; beste – *Vorschlag der Editoren* || **30** lobelichste] *ursprünglich* loben ez, lichte [!] *über den gestrichenen* en *und* ez Z

---

433 nurt, nort: nur

Daz aüwe hait ewenig hytze vnd ist viel zü feiste, vnd dar vmb ist ez bose zu dem magen vnd daüwet nyt woil.

Der czüngen fleysche ist lychter dan ander fleysche an dem heübte.

Dye hyrne sint lychte, kalt vnd fücht vnd machent kalt bluyt vnd sclymig. Vnd sint bose zü dem magen, want sye machent den magen glayt myt yrer füchtekeyt, vnd des halben dauwent sye nyt vnd brengent den menschen, daz ym swyndeln wirt, vnd machet den menschen vnlüstig.

Daz hercze ist hytzig vnd sin grünt ist vndaüweliche vnd hart vnd trege vnd daüwet sich nyt balde vnd blybet lange in dem magen, yedoch spyset ez woil. Vnd waz ez spyset, daz ist güt.

Dye lünge ist kalt vnd waz sye spyset, daz ist lützel[434] vnd ist sclymig vnd dauwet sich nyt.

Dye lebber | ist hytzig vnd füchte vnd hart zü dauwen vnd machet dicke bluyt [273ra] vnd brenget den steyn.

Dy mylcze machet nyt güt bluyt. Vnd daz bluyt, daz von der mylcze gemacht wirt, ist eyn virlorn bluyt vnde swarcze vnd daüwet sich nyt vnd machet krymmen vnde steyn vnd ist güt vor die czene yn dem monde, geküwet vnd dan vszgeworffen.

Dye pancze[435] ist hart zu daüwen vnd spyset lutzel den lyeb.

Daz gedërme ist kalt vnd dürre vnd mynnert daz bluyt vnd waz sye spysent, daz ist bose. Vnd wer yr yszet, der hayt nyt menscheliche synne.

Dye nyeren sint kalt vnd dürre vnd yr spyse ist bose vnd grobe vnd ist bose czü dauwen.

Dye hoden sint bose zu spysen vnd machent grob bluyt vnd sint bose zü daüwen, yedoch erweckent sye dye nature. Vnd von allen hoden synt die von den hanen die besten. Olycon[436] sprychet, dye hanen hoden machent güt bluyt, yre dogent sint zu loben vnd spysent sere vnd der nücz ist kleyne.

Dye ṽter[437] sint kalt vnd dürre vnde sint bose zü daüwen. Vnd wan myllich do yn ist, so ist sye beszer zü dauwen vnde sint auch beszer zu eyner yglychen complexien.

Daz smalcze an allem dinge ist hytzig vnd füchte.

Dye knee sint lützel spysesyck vnd hart zü daüwen | vnd machent kalt bluyt vnd [273rb] sclimig.

Daz bluyt ist füchte vnd hytzig, laüwe, aber ez virwandelt sich.

1 feiste *über gestrichenem*: veste Z || **13** vnd^{2} – bluyt *über der Spalte nachgetragen* Z || **15** Dy *korrigiert aus*: Daz Z; der *korrigiert aus*: dem Z || **21** yr *danach gestrichen*: vnd yr spyse, *allerdings* spyse *sollte nicht gestrichen sein* Z || **32** ist *danach gestrichen*: sclymig vnd Z; hytzig *danach gestrichen*: vnd syche als Z

434 lützel: wenig, gar nichts

435 panze: Wanst, Magen, Fettablagerung (am Tierbauch)

436 wahrscheinlich *Colliget* gemeint: so heißt der Titel der medizinischen Enzyklopädie des Averroes, welche die Medizin des Abendlands wesentlich beeinflusst hat

437 ûter/iuter: Euter

Daz beste vnder allem fleysche ist, daz aller serest beweget.

Daz gesalczen fleysche, daz nüwelich gesalczen ist, spyset lützel vnd machet melancolyen vnd machet grint vnd gücken[438] vnde schediget sere der lungen vnd machet engbrustig vnd machet steyn vnd schediget der nyeren vnd der blasen.

Gebraden fleysche in eym offen ist hytzig vnd spyset czü male sere vnd blybet lange vngedauwet in dem magen vnde machet melancolyen. Gebraten fleysche off den kolen ist hytzig vnd sümet sich vast in dem magen vngedaüwet vnd stercket zu male sere den lyep vnd balde. Vnd sprychet rabi Mosi, daz gebraden stercket dye lüte me dan daz gesotten, vnd daz gerostet ist auch me güt wan daz gesotten.

Mylliche dye beste vnd lobelichste von allen dyeren ist, die do kommet von den dyeren, dye nyt zu feyst noch zü mager sint vnd *ane* bresten, vnd daz dye mylliche wirt wysz, lüter vnd reyne, gesünt vnd woil rüchet, susz vnd woil smackende vnd [273va] frysche gemolken vnd sich nyt bottert. Ffraüwen mylliche ist me gerecht[439] | vnd beszer dan alle mylliche. Vnd ist lychte zü dauwen vnd ye beszer von den jüngen, so daz sye von güder naturen vnd conplexien sint vnde starcke in naturlicher hytze, vmb daz dye dreyerley conplexie zusamen concorderen vnd vmb daz hylffet frauwen myllich zu dem bresten, die sich in dem magen vernüwent, vnd den bresten in der lungen vnd gederme. Geysz mylliche ist dye beste noch frauwen mylliche vnd ist myttel meszig vnd auch beszer dan koe oder kamele mylliche. Vnd vmb daz sye myttelmeszig ist, hylffet sye zu dem hüsten, der do kommet von bresten der lüngen vnd brüste, vnd bresten der nyeren vnd der blasen vnd dyabitis[440], daz ist eyn breste, daz die blase nyt mag behalden den harn. Scheffen mylliche ist myttelmeszig, chüssen[441], geyszen vnd rynder myllyche vnd esel myllich ist myttelmeszig, chüssen, geyszen vnd kamelen mylche vnd wercket me dan der eyniche vnd ist by[442] als güt [273vb] als frauwen mylliche. Milliche, dye do korczlich gemolcken ist, | dye spyset zu male sere vnd daüwet balde vnd machet güt bluyt vnd machet feyst den lyep vnd hylffet zü

3/4 der – der¹ *am Rand nachgetragen* Z || **4** der² *danach gestrichen*: der Z || **7** hytzig *danach gestrichen*: vnd dürre Z || **9** vnd – gesotten² *am Rand nachgetragen* Z || **11** ane] alle Z, *dem Sinne nach ist hier* ane *richtig – Vorschlag der Editoren* || **14** den *korrigiert aus*: dem Z || **18** mylliche² *danach gestrichen*: ist die beste vnd, *wobei das unrichtig gestrichene* vnd *am Rand nachgetragen ist* Z || **26** vnd¹ *danach gestrichen*: daüwet zu male sere Z

438 quecken: aufschwellen, dick werden; hiert subst. Infinitiv

439 geeignet, passend

440 diabetes: Nierenkrankheit, Harnruhr (Medizin veraltet)

441 kitzîn: vom Kitz

442 dabei

male [se]re zu sychtagen, die do komment von dürrekeyt, als abenemen[443], ethicüs[444], thesicus[445] vnd zu dürrem hüsten vnd hylffet auch zü dem scharpen harn vnd hylffet zu dem gücken oder grint, daz in der blasen were, vnd machet güt bluyt vnd meret die nature. Vnd ist schedeliche czü dem magen vnd czü dem heubte vnde zü flosze des heubtes vnd czü den byllern[446] vnde machet ventositates in dem lybe. Vnd alle bresten von dem steyn brenget sye, aüch yn den nyeren vnd auch yn der blasen vnd virstoppet dye adern der lebbern. Vnd ist lychte zu virwandeln von güdem bluytd zu colera rübea vnd czu allen den, dye do hyczig vnd dürre magen habent.

Ffrysche weyche kese alle gemeynlichen sint bose vnd spysent gar krenckelichen vnd sint swere vnd veste zu magen vnd machet erbe[447] sychtage czu dem magen. Vnd blybent lange vngedaüwet vnd machet veste den lyep vnd machent eyn erb kranckheyt in dem lybe von ventositates oder krymmen | vnd machet alle bresten [274ra]
des steyns in den nyeren.

Item molken[448] ist güt vnd drybet sere colera rübea von dem vbergen der gallen vnd düt off alle virstoppenisse der lebbern vnd reyniget sye.

Daz gefogel alle gemeynlich ist hytzig vnd dürre vnd mynnert fuchtekeyt vnd hytze. Vnd yr myssünge ist lychte von conplexio vnd dürre von fleysche vnd daüwet sich balde vnd balder dan allerley fleysche, daz off vier füszen geet, want sye lützel füchtekeyt hant. Vnd die do geczogen sint in dem hüse, sint glich wiedersins gen den wilden, want sye sint veyste. Rabi Moysi sprychet, fogel fleysche, daz do lychte ist, wan ez bresten fyndet yn dem lybe von vberger hytze, so meret ez colera vnd humores in dem lybe. Dye dürtel düben[449], sye sy jüng oder alt, hant lützel füchtekeyt vnd viel dürrekeyt. Dye gense hant viel vberger füchtekeyt vnd vil me dan feyste hünre vnd sint wüste vnd virsmahent vnd sint schedeliche zü allen bresten, dye do komment von melancolyen.

---

1 male sere ma-lere *auf zwei Zeilen getrennt* Z || **2** hylffet *das* e *oben nachgetragen* Z || **8** den *danach gestrichen*: bresten vnd allen den Z; hyczig vnd *am Rand nachgetragen* Z

---

443 abnemen: Schwindsucht; eine mit Fieber verbundene allmähliche Abzehrung des Körpers, bis die Lebenskräfte endlich völlig erlöschen; In Frage kommen alle „konsumierenden" Erkrankungen, also nicht nur Tuberkulose, sondern auch bösartige Tumorerkrankungen, weiter auch chronische Herz-, Lungen- und Magen-Darm-Erkrankungen (vgl. Riha 2014: 218)

444 hectica: Schwindsucht

445 wahrscheinlich phthisis gemeint: Schwindsucht

446 bilern/biler: Zahnfleich

447 herb < hare/har/here: herb; schneidend, beißend

448 molken/molchen: Käsewasser, Rückstand der von Fett und Käsestoffen befreiten Kuhmilch

449 Turteltaube: kleine Taube mit grauem, an Brust und Hals rötlichem Gefieder und einem großen, schwarz-weiß gestreiften Fleck auf jeder Seite des Halses

Ffilium Zoher[450] sprychet, enthen smalcze, welche*n* menschen dü do myt sme- [274rb] rest, der bresten hayt, er sy hytzig oder kalt, daz nymmet ez ym abe | vnd hylfft zu male sere zü allem wee, dye do von hytze komment.

Waszer fogel sint füchter dan fogel in den welden. Vnd duben sint hytzig vnd flammig vnd myt yr hytze hant sye vberge füchtekeyt vnd zu allen conplexien, dye do hytzig sint, do sint sye bose zü vnd mogent nyt vsz dem magen. Vnde sunderliche brenget sye schaden zu colera vnd allen bresten, dye do komment von melancolia.

Dye hünre synt güt vnd virdauwent sych balde, me dan ander fogel, dye in den husern werden gezogen, vnd spysent auch basze in allem dinge vnd machent viel blütes vnd stercket die lüste vnde sint genügig[451] zu allen complexien. Vnd dye besten vnder yn sint die jüngen, die ha*n*en, als sye zü erste begynnet kregen[452], vnd feyste sin. Want die hünre sint etwaz me füchter dan dye hanen, vnd dar vmb sint sye besczer vnd veste vnd daüwent sich nyt balde, vnd vmb daz spyset sye sere. Daz kleyn gefogel ist alczu male hytzig vnd dürre vnd sint me hytziger dan ander gefogel [274va] vnd ye me die fogel, die do | waschent in dem wilde in dem geberge.

Dye eyer gemeynlich sint by zü der gerechtikeyt, als weren sy von der conplexien des menschen, ane alleyn daz wijsz yn den eyern, daz ist etwaz gemynnert vnd gemacht zu der kelten glycherwyse als fleüma. Vnde sint kalt vnd dürre yn dem ersten grade vnd dar vmb, wan daz wijsz sünderlich gebrucht wirt, so ist sin spyse lützel vnd daüwet sich nyt. Eyer von jüngen hünre[n] sint die besten vnder hunre eyer. Gebraten eyer sint beszer dan die, do gesotten sint, vnd die gesotten sint beszer dan die, do gebacken sint. Vnd eyer, die do in waszer gesclagen werdent vnd gesotten, sint lobelich vnd gesünt. Vnd dye, do gebacken sint inne smalcze oder oley, die sint schedelich zü allen dingen. Item wasz vndogent gesotten eyer yn yn habent, daz nymmet abe der eszig.

Ffilium Czoher sprychet, daz beste vnd daz gesundeste vnder allem fleysche alden lüden, daz ist fysche fleysch. Dye fysche gemeynlichen sint kalt vnd füchte vnd [274vb] spysent bosselich | vnd sint balde gedauwet vnd daz bluyt, daz von y*n* kommet, ist sclymig. Vnd daz beste vnder den fyschen sint dye, do wasschent yn frysschem harten waszer uff gryene[453] vnd czüssen bergen. Vnd dye selben fysche sint harte vnd daüwent balde vnde sint by, daz sye güt bluyt machen vnd glich zu conplexien des

1 welchen] welchem Z || **10** genügig ig *nachgetragen* Z || **11** hanen] haben Z; hanen – *Vorschlag der Editoren* || **20** sint – hunre *am Rand nachgetragen* Z || **21** eyer *über der Zeile nachgetragen* Z; sint^1 *danach gestrichen*: dan Z || **26** vnd *danach gestrichen*: gedün Z || **27** vnd^1 *danach gestrichen*: dürre vnd *über* dürre *nachgetragen und gestrichen*: fuchte Z || **28** yn] ym Z || **29** sint *über gestrichenem*: ist Z

450 Ibn Zuhr (1092–1162, latinisiert Avenzoar) wurde in Sevilla geboren, sein Vater war auch Arzt; das Werk von Avenzoar wurde häufig von Maimonides zitiert

451 genüegic: genügsam, leicht befriedigt

452 kræ(je)n: krähen

453 grien/grîn: Sand, Kies; Nieren- und Blasenstein

menschen vnd lobelich zu huten der gesuntheit des mentschen, alleyne daz sye nit balde vsz dem magen vnd gederme geent. Vnd fysche, die do schüppen haben, sint beszer dan die keyne schüppen haben. Gebraten vnd die do gebacken sint yn oley, sint lützel sclymig vnd füchte vnd sint ferre zu dryben vsz dem büche vnd hart zu daüwen vnd swere in dem magen. Vnd die besten vnder gebraten fyschen, dye do gebraten sint offe rebe holcze vnd gespre[n]get myt granaappel, win vnd oley, daz lychtet yr vndogent. Rabi Moysi sprechent, gebraten fyssche sterckent zu male sere den menschen vnd ist zü male viel beszer dan der gesotten fysche der gebacken beszer.

Nü wollen wir reden von dem kleyde. Lynen kleyder sint gesunt vnd baüm wollen ist hytziger dan daz lynen vnd syden düche ist etwaz hytziger dan daz lynen vnd kuler dan baüm wollen. Daz wollen kleit ist schedelych zu dem libe vnd zübrychet | vnd [275ra] derret den lyep.

Von allerley belcze

Geysche felle sint myttelmeszig me dan füschen vnd auch me nüczer zu dem lybe, sunderlyche, daz dye fusche hant me hytze vngerechte vnd smelczet des menschen crafft vnd swechet yn.

Hasen pelcze sint myttelmeszig in der hytze.

Vnd dye kunglin[454] pelcze sint mynner hytzig dan die hasen pelcze.

Raby Moysi sprechent, hasen pelcze sy gesünt vnd stercket den lyep an jungen vnd alten lüten.

Lemmeren pelcze sint gesünt vnd sterckent den menschen glich als dye hasen pelcze.

Katzen pelcze krencket vnd swachet vnd hait lützel hytze. Rabi Moysi sprychet, der beste von allerley pelczen vnd wirdigisten, daz ist lemmeren pelcze, vnd der schedelychste ist der fusche pelcze. Vnd also hant gedacht dye wyse meyster, daz katzen pelcze sint zü male sere schedeliche jüngen vnd alten lüten.

Dye beste farbe vnd lobelichste vnd güt zu dem angesichte, daz ist dye blae vnd darnach grüne farbe.

Ergusa concordancia medicorum, daz ist regen waszer, ist daz beste vber allerley waszer vmb daz, daz vnder dem waszer nüst ist gemenget vnd vmbe daz, daz selbe

---

1 vnd – mentschen *am Rand nachgetragen* Z; der] des Z || **3** sint *danach gestrichen*: die fysche Z || **10** kleyde *korrigiert aus*: kleyte Z || **11** kuler *korrigiert aus*: kulen Z || **12** kleit *über gestrichenem*: duche Z; zu dem libe *über gestrichenem*: daz kleyt Z || **18** sint *danach gestrichen*: etwaz mynner hytzig Z || **19** kunglin *am Rand statt des gestrichenen*: kanynen Z || **25** vnd^1 – pelcze *am Rand nachgetragen* Z; der^2 *danach gestrichen*: do Z || **26** ist *danach gestrichen*: daz, *danach* ist, *das auch gestrichen werden sollte* Z; meyster] meynster Z || **28** farbe *über der Zeile nachgetragen* Z || **29** darnach *danach gestrichen*: vnd darnach Z

---

454 kungel/küngelen: Kanninchen

waszer lychte ist, wan ez etlich czijt steet, so wirt smeckecht. Vnd sprechent etlich, [275rb] daz flyszende | waszer vsz den bechen, daz off grüne fluszet, sy daz beste nach dem regen wasczer vnd darnach born waszer, die do flyszent von orient geyn occident, dar nach pütcze[455] waszer.

Als wir gesprochen han von der spysen, so wollen wir nü reden von latwergen, war zu sye güt sy vnd war zü man yr brüchen sal, in masczen Avicenna vszgelacht hait.

Ad febres

Misa india[456] ingegeben als grosz als eyn kestel[457] oder bone yn warmen wyne ist güt dem, der do hait febres quartanas.

Ad difficultatem vrine[458]

Zü hertekeyt des harnes der selben latwergen ingegeben in rettich saff, gemyschet myt warmen waszer vnd gedruncken, ist ym güt.

Per stomacho mel rosacis[459]

Mel rosaci stercket zü male sere den magen vnd ye alter sye wirt, ye beszer sye ist.

Ad dolorem oris[460]

Opofera[461] ist güt zü allen bresten, dye in dem monde sint vnd in der czüngen, vnd czü dem angesychte vnd czu allen bresten der gelydder, ingeben des nachtes, als er sclaiffen geet, als grosze als eyn hasel noisze[462] in warmen win, do ingesotten sy salbey vnd castorium[463].

Oxisacra[464] |

[275va] Oxisacra ist güt, inzügeben zü allen den, die febres tercianas hant, scharff vnd reyniget den magen von fleuma, ingegeben als groisz als eyn hasel nosze in warmen waszer wieder morgens nüchtern.

---

1 czijt steet] czijtsteet Z || **2** grüne *korrigiert wohl aus*: griene Z || **6** war² *über der Zeile nachgetragen* Z || **8** Ad febres *am Ende der vorherigen Zeile, rot* Z || **11** Ad difficultatem vrine *am Ende der vorherigen Zeile, rot* Z || **14** Per stomacho mel rosacis] *am Ende der vorherigen Zeile, rot* Z || **16/17** Opofera *am Ende der vorherigen Zeile, rot* Z || **21** Oxisacra *am Ende der Zeile, rot, als erste Zeile der nächsten Seite wiederholt, rot* Z

---

455 putz/pfutze: Schöpf- oder Ziehbrunnen

456 die indische Latwerge (vgl. Vaňková/Keil 2005: 138–139) oder musa enea (vgl. *Antidotarium Nicolai*)

457 Kastanie

458 Für Probleme beim Wasserlassen

459 Rosenhonig für den Magen

460 Für Schmerzen im Mund

461 opopira: ein pharmazeutisches Präparat aus dem ‚Antidotarius Magnus' (vgl. Daems 1987)

462 Nuss

463 castoreum: Bibergeil

464 oxyzaccara/oxysacra: sauer Sirup, Sauerzucker; aus Granatapfelsaft, Zucker und Essig gekochter Sirup nach der Vorschrift des *Antidotarium Nicolai*

Oximel

Oximel zubrycht alle grobe hümores vnd [ist ?] sclymig vnd reyniget alle flecma vnd hylfft glycherwyse als oxisacra, ingegeben vnde gebrüchet in maiszen als oxisacra.

Pillule auree[465]

Pyllüle aüree reynigent daz heübt vnd erlüchtent daz angesicht vnd drybent ventositates vsz dem magen vnd gederme vnd drybet senfftlichen.

Pillule asticadis[466]

Pyllüle asticidüs reynigent kalt hümores vnd machent schone anegesycht vnd hilfft zu male sere zu wee des heubts vnd herczen.

Pillule concordancie[467]

Pyllule concordancie helffent zü bresten der pestylencien vnd alle virgyfft, gegeben in der czijt, als die kelten ankommet.

Requies medicine[468]

Requies medicine hylfft zü male sere zü febres tercianas vnd quartanas vnd febres, die do scharff sint. |

Rosata nouella[469] [275vb]

Rosata nouela ist güt zü vomitus, rüpczen, gyszen, daz do kommet von vberger follekeyt des magen, daz nymmet ez abe. Vnd nymmet abe den dorst vnd sterckent, dye do swache sint.

Tryffra sarracenica[470] ist güt den, die do colerici sint, vnd den, die do lydent hytze inne dem heübt, vnd hylffet zu male sere zu sere zu ffebres tercianas, die dubel oder simpel sint, ingegeben morgens als grosz als eyn keste[471] in lauwe waszer.

Triffera magna[472]

Tryffra magna ist güt fraüwen frochtber zü machen vnd reyniget die müter vnd heymelich stete, ingegeben myt byfüsz saffe vnd zu wee des magen, ingegeben in waszer, dar in gesotten sy fenchel samen.

---

1 Oximel *am Ende der vorherigen Zeile, rot Z* || **2** ist – *Vorschlag der Editoren* || **4** Pillule auree *am Ende der vorherigen Zeile, rot* Z || **7** Pillule asticadis *auf eigener Zeile, rot* Z || **10** Pillule concordancie *auf eigener Zeile, rot* Z || **13** Requies medicine *auf eigener Zeile, rot* Z || **16** Rosata nouella *auf eigener Zeile, rot* Z || **23** Triffera magna *auf eigener Zeile, rot* Z

---

465 pilulae aureae: Gold-Pillen, vgl. *Antidotarium Nicolai*

466 Pillen aus Schopflavendel (sticados arabicum)

467 pilulae concordantiae: vgl. Hieronymus Brunschwig: Das Buch vom Distilieren von zusamen gethonen ding (1532)

468 requies (requies Nicolai): älterer Name von Arzneipräparaten, welche hauptsächlich Opium zur Grundlage haben, vgl. *Antidotarium Nicolai*

469 rosata novella: Rosenlatwerge

470 tryphera Saracenica

471 Kastanie

472 tryphera magna: Latwerge mit Opium aus dem *Antidotarium Nicolai*

Aurea alexandrina[473]

Aürea allexandrina ist gut zü allen bresten des heub*ts*, dye do komment von kelten vnd fallent yn die auwen vnd yn die oren, vnd zu dem fleysche der czene. Vnd hylffet czu male sere zu swerekeyt der gelydder, daz do kommet von kelten, ingegeben yn warmen win als grosz als eyn hasel noisze des nachtes, als er sclaiffen geet.

Adriana[474]

Andriana magna ist gut zü behalten die memoria vnd czü fynsternysse des angesichtes vnd zu migrania[475], daz ist ein süchte, die do ist dem h[ynder]n [276ra] | deyl des heübts. Vnd hylfft czü male sere den, die do hant febres qwartanas, ingegeben als groisz als eyn hasel noisze yn wine, dar yn gesotten sy saxifraga oder milium solis, des nachtes, als er sclaiffen geyt.

Atryspo[476]

Acryspo ist güt zü allen bresten der bruste vnd zu dürrekeyt der gürgeln vnd dem kürczen athüm vnd zu dem hüsten vnd czu den, dye do vszlauffe haben, ingegeben in warmen wyszen win als grosz als eyn hasel noisz, als er sclaffen geet.

Benedicta[477]

Benedicta ist güt czu artatica vnd podagra vnd reyniget die blase, ingegeben als groisz als eyn hasel noisz in warmen win, als er sclaiffen wil geen.

Allibata[478]

Allibata ist güt zü den kynden, dye yren achtüm nyt woil haben, vnd zü dem blatte vnd czu den, die nyt behalten mogen die mylche, eyn rauche gemacht.

Dyamargaritan[479]

Dyamargariton ist güt zü den, dye do krancke hercze hant, als cordiacci vnd sincopis, vnd stercket czu male sere daz hercze vnd, dye bloede magen haben. Ingegeben [in der ?] sommer czijt in kaldem waszer vnd wan ez kalt ist, yn gudem win. |

---

1 Aurea alexandrina *am Ende der vorherigen Zeile, rot* Z || **2** heubts] heubst Z || **6** Adriana *am Ende der vorherigen Zeile, rot* Z || **8** hyndern *wegen eines Flecks die Wortmitte nicht sichtbar* Z || **12** Atryspo *auf eigener Zeile, rot* Z || **16** Benedicta *auf eigener Zeile, rot* Z || **19** Allibata *auf eigener Zeile, rot* Z || **22** Dyamargaritan *am Ende der vorherigen Zeile, rot Z* || **25** in der *Vorschlag der Editoren*

---

473 aurea Alexandrina: Latwerge mit Opium aus dem *Antidotarium Nicolai*; vgl. Norri (2016): *Aurea Alexandrina dicta est ab auro, alexandrina ab Alexandro peritissimo philosopho a quo inventa est*

474 adrianum: Antidotum aus dem *Antidotarium Nicolai*

475 Migräne

476 acharistum: Antidotum aus dem *Antidotarium Nicolai*

477 benedicta: Benediktenlatwerge, nelkenhaltige Latwerge, siehe *Antidotarium Nicolai*

478 wahrscheinlich confectio alipte muscate gemeint, siehe *Antidotarium Nicolai*

479 diamargariton: Perlenlatwerge, vgl. *Antidotarium Nicolai*

Dyacameron[480] [276rb]

Dyacomeron ist güt zu den, dye do kürczen athum hant, vnd zu thesicüs vnd ethycus, daz ist daz abenemen, daz eyner hait, vnd erwecket dye nature, ingegeben in güdem wine.

Dyamoron[481]

Dyamoron ist güt zü allen bresten der kelen vnd zu dem blate, eyn gargysmi[482] do von gemacht.

Dyasatirion[483]

Dyasaterion ist gut zü den, dye do blode syten haben, vnd zu den lenden vnde erwecket nature vnd lüste zü der mynne.

Dyanthos[484]

Dyanthos ist gut zü den, dye do swere mütig sint, vnde zu den, dye do kranck herczig sint, vnd gybt freude vnd stercket zu male sere, dye dar off gestanden sint, von groszer kranckheyt.

Dyaprunis simplici[485]

Dyapronis simpli hylfft zü male sere zu febres canason vnd synnoca vnd zu febres accuta.

Dyaolibanum[486] ad gutur

Dyaolybanum hylfft zü male sere zu allen bresten der kelen vnd zu dem blate, ingegeben als groisz als eyn keste yn gersten waszer. |

Dyarodon abatis[487] [276va]

Dyarodum abbatis ist gut zü waszer süchtig vnd zü allen den, dye do krancke lebbern haben, ingegeben morgens vnd czu myttage.

---

1 Dyacameron *auf eigener Zeile, rot* Z || **5** Dyamoron *auf eigener Zeile, rot* Z || **8** Dyasatirion *auf eigener Zeile, rot* Z || **10** der *danach gestrichen*: my Z || **11** Dyanthos *auf eigener Zeile, rot* Z || **15** Dyaprunis simplici *am Ende der vorherigen Zeile, rot* Z || **17** accuta *über gestrichenem*: enguda Z || **18** Dyaolibanum ad gutur *auf eigener Zeile, rot* Z || **21** Dyarodon abatis *auf eigener Zeile, rot* Z

---

480 diacameron: Latwerge aus dem *Antidotarium Nicolai*; der Name weist darauf hin, dass diese Latwerge „den menschen vom todt zu leben führet" (Johann Dryander 1557: *Der gantzen Artzenei gemeyner Inhalt: wes einem Artzt, bede in der Theoric vnd Practic zusteht*)

481 diamoron: Maulbeerlatwerge, vgl. die Zubereitung bei Vaňková/Keil (2005: 164–165)

482 gargarismus: Gurgelmittel

483 diasatyrion: Latwerge aus Knabenkraut-Wurzel-Knollen

484 dianthos: Rosmarinblütenlatwerge

485 diaprunis simplex: Pflaumenlatwerge

486 diaolibanum: Weihrauchlatwerge

487 diarodon abbatis: Rosenlatwerge

Dyaciminum[488]

Dyacyminum hylffet czu male sere czü den, die do kaltbrüstig sint, vnd czü kranckem magen vnd drybet ventositates vsz dem magen vnd gederme, ingegeben nach eszens.

Dyacastorium[489]

Dya castorium ist gut vor paralisis[490] vnd zu alle swerekeyt des heübts vnd swyndel vnd czu der lebbern.

Dyacosti[491]

Dyacosti ist güt zü wasczer sücht vnd zü dem mylcze.

Dya yris[492]

Dyairis ist gut vnd hylffet czu male sere zu dem hüsten vnd heyszekeyt.

Dyacalamentis[493]

Dyacolamant ist zu male güt vnd hylfft zu kalden brüsten vnd zü kaldem hüsten.

Dyacodion[494]

Dyacodion ist güt vnd hylff[t] zü allem hüsten vnd vszlaüff des büchs vnd zü dyssenteria, ingegeben myt regen waszer oder lesche trocke[495] waszers. |

[276vb] Dya sene[496]

Dyascene ist gut zu allen trürygen vnd sorgsam lüden vnd den, dye do wee in dem herczen hant.

Hessdra[497]

Hesdra hylff[t] zu male sere czu allen *den*, die do erschrocken sint vnd viriameren sich, vnd zu den, die do kolen eszen, vnd zu kelten der hyrne, ingegeben des nachtes, als er sclaiffen geet, als grosz als eyn hasel nosze in warmen win.

---

1 Dyaciminum *auf eigener Zeile, rot* Z || **5** Dyacastorium *auf eigener Zeile, rot* Z || **8** Dyacosti *auf eigener Zeile, rot* Z || **10** Dya yris *auf eigener Zeile, rot* Z || **12** Dyacalamentis *auf eigener Zeile, rot* Z || **14** Dyacodion *auf eigener Zeile, rot* Z || **17** Dya sene *auf eigener Zeile, rot* Z || **20** Hessdra *auf eigener Zeile, rot* Z || **21** den] dyen Z

---

488 diaciminum: Latwerge aus (römischem) Kümmel, vgl. *Antidotarium Nicolai*

489 diacastoreum: Latwerge aus Bibergeil, vgl. *Antidotarium Nicolai*

490 paralysis: Paralyse, Lähmung

491 diacostum: Latwerge aus Kostwurz, vgl. *Antidotarium Nicolai*

492 diaireos (Salomonis): Latwerge aus Iris, vgl. *Antidotarium Nicolai*

493 diacalamentum: Latwerge aus Katzenminze, vgl. *Antidotarium Nicolai*

494 diacodion: Latwerge aus Mohn, vgl. *Antidotarium Nicolai*; die Zubereitung bei Vaňková/Keil (2005: 163)

495 Löschtrog

496 diasene: Latwerge aus Sennesblätter, vgl. *Antidotarium Nicolai*

497 esdra (magna): Antidotum aus dem *Antidotarium Nicolai*

Dyacitonicis[498]

Dyassitoniton hylfft vnd troist den menschen vnde gybt lüste zu der spyse vnd die, dye spyse nyt gehalten mogen, vnde weret dye ventositates in dem gederme vnd lutert daz antlytze vnd hylfft zu den, dye do bluyt spyhent.

Dyapapauer[499]

Dyapapaüer hylfft zu male sere den, die do nyt sclaiffen mogen, vnd drybet ventositates vsz dem magen vnd hylfft sere den, dye do bluyt spyhent.

Electuarium ducis[500]

Electüarium ducis hilffet zu male sere zu dem magen, dye spyse zu dauwen vnd drybet ventositates vsz dem magen vnd gederme, vnd czu wee der syten vnd zu dem steyn, ingegeben in warmen win nach eszens. |

Athanasia[501] [277ra]

Athanesia ist zü male güt vnd hylfft zü male ser zü styllen den frauwen yr vberge czijt, ingegeben in wegerich waszer. Aüch styllet ez vszlaüffe des blutes vnd bluyt, daz vsz der nasen kommet.

Dyapenideon[502]

Dyapanidion ist gut vnde hylfft sere zu allen bresten der lüngen vnd zü hüsten vnd ethycos vnd thesicus, ingegeben myt gersten waszer den, dye do febres haben myt hytzen, vnd dye febres ane hytze hant, myt warmen win.

Blanca maioris[503]

Blanca maioris reyniget flecma vnde wijsz grobe hümores vnd hylfft zu male sere zu dem heubt wee, daz do kommet von vbergem blude.

Dyadragantis[504]

Dyadragant ist güt vnde hylffet zü male sere zu allen bresten der lüngen vnd zu ethica, dye von vberger dürrekeyt kommet.

Pelliritis arteticosis[505]

Pylliris arcoticon hylfft czu male sere den, dye do sorgsam sint vnd trürig, als melancolie, vnd czu swachheyt des magen vnd machet scharff synne vnde hylfft zu male sere vor allerley fallende sychtage, wie sye ankomment. |

1 Dyacitonicis *auf eigener Zeile, rot* Z || **5** Dyapapauer *auf eigener Zeile, rot* Z || **8** Electuarium ducis *auf eigener Zeile, rot* Z || **9** hilffet *über der Zeile nachgetragen* Z || **12** Athanasia *auf eigener Zeile, rot* Z || **16** Dyapenideon *auf eigener Zeile, rot* Z || **20** Blanca maioris *auf eigener Zeile, rot* Z || **23** Dyadragantis *auf eigener Zeile, rot* Z || **26** Pelliritis arteticosis *auf eigener Zeile, rot* Z

498 diacydonicon

499 diapapaver: Latwerge aus Mohn, vgl. *Antidotarium Nicolai*

500 electuarium ducis: Herzogslatwerge, vgl. *Antidotarium Nicolai*

501 athanasia (magna): Latwerge der Unsterblichkeit; vgl. *Antidotarium Nicolai*, die Zubereitung bei Vaňková/Keil (2005: 126–127)

502 diapenidion: Latwerge aus Penidienzucker, Gerstenzucker, vgl. *Antidotarium Nicolai*

503 blanca: ein zusammengesetztes Heilmittel (von weißlicher Farbe), vgl. *Antidotarium Nicolai*

504 diatragantum: Latwerge aus Tragant, vgl. *Antidotarium Nicolai*

505 pleres/pliris archonticon: Latwerge aus dem *Antidotarium Nicolai*

[277rb] **Y**gia[506]

Iga ist güt vnde hylfft czü male sere zü dem blüte, daz do rynnet von den byllern der czene, ingegeben in warmen wine vnde machet schone angesichte. Catheratick sequitur.

Katarticum imper[i]ale[507]

Catheratick *i*mperialis ist güt vnd hylfft zu male sere vszdryben ventositates vsz dem magen vnd gederme, ingegeben in warmen wyne.

Lythontripon[508]

Lythontripon ist güt vnd hylfft zu male sere zu dem grẙne vnd brychet den steyn vnd drybet vsz den nyeren.

Metrides[509]

Meterides ist güt vnd hylfft zü male sere zu allen bresten des heubts vnd zü frauwen bresten müter halben vnd zü den, dye do erschrocken sint, vnd czu allen bresten der oren vnd czu wee der back czene, gelacht off den bresten.

Et sic est finis libri huius[510]

Hye hait dysz [buch] eyn ende, got syne hulff vns sende.

1 Ygia *auf eigener Zeile, rot* Z || **5** Katarticum imperiale *auf eigener Zeile, rot* Z || **6** imperialis] *korrigiert aus*: *amperialis* Z *die Editoren* || **8** Lythontripon *auf eigener Zeile, rot* Z || **9** sere *danach gestrichen*: zü allen bresten des heübts Z || **11** Metrides *am Ende der vorherigen Zeile, rot* Z || **14** wee *über der Zeile nachgetragen* Z || **15** Et – huius *auf eigener Zeile, rot* Z || **16** buch – *Vorschlag der Editoren*

506 hygia graeca: Latwerge aus dem *Antidotarium Nicolai*

507 catharticum imperiale

508 lithothrypon: Latwerge aus dem *Antidotarium Nicolai*

509 mithridatium: Medikament aus dem *Antidotarium Nicolai*: Mithridaticum ist eines der ältesten, als Antidot benutzten Arzneimittel. Der Name bezieht sich auf den pontischen König Mithridates VI. Eupator (120 – 63 v. Ch.), der mit Giften und Gegengiften experimentierte. Das aus 54 Ingredienzen bestehende Mithridaticum war nicht zur akuter Vergiftung konzipiert, sondern diente eher der Prophylaxe. Im Mittelalter bestand Mithridaticum aus 50 bis 100 verschiedenen Zutaten, vgl. Keil (2005: 1000).

510 Und so endet dieses Buch

[Rezepte]

Quomodo vulneratus sanetur sine emplastris[511]

Hernach wil ich beschryben, wie man eyn gewonten heylen sal ane plaster vnd salbe, sonder myt drencken. |

Eyn wonde zu heylen ane plaster vnde bedarff nyt schaüwen frauwen vnd be- [277va] darff auch nyt anders, dan dye wonde reyne halden vnd eyn kole blait dar off legen. Vnd also sal man sye heylen: Nym rote reynfane, royt kole, spycz wegerich, eppe[512], benedicta[513], roit byfusz, yglichs eyn gut hant folle. Die stuck sal man stoszen, yglichs besonder, vnd vszdrücken daz saffe vnd daz saff alles zusamenmengen. Vnd als viel saffs do ist, sal man dar zü dün als viel honiges woil gelutert. Vnd als viel des saffs vnd honiges ist, als viel sal man guts wyns dar zü dün. Vnd daz sal man alles zusamendün in eyn nüwe vngeorbet[514] düppen[515] vnd layszen syeden by dem füre. Vnd alsdan sal man nemen als viel wins, so man yn daz saffe gedan hait, ye eyn wenig in daz duppen gyszen, so er erwallet, myt daz der win gancze dar czu kommet, so ist sin dann genüg. Dan sal man den gewonten dages drywerbe bynden, morgens, myttages vnd czu vesperczijt. Vnd alsdan sal er des vor|geschriben drincken, zu [277vb] yglichem male eyn cleyn glesgin volle als grosze als eyn eye.

Aliud remedium ad idem[516]

Item eyn anders vor daz selbe vnd lychter. Item nym rode kole, reynfane, rote eppe, dye dolden[517] von den bremmen[518], daz stoisz alles woil vnd drücke daz saffe uß. Vnd daz saff von den crutern dü in eyn gelasüret kachel vnd setze zu der sonnen vnd laysz ez dürre werden vnd mache klomppen dar vsz als grosz als eyn noisze. Dar nach so bynt den gewonten, als vorgeschriben ist, vnd gyb ym zü yglichem male, so du yn gebünden haist, der klomppen eynen in warmen win zü drincken.

2 Quomodo – emplastris *auf eigener Zeile, rot* Z || **18/19** Aliud – Item[1] *auf eigener Zeile, rot* Z || **20/21** uß – saff *über der Zeile nachgetragen* Z || **22** eyn *über der Zeile nachgetragen* Z

511 Wie einen Verwundeten ohne Pflaster zu heilen

512 Sellerie

513 benedicta: Nelkenwurz

514 vngeorbet: unbearbeitet?

515 düppen: Topf

516 Ein anderes Heilmittel für dasselbe

517 tolde: Wipfel oder Krone einer Pflanze

518 bremme/brimme: Ginster, Pfriemkraut (vgl. Wörterbuch der deutsch-lothringischen Mundarten) oder Rubus fruticosus: Brombeere (Marzell 1958/2000, Bd. V: 65–66)

Unde generetur pthisis[519]

Item, als der edel herre graue Johan graue zu Spanheym, myn genediger lieber herre, mych gebeden hait, ym czu beschryben geben, wie ich dem von Wynnenbürg[520] gehulffen habe, daz wil ich hye beschryben vnd wie sin breste ist gewesen vnd eyn semeliche breste, nüwe oder alt, wie er ist zu heylen.

Ez ist zu wyszen, am anefang dysz brestens, reüma in dem heubte, daz ist ge-
[278ra] fallen dürch dye lüngen rore vnd hait dye rore virstoppet, daz er nyt woil | geathemen mochte vnd macht postemen in der syten vnd klebet dye longe an den ryppen vnde gewan hercze kloppen, cordiaca oder sincopis, vnd drücket czu male sere vnd derret den lyep. Wer daz hat vnd hait febres, dye ym in dem lybe derrent myt eyn ander, vnd viel jünge lüde sterbent dar an, dye vnder dryszig jaren sint, vnd der breste ist genant daz abenemen.

Item probacio pthysis[521]

Item zuüersüchen, wer daz abenemen hayt oder nyt. Nym weckholder kolen[522] vnd heysz yn dar off spyen. Erlesschet der kole, so hait er sin nyt, blybet der kole aber brennen, so hait er daz abenemen.

Medicina ipsius[523]

Zü dem ersten nym polipodium, daz ist hymmel würcze, dye do wehyschet in eychen baümen oder in felthen oder in müren, eyn hantfolle, vnd eyn hantfoll eppe crüt vnd würczel. Daz syede in eym pünde wins vnd in eyme phünde waszers vnde laisz eyn drytteil insyeden. Des wins gyb ym czu drincken drywerbe, czwoe nacht vnd eyns morgens.

Noch eyn ander

Item yn alten bresten sal man dysz vber vier wochen eyns dün vnd mache ym dysse nachgeschriben salbe vnd also sal man schriben in dye apoteke: Item oley turbenti-
[278rb] na[524], oley nardini, | ana[525] uncias iii, oley costi uncia i, vngentum dygeltey[526] uncias

1 Unde generetur pthisis *auf eigener Zeile, rot* Z || **10** daz *korrigiert aus*: do Z; vnd hait *am Rand nachgetragen* Z || **11** sterbent *über gestrichenem*: sterckent Z; an *danach gestrichen*: vnd sterbent Z || **13** Item probacio pthysis *auf eigener Zeile, rot* Z || **17** Medicina ipsius *auf eigener Zeile, rot* Z || **19** vnd eyn hantfoll *am Rand nachgetragen* Z || **23** Noch eyn ander *am Ende der vorherigen Zeile, schwarz* Z || **24** alten *über gestrichenem*: allen Z

519 Wie entsteht die Schwindsucht

520 Winneburg: eine Burg bei der Stadt Cochem an der Mosel

521 Schwindsucht nachzuweisen

522 Holzkohle aus Holunder

523 Heilung derselben

524 oleum terebinthinae: Terpentin; ein flüßiges Hartz oder ein schleimig und klebriger, ölichter Saft, der hell und durchsichtig ist

525 ana: je

526 diaalthaea

ii et fiat mixtüra. Myt der salben so salt dü yn smeren vmb dye ryppen vor vnd hynden, als verre dye lünge reychet.

Syropus pro pulmone[527]

Item eyn syrop offzüdün alle virstoppenisse der longen vnd der brüste vnd alte hüsten. Vnd also sal man schryben inne die apoteke: Recipe: Florum violarum, lytrum, daz ist düdistel[528], semen papaueris albi[529], semen citimorum, semen malue recentorum mundatorum[530], ana unciam i, semen lactuce[531], semen endiuia, quatuor semina frygidorum maiorum, ana iii drachmen, rosarum rubearum unciam i et fiat decoctio. In aqua soluantur[532] czukery albi libra vna, fiat syropüs libra vna et *uncias* ii. Des vorgeschriben syrop sal man ym geben vngemyschet morgens vnd abents, zü yglichem male vier kleyne leffel folle.

Clistere pro huius modi defectu[533]

Item eyn crystere vor den selben vorgeschriben bresten. Vnd daz selbe crystere sal man ym geben vor eszens. Vnd also sal man in dye apoteke schryben: Recipe: Quatuor herbarum noti[534] apotecarijs manipülam[535] vnam, rosarum rubearum uncias i et ½, anisi, marratri[536], ana unciam et | soluantur in aqua, cassia fystola unciam i, [278va] tryffra magna, gera pygra Galyeni, ana unciam ½, oley violaci, oley camamilla, ana ana uncias ii, botri noui, mel rosaci, ana unciam i, salis communis ii drachmen et fiat crysteripus ad modum lybra vna uncias ii. Vnd daz crystere ingegeben in maiszen, als vorgeschriben, ist gut.

Confortatiuum ad eundem defectum[537]

Item eyn confortatiuum vor den selben vorgeschriben bresten. Vnd daz selbe stercket den magen vnd daz hercze vnd weret dye hümores, dye do fallent von dem heubt zu dem herczen vnd zu der lungen. Vnd hylfft zü pyllorysis, daz synt postemen vnder den ryppen. Vnde sal man sin bruchen morgens vnd abents gesunden lüden, vnd dye do kranck sint, wann sin noyt ist. Vnd sal man schryben yn die apoteke: Recipe: Tryasandali[538] ii drachmen, dyairis, dyagraganti frygidi, ana i drachma, puluis rosata

16 soluantur] saluantur Z || **17** magna *korrigiert aus*: magana Z || **20** gut *auf der Zeile von anderer Hand nachgetragen* Z

527 Syrup für Lungen
528 dudistel: die gemeine Saudistel, Gänsedistel, Hasenkohl, sonchus oleraceus (DWB)
529 weiße Mohnsamen
530 recens: frisch; frisch gereinigt
531 lactuca: Lattich, Garten- oder Kopfsalat
532 solvo, ere: lösen, auflösen
533 Klistier für Gebrechen dieser Art
534 notus: bekannt
535 manipulus: eine Handvoll
536 marathrum: Fenchel
537 Stärkungsmittel gegen dieselben Beschwerden
538 trias sandali

nouela, puluis dyantos[539], ana i drachma, conserua[540] rosarum rubearum, conserua violarum, conserua boraginis et buglossa[541] et nenofaris[542], ana iii drachmen, corticis citrini[543] iiii drachmen, quatuor seminis frygidorum maiorum mundatorum, ana i [278vb] drachma, coliandry preparati, corallis rubei, | ana i drachma, margaritarum perforatarum et non perforatarum ½ scrupeln, folia auri et argenti, ana xii, zuckeri albi lybram vnam, syropus violaci tum sufficit[544] et fiat condit et dyaurantür parte supra.

Capitulum de paralisi

Eyn capittel von de*m* barlasz, wie daz daz ankommet vnd wie man des plegen sal.

Auicena ponit multas causas[545]

Ez sprychet Avicenna, der sychtage ist genant paralisis vnd bedudet, daz eyn mensche nyt gewar ist noch keyner syner gelydder entfült oder eyn deyl syner gelydder oder yn henden oder in fuszen oder daz hal[b]teyl sins lybes. Vnd sint viel sachen, wo von daz do kommet der breste gemeynlich, vnd sint dysse: Zü wilen kommet ez von vberger freyden, zu wilen von vberger sorgen oder von vbergem eszen vnd drincken oder von vberge[r] obunge oder von vbergem rüwen vnd schrecken oder von vnmacht vnd hercze cloppen oder von vbergem blüde oder von vbergem flecma oder colera rubea oder melancolia.

Nü wollen wir sagen von eynem, daz von dysse*n* allen vorgeschriben sachen [279ra] geschijt | dysser breste, daz virsoppet wirt zwene fadem. Dye dogent von dem hyrne dorch den rock grait bysz an die fusze, die beyde oder der eyner oder eyn deyl der czweyer fedem vnd do by blybet dysser breste. Auch saltü wyszen, daz yn die czwene fedem vnd dorch die geent die crafft von dem hyrne yn alle gelyddere vnd daz hercze gybt sin crafft myt synre hytze dem hyrn dürch dye czwene fedem, daz der mensche entphindet des lebens. Vnd daz sprychet Avicenna yn dem ersten capittel yn der crafft des lebens. Vnd daz ist sin sproche: 'Dye crafft von dem leben etc.' Daz wollen wir also laiszen vnde wollen schryben, wasz vor den bresten gut ist. Dye hülffe vor den bresten paralysis oder vor czyetern oder ryeserne gelydder oder vor kelte der gelydder, eyns deyls oder des ganczen lybes, saltü yn smeren myt dysser salben:

1 dyantos *Korrekturen im Wort* Z || **7** Capitulum de paralisi *auf eigener Zeile, rot* Z || **8** dem] deisz Z || **10** Auicena ponit multas causas *am Ende der vorherigen Zeile, rot* Z || **19** dyssen] dyssem Z || **20** zwene *über gestrichenem*: den Z

539 dianthos

540 conserva: Zubereitung frischer Kräuter u. Blumen, mit trockenem Zucker, um jenen ihre Heilkräfte zu erhalten u. ihnen einen besseren Geschmack zu geben.

541 buglossa: 1. lingua bubula (Echte oder Italienische Ochsenzunge) oder 2. lingua canina (Echte Hundszunge)

542 nenufar (mlat.): Seerose

543 cortex: die äußere feste Rinde, Schale, Borke, Hülle, abgeschälte, abgeschnittene Rinde

544 sufficere: darreichen, geben

545 Avicenna führt viele Fälle an

Nement gyren[546] smalcze, fois[547] smalcze, katzen smalcze, affen smalcze, mere kaczen smalcz, wyeder smalcze, hünre smalcze, hyrczen vnslyt[548], hemmeln vnslyt, hyrcze horn vnd daz marcke von hyrczen beynen, enthen smalcze, kalt marck von kelber beynen, nyeren smalcze | von kongelin, ylichs funff loyt, beren smalcze x loyt, [279rb] ffrysch bergen smalcze ½ phünt vi loit, lewen smalcze vi loyt, oley petrolii, oley castorii, oley benedicti, oley myrre, oley müscelini, oley apii, oley rosaci, oley lyni, oley nücis, oley violati, oley amigdolarum dülcium, oley costi, oley terpentine, oley amigdalarum amarum, oley anenti[549], oley bysanti, oley martillorum, oley sambuci, oley spicenardi, oley frümentorum, oley müsci, vngenti marciaton[550], agryppi[551], dyaltee, ana v loyt, ambre grysey[552] ½ loyt, byesam iii quintin, lignum aloes, scoracis calamite[553], scoracis liquidi[554], negelin, ana iii quintin. Alle die stucke, die man puluern mag, die sal man pulueren. Vnd darnach nement bappel würczel, ybisch würczel, mercurialis worczel, yelichs dry hant folle, lynsamen, fenü[m] grecum, yglichs vi loyt. Die würczel alle myt dem samen sal man syeden yn dryen pynten wyns vnd sal czwey deyl insyeden, daz nyt dan eyn pynt blybe, | vnd syhe den win. [279va] Vnd des wins doe yn eyn schone panne vnd do die vorgeschriben pulüer in den win vnd syede die, mit daz halber yngesüt. Vnd dan do den selben win yn eynen warmen morser steyn vnd do dar zu alle vorgeschriben oley, smalcze vnd oley vnd gummi, alle stuck vorgeschriben, keyn vszgenomen vnd incorporert dye alle myt eym warmen stoszel. Vnd so die also gemenget sint, so nement roit ways[555], medeways[556],

1/2 mere kaczen smalcz *über der Zeile nachgetragen* Z || **2** hyrczen *danach gestrichen*: smalcze vnd, *darüber gestrichen*: vnslyt Z || **13** fenüm grecum] fenügrecum Z || **16** pulüer *danach* do Z – *von den Editoren getilgt* || **20** ways *wahrscheinlich aus* wais *korrigiert* Z; medeways *wahrscheinlich aus* medewais *korrigiert* Z

546 ? gîr: Geier

547 Fuchs

548 unslit: Unschlitt, Talg

549 oleum anethi: Dillöl

550 marciaton: Martianus/Marciatus-Salbe, aus zahlreichen Kräutern bereitete erweichende und erwärmende Salbe, angeblich nach dem Arzt Martianus/Marciatus benannt; sie kommt schon bei Aëtios, Alexander von Tralleis und Paulus von Aegina vor und wurde auch ins *Antidotarium Nicolai* aufgenommen (vgl. Mildenberger 1997: 1157).

551 agrippa: vgl. *Antidotarium Nicolai*; Agrippa-Salbe: (angeblich) nach dem judäischen König Herodes Agrippa I benannte Salbe aus verschiedenen pflanzlichen Drogen (Mildenberger 1997: 53)

552 ambra grisea: Graue Ambra; eine sich in beulenartigen Anschwellungen des Unterleibs vom Pottwal findende wachsähnliche, moschusähnlich duftende Ausscheidung von im Darm des Wals befindlichen Konkretionen, die aus dessen Körper gewonnen bzw. in grauen Stücken am Meereufer gesammelt wurde.

553 storax calamita: Gummi-Harz vom Storaxbaum, das als Räucherwerk gebraucht wird

554 storax liquida: ein Weichharz (flüssiges Harz) vom Storaxbaum (Liquidambar orientalis Mill.)

555 rotes Wachs

556 megede-wahs: Wachs von hellerer Farbe, das von jüngeren Bienen herrührt (auch *jungfern-wachs/juncfrouwenwahs* genant)

yglichs iii loyt, vnd mysse daz vnder dye ander stucke woil vnd behalt ez dan. Were ez aber, daz man der vorgeschriben stück nyt alle haben mochte, als obe man sye halbe hette, so nement halb als viel waszer, als vor steet, daz werde yglichs waszer i½ loyt zü haüff, iii loyt were aber der stück mynner, so neme man des waszer auch mynre.

Welchis glyet nü erkalt were oder daz gegycht begryffen hette oder ryserte, daz [279vb] sal man smeren morgens vnd abents geyn | dem füre, als lange dye salbe yngeet, vnd lege dan eyn geweset düche dar off. Vnd dye salbe ist aüch gut zü colica passio, vor ventositates, vor eynen krancken magen, vor alles, daz von kelten kommet.

Contra paralisim agens in lingwa[557]

Item, so daz paralisis ist kommen yn dye czünge, nemet ysop, schelen von granat epffeln, salcze, aller glich eyns als viel als des andern, dye stoisz woil vnder eyn ander. Vnd dar nach nement daz selbe gestoiszen vnd rybet dye czünge da myt woil vnden vnd oben. Dar nach syede balaustias, daz ist dye blute von granat eppeln, in wyne vnd wesse do myt den mond vnd dye czongen also, daz dü nemest des wynes e ewenig yn den mont vnd gargary sere den wieder vnd vor dages czwyrnet oder drywerbe vnd du yn wieder vsz. Oder syede castorium in wyne, ½ galen[558] yn eynre pynten wyns vnd wesse den mont da myt oder wesse dye czünge myt gebrantem win, daz ist aüch güt. Auch gebrüch dysser syropen nachtes, so er sclaffen geet, vier leffel [280ra] voil myt waszer, dar yn salbey gesotten ist, gemysset, dry loffel | folle. Item dye syrop sal also gemacht sin: Recipe: Ambrosiana[559], lauendüle, ana an i samsuci[560], calamente[561], orygani, ysopi, melisse, ana unciam i, anisi, maratri[562], ana ½ unciam, betonice ii uncias, radicis feniculi, radicis origani et buglosse, ana ii uncias, scica-

1 daz *danach gestrichen*: vnder die ander stück woil vnd mysse ez dan Z || **2** als *über der Zeile nachgetragen* Z || **3** waszer¹ *korrigiert aus*: waszes Z; werde] worde Z; waszer² *korrigiert aus*: waszers Z || **4** waszer *korrigiert aus*: waszes Z || **10** Contra paralisim agens in lingwa] *auf eigener Zeile, rot* Z || **14** balaustias u *über der Zeile nachgetragen* Z || **16** vnd² *über der Zeile nachgetragen* Z || **17** galen *über* a *ist* ey *nachgetragen* Z || **21** samsuci] *darüber*: ebuli Z || **21/22** calamente *korrigiert aus*: calemente Z

557 Gegen Paralisis auf der Zunge

558 gallon: ein in England sowohl, als auch in einigen Provinzen Frankreichs gebräuchliches Maß, dessen man sich zum Messen teils feuchter teils trockener Dinge bedient. Überhaupt hat ein Gallon zu flüssigen Dingen 2 Bottle; 1 Bottle, 2 Quart; 1 Quart, 2 Pinten. Da nun 1 Pinte ungefähr 1 Pfund Troygewicht, oder etwas weniges mehr, als ein deutsches Pfund wiegt, so folgt, daß ein Gallon zu feuchten Dingen ungefähr 8 bis 9 Troypfund haben muß; vgl. Oekonomische Encyklopädie von J. G. Krünitz (www.woerterbuchnetz.de)

559 ambrosiana: Achillea millefolium (?), Cichorium intybus L. (?), auch Leberblümchen [Hepatica nobilis Mill.]

560 sambucus: Holunder, Holder

561 calaminthe: Bergminze, Calamintha nepeta L.

562 marathrum

dum[563], anthos[564], ana ½ unciam et fiat decoctio yn aqua mellis rosaci libra i misceantur et fiat syr[op]us quartas v.

De pilullis purgantes humores etc.[565]

Item zu allen vierczehen dagen so sal er eyns nemen dysser nachgeschriben pylolles syeben oder v des nachtes, so er sclaiffen geet. Recipe: Pulueris yera pygre, aloe cycatrine, agarici albi, ana ½ unciam, mysceantur et fiat pylloles cum succo feniculi.

Were ez aber sache, daz dye gelydder sclyffen, so sal er sye salben myt dysser salben: Recipe: Oley laurini, olium castorii, olium camomilli, olium anetüm, ana i ½ uncias, misceantur et fiat vngentum. Auch sal er yn aller syner spysen brüchen peonyen[566] korner vnd ambrosien gepülüert, glich vil geseget off dye spyse.

Auch sal er in der wochen eyns oder czwyrnet yn die nase dün blasen peonien korner gepülüert, daz machet nyesen vnd reyniget daz hyrn. |

Hye hait dysz büche eyn ende, got müsz vns allen geben eyn gut ende. [280rb]

Johannes de Sauwelnheym scrypsit, illuminauit per manus meas proprias finiuit etc.[567]

3 De pilullis purgantes humores etc[2] *auf eigener Zeile, rot* Z || **5** yera er *über dem Wort* yapygre *nachgetragen* Z || **6** cum cu- *über der Zeile nachgetragen* Z || **11** dün *korrigiert aus*: düne Z || **14/15** Johannes – etc *rot* Z

563 stoechas/scicados arabicum: Schopflavendel
564 anthos: Rosmarin
565 Von den Pillen, die Säfte reinigen
566 paeonia: Päonie, Pfingstrose
567 Johannes von Saulheim hat geschrieben, mit eigenen Händen gezeichnet und abgeschlossen

Buch 5: Das *Circa instans*
201rb–268ra

https://doi.org/10.1515/9783110730333-007

Hye hebet an daz fünffte buche [201rb]

Hye noch wollen wir anefahen eyn büche genant Cirkensteyn, vnd leret der krüter crafft vnd wie mann dye gebrüchen sal vnd yn welcher czijt man sye lesen sal vnd in welchem grade sye synt vnd wie lange sye güt sint vnd wie mann erkennen sal, welches crüt gefelschet sy.

Wie vil dogent[1] virsucht hant dye meyster yn medicina yn allen krütern des ertrychs vnd geret hant von den dannen, dye in den welden waschen, myt off daz ysop, daz yn der müren weschet. Vnd hant virsücht vnd erw*ele*t vnd geprüffet zü erkennen dye krütere von yrrem gesmacke vnd myt rychen yre kelten vnd yre füchtekeyt vnd yre dürrekeyt vnd yre hytcze. Auch hant sye bedacht würczeln von den baümen, waz crafft dye haben, vnd dye schelen | vnd kern vnd yre obysz, yre [201va] bletter. Vnd waz sye also erdacht haben, sal eweclich also blyben. Auch yre oley, yre marck vnd yre waszer. Vnd also sint sye vbereynkommen des synnes vnd gerecht Galienus vnd dye alden, dye lange nach ym gelebet hant, vnd hant sich virmüget vnd virarbeyt in gescheffenysse der conplexien. Vnd hant fünden, daz yre sint ix an der czale, dye eyn ist sympli vnd echt sint nyt simpel. Vnd dye nyt simpel synt, der synt vier, *vnd* dye slecht synt, vnd vier, dye do gemyschet sint. Vnd vmbe daz ist gefünden worden, daz eyn yglich mensche *ist* gemenget von den vier elementen vnd yre conplexien, wie sye synt, kalt oder hytczig, fücht oder dürre oder gemyschet. Vnd den stam[2] der natüren mag nüst ergründen dan dye virnüfft. Vnd dar vmb ist ysz eym meyster noyt, zü erkennen vnd wysz[en] regimen der gesuntheyt, off daz er den lycham[3] in gesuntheyt behalde. Vnd arczenye | des krancken vnd auch yre wercke ist [201vb] nyt gancze als myschunde der spyse, dye arczenie vnd drencke vnd dar vmbe, daz dye spyse vnd drencke vnd arczenie gemenget sint myt den vier elementen, dar vmb ist ez güt, daz eyner erkenne conplexien vnd nature von den krutern. Von dysser rede wollen wir laszen vnd wollen nü reden von den krütern, die da anfahent an dem A, darnach von den, dye do anefahent an dem b.

---

1 *rot Z, am Spaltenrand von anderer Hand* liber v Z, *über der Spalte von anderer Hand* liber quintus Herbarium genant K, *keine Bezeichnung* E || **5** sy] sy Amen E || **6** Wie] Ez ist hye Z, *wobei* ist *über der Zeile nachgetragen ist* Z, w (*Repräsentante*) Ie K, []Ie E; virsucht] besucht KE || **8** virsücht] besucht K, besuchten E; erwelet] erweiltet Z, erwelet K, erwelt E || **13** synnes *danach gestrichen*: vnd Z || **14** Galienus] Gallienus E || **15** ire K, ir E || **17** vnd[1]] vnder Z, vnden K, vnd E || **18** ist] yz Z, iz K, ist E || **21** wyszen] wißen KE || **22** behalde] helde E || **23** myschunde] muschong E || **23/24** vnd[1] – arczenie] *nicht in* E

---

1 tugent: Brauchbarkeit, Tauglichkeit; Kraft

2 stam (bild.): Ursprung, Wesen, essentielle Eigenschaft, Wurzel

3 lîchame, lîcham: Körper

Aloe lygnum, armodatil, amamom, apopinack, artatica, aurum, amber, asafetida, argentum viuum, acknüs caüstüm, allün, apium, anacardi, acacia, amidum, agarick, acoris, armoniackum, anis, absintheum, amigdalum, aristhologia, ambra, arthymesia, accetum, alkana, apprimentum, aspanitum, anetum, asfodilis, allium, antera, arnoglossa, avena, abrotanum, asarabaccara, ameos, anagulydus, idem est semis martylorum etc.

[202ra] Aloe[4] ist hytzig vnd dürre yn dem andern grade. Vnd ist ge|macht von eyme krüte, daz ist auch aloe genant. Vnd weschet yn dem lande von Grecia vnd yn dem lande Persia vnd in dem lande Polie[5]. Vnd von dem krüte sint gemacht dryerley aloe. dye eyne ist genant aloes cycatrini[6] [oder citrine], dye ander heyszet aloes epaticum[7], dye drytte heyszet aloes caballinum[8]. Vnd vorware sint etliche, dye da sprechen, daz dye dryerley aloes sint gemacht von dryerley krüt. Vnd daz ist nyt also, want da von dye aloes gemacht werden, ist nyt me dan eyn krüt, vnd dye den machen, mach[en]t yn also: Sye nement aloes krüt vnd daz syedent sye inne waszer. Vnd dye oberst brüde ist genant cycatrine vnd dye ist dye best. Die mytteyl brüwe ist genant apathicum vnd ist nyt als güt als dye erste, doch wo man nyt cycatrine hait, da leget mann apaticum yn syne stait. Dye vnderst [bruwe] ist genant cabalinum vnd dye ist dye boste vnd der schüme off dem gründe vnd gybt bosen raüch. Aloes sin dogent ist: Sye reyneg*et* flecma, colera vnd melancolia vnd stercket aüch alle gelydder, dye da

1 amamom] amomon E; aurum *über gestrichenem*: asarum K || **1/2** asafetida] *korrigiert aus*: asfetida Z, affetida K || **2** acknüs caüstüm] acknus caustum, *darunter*: agnus castus K, acknus caussum, *danach*: angnus castus E; allün] allyn E; apium] um *über der Zeile nachgetragen* Z || **3** agarick] agrick, *darüber* u [?] Z, aggrick, *darüber*: agaricum K, agricum, *danach*: agrick E; armoniackum] armoniack KE || **4** arthymesia] arthimesia K, arthemesia E; aspanitum] aspaltum *korrigiert aus*: aspalutum K, aspaltum E; asfodilis] *korrigiert aus*: apodilis Z, asfodillis KE || **5** antera] antyra K, antira E; ameos] ameüs K, ameus E; anagulydus] *korrigiert aus:* anaglydus Z, *aus* anaglidos *zu* anagallidos *korrigiert* K, anaglidos E || **6** martylorum] martylorum *aus* myrtylorum *oder eher umgekehrt korrigiert* Z, martilorum K, martillorum E || **7** grade *danach unrichtig wiederholt, nicht gestrichen*: vnd ist hytzig vnd dürre yn dem andern grade Z || **10** cycatrini] cicatrine KE; oder citrine KE || **12** dryerley[1]] erley *über der Zeile nachgetragen* Z, dry K, iii E || **13** machent KE || **14** dye *danach gestrichen*: dye Z || **15** brüde] brüwe K, brue E; cycatrine] cicatrine KE || **16** cycatrine] citrine KE || **17** apaticum] apathicum K, apoticum E; bruwe K, brue E; cabalinum] caballinum KE || **19** reyneget] reynegent Z, reyniget K, reuniget E

4 aloe: hier Saft von Aloe gemeint

5 Apulien

6 aloe cicotrinum: der eingedickte bzw. eingetrocknete Saft von Aloe socotrina L.; die als beste angesehene, gelblich-klare Sorte des eingedickten Aloesaftes, vgl. Mildenberger (1997: 73)

7 aloe hepaticum: Leber-Aloe, braunrote Sorte des eingedickten Aloesaftes (gewonnen durch langsames Eindampfen), vgl. Mildenberger (1997: 74)

8 aloe caballinum: die minderwertigere schwarze Sorte des eingedickten Aloesaftes, vgl. Mildenberger (1997: 74)

aderecht sin. Aüch aloes ist güt zü superpollate stomacho[9] vnd nymmet abe alle wee des heubts vnd | [202rb] lütert daz angesycht[10] vnd nymmet abe alle postemen[11] *in* der lebbern vnd inne dem mylcze vnd brenget der fraüwen yre blüme[12]. Aüch welcher mensche syne farbe virlorn hayt, brenget aloes wieder. Auch wem dye hare vszfallen, daz do kommet von fleüma, da ist auch aloes güt vor vnd stercket dye hare. Aüch aloes püluer ist güt zü den aügen, wann dye aügen eyns jücken, daz man aloes püluer in ewenig wyns düwe[13] vnd dye auchgen da myt bestryche oder menge ez myt rosenwaszer. Aloes cycatrine gemenget myt gyra pygra[14] oder gemacht pylloles von ym oder gelacht[15] ii drachmen[16] an eyn crystere, daz ist güt zü allem wee des heubtes vnd lutert daz anegesycht. Zü swylste des mylczes ist aüch aloes güt. Nym aloes cycatrini iii drachmen vnd menge yn eyn decoctio[17] api[18] vnd aspergi[19] vnd des drincke czwey mail oder drü in der wochen, daz hylffet zü male sere czü dem mylcze. Süppositoria[20] gemacht myt triffra magna[21] vnd bespreyt myt aloes cicatrini püluer vnd gelacht den frauwen an yre | [202va] schemde[22] brenget yn ir blümen. Daz selbe ist aüch güt eym, der sin farbe virlorn hayt kelten halb. Zü de*n* harn, dye do fallent, nym aloes cycatrini vnde alde würczeln von oley baüm, eyns also viel als des andern, vnd czwey deyl fabas lopinorum mel[23]. Dye sal mann virwircken[24] myt güdem starcken

---

1 superpollate] superpullate KE || **2** lütert *danach gestrichen*: daz heubt vnd Z; *am Rand im roten Rahmen schwarz übereinander*: arus arone Z; postemen] pastemen K; in] zü Z, an *korrigiert zu* in K, ine E || **6** eyns] einē E || **7** ewenig wyns] enwenig wyns K, modicum vini E; düwe] doe E || **8** cycatrine] cicatrine KE; gyra pygra] gerapigra K, gira pigra E || **9** gelacht] *unrichtig* gemacht *aus* gelacht *korrigiert* Z, gelacht KE; gelacht *danach gestrichen*: lacht von ym Z || **11** cycatrini] cicatrini K, cicatrine E || **13** Süppositoria] subpositoria K; magna] *aus* magana *korrigiert* ZK, mag- E || **14** an] an ZK, ine E || **15** den] dem Z, den KE || **16** cycatrini] cicatrini KE || **17** lopinorum] lupinorum E

---

9 superpollate stomacho: Überfluss an Säften im Magen; vgl. Goehl (2015: 25): *valet contra superfluitatem frigidorum humorum in stomacho contentorum*

10 angesiht: Blick, Gesichtssinn, Sehvermögen

11 apostema: Abszess; Geschwür, Tumor

12 bluome: Monatsblutung

13 touwen: auflösen

14 hiera picra (Galieni): die Latwerge „Heiligbittermittel“ (nach Galen) aus dem ‚Antidotarium Nicolai‘, vgl. die Herstellung nach Mesuë bei Vaňková/Keil (2005: 128–129)

15 gelegt

16 drachma: Drachme, eine Gewichtseinheit, die etwa über 3,7 Gramm entspricht (die Angaben schwanken zwischen 3,4–3,82 Gramm). Als Apothekergewicht (3,72 Gramm) = 1/8 Unze =1/4 Lot = 1 Quentchen, vgl. Mildenberger (1997: 477)

17 decoctio: Abkochung, Absud, Dekokt

18 apium: Eppich, Sellerie

19 asparagus: Spargel

20 suppositorium: Zäpfchen

21 tryphera magna: Latwerge aus dem *Antidotarium Nicolai*

22 schemede: Schamgegend; Genitalien

23 faba lupinorum: Mehl aus Wolfsbohnen

24 verwërken: verarbeiten

eszig vnd daz machen als eyn salbe vnd do myt daz heubt gesmeret. Vnd vorware[25] ist ez dick virsücht, daz ez ware ist gegen alle bose reüche, daz eyns stinck*et*, isz sy yn dem monde oder nase oder grynt[26] oder lyprosis[27] oder an welchem gelyd stancke ist, daz do kommet von fuleheyt. Nym aloes cycatrini vnd rybe dye woil myt starckem eszig vnd smere dye stat da myt, [da] des noyt ist. Aloes gemenget myt wyszem wyn vnd rosenwaszer ist güt vor alle aügen jücken. Aloes sünderlichen oder gemenget myt ander[n] dingen ist gut vnd wert dryszig jare[28].

Aloes lygnum[29] daz ist eyn holcze vnd ist hye aloes geschrieben dürch dye A. b. [202vb] c. willen. Vnd daz selbe | aloes wirt fünden yn der bache zü Babilonien vnd die selbe bache scheydet sych von paradysus terrestris nach crysterlyche[r] mey[n]ünge. Vnd sint etliche, dye do meynen, daz dye strengekeyt der bache felle dye baum vnde also komment dye baüme her abe vnd dye heyszent sye aloes. So sint auch etliche, dye do meynen, daz ez baum sin vnd wassen yn dem gebirge vmb dye bache vnd dye baüm sint alt vnd der wynt wirffet sye abe yn daz waszer, als dann nement [sy] dye lude. Vnd sint dryerley lygnum aloes vnd synt alle hytzig yn dem ersten grade vnd vor ware *von* den dryen ist eyns beszer dan daz ander. Daz erste ist genant cümi vnd daz ist daz beste vnd wyeget swere. Daz ander ist genant kümar vnd ist nit als güt als daz erste. Daz drytte ist genant samer oder ytine vnd daz ist daz snodeste[30]. Daz erste hayt güden geroche vnd byttern gesmack vnd syne farbe ist brüne vnd gele. Vnd wann man daz aloes küwet, so geet der gesmacke da von zü dem heübt vnd füllet [203ra] dye hyrne schale. Daz ander lygnum aloes ist nyt als swere | vnd smack*et* auch nyt als woil vnd hait nyt als viel dogent als dye erste. Daz drytte lygnum aloes ist nyt wert vnd weschet yn dem berge Almasie[31], da ist eyn walt, da ynne weischet lygnum aloes. Vnd steet vil na[ch] als daz rechte vnd myt lyste falscheyt mann ez. Vnd dye

2 daz eyns stincket *am Rand nachgetragen* Z; stincket] stinckent Z, stincket K, stinckt E || **3** lyprosis] liprosis K, leprosis E || **4** cycatrini] cicatrini KE || **4/5** vnd – eszig] *nicht in* E || **5** da² KE || **6** sünderlichen *korrigiert aus*: sündelichen Z || **7** andern KE || **10** crysterlycher] cristelicher K, schrifftlicher E meynünge K, meyung E || **11/12** dye³ – komment] *nicht in* E || **14** sy E, ez K || **16** von] yn Z, von KE || **17** nit] *am Zeilenende nachgetragen* Z, nit *über der Zeile nachgetragen* K || **18** ytine] itine KE || **21** smacket] smackent Z, smacket K, smackt E || **23** yn dem] inne dem K, vnden in dem E || **24** aloes *danach gestrichen*: ist nyt weyt vnd wehyschet yn den bergen almanie oder almasie do ynne Z; nach K; rechte *über gestrichenem*: reychte Z

25 verware: habe Acht

26 grint: Hautausschlag (mit Krustenbildung), Krätze

27 lepra: Aussatz; Man nimmt an, dass infolge des unvollständigen medizinischen Wissens viele Hautkrankheiten als Lepra oder Aussatz bezeichnet wurden, weil man nicht streg zwischen den verschiedenen Hauterkrankungen unterscheiden konnte.

28 *dryszig jare:* im lateinischen Text nicht angeführt, vgl. Goehl (2015: 24), Ventura (2010: 203)

29 lignum aloes: Aloeholz

30 snôde: schlecht

31 Amalfi; im lateinischen Text: *in montanis Amalfiae* (Goehl 2015: 26); in *montanis Amalphie* (Ventura 2010: 205)

daz also falschent, dye nement bly oder czene vnd ferbent ysz da myt. Vnd nement den vnflayt, der yn den oren ist, vnd legent dar vber, off daz er bytter werde. Auch dünt sye me, dye daz felschent. Sye nement czweyerley aloes, dye nyt gut sin, vnd syedent daz myt dem güden in eym keszel vnd legent dar vnder ewenig besams[32], daz ez güden geroche neme.

Aloes lygnum daz stercket den magen vnd rychtyget dye dygestio[33], daz man natürlichen daüwet, vnd swacheit d*es* hercze[n] vnd d*er* hyrne vnd alle[n] bresten[34], der da kommet von kelten, dar zu ist ez güt. Vnd gerychtiget, daz der wyn, do ynne gesoden ist lignum aloes, ist güt zu bosen digestien vnd kaltem magen. Vnd were ez, daz eyn mensche nyt inmochte des wyns von vber|ge*r* swacheyt, so sal man nemen [203rb] lygnum aloes vnd daz laszen weychen inne wyne ober nacht, so wyrt er senffter, vnd dan des wyns brüchen. Gegen syncopis[35] vnd swacheyt des hyrnes nym lygnum aloes vnd rosen waszer vnd beyn, daz do ist inne dem herczen des hirczen[36], vnd myt czocker vnd mache eynen syropum vnd gyb daz zü drincken dem, der da brest-hafftig[37] ist an syncopis oder swacheyt des hyrnes. Auch lygnum aloes gelacht off kolen vnd dar vsz eyn raüch gemacht vnd dar vber eyn fraüwe geseszen, machet yr ir blüme. Auch hayt lignum aloes eyn dogent: Der da nympt lygnum aloes vnd beynen von dem hyrcze, daz yn dem herczen ist, vnd poley vnd daz vnder eynander meng*et* vnd eyme hanen daz heubt da mit bestrychet, macht, daz er inne XXIIII vren nyt *krehet.*

1 czene] czeune K, zinne E || **2** bytter] luter E || **4** güden *danach gestrichen*: win Z; besams] besembs K, besems E || **7** swacheit *über gestrichenem*: sterket Z; des herczen] daz hercze Z, des herczen KE; der] dye Z; der hyrne *danach nicht gestrichen*: vnd dye hyrnen, *dann gestrichen*: sterckent sich Z; allen KE || **8** dar *aus* daz *korrigiert* Z; daz *irrtümlich gestrichen* Z || **9** ist[1]] *danach nicht gestrichen*: vir Z, *nicht in* KE – *von den Editoren getilgt*; lignum *Anfang des Wortes korrigiert* Z || **10** inmochte des wyns] *nicht in* E; vbergem Z, vbericher K, obriger E || **13** des hirczen *über der Zeile nachgetragen* Z || **18** menget] mengent Z, menget K, mengt E || **19** vnd] *danach*: von Z, *nicht in* KE – *von den Editoren getilgt*; XXIIII *danach gestrichen*: jaren oder Z; vren] jarn E || **20** krehet] krencheyt *oder* kreucheyt Z, krehet KE; cantabit Goehl (2015: 27)

32 bisem: Moschus, Bisam

33 digestio: Verdauung

34 brëst: Krankheit, auch Mangel, Schaden, Gebrechen, kranke Stelle

35 syncopis: Synkope; akut auftretende, kurz andauernde Bewusstlosigkeit, Ohnmacht

36 Gemeint ist ‚os de corde cervi': das Hirschherzenkreuz, Hirschkreuzlein. Eine Verknöcherung der Herzscheidewand findet sich als Alterserscheinung bei vielen größeren Wiederkäuern; der Hirsch galt als besonders „reines" und dabei starkes Tier.

37 brësthaft: kränklich, erkrankt

Armodatil[38] ist eyn obysz glycherwyse als eyn swarcze prüme[39] vnd ist hytczig vnd dürre yn dem drytten grade. Dolores[40] arthatica[41], podagra[42], cyatica[43] heylet ez [203va] vnd sin sürekeyt zübrycht dye grob hümores[44], dye da | clebent in dem magen. Vnd wer sin gewonlichen brüchet, daz brenget wee vnd dolores yn dem herczen vnd aüch yn dem magen.

Amomum[45] ist eyn same, der do hytczig vnd dürre ist inne dem drytten grade. Vnd eyn fraüwe, dye sin in decoctien yszet, hylffet sye sere an dem wee, daz sye hayt an yrer schemede. Aüch amonum drybet harn vnd machet den fraüwen yre blüme kommen. Vnde eyn syrop, der gemacht ist myt amonum, hylffet zü swylst vnd zü ventositates[46].

Apopinack[47] ist eyn gummi vnd ist hytczig vnd dürre inne dem drytten grade. Dolores arthatica, podagra vnd alle grobe wynde vnd cyatica vnd alle hümores, dye da clebent, dye dut ez abe. Vnd were ysz, daz eyns drünck apopinack myt warmen wyne, daz heylet febres[48], dye lange gewe*rt*[49] hant. Vnd broche der armen vnd stechen in bede[n] syten vnd festekeyt des büchs vnd hertekeyt der blasen vnd dye clyen[50] yn der blasen, daz scheydet ez vnd düt abe. Auch eyn suppositorium gemacht [203vb] myt appo|pinacum oder gedruncken myt honige erwecket der fraüwen blümen vnd drybet eyn doyt kynt vnd ventositates vnd swylst an der fraüwen schemeden düt ez abe. Vnd apopinack gedrüncken myt holder waszer hylfft den menschen, dem dye

---

1 Armodatil] Armodatilis E || **2** cyatica] ciathica KE || **6** Amomum] Amonum E || **7** in] *danach*: yn Z, *nicht* in KE – *von den Editoren getilgt* || **8** an] in E; an yrer] an ire K, in ire E; amonum] amomum K || **9** amonum] amomum K || **12** cyatica] ciathica KE || **14** gewert] gewernt Z, gewert KE || **15** beden] beden K, beiden E; vnd hertekeyt] *nicht in* E || **16** blasen] *nicht in* E || **17** apopinacum K, appopinakum E

---

38 hermodactylus (ermodacle, ermodatil altfranz.): gemeint ist wahrscheinlich Knolle der Herbstzeitlose; vgl. Konstantin von Afrika: *Liber de gradibus* (Basel 1536: 379)

39 prûme: Pflaume

40 dolores: Schmerzen

41 arthriticus: die Gelenke betreffend, mit Gicht, bzw. einer Gelenkerkrankung behaftet

42 podagra: lähmende Fußgicht

43 sciatica: Hüftschmerzen, Ischias bzw. Hexenschuss

44 humor: Feuchtigkeut, Saft im Innern des Menschen; übermäßige unreine Körpersäfte

45 amomum: Amomum, Gewürzstaude, aus deren Frucht ein kostbarer Balsam bereitet wurde (Georges); nach Daems (1993: 231) wurde als amomum (Tauben-) Storchensnabel bezeichnet; hier ist mit *amomum* wahrscheinlich Kardamomsamen gemeint.

46 ventositas: Winde, Blähung; Windblähungen

47 opopanax: Opopanax, gelbliches Gummi-Harz vor allem aus der Wurzel von Opopanax chironium (L.); vgl. Konstantin von Afrika (Basel 1536: 373)

48 febris, febres (Pl.): Fieber

49 wërn/wëren: dauern

50 klîe: Kleie; klebrige Masse

gelydder czyedernt. Aüch wer wee yn den czenen hayt vnd ym locheerich sint, der neme apopinack vnd lege daz off den czann, so stillet daz wee. Vnd eyn plaster gemacht myt apopinakum vnd harcze, heylet den bysz von eym vnsynnigen hünde[51]. Vnd hette man nyt apopinaküm, so solde man dar vor nemen galbanum[52].

Artatica[53] erwecket fraüwen blümen vnd virborgen wynt, der virborgen ist inne der müter, drybet ez vnd hylffet zü allen dolores, dye die frauwen yn der schemeden hant.

Aurum[54] ist golt vnd ist gemyschet me dan allerley myttal vnd vmb sine süszekeyt ist ez ewenig hytczig. Aber vorware so hait man nit gedacht, yn welchem grade daz ist, want zu welchem dinge man sin bruchet, dar zü schat ez nyt. Syne dogent stercket den lyep myt einander vnd ist güt gegen applimancia[55] vnd | cordica passio[56] [204ra] vnd syncopi, daz ist hercze cloppen, vnd ist güt czü dem mylcze breste vnd zü dem kalden magen. Zü dem hercze cloppen nym eyn halb drachme gesygelt golts gemyschet myt succi boraginis[57] vnd daz selbe czwyrnet[58] *in* der wochen gebrücht hylffet zu male sere den, dye daz hercze kloppen hant. Aüch eyn syrop gemacht myt decoctien boraginis vnde golt flyegen[59] vnd hyrcze beyn von *dem* herczen, daz ist czu male güt vor den vorgeschriben bresten. Aüch czü dem mylcze golt flyegen gedan in eyn syrop vnd des gebrüchet, hylffet. Auch hant alle meyster concorder*et*[60], daz daz golt me gemyschet ist dan alle metalle. Vnd hayt dysse crafft, daz ez stercket den bloeden[61] magen vnd hercze rydden[62] vnd alle swacheyt, dye yn dem herczen ist, stercket

2 Vnd] *danach*: wer Z, wer *wohl gestrichen* K, *nicht in* E – *von den Editoren getilgt* || **3** apopinakum] apopinacum KE || **4** apopinaküm] apopinacum KE || **6** frauwen] *danach*: hant Z, *nicht* in KE – *von den Editoren getilgt* || **8** Aurum *in der Initiale schwarz*: gold Z || **9** hytczig *danach gestrichen*: Aber Z; Aber – gedacht *unter der Spalte nachgetragen* Z; hait] *danach*: nit Z, *nicht in* KE – *von den Editoren getilgt*; yn *davor gestrichen*: Aber Z || **11** applimancia] aplimancia E; cordica] *aus* coidica *korrigiert* Z, cordica KE || **12** syncopi] sincopi KE || **14** in] zü Z, in K, ine E || **15** kloppen *über der Zeile nachgetragen* Z || **16** dem herczen] eym hyrczen Z, dem herczen K, dem hertzen E || **18** concorderet] concorderent Z, concorderet K, concordirt E

51 von einem tollwütigen Hund
52 Galbangummi
53 arthetica: (?) Wundklee, Anthyllis vulneraria L., vgl. Marzell (1943/2000, Bd. I: 339); arthatica bei Daems (1993: 318): Rettich; Raphanus sativus L.
54 aurum: Gold
55 epilepsia: Epilepsie, Fallsucht
56 cordiaca passio: Herzerstickung
57 bor(r)ago: Borretsch
58 zwir/zwirnt: zweimal
59 golt vliegen: Goldspäne
60 concordare: übereinstimmen, im Einklag stehen
61 bloede: schwach, gebrechlich
62 herzritte: Herzbeschwerden (verschiedenster Art); Herzschnelligkeit, Tachykardie

ez. Vnd alle bresten, dye von czorne komment, düt yz abe. Vnd hylffet czü leprosis, dye do kommet von hytcze. Vnd zü dem bresten, daz dye hare fallent ylefantien[63] halbs. Vnd golt gebrant vnd off schaden gelacht ist beszer dan keynerley ander brant [204rb] von metallen. Vnd sprychet | Arystotiles, als man golt czüerlaiszet, so blybet an der stayt, da daz gelegen hayt, ewenig schümes vnd daz ist genant cathinea aurea. Daz selbe schüme hylffet zü allen dolores der aügen vnd reyünge der aügen heylet daz schüme aüch vnde alle flecken, dye do komment yn dye aüwen hytzyger hümores halben. Vnd swylst der aübran heylt ez vnd stercket alle aüwen gelyd vnd beschyrmet von aller bosheyt des angesychtes.

Argenti[64] ist etwaz kalt vnd gemischet inne füchtekeyt me dann golt, doch hayt ez dye selbe dogent. Vnd der schüme ist genant cathinea argentia vnd daz düt glich als daz golt schüme, doch golt ist krefftiger vnd naturlicher dan daz silber, wo inne mann sin gebrüchet.

Asfetida[65] ist hytzig vnd dürre in dem drytten grade. Vnd ist eyn gummi, daz weschet yn baümen g*ensyt*[66] mers. Vnd lyeset mann ez yn der groszen hytcze. Vnd ist [204va] also genant dar vmbe, daz sin geroche so starcke | ist, want welcher güt ist, der rüchet sere starcke vnd ma*cht* daüwen. Fünff pylloles gemacht myt asfetida sünderliche vnd yn eym eye dotter weiche vnd warm ist gut zü eym bresten genant asma, daz ist, daz eyn mensche engebrüstig ist. Auch ist güt, asfetida ynzügeben yn syropus fyolaci gegen febres qwartanas[67], dye do komment von melancolia, oder cottidiana[68]. Nym v dragma asfetida gesotten inne wyn vnd daz dan yn eyn yrden schüssel gedan vnd ewenig czucker dar vnder gedan vnd daz eym menschen gegeben, so yn dye febres ankommet, daz hylfft. Aüch gegen den vor geschriben bresten alle suppositorium gemacht myt asfetida, myt armoniack[69] vnd galbanum vnd gesmeret

---

1 hylffet] *Korrekturen am Wortende* Z || **2** ylefantien] ilefantien KE || **4** Arystotiles] Aristotiles K, Aristoteles E || **5** hayt] *danach*: yn Z, *nicht in* KE – *von den Editoren getilgt*; cathinea] cathimea KE || **6** reyünge] rynnünge K, renung [?] E; oculorum maculas corrodit Goehl (2015: 28) || **10** Argenti] Arganti KE; gemischet *über gestrichenem*: gesüntheyt Z || **11** cathinea] cathimea KE; argentia] argentea E || **14** Asfetida] *über gestrichenem*: asfetida Z, [a]sfetida, *darüber*: asafetida K, Asafetida E || **15** gensyt] gynschyt Z, gensit K, ghenset Z || **17** macht] mag Z, machet K, macht E; asfetida] asafetida KE || **20** fyolaci] fiolaci K, violaci E; qwartanas] quartanas KE || **20/21** cottidiana] cotidiana K, quottidiana E || **23** febres] febris E; den] die KE

---

63 elephantia: Elefantia, ein Typ von Lepra, vgl. Riha (2003: 97)

64 argentum: Silber

65 asa foetida: Asant, Teufelsdreck

66 jenseits

67 quartana (febris quartana): das viertägige Fieber; Malaria quartana; das sich alle vier Tage einstellende Fieber

68 (febris) cotidiana: tägliches (Wechsel-)Fieber, Malaria mit jeden Tag wiederkehrendem Fieber

69 ammoniacum: Ammoniakgummi

myt bottern, dye sint sere gut. Aüch eyn salbe myt asfetida vnd armoniacke vnd baüm oley ist güt czü der hartickeyt des mylczen vnd zü fraüwen, den dye mylliche belebert[70] ist yn den brüsten. Aüch | asfetida gelacht off czene, dye da locherecht[71] sint, hylffet sere. Aüch gegen paralysis[72] vnd appillancia[73] vnd gegen alle bresten, dye do komment von kelten, mache eyn salbe myt asfetida vnde castorium[74] vnd swebel vnd menge daz myt oley camillen vnde smere vmb den hals vnd aschel, daz hylffet zü male sere. Czü podagra vnd allerley gegycht, daz do kommet von kelten oder von dolores yn d*en* adern, wo daz ist inne dem lybe, eyn salbe: Recipe askylis[75], ruti sicci, sücci radicis cücümeris amaris, agrimonia[76], radicis vrtice recentis[77], ana ii drachmen, oleum antiquum[78], aquam amaram[79] oder salcze waszer ana lybram vnam et büliantur, addatur[80] cera alba[81] drachmen ii, sal nitri[82], euforbii[83], baccalauri[84], galbanum, türbentina alba[85], asfetida ana drachmen ii et fiat[86] vngentum[87]. Vnd dye salbe ist güt vor alle gegycht. [204vb]

Argentum viuum[88] ist hytczig vnd fücht in dem vierden grade. Vnd sint etlyche, dye da sprechen, daz ez in dem virden grade kalt [sy], aber daz ist nit also, want ez snydet vnd züerleszet. | Vnd dar vmb sprechen ich, daz yz hytczig ist. Vnd ist eyn ader von dem ertrich vnd haldet sych yn bly oder yn adern, da ez kalt ist. Mele von fabas l*u*pinorum gesotten yn starckem eszig, bysz daz ez dycke wirt vnd dar vnder [205ra]

1 armoniacke] armoniack KE || **4** paralysis] paralisis K, paraliß E || **5** castorium] costorium E || **6** camillen] camillum E || **8** den] dye Z, den KE; askylis] askilis KE || **9** sicci] succi E || **11** nitri *wohl aus* uitri *korrigiert* Z || **15** kalt – also *über gestrichenem*: vnd sint etliche dye da sprechen also Z; sy KE || **17** ader *am Zeilenende nachgetragen* Z || **18** lupinorum] lapinorum Z, lapinorum *zu* lupinorum *korrigiert* K, lupinorum E

70 belibern (Moselfränkisch): gerinnen, zu einer schwammigen Masse zusammenlaufen
71 locherëht: löcherig, mit Löchern versehen
72 paralysis: Paralyse, Lähmung
73 epilepsia: Epilepsie
74 castoreum: Bibergeil (das eingetrocknete Sekret aus den Drüsensäcken des Bibers)
75 scilla: Meerzwiebel
76 agrimonia: (Kleiner) Odermennig, Agrimonia eupatoria L.
77 urtica: Brennnessel, Nessel; hier: frische Wurzel der Brennnessel
78 oleum antiquum: altes Öl
79 aqua amara: Bitterwasser
80 addere: beitun, beigeben, hinzufügen
81 cera: Wachs; hier: weißes Wachs, Bienenwachs
82 nitrum: Natronsalz, Soda; Kalisalpeter
83 euphorbium: Wolfsmilchharz
84 baca lauri: Lorbeere, Lorbeerfrucht
85 terebinthina: Terpentin, Harz von dem Terpentinbaum; Harz von verschiedenen Nadelholzbäumen
86 fiat: es werde gemacht
87 unguentum: Salbe
88 argentum vivum: Quecksilber

gemenget drachmen i½ qweckesilber[89], dodet dye lüse off dem heubt. Aüch erleschet man argentum viuum myt fysche beyn oder eschen. Zü dem bosem grinde nym nosz oley laüwe[90], eszig, lyttargyrum[91], blywisz[92] woil gerybben vnde gepülüert vnde süth daz yn dem vorgeschriben oley vnd eszig, bysz daz ysz dicke wirt, vnd dar vnder do argentum [viuum] vnde mache als eyn salbe vnd smere, wo der grynt ist. Zü der fraüwen schonheyt nym blywysz, honresmalcze, qwecksylber vnde stoysz vnder eyn, bysz yz grae wirt, vnd da myt smere sye daz antlytcze. Oder nym blericüs marinus[93] vnd oleum rosaci vnd blywysz, honre smalcze vnde mache als eyn salbe, daz machet aüch daz antlitze schone.

Acnücaustum[94] ist hytczig vnd dürre yn dem drytten grade. Vnd sint etliche, dye
[205rb] da | sprechen, daz ez eynerley frücht von eym kleynen baüm sy vnd weschet glich by der erden. Vnd sint etlyche, dye da sprechen, daz yz sy eyn hoch baüm. Vnd dye bletter vnd dye blüme vnd des samen gebrüch*et* man allen yn arczedyen. Vnd dürch daz jare ist er grün [vnd weschet inne fuchtem ertriche. Vnd sint etliche, die da sprechen, daz ez mere widen sin. Vnd die blümen leßet man in prima fere[95] vnd heltet man sie woil eyn gancz iare. Vnd sint genant acnüs caüstüs, das ist eyn schaffgans. Vnd ist dar vmb also genant, want ez den mentschen mach*t* als geduldich als eyn schaiffe. Nym die blume vnd samen von acnüscaustüm vnd sut mit waßer. Vnd damit daz gemecht[96] oder die schemede besthriche[n], verdribet die loste[97]. Auch sint etliche, die ire loste abenement mit acnocaustus vnd *mit* silis[98] vnd latich[99] samen,

2 argentum *danach gestrichen*: argentum Z || **3** laüwe] lauge E; lyttargyrum] littargyrum K, littargirum E || **5** viuum *über der Zeile nachgetragen* K, *nicht in* E || **7** blericüs] vlericus E || **10** Acnücaustum] []Cnü caustum, *darüber*: agnus castus K, Acnu caustum E || **12** baüm *danach gestrichen*: sy vnd wehist glich by der erden vnd sint etlyche dye da sprechent daz Z; Vnd[2] *über der Zeile nachgetragen* Z || **13** gebrüchet] gebrüchent Z, gebruchet K, gebrucht E || **14** grün] *Danach vom Schreiber wohl eine Seite der Vorlage übersprungen. Am Seitenrand vom Korrektor*: defectus Z. *Der fehlende Text ist in* K *und* E *enthalten und wurde nach* K (227rb–227vb) *in die Edition aufgenommen. In* K *ist der Anfang der in* Z *fehlenden Stelle durch die Randbemerkung*: scribe usque ad illud signum φ *gekennzeichnet.* || **15** prima fere] prima vere E || **17** macht] machen K, macht E || **19** besthrichen] bestrichen E verdribet – loste] verdierbt den lust E || **20** mit[2]] nüt K, mit E

89 quecksilber: Quecksilber ist eine Lehnübersetzung aus argentum vivum
90 louge: Lauge; hier angewärmtes Öl der Wal- oder Haselnüsse
91 lithargyrum: Metallschaum; Bleiglätte; Silberglätte (spuma argenti)
92 blîwîʒ: Bleiweiß
93 belliculus marinus: Meerbohne, Nabelstein (Häuser von Perlmuttschnecken, vgl. Goehl (2015: 184)
94 agnus castus: Keuschlamm, Mönchspfeffer
95 primavera: Frühling
96 gemaht: Hoden
97 lust: Begierde
98 psyllium: Flohsamen
99 Lattich

melon cucumeris[100] vnd ire gliche samen, die kalt sint. Zu dem littargir[101] nym acnücaustus, api salbea vnd mach eyn decoccio mit *g*esalczem warme*n* waßer vnd ribe die genicke an dem heubte.

[A]llün[102] daz kompt von eym berge vnd ist hiczig vnd durre in dem vierden grade. Vnd sint etliche, die da sprechen, daz ez eyne ader sy von der erden, vnd sint etliche, die da sprechen, ez sy puluer von der erden. Vnd weschet in dem lande, daz da hiczig ist vnd da daz swebel weschet. Vnd so er luterer vnd wißer ist, so er beßer ist. Zu dem cancer allün gepuluert vnd conficiert[103] mit caro marino[104] vnd daz ist eyn ding als sponga marina[105] vnd ist roit] vnd myt lümbericus[106] mache eyne salbe vnd do myt smere den kancker. Eyn laüwe gemacht myt alün zu fisteln locher, wo daz sye sint, daz hylffet sere, daz ist virware virsücht. Item zü geswilst der byller[107] inne dem monde vnd zü allem bresten des mondes nym allün vnd honig vnd eszig vnd wasche den mont da myt, daz ist sere güt. Item zü dem bosen grynde nym lebeneck swebel[108], klett[109], allün vnd süth daz myt nosze oley vnd starcken eszig vnd mache als eyn salbe. Vnd smere da myt den grint, daz hylffet sere. Eyn badt gemacht myt allün ist sere güt vor grint vnd zü ydropisis[110] vnd arthatica[111]. Vnd künde dir der | allün nyt vszer der grüben werden, so nym allün, wie dir der werden [205va]
mag, myt salcze vnd süth daz inne waszer. Vnd nym glüende ysen vnd wirff yn dye boeden[112] vnd heysze den sychen sytczen off eynen locherechten stüle, daz ist güt.

1 littargir] litargire E || **1/2** acnücaustus] acucaustus E || **2** gesalczem] sesalczem K, gesalczem E warmen] warmē KE || **3** genicke] genicke K, glit E; posterior pars capitis Goehl (2015: 30) || **4** Allün] a (*Repräsentante*) llün K, Alune E || **5** erden] adern E || **7** luterer – wißer] luter vnd wijß E || **8** allün] alune E; conficiert] conficirt E; marino] marina E || **9** roit *Hier endet der in der Hs.* Z *fehlende und aus der Hs.* K *eingefügte Text, am Rand* φ K || **10** zu *über der Zeile nachgetragen* Z || **11** virware] vor ware K, digk E || **12** allün] alune E || **14** lebeneck] lebenick K, lebendick E; klett] klet E; allün] allune E || **15** salbe] *nicht in* E || **16** allün] allune E || **17** allün[1]] allune E; allün[2]] alluni E || **19** daz ist güt] *nicht in* KE

100 cucumis melo: Zuckermelone, Gartenmelone
101 lethargia: Schlafsucht; Apatie
102 alûn: Alaun (lat. alumen), bitteres Tonerdesalz, kombiniertes Metallsulfat
103 conficere: mischen, zubereiten, herstellen
104 caro marina: Salzauswitterung (an Wasserpflanzen); *caro marina* wurde in der Alphita-Tradition mit alcionum und adarcis gleichgesetzt, vgl. Zwink (2017: 253)
105 spongia marina: Meeresschwamm
106 lumbricus: Wurm; Eingeweidewurm, Spulwurm
107 biler: Zahnfleisch
108 lebendiger swëbel: gediegener Schwefel
109 glete: Bleiglätte, Silberglätte
110 hydropisis: (die Anlage zur) Wassersucht
111 arthritis: schmerzhafte Glieder- und Gelenkerkrankung, Gicht
112 büte/bütte/büten: Gefäß, Bütte

Api,[113] zü latin genant apium, ist hytzig vnd dürre yn dem ersten grade. Daz selbe krüt ist gemeyn, daz yederman kennet. Vnd der same hayt me dogent wan dye wurczel vnd dye wurczel me dogent dan daz krüt. Wan man heyschet zü der apoteken apium, so virsteet der apoteker den samen, want der same dye meyste dogent hait. Syne dogent ist zü dryben harn. Vnd griene sücci api gesotten myt saxifraga[114] ist güt zü den, dye nyt mogen harnen. Sücci apii vnd dammeri[115] ist güt zu geblese des mylczes vnde sal aüch gesotten sin. Aüch api ist güt zu ytricia[116]. Vnd sal man also dün: Nym sücci apii, petrocilini, fenicoli[117] vnde mache da*r* vsz eyn syrope, daz
[205vb] ist zü male güt. Auch zü frenesis[118] vnd lytargi[119] nym sücci apii, | agras[120], eszig, oley rosaci, oley fyolaci, daz meng*e* alles czusamen vnd smere daz heübt warme da myt. Aber daz ist nyt güt also gemacht vor jünge kynde, want yre conplexie ist swache. Aüch zu tymsamon[121], daz ist, daz eynen düncket czü stüle mogen gane vnd sere drücket vnd doch nyt von ym geyt, dan derme schabet. Nym colatüre apium[122] vnde myt clyen[123] vnd oley rosaci vnd mache eyn crystere, daz ist zü male güt. Apium ryssus[124] vnd ist eyns von fünfferley apium. Wer do nympt des selbe*n* apium vnd sudet daz myt win vnd myt baüm oley, daz ist güt zu dolores des mylczen. Vnd ist genant apium rysus[125] vmb daz, daz er abenympt melancolye vnd macht freüde. Apium amoridonum[126], daz ist eyns von den fünfferley apium. Wer da nymmet daz apium vnde süth daz myt güdem wyn, daz virdrybet alle dolores amorides[127], dye do komment von flecma, vnd dar vmb ist ysz genant apium amoridorum. Die ander zweyerley

4 apoteker] apotecker K, appotecarius E || **5** griene] *aus* grüne *korrigiert* Z, griene KE; api] apii K || **7** ytricia] itricia KE || **8** petrocilini] petrolin E; dar] daz Z, dar KE || **9** lytargi] littargi K, litargi E || **10** oley *über der Zeile nachgetragen* Z; fyolaci] fiolaci K, violaci E; menge] menget Z, menge K, meng E || **12** tymsamon] tymsamoni E || **13** schabet] schaboet K, schabot E || **14** ryssus] rissus K, risus E || **15** vnd[1] ZKE; selben] selbem Z, selbē K, selben E || **17** rysus] risus KE || **18** Wer – apium[2] *am Rand nachgetragen* Z, *nicht in* E || **20** amoridorum] amoridarum K || **20/221,1** amoridorum – apium *am Rand nachgetragen* Z

113 apium: Eppich, Sellerie
114 saxifraga: Steinbrech
115 tamariscus: Tamariske
116 icteritia: Gelbsucht, Ikterus
117 Abkochung von Eppich/Sellerie, Petersilie und Fenchel
118 phrenesis: Wahnsinn, Geisteskrankheit, Hirnwut
119 lethargia: Schlafsucht; Zustand körperlicher und psychischer Trägheit
120 agresta: Brühe aus unreifen Weintrauben, Träubelmost
121 tenesmos/tenesmus: Tenesmus, schmerzhafter Stuhlzwang
122 durchgeseihter Eppich (colatura: das Durchgeseihte)
123 klîe: Kleie
124 apium risus: Ranunculus sceleratus L., Gift-Hahnenfuß, vgl. Marzell (1977/2000, Bd. III: 1281)
125 risus: Lachen
126 apium haemorrhoidarum: Ranunculus ficaria L. (Scharbockskraut) bzw. Ranunculus repens L. (Kriechender Hahnenfuß), vgl. Marzell (1977/2000, Bd. III: 1251–1252, 1270)
127 haemorrhoides (Pl.): Hämorroiden

apium do reden ich nyt von vmb der sachen willen, daz man yr nyt viel gebrücht yn arczenien. Vnd daz erste ist genant apium commüne[128].

Anacardi[129] ist hytzcig vnd dürre in dem vierden | grade. Vnd ist eyn frücht von eym baüme vnd wehyst in dem lande I*n*dea. Vnd sint etliche, dye da sprechen, daz ez lüse sin der elephanten, daz ist aber nyt also. Vnde so sye swerer sin, so sye beszer sin. Vnd werent drysczig jare vnd sye sint gyfftig. Vnd wer yr sünderlichen gebrücht vngemenget, den dotet sy vnd mach[t] yn vnsynnig oder macht yn bresthafftig an der leprosis. Zu virgeszen, genant yn latyn obliuio[130], nym castorium vnd sudt myt starckem eszig vnd menge dar vnder dye fuchtekeyt von anacardi vnd wir*ff* vsz dye schelen vnd smere do myt daz genick des heubts vnd schere daz heubt vor. Zü dreyerley bresten, infitigo[131], serpigo[132], morfiam[133], synt dryerley leprosis, vnd also düt mann: Recipe appriment[134], succi anacardi bene loti vmb daz, daz ez virsnytet vnd bornet[135] daz fleysch von syner hytcze vnd dürrekeyt. Daz menge czusamen vnd mache eyn salbe. Eyn plaster gemacht myt anacardi saff vnd myt teridoricum[136] ist güt czu allerley leprosis vnd zü obliuio. [206ra]

Anthymonium[137] ist hytzig vnd dürre in dem vierden grade. Vnd ist eyn ader von der erden vnd ist glich, als were ez metalle, aber ez zügeet | nyt. Vnde so er lüter[er] ist, so er beszer ist. Daz püluer von antymonium hylffet zü aldem schaden[138], der do flüszet. Antymonium vnd seüffe vnd myt laüwen dye fystel gewassen, ist güt. Antymonium püluer hilfft czu allen kancker vnd frys*z*et doyt fleysche. Czu polipus, daz ist [206rb]

---

4 Indea] Iüdea Z, India KE; India Goehl (2015: 39) || **6** vnd – yr] *nicht in* E; gebrücht *danach gestrichen*: vnd Z || **7** vngemenget] *über der Zeile nachgetragen*: vn Z, vngemenget K, vngemengt E macht¹ KE || **9** wirff] wirffet Z, wirff K, werffe E || **9/10** schelen] schelote K, schelaten E || **12** loti *danach gestrichen*: vnd, *statt dessen am Rand nachgetragen*: vmb Z || **16** Anthymonium] a (*Repräsentante*) Ntimonium K, Antimonium E; ader *über der Zeile nachgetragen* Z || **17** lüterer KE || **18** antymonium] antimonium KE || **19** Antymonium¹] antimonium KE || **19/20** Antymonium²] antimonium KE || **20** allen] allem E; fryszet] fryschet Z, frischet K, frißt E

---

128 apium commune: Apium graveolens L.

129 anacardium: Ostindischer Tintenbaum/Elefantenlausbaum; Frucht vom Tintenbaum: Elefantenlaus

130 oblivio: Gedächtnisschwäche, Vergesslichkeit; auch (progressive) Demenz

131 impetigo: Impetigo, nässender (eitriger) Hautausschlag

132 serpigo: Schorf, Flechte

133 morphea: Art Hautausschlag; Flecken auf der Haut, die die Vorläufer des Aussatzes bilden; Aussatz

134 auripigmentum: Auripigment, Operment, Rauschgelb

135 burnen: brennen

136 theodoricon: gemeint ist Latwerge Theodoriton anacardinum

137 antimonium: Spießglas, Antimon

138 zu lange bestehende eiternde Wunde (an Beinen). Als *alter Schaden* wurde im Mittelalter Ulcus cruris (venosum) bezeichnet, vgl. Keil: *Buch von alten Schäden*, In: Verfasserlexikon (1978: Sp. 1080 f.)

eyn breste inwendig der nasen, dar czu ist güt anthymonium puluer. Zü allen flecken yn den aügen, dar zü ist gut anthymonium puluer myt honig gemenget vnd myt myrbolans kerne[139] vnd myt rosen waszer vnd totti[140] vnd dar vsz eyn plaster gemacht. Czü dem, der da blüt spywet der nasen halben, nym püluis anthymonium vnd sücci sangwyn*a*ria[141], daz ist bürsa pastoris[142], daz hylffet vnd ist zü male güt. Püluis anthymonium gemyschet myt succi tasus barbatus[143], daz ist lappas[144], vnd myt dem saffe conficieret daz püluis antymonium ist güt zü amorides, myt baüm [206va] wolle warme dar off gelacht. Vnd were yz, daz dye amorides were innewendig | dem lybe, so ma*c*h eyn cristere[145] myt sücci pyscanum[146], daz ist süe fenchel.

Acacia[147] ist kalt vnd dürre yn dem drytten grade. Vnd ist vnczydig sclehen saffe. Vnd stercket vnd hylfft czü male sere zü vomitus[148], daz kommet von colera, vnd czu swacheyt der conplexien, daz eyner nyt gehalden mag, daz er yszet. Nym acacia, momi[149], daz ist schelle würcze[150], gummi dragaganti[151] vnd gummi arabici[152] züerlaszen

1 anthymonium] antimonium KE || **2** anthymonium] antimonium KE || **3** myrbolans] mirbolans KE totti] toiti E || **4** anthymonium] antimonium KE || **5** sangwynaria] sangwyneria Z, sagwinaria KE || **6** anthymonium] antimonium KE; tasus] tapsus *über gestrichenem*: tasus K, tapsuß E || **7** antymonium] antimonium KE || **9** mach] magh Z, mach KE; pyscanum] pistanum E || **12** gehalden] hehalten K, behalden E || **12/13** momi] moni E || **13** schelle würcze] scheleworcz K, schelle wurtz E

139 myrobalanum: Frucht des arabischen Behennussbaumes, aus deren Kernen das geruchlose Behenöl gepresst wird

140 tutia/tuthia: Hüttenrauch, Arsenik, welches beim Abrösten von arsenhaltigen Erzen als weißer Rauch entweicht, vgl. *vel pone de tutia cum pulvere antimonii* (Goehl 2015: 33)

141 sanguinaria: Blutwurz, Blutkraut: kann verschiedene Arten bedeuten, hier handelt es sich nach der Bestimmung um Hirtentäschel (sanguinaria minor)

142 bursa pastoris: Täschelkraut, Hirtentäschel

143 Königskerzensaft; thapsus barbatus: Königskerze

144 lappa: Klette

145 Klistier, Einlauf

146 peucedanum: Haarstrang, Saufenchel

147 acacia: Akazie; Akaziensaft

148 vomitus: Erbrechen, Brechen, Speien

149 Im lateinischen Text steht: ...*accipe acaciam, mumiam, dragagantum vel gummi arabicum* (Goehl 2015: 34). In der Regel wurden keine echten ägyptischen Mumienteile verwendet, sondern als Ersatz aufgefundene mumifizierte Tiere oder auch das unter den Nestern von Raubvögeln gesammelte Gewölle. Bisweilen wird auch das zum Konservieren von Leichen benutzte Pech-Bitumen-Gemisch so bezeichnet.

150 schëlwurz: Schellewurz, Schellkraut; Es kann sich um eine falsche Deutung des vorangehenden Substantivs handeln. Schellkraut wurde auch als *memita* bezeichnet, vgl. Marzell (1934/2000, Bd. I: 923), Daems (1993: 138).

151 tragacanthum/tragantum: Bocksdornharz

152 gumi arabici: Gummiharz afrikanischer Akazienarten (ursprünglich von arabischen Häfen aus exportiert)

vnd gemenget myt eys wysze vnd da*r* vsz mache eyn plaster vnd leg*e* off den magen mont. Aüch daz selbe stücke, gebacken yn eyner pannen vnd dar vsz eyn kochelin gemacht vnd off den magen mont gelacht, hylfft czü male sere. Auch daz selbe köcheln gelacht off eyner fraüwen büche, dye yr czijt vberich hat, styllet. Czu vszlaüffe nym acacia, lapis sangwynaria[153], ipoccidüs[154] vnd myt rosenwaszer oder regen wasser gemenget vnd gyb ym des zü drincken. Aüch zü dem blüde, daz dorch dye nase geet, nym acacia vnd sücci sangwynaria vnd | mache da myt eyne czappen in [206vb] dye nase, so styllet ez zü stünt. Item zü eyner frauwen, dye yr czijt vberig hayt, nym dye vorgeschriben stück vnd menge myt sücci plantaginis[155] vnd mache da*r* vsz eyn suppositorium vnd lege yn dye schemede, daz hylffet sye zü stunt. Item wan sich eyns oben brycht vnd auch vszlaüff vnden hait, nym acacia, sangwinis draconis[156], mastici[157], oleüm rosaci, dragaganti vnd daz myt eys clare vnd mache eyn plaster off den nabel vnd mage[n] mont. Item czü postemen, dye da hytczig sint am anfange, nym acacia vnd mysch myt succi plantago oder succi ascariola[158] vnd mache eyn plaster dar off.

Amydum[159] ist hytzig vnd fücht vnd gemyschet. Vnd also mag man ez machen: Nym schone weysz[160] vnd dü den yn eyn bodde[161] vnd fülle dye myt waszer vnd lasz also sten, myt daz der weysz weyche wirt, vnd slach daz dürch eyn düche vnd lasze dan drucken[162] vnd snyt ez dann zü stücken. Daz ist güt zü dem hüsten eynen bry gemacht myt mandel myllich[163] oder myt czocker benyt[164].

---

1 dar] dan ZK, dar E; lege] legen Z, lege K, leg E || **5** sangwynaria] sagwinaria KE; ipoccidüs] ipoccitidus K, ypocatibus E; hypoquistidos Goehl (2015: 34) || **5/6** oder regen wasser *über dem Zeilenende nachgetragen* Z || **7** sangwynaria *danach gestrichen*: vnd ist oder, *jedoch* vnd *ist richtig, steht im Text* KE; sagwinaria KE || **9** dar] daz Z, dar KE || **10** sye] *nicht in* KE || **11** sangwinis] sagwinis K || **13** magen KE; postemen] pastemen K || **14** nym *danach gestrichen*: ain Z || **16** Amydum] []mydum K, Amidum E

---

153 lapis: Stein, hier Blutstein

154 hypocistis: Hypozist; eine Schmarotzerpflanze auf der Cistusstaude, deren Saft in der Arznei gebraucht wurde

155 plantago: Wegerich, Wegebreyt

156 sanguis draconis: Drachenblut, dunkelrotes (Gummi-)Harz von Dracaena

157 mastix: Mastix, getrocknetes Gummiharz des Mastixstrauchs

158 scariola: Wilder Lattich, Wilde Endivie

159 amylum/amidum (mlat.): Stärkemehl aus Weizen, Weizenstärke

160 Weizen

161 Bütte

162 trocken werden

163 Mandelmilch

164 benît: klarer, gereinigter Zucker in Stangeform (lat. penidium)

[207ra] **Agarick**[165] ist hytzig in dem andern grade vnd durre in dem dritten grade. Vnd ist eyn swamp, der do wehyschet yn Lamparten[166] vnd wehyschet vnder bäumen, dye man nennet agetis[167]. Vnd sint czweyerley, die eyne ist man, dye ander frauwe. Vnd die beste ist dye frauwe vnd ist ront vnd wysz, vnd der man ist etwaz lenger vnd nyt als wijsz. Vnd dye fraüwe leszet sich lychteclich brechen, me dann der mann. Vnd als sye brychet, staubet sye dan innewendig dye fynger, so ist sie güt. Vnd weret fünff jare myt ander myschünge. In dem anefange, als sye wirket, feget sye flecma vnd darnach melancolia. Item zü cottidiana, daz do kommet von flecma, nym agri[ci] myt decoctio asquinanti[168], daz dü dye decoctio menges myt syrop. Oder nym agrici vncias ii, fenchel ii loyt, fümus terre[169] oder düben crop[170] eyn hant folle[171] vnd süth den vnd fümus terre vnd fenchel yn waszer vnd yn der decoctio puluer de*n* vorgeschriben agrici. Vnd daz deyle yn fünff vnd gyb ym zü drincken yn der czijt, als yn febres ankommet, daz hylffet yn. Vnd ist besücht[172], daz ez hylffet, wann ich viel lude[n] do myt gehulffen han. Czu aliaca passio[173], daz ist eyn gederme wee: Zu dem
[207rb] ersten so sal man ym geben czwey oder | dry crystere, da inne sye agrici, vnd darnach gyb ym des vorgeschriben drancks. Item zu fysteln nym gebrant salcze, tartarum[174], agrici vnd rybe zü male cleyne vnd daz conficiere myt honige vnd bestryche do myt eynen meyssel vnd dü den yn daz fystel loche, so czüget sich vsz daz gebrochen gebeyne vnd reyniget daz fleysche vnd heylet dye fystel. Item czü amorides vnd wan eyn frauwe yre blüme nyt hait, nym agrici woil gepüluert vnd conficiere myt succi sücklimani[175] vnd baüm oley, gewerme[t] off eym füre vnde myt baum oley gelacht off dye amorides. Oder suppositoria gemacht myt dyssem vorgeschriben vnde gelacht in der frauwen schemede, brenget yr czijt. Zü morfian nym agrici püluer vnd pickt vor dye vmb dye morfian vnd wirffe dan des puluers yn dye locher. Dye de-

1 vnd – grade[2]] *über der Spalte nachgetragen* Z, *am Rand nachgetragen* K || **3** man[2]] *korrigiert aus*: wan Z || **3/4** Vnd[2] – frauwe] *nicht in* E || **8** agrici KE || **9** decoctio[1]] decoccien E; decoctio[2]] decoccien E || **11** decoctio] decoccien KE; puluer *über der Zeile nachgetragen* Z; den[2]] der Z, den KE || **13** febres] febris K; besücht] besucht ZK, v-sucht E || **14** luden] lute ZK, luden E; aliaca] alliaca K, allica E || **21** gewermet] gewermet K, gewermpt E || **23** morfian *danach gestrichen*: brenget yr czijt zü morfian Z || **24/225,1** decoctio] decoccie K, decocien E

165 agaricus: Lärchenschwamm
166 Lombardei
167 abies: Tanne; im lateinischen Text: *et crescit circa radicem abietis* (Goehl 2015: 34)
168 Absud von Kamelheu; schoinuanthos/squinanthus: Kamelheu
169 fumus terae: (Echter) Erdrauch, Taubenkropf
170 Taubenkropf
171 hantvol: ein Hohlmaß vom Inhalt einer hohlen Hand, auch: ein wenig, einiges
172 besuochen: erproben
173 passio iliaca: Ileus, Darmgicht
174 tartarum: Weinstein, Salze der Weinsäure, Ablagerung aus den Weinfässern
175 cyclamen: Zyklamen, Erdscheibe, Saubrot

coctio von agrici vnd myt costi amari[176] vnd asquinanti vnde sene ist gut zü alle[n] dolores vnd bresten, dye do komment von flecma. Pylloles von agrici sterket den magen zü male sere.

Acoris[177], daz ist yreus, vnd ist | hytczig vnd dürre yn dem drytten grade. Vnd ist dye swertel, dye da wehyschet yn dem waszer. Dye wurczel lyeset mann in dem anefang des sommers vnd dye würczel snydet man inne vier stück vnd derret sye in der sonnen. Vnd wert dry gancze jare, wan sye gemyschet ist. Sin dogent ist zü dryben vnd offet[178] hartekeyt des milczes. Nym acoris ii phunt vnd stoysz ez woil vnd menge myt güdem eszig vnde lasz also steen dry nacht vnd dry dage. Darnach nym daz vnd süth, myt daz halp ingesotten ist. Vnd dar nach syhe vnd dar vnder do honig vnd lasz als lange syeden, myt daz der eszig vszgesuth. Dan ist ysz genant oximel[179]. Vnd zu dem bresten des milczes gyb ez zu drincken morgens vnd abents myt decoctio acoris. Zu dem selben bresten nym succi acoris i phunt, eszig eyn halp phunt, baüm oley ii loyt, armoniack iiii loyt, sorapine[180] ii loit. Die stucke alle menge züsamen vnd laysz weychen vber nacht. Vnd des morgens suth daz, myt daz halbe yngesuth, vnd dar nach nym puluis acoris vnd menge dar vnder vnd mach eyn salbe. Wieder ytricien[181] nym acoris würczel vnd suth dye inne waszer. Vnd des waszers | gyb ym zü drincken, daz hylffet yn sere, doch hette er febres, so solt mann ym yz nyt geben. Vnd were ysz, daz er febres hette, so sal mann ym eyn bat machen myt acoris würczel vnde sal mann yn woil decken, daz er swytcze, so geneset er. Zü den flecken in den aügen nym acoris würczel vnd lege inne eyne koppern[182] geschyrre geyn dye sonne, myt daz dye füchtekeyt vszgeet, vnd menge dar vnder aloes cycatrine pulüer vnd laysz [daz] derren. Vnd darnach sal man ysz püluern vnd myt eyme fedderkyle blasen in dye aügen, daz hylffet vnd ist sycherlichen virsücht, daz ez gut ist.

[207va]

[207vb]

1 allen KE || **8** offet] uffet K, vffet E || **14** sorapine] sarapine KE; Die *über der Zeile nachgetragen* Z || **16** vnd^1 – acoris] *nicht in* KE; vnd^1 – salbe] *am Spaltenrand nachgetragen* Z, vnd menge dar vnder puluis acoris vnd mach eyn salbe *am Rand nachgetragen* K, vnd meng dar vnder puluis acoris vnd mach ein salbe E || **17** ytricien] yctricien E || **20** würczel] wurtzlen E; *am Rand schwarz*: Aügen Z || **21** würczel] wurtzlen E || **22** cycatrine] cicatrine KE || **23** daz K, das E

176 costus amarus: Bitterkosten; indischer Strauch, aus dessen Wurzel eine kostbare Salbe hergestellt wurde

177 acorus: Wasserschwertlilie, Iris pseudacorus L.

178 öffnet: hier im Sinne von ‚erweicht'

179 oxymel: Essigmet, aus Honig und Essig bestehende Mischung (Sirup)

180 serapinum: Serapin-Gummi, Serapinharz

181 icteritia

182 aus Kupfer

Armoniacke[183] ist hytzig yn dem drytten grade vnd dürre in dem andern grade. Vnd ist eyn gummi vnd der baüm heyszet armoniaka. Vnd yn dem sommer kerbet[184] man dye czwey, dar vsz swytczet daz gummi. Vnd daz gummi fellet auch zü wilen inne dye erde, so komment dye lüde vnd hebent ez vff. Vnd vmb daz, daz ez fellet in dye erde, ist yz noyt, daz man süche, daz do luter sy vnd reyne, glich wisze als eyer [208ra] clare. Sine dogent ist zü dryben vnd zü offen alle engekeyt | der brüste vnd allen hüsten, der do füicht ist. Nym troppen armoniacke vnd lege yn eyn dotter weyche eye myt honige. Vnd daz ingenomen ist güt zü dem bresten vorgeschriben. Wyeder allen bresten des mylczes nym armoniacke vnd galbanum, eyns als viel als des andern, vnd czüerlasze yn *ewenig* eszig vnd dar vnder menge wasche vnd wermüt saffe vnd rode doste[185] vnd mache daz als eyn salbe oder eyn plaster. Zü eyner fraüwen, dye yr blüme nyt hait, mach süppositorium oder eyn dampf dürch eyn trychter, daz brenget der fraüwen yr blüme. Zü den wormen lümbericis nym sücci absintei[186] vnd pyrsche bletter vnd menge vnder armoniacke, daz züerlaszen ist inne eszig, vnd mache eyn plaster off den nabel.

Anysüm[187] ist hytczig vnd durre in dem drytten grade. Vnd ynne ander sprache ist ez genant süsz kommel. Syne dogent ist zü dryben, zü weychen, auch ist yz güt zu alle*n* ventositates vnd bose dygestio, ruppzen[188] vnd gyszen. Nym wyn, da inne gesotten sy e*nys*, fenchels samen, castorium vnd *ewenig* negelin[189], vnd daz gyb warme zü drincken vor alle dye bresten vorgeschriben. Wyeder dolores ilii[190], daz ist [208rb] eyn | wee inne dem gederme vnd vmb den nabel, dar ist güt zü decoctio anis. Wyeder dolores der oren, daz do kommet von füchtekeyt, mache eyn decoctio von anis vnde dar vnder menge laüch saffe vnd czwebel saffe vnd baüm oley vnd dreüff daz selbe in dye oren vnd virstoppe sye i*m* myt ewenig baümwollen. Wyeder dolores der fraüwen

1 Armoniacke] []rmoniack K, Armoniack E || **2** armoniaka] armoniack KE || **5** reyne *danach gestrichen*: daz ist Z || **6** alle *danach gestrichen*: vnd reynekeyt Z || **7** armoniacke] armoniack KE || **9** armoniacke] armoniack KE || **10** ewenig eszig] innewendig eszig Z, inne enwenig eßig K, in modico acceto E || **13** lümbericis] lumbricus E; pyrsche] pyrsich K, pfersig E || **14** bletter] blijtter Z, bletter K, bleter E armoniacke] armoniack KE || **16** Anysüm] []Nisum K, Anisum E || **18** allen] allem Z, allen KE; bose *über der Zeile nachgetragen* Z; ruppzen *über der Zeile nachgetragen* Z || **19** enys] eyns Z, enis KE ewenig] innewenig Z, eynwenig K, en wendig E || **20** ilii] ylii K, yli E || **21** dar] *wohl aus* das *zu* dar *korrigiert* Z, das K, dar E || **22** der oren] *nicht in* E || **24** sye im] sye in Z, *nicht in* KE; ewenig *danach gestrichen*: b Z

183 ammoniacum/armoniacum: Ammoniakgummi, Ammoniakharz
184 kërben: schneiden
185 doste/toste: Origanum, Wilder Thymian
186 absinthium: Wermut
187 anisum: Anis
188 roffezen/rofzen: rülpsen
189 negellîn: Nelke, Gewürznelke
190 ileum/ilium: Bauchgegend; die Eingeweide; Magen und Gedärme

schemede vnd der müter gyb tryfframagna myt decoctio anis zü drincken. Auch ist güt anis zu allem bresten der lebbern vnd hartekeyt des mylczes. Item, daz eyn frauwe genüg myllich habe zü seügen, gyb yr in alle yr spyse gewonlich anis.

Absyntheon[191] ist hytzig yn dem ersten grade vnd dürre in dem andern. Vnd ist czweyerley, dye eyn ist zü starcke vnd bytter vnd wircket me dan dye ander, vnd die ist dye wilde. Dye ander weschet yn den garten vnd ist nyt als güt. Syne dogent ist zü dryben vnd auch veste machen vnd hait crafft wyeder syns. Dye sache, daz sye veste macht, ist, daz sine substancie ist groib, vnd dye sach, daz sye dry|bet, ist yr bytterkeyt. [208va] Vnd sterket den magen vnd colera rübea, daz in dem magen ist, reyniget sye. Vnd sprychet Galienus, daz yn dyssem crüte sint czweyerley crafft, eyne wyeder sins dye ander. Dye eyn crafft ist, daz ez veste machet, dye ander ist, daz sie drybet. Vnd dar vmbe gyb[t] mann wermüt eyme menschen, daz do veste ist, yz wirt noch vester, gyt man yz eym menschen, der den vszlauffe hayt, yz wert an ym dyste lenger. Vnd ist glicher wyse, als eyns stryede[192] myt der natüre, wanne dye crafft, [die] erwietert vnd erwecket dye nature, daz yz drybet, wircket vnd reyniget dye colera senfftclich, vnd dye crafft, dye die wermüt hait, machet sye veste vnd sterket dye lebber vnd scheydet dye bose füchtekeyt, dye da schedigent dye lebbern vnd swachent dye mylcze. Auch eyner, der decoctio von wermüt nymmet, do von virgeyt ym dye drunckenheyt[193]. Vnd wer da drincket wermüt decoctio myt spycenardi[194], daz drybet vsz dem magen vnd gederme alle ventositates. Wermüt gedrüncken myt eszig, daz heylet daz wee inne der gorgeln, dye do kommet von | fleüma vsz dem heübte vnd auch von [208vb] bosem swemmen. Wermüt gemenget myt honige nymmet abe dye swylste vnder der czongen vnd dye swarczekeyt vnder den aügen nympt ez auch abe vnd lutert daz angesycht. Wirmüten waszer gedan yn dye oren drücket sye wyeder dye worme, dye do waschent yn den oren. Item nym else saffe vnd do daz yn dye oren, daz dotet dye würme. Elsz saffe gemenget myt styre galle vnd in daz ore gedan, heylet daz süsen. Vnd elsz saffe gemenget myt rosen oley vnd wasche vnd do myt gesmyrt den magen,

1 tryfframagna] *aus* tryfframagana *korrigiert* Z, triffframagna *aus* triffframagana *korrigiert* K, trifframagna E || **4** Absyntheon] []bsintheum K, Absintheum E || **10** Galienus ZK, Galianus E || **11** ez *danach gestrichen*: drybet vnd Z; daz² *danach gestrichen*: ysz czeymet vnd Z; sie] sie *über der Zeile nachgetragen* Z, ez K, yß E || **12** gybt] git K, gibt E || **13** der *über der Zeile nachgetragen* Z || **14** die KE || **15** dye¹ – wircket] *nicht in* KE; wircket *am Rand nachgetragen* Z || **18** der *über der Zeile nachgetragen* Z decoctio] decoccien KE; von²] *danach*: vnd Z, nicht in KE – *von den Editoren getilgt* || **19** decoctio] decoccien KE; spycenardi] spicanardi KE || **22** swemmen] *über gestrichenem*: swachem Z, swamhen K, swachem E; Contra suffocationem ex fungis Goehl (2015: 38); abe *über der Zeile nachgetragen* Z || **22/23** abe – nympt] *nicht in* E

191 absinthium: Wermut, Artemisia absinthium L., Bitterer Beifuß, auch Elsen, Alsen

192 Streit

193 Trunkenheit

194 spica nardi: Indische Narde, Nardenähre, Speichenähre, Speik nymmet abe sin dolores. Vnd daz selbe smere uff daz milcze, nymmet abe auch sine dolores. Else saff gemenget myt honige vnd gemacht eyn suppositorium [vnd] in eyner fraüwen schemede gelacht, ewecket yr blüme. Eyn syrop gemacht myt absintheon hylffet vnd sterket den menschen zu male sere. Zü den lümbaricus nym elssen saffe myt würme samen vnd gyb ym zü drincken oder myt bethonien[195] oder myt persick kern[196] oder myt centhaurea[197] woil gestoszen, virdrybet alle worme. Vnd sprychet der wyse Ascorydes[198], wer da nympt elsz vnd leget dye inne eyn kyste, da [209ra] kleyder yn sint, beheltet dye kleyder vor | mütten vnd wormen vnd vor allem schaden. Vnd were ysz, daz man neme decoctio von wermüt vnd daz inne tynte leget vnd dye bretter vszen an eym büche dan myt der dynten bestrychet, do düt keyn müsz schaden noch mütte an[199]. Aüch nymmet man wermüt decoctio vnd bestrychet damit eyn kyste oder ander ding, daz stychet keyn worme.

Amigdala amarum[200] sint bytter mandeln vnd sint hytzig vnd dürre in dem andern grade vnde sint gut zü der arczenie vnd auch süsze mandeln. Vnd dye meyster concorderent, daz die susze mandeln sint myttelmeszig vnd man sal dye geben zü eszen zü allem bresten, er sy hytzig oder kalt. Bytter mandeln offent vnd reynigent bose hümores, dye in der lebbern sint vnd yn der mylczen sint vnd yn der brüste vnd yn der longen, von fleüma, daz fyscosis[201] ist, vnd reyniget auch dye nyeren vnd erwecket den harn. Vnd ventositates inne der blasen scheydet ez. Mandel waszer gedruncken myt myncze waszer[202] vnd myt amidum[203] virstoppet vszlaüffe des bludes. Yre oley ist hytczig vnd durre vnd offent samenunge flecma der lebbern vnd [209rb] mylczes vnd | düt off dye brust. Vnd dolores der oren vnd des heubtes ventositates

1/2 Vnd – dolores *unter der Spalte nachgetragen* Z || **1** daz[1] *über der Zeile nachgetragen* Z || **2** suppositorium] *danach*: gelacht Z, *nicht in* KE – *von den Editoren getilgt*; vnd[2] KE || **3/4** absintheon] absintheum K, absinthum E || **4** lümbaricus] lümbaricis K || **5** würme] *korrigiert aus*: worme Z, wurme KE || **6** centhaurea] centhauria K || **7** Ascorydes] Ascorides KE || **9** decoctio] decoccien KE || **10** büche] *danach*: vnd Z, *nicht in* KE – *von den Editoren getilgt* || **11** decoctio] decoccien KE || **15** sal] *nicht in* KE || **20** amidum] aminuden [?] E || **21** vnd durre *am Rand nachgetragen* Z

195 vettonica/bet(h)onica: Betonie, Heilbatunge

196 Pfirsichkerne

197 centaureum: Tausendgüldenkraut

198 Dioskurides (lat. Dioscorides), Pedanios (1. Jh. n. Chr.), Autor des aus fünf Büchern bestehenden umfangreichen Werkes *De materia medica*

199 Die Anweisung zum Buchschutz (bzw. Pergamentschutz) vor Mäusen kann man bei *Macer floridus* finden (vgl. Schnell 2003: 412 oder den Hinweis bei Goehl 2015: 196).

200 amygdala amara: Bittermandel; die Monographie über Bittermandel ist viel länger als die entsprechenden lateinischen Texte und unterscheidet sich von bei Goehl (2015: 39) oder Ventura (2010: 239–240) angeführten Abhandlungen über amygdala amara.

201 viscosus: viskos; klebrig, zäh, zähflüssig; *ex humore glutinoso* im lateinischen Text (vgl. Goehl 2015: 127); glutinosus: viskos

202 minze: Minze, Mentha

203 amylum/amidum: Stärkemehl

reyniget yz. Vnd alle dolores in der schemeden, ez sy fraüwe oder mann, vnd alle swylst in beyden schemeden heylet ez. Vnd war yn yz gedan wirt, yn drancke oder yn salbe, virdrybet alle dolores der nyeren vnd hartekeyt des harnes. Vnd were ez sache, daz ez gemenget were myt yreos crüt vnd myt honige vnd myt rosen oley, scheydet dye hartekeyt des milczes. Aüch hylffet ez zu male sere zü fynsternysse der augen vnd swacheyt des anegesichtes. Mandel würczel gepuluert vnd gemenget myt eszig ist güt vor alle flecken des antlytzes vnd zü kleynen blatern[204] vnder den aügen. Vnd alle vngeschaffen flecken yn der hüt nympt yz abe, vnd sünderlichen yn der süchten morffiam genant, daz ist dye royt flecken vnder den aügen, daz reyniget ez vnd macht schone. Des püluers gedrüncken yn wyne, daz heylet den dürren hüsten. Vnd sprychet Paülüs[205], | daz absynteon glich als güt ist. Item bitter mandel [209va]
gestoißen vnd mit zocker gemenget vnd genütz, ist gut zu asma.

Aristologia duplex

Arystologia[206] ist czweyerley, dye eyne ist lang, dye ander ist kochelecht oder keugelecht, vnd sint beyde hytczig in dem andern grade. Vnd ist genant holewurcze vnd ist zu male bytter vnd der küchelecht gebrüchet man me dan der lange yn arczedye, vnd die würczel me wann die bletter. Vnd leset man ez, *e*e yz blüwe. Sine dogent ist zu dryben alle gyfft. Wieder den bysz eyns vnsynnigen hündes oder virgyfftigen dyeres gyb ym der worczel puluers zü drincken myt mynczen saff. Daz pülüer von der würczeln fryszet alle doyt fleysch. Zü fysteln mach eynen meyssel vnd welcher[207] den in dem pulüer vnd düe als dan den meyssel in dye fystel, so dodet er die fystel. Wyeder asma, daz ist korcze athüm, daz do kommet von kelten, arystolo-

3 ez] *danach*: yz Z, *anders formuliert* KE – *von den Editoren getilgt* || **4** yreos] ireos E || **7** aügen *danach gestrichen*: vnd swacheyt des angesychtes mandel worzel gepuluert vnd gemenget myt eszig ist güt zu den blatern Z || **9** morffiam] morfiam K, morfeam E || **11** absynteon] absintheum KE || **11/12** Item – asma] *über der Spalte nachgetragen* Z, bitter mandel gereben vnd mit zocker gemenget vnd genuczt ist gut zu asma *unter der Spalte nachgetragen* K || **12** gestoißen] gereben KE; genütz] genuczt K, gemacht E || **13** Aristologia duplex *rot am Ende der vorgherigen Zeile als Überschrift zum Nachfolgenden* Z || **14** Arystologia] a (*Repräsentante*) Ristologia K, Aristologia E; kochelecht oder] *nicht in* KE || **16** küchelecht] kugelicht Z, kůglicht E || **17** ee] ye Z, ee KE || **18** dryben] *danach*: dogent des Z, *nicht in* KE – *von den Editoren getilgt*; alle] *danach*: dogent des Z, *nicht in* KE – *von den Editoren getilgt* || **19** puluers] gepuluert KE || **20** fryszet] fryschet Z, frißet K, frißt E; alle] alle ZK, ab E || **21** welcher] welger KE; pulüer] *danach*: ist Z, *nicht in* KE – *von den Editoren getilgt*; dan] *danach*: dü Z, *nicht in* KE – *von den Editoren getilgt* || **22** die *über der Zeile nachgetragen* Z || **22/230,1** arystologia] aristologia KE

204 blâtere: Blase

205 Paulus: möglicherweise bezogen auf Paulus von Ägiana (Paulos von Aegina, 7. Jh.), dessen Kompendium der Medizin *Hypomnema* im abschließenden 7. Buch eine Arzneilehre enthält, vgl. Hau (2005: 1116)

206 aristolochia: Hohlwurz, Osterluzei; hier aristolochia longa (Lange Hohlwurz) und aristolochia rotunda (Runde Hohlwurz)

207 walgern, welgern: wälzen, rollen

gia worczel püluer czwey deyl vnd eyn deil enczyan vnd conficiere daz myt honige als eyn latwerge. Vnd dye latwerge gyb eym bresthafftigen, daz hylffet zü male sere. [209vb] Zü applimancia[208] nym die küchelecht | arystologia gepüluert, eüforbium[209], castorium, sülphür viuum[210] et fiat decoctio in oleo petrologum oder nüslini oder olio commüni et fiat vngentum. Do myt smere ym den rück grait. Daz pulüer von aristologia gemenget myt eszig ist güt vor schupecht grint. Vnd sprycht Dyascoridis der wise, wer da nympt eyn penniges swere aristologia longa vnd dryncket daz yn warmen wyne, virdrybet alle gyfft. Vnd were ez, daz mann neme als swere als eyn pennig arystologia longa, peffer vnd myrre, yglichs als viel, vnd gebe daz eyner fraüwen yn, dye genesen were vnd doch nicht gereyniget were, als sye byllich[211] sulte, dye reyniget ez. Auch waz dogent ich gesaget hane von aristologia longa, daz selbe sal man auch virstane von aristologia rotünda. Auch hylffet aristologia puluer zü den, dye do nyesent hartlich vnd rupczent, vnd zü dolores der armen vnd wee der syten vnd hartekeyt des mylczen. Arystologia gedrüncken yn warmen waszer hylffet zü sancte Valentins plage[212] vnd czu kranckheyt podagra, daz ist wee der füsze.

[210ra] Ambra[213] ist hytzig vnd dürre yn dem andern grade. Vnd ist | der same von eym fysche genant ballena[214]. Vnd sint etliche, dye do sprechen, daz ez sy segündina[215], daz ist, daz von der ballena vszgeet, so sy jüngen gewyrfft. Vnd daz ist nyt ware, want ez ist nyt royt. Vnd sint czweyerley. Daz ist ambra grisea dye beste vnd die swarcz ist die boeste, want sye gefelschet ist. Vnd also felschet man sye: Man nymmet lignum aloes gepuluert vnd astorack calamiti[216], laptanum[217] vnd menget mann dar vnder

---

1 enczyan] enczian K, encian E || **3** applimancia *danach gestrichen*: vnd der latwergen gyb dem bresthafftigen, daz hylfft zu male sere der Z, *am Rand nachgetragen und gestrichen*: Nym die kogelicht aristologia Z, appilancia K, aplimancia E; nym die *unter der Spalte nachgetragen* Z; küchelecht] kugelicht K, koglicht E; arystologia] aristologia KE || **6** Dyascoridis] Diascorides E || **7** dryncket *danach gestrichen*: vnd drinckt Z || **9** arystologia] aristologia KE || **10** vnd – were[2] *am Rand nachgetragen* Z || **14** Arystologia] aristologia KE || **17** sy *danach gestrichen*: gedü Z || **19/231,3** Vnd – deich] *nicht in* E || **19** Daz] dar K, *Textausfall* E; grisea *über der Zeile nachgetragen* Z || **19/20** beste – die *am Rand nachgetragen* Z

---

208 epilepsia

209 euphorbia/euphorbeum: eine Art der Wolfsmilch, Wolfsmilch(harz)

210 sulphur vivum: gediegener Schwefel, Naturschwefel

211 billig: richtig, angemessen

212 Valentins-Krankheit/Valentins-Plage: Epilepsie, Fallsucht

213 ambra: Ambra; eine sich in beulenartigen Anschwellungen des Unterleibs vom Pottwal findende wachsähnliche, moschusähnlich duftende Ausscheidung von im Darm des Wals befindlichen Konkretionen; früher für den nach oben geschwommenen und verhärteten Samen des Wales gehalten, vgl. Mildenberger (1997: 84)

214 balaena: Wal

215 secundina: Plazenta, Nachgeburt

216 storax calamita: Gummi-Harz vom Storaxbaum

217 ladanum: Harz, das aus verschiedenen Arten von Zistrosen gewonnen wird ewenig besem[218] vnd ambra vnd machet man ez dann zü eyme klotze[219] als eyn deyche[220]. Vnd also kennet man dye, [die] gefelschet ist: Sye leszet sich kneten als eyn deyche, vnd der gude ambra leszet sich [nit] kneden als eyn dochelin oder deich. Zü cordiaca, daz ist hercze breste, vnd syncopis nym ambr[a gr]ysea vnd lygnum aloes vnd os cordis cerui vnd mache dar vsz püluer vnd virwyrke myt rosenwaszer vnd mache pylloles vnd gyb den, dye den bresten hant. Zü applimancia nym ambra grysea, os cordis cer*ui* vnd mache eynen dampf dürch eyn glasz.

Arthymesia[221] ist dar vmbe also genant, vmb daz sye eyn müter aller gecrüte ist. Vnd ist hytczig vnd dürre in dem andern grade. Der bletter brüchet man me in der arczenie | dan dye würczel. Vnd sin dogent ist gut zü fraüwen, dye vnfrüchtber sint [210rb] füchtekeyt halb. Vnd dye vnfrüchtber sint von vberger dürrekeyt, dye hylffet yz nyt. Vnd daz magestu erkennen inne der conplexien der fraüwen vnd nach der conplexien machestu wirken. Eyne fraüwe fruchtber zü machen: Nym arthimesia, nasticuraci[222], nücis müscati, eyns als viel als des andern, vnd daz woil gepuluert vnd conficieret myt honig schüme vnd gemacht als eyn latwerge. Vnd der latwerge gyb yr zü eszen morgens vnd abents. Auch arthemesia gesotten yn wyne vnd des wyns gedruncken, hylffet zü male sere. Vnd darnach genomen arthymesia vnd lorbeln bletter vnd daz gesotten vnd eyn sweysz batte gemacht vnd myt dem waszer dye schemede gewaschen, machet sye dragen. Arthymesia gesotten in baüm oley vnd da myt suppositoria gemacht vnd in dye schemede gelacht, machet der fraüwen kommen yre zijt vnd gerechtiget sye zu dragen. Zü tynsamum[223], daz do kommet | von [210va]

2 die K, *nicht in* E; als *danach gestrichen*: als Z || **3** vnd *danach gestrichen*: also kennet man dye dye gefelschet ist sye Z; der gude ambra *am Rand nachgetragen* Z; nit K, *Textausfall* E; als – deich] *nicht in* K || **4** cordiaca] cardiaca E; syncopis] sincopis KE; ambra grysea] ambrysea Z, ambra grisea K || **5** cordis cerui *aus*: cor cem *über der Zeile korrigiert* Z; rosenwaszer] rosen oley ader waßer E || **6** pylloles] pilolis dar vß vnd die pillolis KE; applimancia] apilmancia K || **7** cordis *korrigiert aus*: cor Z; cerui] ceruis Z, cerui KE || **8** Arthymesia] []Rthimesia K, Arthimesia E; ist²] *über der Zeile nachgetragen* Z, *nicht in* KE || **9** dem *danach gestrichen*: magen inne dem Z; me in der *über der Zeile nachgetragen* Z || **10** *am Anfang der neuen Spalte gestrichen*: yn dem daz Z; dan *über der Zeile nachgetragen* Z || **12/16** Vnd – abents] *nicht in* E || **12** daz *über der Zeile nachgetragen* Z || **13** machestu] machtu K, *Textausfall* E; fraüwe *danach gestrichen*: frauwe Z || **13/14** nasticuraci] nasturtium || **16** arthemesia] arthimesia KE || **17** arthymesia] arthimesia KE || **18** waszer *danach gestrichen*: gesotten vnd eyn sweysz bat gemacht vnd myt dem waszer Z || **19** Arthymesia] Arthimesia K || **19/21** Arthymesia – dragen] *nicht in* E

218 bisem: Bisam, Moschus

219 klotz: jede miteinander verbundene Masse; Kugel

220 teic/teig/deig: Teig

221 artemisia: (Echter) Beifuß, Artemisia vulgaris L.

222 nasturcium/nasturtium: eine Art Kresse; im lateinischen Text steht *bistorta*, vgl. Goehl (2015: 41)

223 tenesmos/tenesmus: schmerzhafter Stuhlzwang

kelten, nym colofonia[224] vnd wirff off eyn glüt vnd ynphae den rauch nyedenwendig. Vnd darnach nym arthimesia gebehet[225] vnd sytcze dar vber als warm, daz hylffet czü male sere vnd ist virsücht, daz yz also ist.

Accetum[226] ist eszig vnd ist kalt vnd dürre in dem andern grade. Vnd syne myssunge ist czytel[227], daz ist dünne. Vnd syne crafft snytet vnd stycht vnd zübrycht alle bose füchtekeyt, dye yn dem menschen ist, vnd macht veste. Vnd also macht man eszig: Nym eyn fasze, daz nyt me dan eynen bodem habe, vnd fulle daz myt wyne vnd stelle daz an eyn ende, daz yz warme ist, vnd lasze steen vngedecket, so wirt ysz güt eszig. Zü dem brechen vnd vszlaüffe nym eszig vnd gallas[228] vnd tenerici[229] vnd rosen vnd süth daz yn dem eszig züsamen. Vnd nym eynen badeswamp vnd necze den yn dye vorgeschriben decoccio vnd lege yn off de*n* magen, ysz styllet. Zü dem vszlauff nym eynen badeswamp vnd duncke den yn dye vorgeschriben decoctio vnd [210vb] lege yn off dye nyeren vnd eynen an|dern badeswamp tünck auch yn dye selbe decoctio vnd lege off den nabel, yz styllet. Syrop accetosüm ist gut zü febres tercianas, simpla vnd zü cottidiana, dye do kommet von flecma. Oximel ist gemacht von honig vnd eszig. Vnd zü wylen macht mann composite vnd zü wilen macht man sympel. Sympel ist czwey deyl eszig vnd eyn deyl honiges. Vnd lasz man ez also lang syeden, daz yz dicke wirt. Dye conposite ist also gemacht: Nym fenchel würczel, apium wurczel, petersylgen würczel, dye sal man woil stoszen vnd laszen eynen dag vnd nacht in eszig weychen vnd darnach syeden. Vnd von dem eszig nym eyn deyl vnd czwey deil honigis vnd süth daz myt, daz ez dick wirt. Oximel yskylitic[230] ist also gemacht als daz vorgeschriben, ane daz man dye myttelst schelen dar yn d*üt*. Oximel simpli oder compositi gyb[t] mann czü alle*m* bresten, der do kommet von kalder

5 czytel] zuͤtil K, el [!] E; subtile Goehl (2015: 41) || **6** dye – veste] *nicht in* E; man *danach gestrichen*: veste Z || **7** eszig *danach nicht gestrichen*: Vnd also macht man eszig Z || **8** ist] stee KE || **9** brechen vnd] *nicht in* E || **9/10** nym – Vnd] *nicht in* E || **9** tenerici] tenirici K, *Textausfall* E || **10** necze] drunck E || **11** decoccio] decoccien KE; den²] dem Z, den K, *Textausfall* E || **11/13** den² – off] *nicht in* E || **12** decoctio] decoctie K, decoccien E || **13/14** vnd – nabel] *nicht in* E || **13/14** decoctio] decoccie K, *Textausfall* E || **14/21** Syrop – wirt] *nicht in* E || **18/19** apium wurczel *am Rand nachgetragen* Z || **19** petersylgen] peterselgen K, *Textausfall* E || **21** yskylitic] iskilitic K, ist kilitick E || **22** schelen] scheloit K, schele E; düt] dünt Z, dunt K, doit E || **23** oder compositi] *nicht in* E; gybt K, gibt E; allem] allen ZE, allem K

224 colophonia: Kolophonium, Griechisches Pech, hellgelbes bis schwarzes Balsamharz

225 bæhen/bæn: bähen, durch Überschläge erwärmen; starker Hitze aussetzen und dadurch erwärmen, durch Wärmen trocknen

226 acetum: Essig

227 subtîl: fein, dünn, zart; Die Schreibung verrät den Einfluss französischer Lautung.

228 galla: Gallapfel, Eichengalle

229 Eichenrinde: im lateinischen Text: *contra vomitum et fluxum ventris bulliant in aceto tannum, id est cortex quercus, rosae gallae; et lana vel spongia intincta ibi ponatur supra stomachum* (Goehl 2015: 41)

230 oxymel scillae/squilliticum: Meerzwiebelhonig, Essigmet mit Meerzwiebel materien. Wieder vnlüstikeyt nym salbey, peterlyn, myncze, peffer, eszig vnd daz gemacht als eyn sa[l]sz, daz brenget luste. Der eszig hayt also eyn natüre, fyndet er den magen lere, so virstoppet er yn, ffyndet | er yn folle, so drybet er. Der eszig ist güt [211ra] zü aller swacheyt des krancken, also daz man ym dye hende vnd füsze da myt rybe vnd broyt dar yn gedüncket[231] vnd vor dye nase gehalten. Der eszig ist güt zü frenesis, lyttargy in maißen, ytze da vor geredt ist. Eynen sweysz zü brengen an eyn krancke mensche: Nym salcze, eszig vnd rosenwaszer vnd rybe ym dye füsze.

Alkana[232] ist kalt yn dem ersten grade vnd dürre yn dem andern grade. Dysz crüt wehyschet gynsit mers vnd daz beste fyndet man dan inne Cecilien[233]. Vnd wehyschet nyt yn allen steden. Von dem krüte macht man puluer vnd also brenget man yz vsz dem lande. Vnd sin dogent ist zü stercken den lyep vnd zü heylen. Vnd wert vier gancze jare. Ez lütert vnd reyneget dye hüt von allem bresten. Vnd der siche sal gan in daz natürlich batd vnd an dem ende, da er bresthafftig ist, baden. Vnd darnach nym alcana vnd menge yz myt eyer clare vnd ewenig eszigs vnd smere dye ende, do der brest an ist. Vnd so dü yn erst smerest, so wirt der syche gar heszelich vnd swarcze, zü dem andern male wirt yz etwaz mynner, zü dem drytten male aber mynner, zü dem vierden | male begynnet yz sich zü lütern. Also dü, mit daz der syche genesen [211rb] ist. Aüch alkana heylet alle grynt, gücke vnd morfiam. Zü heylen all*e* bresten, dye inne den oren sint vnd ynnewendig der nasen, pulüer alcana wirff off den bresten. Wyeder daz schüpecht heübt der fraüwen oder fleckeecht heysz dye alkana dün in dye laüwe vnd als dan daz heübt do myt weschen.

Apprimentum[234] ist hytczig vnd dürre in dem virden grade. Syn dogent ist vszzuczyehen vnd zü fehen vnd zu lutern. Vnd ist eyn ader von der erden. Vnd ist czweyerley, royt vnd cytrine. Dye cytrine düt man yn arczenie wieder alle fuchtekeyt des lybes vnd flecmaticus, daz do kommet von kelten. Nym appriment vnd werffe ez vff

1 materien] naturen E; vnlüstikeyt] vnkuscheit E; Acetum confortat appetitum Goehl (2015: 42) peterlyn] peterlin K, petrolini E || **2** salsz] sasz Z, salß K, salis E; salsamentum Goehl (2015: 42) || **3** lere] leher K, locher E || **4** swacheyt des krancken] swacheyt des krancken ZK, kranckeyt E || **6** lyttargy] littargi K, litargi E; in maißen *über der Zeile nachgetragen* Z; in – ist] *nicht in* E || **8** Alkana] []Lcanna K, Alcanna E || **9** gynsit *aus* hynsit *korrigiert* Z || **10/11** Von – lande] *nicht in* E || **11** vnd zü heylen] *nicht in* E || **12/18** Vnd – morfiam] *nicht in* E || **13** an] *über gestrichenem*: yn Z, an K, *nicht in* E; ende *über der Zeile nachgetragen* Z; da] *aus* daz *korrigiert* Z, *nicht in* K, *Textausfall* E baden *aus* badem *korrigiert* Z || **14** vnd[2] *aus* vn *korrigiert* Z; *danach gestrichen*: yn Z || **18** alkana] alcana K, *Textausfall* E; alle[2]] allen ZE, alle K || **19** alcana] alcanna E || **20** heübt] heubt K, caput E oder fleckeecht] *nicht in* E; alkana] alcana K, alcanna E || **23** fehen] fegen KE

231 tunken: eintauchen, eintunken

232 alcanna: die Bezeichnung ist aus dem Arabischen hergeleitet; Hennastrauch; Im Mittelalter wurde als *alcanna* auch Alkanna tinctoria, die Schminkwurz, bezeichnet.

233 Sizilien

234 auripigmentum: Auripigment, Operment, Rauschgelb

eyn glüt vnd ynphae den rauche. Oder nym czwey dragma apprimentum vnd do ez in eyn weyche eye vnd ysz daz. Zü machen, wie dye fraüwen machen, eyn salbe, do myt sye die hare an der schemeden vszdünt fallen, nym lebendig kalcck[235] eyn virdung[236] [211va] vnd züerlasze den yn waszer vnd süth yn woil vnde | nym eyn virteil apprimentum vnd lege dar ynne ewenig kommel vnd ewenig aloes cicatrine, vmbe daz dazappriment keynen schaden breng*e*. Vnd als dye frauwe yn daz batd wil gan, so mag sye sich do myt smeren, so fallent dye hare vsz. Vor grint vnd jücken nym czwey deyl weych seüff vnd eyn drytteil appriment vnd cynamomum[237] puluer vnd mache eyn salbe da myt. Item abezüdün alle hare, daz sye numme waschen, reüff[238] dye hare vo*r* vsz vnd nym dann oleum iüsquiami[239] vnd apprimentum vnd smere dan dye stat do myt. Vnd also macht man daz oley: Nym iüsquiami vnd ryb zü püluer vnd daz puluer do yn eyn geschirre vnd stelle yz off dye heysze eschen vnd rüre vm*mer* dar, myt daz oley dar vsz geet.

Aspafutum[240], daz ist pori jüdaic, vnd ist hytzig vnd dürre inne dem andern grade. Vnd dysz puluer kommet vber mere here von Jüdee vnd ist zü male swere vnd ist swarcze vnd sti[n]cket. Vnd sint etliche, dye da sprechen, daz ysz eyn schüme sy von [211vb] eyme wyher vnd der selbe | wyher sy in dem Gelobten lande. Vnd yn dem selben wyher sint Sodoma vnd Gomorra virsüncken. Syne dogent ist zü heylen vnd zü reynigen vnd zu virdryben bose fleysch vnd leget man ez off grosz wonden. Zü passio matricis[241], dye vsz yrer stat ist, nym des püluers vnd wirff ysz off eyn glüt vnd sturcze eyn trychter dar vber vnd heysz dye frauwe den rauch enphaen, so kommet dye matrix wieder vmb an yr stat. Wyeder ydropisis nym dye myttel schelen von

2/9 Zü – myt] *nicht in* E || **4** *Am Anfang der neuen Seite gestrichen*: nym eyn lebendick kalck eyn virdüng vnd züerlasze den yn waszer vnd süth yn woil; *danach nicht gestrichen*: vnd Z || **6** brenge] brengen Z, brenge K, *nicht in* E || **8** cynamomum] cinomom K || **10** vor] vorn Z, vor K, vore E iüsquiami] iusquiani E || **11** iüsquiami] iusquiani E || **11/12** daz puluer *über der Zeile nachgetragen* Z || **12** do] *danach gestrichen*: ez Z, *nicht in* KE; vmmer dar] vmbe dar Z, vmmer dar KE || **14** Aspafutum] *aus* Aspanitum *korrigiert* Z, []spafatam; *am Rand von anderer Hand*: aspaltum K, Aspafatam E || **15** Jüdee] Judie K, Judien E || **16** vnd stincket] vnd sticket *über der Zeile nachgetragen* Z, vnd stincket K, vnd stinckt (*etwas später im Text*) E || **17** vnd – lande] *nicht in* E; in *über gestrichenem*: von Z || **18** Sodoma vnd Gomorra] Zodoma vnd gumirra E || **19** vnd zu virdryben] *nicht in* E; vnd² – wonden] *nicht in* E || **22/235,3** Wyeder – drincken] *nicht in* E || **22** schelen] scheloten K

235 lëbendic kalc: ungelöschter Kalk

236 vierdunc: Viertel eines Maßes oder Gewichtes, besonders eines Pfundes (etwa 89–90 Gramm)

237 cinnamomum: Zimt

238 roufen: raufen, ausreißen (Haare)

239 hyoscyamus/iusquiamus: Bilsenkraut

240 asphaltus: Erdpech, Bitumen, Judenleim

241 passio matricis: Leiden der Gebärmutter

atych[242] oder von holder[243] vnde pyllipindola[244], yglich dry dragma, vnd daz syede yn sücci apodilis[245] vnd dar vnder do czwey dragma aspafatum vnd gyb dem bresthafftigen czü drincken. Wyeder yliaca passio, daz ist eynerley sücht vnd krymmen inne dem gederme, mache eyn crystere vnd düe dar vnder puluis aspafitum oder nym oximel yskilictic[246] vnd dar vnder düe püluis aspanitum vnd heysze yn des gewonlichen gebrüchen.

Annetum[247] ist hytzig vnd dürre inne dem andern grade. Daz crüt, dye würczel vnd [der] same sint alle güt zü arczenien. Wan man aber fraget nach annetum, so prüffet der apoteker den samen. Vnd | weret drü gancze jare, aber vor ware, dye [212ra] frische ist dye beste. Decoctio annete ist güt den, dye nyt mogent netczen. Zü dolores matricis nym czwene hant folle annete vnd sweysz myt wyne vnd mache eyn plaster, so styllet yz. Wyeder allen bresten, der do ankommet kelten halp, nym succi aneti oder decüccio vnd fünff fygen dar vnder vnd gyb ym zü drincken. Wyeder amorides nym neszeln[248] samen, vitteselba[249] würczel vnd püluis annetum, conficere myt honige vnd mache eyn plaster uff dye amorides. Auch ist daz selbe güt zü allen fyche warczen[250]. Anneten gesotten myt mastikel[251] ist güt vor brechen, daz do von kelten kommet, vnd vor gischen[252].

Affodilis[253], id est centum capitis, daz bedüdet daz hündert heübt, vnd ist aüch genant alpocium[254]. Vnd ist hytczig vnd dürre inne dem andern grade. Dye bletter glichent laüch vnd der würczeln brücht mann me yn arczenien dan daz crüt. Vnd ist

---

1 atych] atich K; pyllipindola] pillipindola K, *Textausfall* E || **3** yliaca] illiaca K, yllica E; sücht vnd] *nicht in* E || **5** yskilictic] iskilitic K, iskilitick E || **8** der KE || **10** frische *über gestrichenem*: feyst Z || **12** bresten] *danach*: den Z, *nicht in* KE – *von den Editoren getilgt*; aneti] anneti KE || **13** decüccio] decoccio KE || **14** vitteselba] vittesella K, vitespella E || **16** Anneten] Annete KE; mastikel] mastickel KE; brechen daz] bresten der E || **18** Affodilis] Affodilis *oder* Asfodilis *korrigiert aus*: Apodilis Z, a (*Repräsentante*) ffodillis K, Affodillis E; id est] i KE || **19** grade *über der Zeile nachgetragen* Z || **19/20** Dye – laüch] *nicht in* E

---

242 atich (mhd.): Attich, Zwergholunder
243 holunder/holder: Holunder (Sambucus)
244 filipendula: Steinbrech; auch Madesüß
245 asphodelus/affodilus: Affodil, Goldwurz
246 Essigmet/Oximel mit Meerzwiebel
247 anethum: Dill
248 neʒʒel: Brennnessel
249 vitis alba: (?) Weißweinrebe
250 vîcwarze: Feigwarze, Hämorrhoide, Goldader
251 mastix: Mastix, Mastixgummi, getrocknetes wohlriechendes Gummiharz des Mastixstrauchs
252 gischen: Schluckauf
253 asphodelus/affodillus: Affodill, Goldwurz
254 albutium: ein anderer lat. Name für asphodelus, auch centum capita genannt (vgl. Marzell 1972/2000, Bd. II: 1301)

beszer grune dan dürre. Vnd ist güt zü dryben, vszczyehen vnd derren. Alle dogent, dye annetum an ym hayt, sint auch yn apodilis. Wieder dyabitis[255] nym eyn phünt apodilis, saxifraga iiii loyt woil gepuluert vnd ii loyt mylium solis[256] vnd daz zuqwet- [212rb] cze vnd lege | inne decoctio apodilis vnd laisz ez syeden yn czwey deyl vnd gyb dan dem sychen zü drincken. Zü ydropisis nym decoctio apodilis vnd cortices sambüci[257] vnd atych vnd pyllipindula vnd myt honige mache eyn syrop vnd gyb dem bresthafftigen zü drincken. Zü allen bresten vnd flecken der aügen nym saffrann eyn loyt, royt mirre eyn loyt vnd sütd myt gütem wyn vnd myt sücci apodilis vnd lasz czwey deil inne syden vnd laysz ysz stene yn der sonnen vier dage oder funff, daz ist gut zü allen bresten vnd flecken der aügen.

Alleum[258] daz ist klobelaüch vnd ist hytzig vnd dürre in dem mytteil vierden grade, daz ist daz achtdeil mynner dan der vierde grade. Vnd ist czweyerlei, wilde vnd zam[259]. Vnd vorware, der wilde ist me hytzig dann der czam. Vnd dye wyse meyster hant nyt gedacht, yn welchem grade sye sin. Vnd wan dü fyndest yn eym recept [212va] aleum, so merck, daz ez ist der wilde knobe|loch, want der czame nyt so lychtclich wirket. Dye blume von dem wilden klobelaüch leset man in prima fere, daz ist, so der mercze angeet. Vnd weret czwey gancze jare, aber vor ware, dye fryschen synt dye besten. Item zu wormen nym wilde knobelaüch vnd peffer vnd ewenig mynczen saffe vnd eszig vnd mach daz als eyn sa[l]ß vnd gyb ym zü eszen der in aller syner spyse. Ez offent alle roren vnd drybet harn. Vnd daz selbe menge mit cruter saffe, die da dribent, als petersilge, fenchel, milium solis[260] vnd des glychenisse. Zü brengen eyner fraüwen yre blüme nym klobelaüch ewenig geqweczt vnd daz lege in der frauwen schemede oder stosze klobelaüch woil vnd smere daz der frauwen den büch von der schemeden an myt an den nabel.

1 grune *über gestrichenem*: gryne Z; ist – derren] *nicht in* E || **2** apodilis] apodillis E; dyabitis] drabiris E || **3** apodilis] apodillis E; mylium] milium KE || **4** decoctio] decoccie K; apodilis] apodillis E || **5/7** Zü – drincken] *nicht in* E || **6** atych] atich K, *nicht in* E; pyllipindula] pillipindula K, *nicht in* E || **7** saffrann] saffram K, safframe E || **8** mirre] myrre K; apodilis] apodillis E || **10** vnd flecken] *nicht in* E || **11** Alleum] a *(Repräsentante)* leum K, Allium E; mytteil *danach gestrichen*: yn dem Z || **12** grade *danach gestrichen*: daz ist daz achtdeyl Z || **15** aleum] allium E || **15/16** want – blume] *nicht in* E || **16** klobelaüch] alium E; fere] vere E || **17/18** aber – Item] *nicht in* E || **18** peffer *die danach folgende Seite* -vb *ist leer, sie befindet sich am Ende der Handschrift unnumeriert* K; ewenig] modicum E || **19** vnd[1] – salß] *nicht in* E; salß] saß *am Zeilenende nachgetragen, am Anfang der folgenden Zeile gestrichen*: salbe Z, salß K, *nicht in* E || **20** Ez – harn] *nicht in* E || **20/21** Vnd – dribent *am Rand nachgetragen* Z || **21** petersilge] petersilige E; fenchel] *nicht in* E; milium *danach gestrichen*: solium Z brengen] brechen E || **22/23** nym – oder] *nicht in* E || **23** klobelaüch woil] alium wilt E

255 diabetes: Diabetes, Zuckerkrankheit

256 milium solis: Steinsame, Steinhirse, (weißer) Steinbrech (vgl. Daems 1993: 214)

257 sambucus: Holunder, Holder

258 allium/aleum: Knoblauch

259 zam: Gegensatz zu wild: gezähmt

260 milium solis: Meerhirse

Anthera[261], daz ist der same, der yn den rosen ist, vnd ist gele vnd ist myttelmeszig. Vnd wan eyn frauwe yr czijt vberich hayt, daz pülüer von anthera geworffen in dye schemede ist sere güt. Zü vszlaüffe vnd oben brechen nym anthyri myt ewenig rosenwaszers vnd wyns vnd gyb ym zü drincken. | Zü dem, dem eyn czane vszge- [212vb] brochen vnd vszgeczogen ist vnd blütet vmmer dar, nym decoctio von anthera vnd von rosen vnd nym daz in den mont vnd lasz vmbegan.

Arnoglossa[262], daz ist wegebreyt, vnd ist kalt vnd dürre inne dem drytten grade. Vnd ist czweyerley, daz eyn daz ist genant quinque nerue[263], daz ander ist genant plantago mynoris[264]. Vnd helffent zü male sere vnd drückent alle schaden vnd reynigent vnd dünt abe uebeln geschmacke vnd sterckent daz mylcze. Vnd hylffet zü male sere zü sant Anthonius füre vnd sint aüch gut zü amorides vnd zü vberger hytze. Dye würczel gesotten yn waszer vnd do myt den mont gewassen, ist güt zü allem wee der czene. Vnd sprychet Galienüs, waszer gebrant von quinque nerue ist güt zu swylst der nyeren vnd zu swarczen flecken, als reflecken[265], reyniget vnd lütert ez. Vnd der same ist noch beszer. De*n* bresten, der yn den bylren ist, nymmet yz auch abe. Aüch wysze seüffe geküwet ist güt zu dem selben. Zü alle*n* bresten, der vmb dye aügen sint vnd vmbe dye nase, ist plantago saffe güt zu. | Czü febres qwartanas czwo stünden, e [213ra] dye kelten ankommet, plantago saffe gedrüncken hylffet zü male sere. Zü den blatern in dem monde ist aüch plantago saffe güt zü.

1 Anthera] [ ]Ntyra K, Antra E; ist²] weest E || **2** anthera] antera K, antra E || **3** Zü – brechen *am Rand vom Korrektor falsch (die Worte sind weiter unten im Text vorhanden) und an eine falsche Stelle nachgetragen* Z; anthyri] antiri KE || **3/4** ewenig – wyns] modicum aqua rosarum et vinum E || **4/5** vszgebrochen vnd] *nicht in* KE || **5** vnd¹ *am Rand nachgetragen* Z; blütet *danach gestrichen*: vnd blütet Z; anthera] antera K, antra E || **7** drytten] *aus*: grytten *korrigiert* Z || **8** daz² *danach nicht gestrichen*: eyn Z; nerue] nierue E || **9** mynoris] minoris K || **11** sant Anthonius] sanct Anthonio E || **12** myt *danach gestrichen*: vnd do myt Z || **13** nerue r *über der Zeile nachgetragen* ZE; ist] *danach*: vnd Z, *nicht in* KE – *von den Editoren getilgt* || **14** zu swarczen flecken] *nicht in* E; als] den E || **15** Den] der Z, den KE || **16** geküwet] *Wiederbeginn von* K; allen] allē Z, allem K, allen E; sint] ist KE || **17** saffe *über der Zeile nachgetragen* Z; zu *über der Zeile nachgetragen, danach gestrichen*: daz saffe Z; qwartanas] quartanas KE || **18** blatern] blaterlin K, billern Z

261 anthera: die Staubblätter und der Pollen von Rosen-Arten

262 arnoglosson/arnoglossa: Wegerich, Wegebreit; meist wird mit *arnolossa* Plantago major L. (Großer Wegerich) gemeint

263 quinque nervia: hier eine andere Bezeichnung für Plantago. Meist wird mit *quinquenervia* Plantago laceolata L. (*plantago minor, kleyn wegerich* oder *spitz wegerich*) gemeint, vgl. Daems (1993: 193), in verschiedenen Quellen können mit *quinquenervia* unterschiedliche Arten von Plantago gemeint werden, vgl. Marzell (1977/2000, Bd. III: 805).

264 plantago minor: Kleiner Wegerich. Eine Monographie über Plantago minor befindet sich im P-Kapitel.

265 revlěcken: gelbliche oder braune Flecken an den Fingern und Händen, im Gesicht; Flecken als Zeichen der Ansteckung in den Pestzeiten

Avena[266] ist güt vnd myttel meszig. Vnd sin dogent ist güt zü aller swylst zü erweychen vnde alle postemen enweg zu driben. Nym haber vnd lege in eyn cleyn seckelin vnd daz sweyszen in wyn vnd daz als dan off den czane legen.

Abrotanum[267] ist eyn crüt vnd ist hytzig in dem andern grade vnd dürre in dem ersten grade vnde ist schosze würcze. Sin decoctio warm ist güt zü allen passio matricis. Auch ist iz güt gedruncken, eyner fraüwen yre blümen wieder zü brengen vnd zü dryben eyn doyt kynt vnd czü reynigen eyn fraüwe, wan sye genesen ist, vnd zü offen alle virstoppenisse der mütter. Aüch zübrychet ysz den rysende[268] steyn vnd drybet yn vsz. Auch mit crafft vnd macht drybet ez den worme vsz dem büche. Daz crüt gederret vnd gepülüert vnd gemenget myt gersten mele vnd eyn plaster dar vsz gemacht vnd off sweren[269] oder postemen gemacht oder gelacht, ist zü male güt, [213rb] want yz weychet vnd styllet dye schosze. Daz saffe oder | dye esche conficieret myt aldem oley ist zü den harn, dye do fallen, vnd brenget dye hare wyeder, da ez kale ist. Daz saffe gedrü*ncken* ist gut den, dye gesclagen oder gefallen sint, also daz sye beronnen blüt yn in habent.

Asarum[270] ist eyn crüt vnd ist hytzig vnd dürre in dem drytten grade. Zü ydropysis nym eyn dragma asarum vnd ewenig akoris vnd gyb sychen zü drincken, daz hylffet zü male sere.

Amyns[271] ist eyn crüt hytzig vnd dürre in dem drytten grade. Vnd ist sere güt innegegeben myt honige eyner fraüwen, yre blüme wyeder zü brengen. Daz saff gedruncken verdrybet worme. Aüch virdrybet ez den steyn vnd ventositates vnd erhytzet den magen vnd sterket dye lebber. Amyns gestoszen vnd gemenget myt honige

---

2 zu driben *über der Zeile nachgetragen* Z || **5** ist¹ *über der Zeile nachgetragen* Z; passio] passien KE || **9** den *aus* dem *korrigiert* Z; worme] *über gestrichenem*: wytem Z, *wegen Korrekturen nicht sicher lesbar, wohl*: wetem K, wethumme E || **11** oder¹ *über gestrichenem* vnde Z; postemen] pastemen K gemacht oder] *nicht in* KE || **12** esche] asche KE || **13** hare] huit E || **14** gedrüncken] gedrücket Z, gedruncken KE || **16/17** ydropysis] ydropisis KE || **17** ewenig akoris] enwenig akoris K, modicum acoris E; sychen] dem siechen KE || **19** Amyns] a (*Repräsentante*) mins *aus* mens *korrigiert* Z, Amons E || **21** vnd ventositates *am Rand nachgetragen* ZK || **22** sterket *aus* styrbet *korrigiert* Z; Amyns] amins K, Aminß E

---

266 avena: Hafer

267 abrotonum/abrotanum: Eberraute, Stabwurz; Artemisia abrotanum L.

268 der reisende Stein: Steinbildung in Hohlorganen durch Ausfällung zuvor in Körperflüssigkeiten gelöster Stoffe. Nach dem Vorkommen der Steinbildung unterscheidet man Nierensteine, Gallensteine oder Blasensteine.

269 swëre/swër: Geschwür

270 asarum: Haselwurz

271 ami: Ammei, Bischofskraut, Zahnstocher-Knorpelmöhre

vnd warm waszer vnd zü *drin*cken gegeben, nympt abe febres, dye do komment von flecma. Auch ist daz selbe güt zü allen byszen, iz sy wudender hünt oder virgyfftig dyere. Vnd nympt abe alle dolores ventris[272], die da komment von febres.

Anagalidüs[273], daz ist s*e*men mirti, vnd ist | kalt. Vnd düt man yz in alle arczenie [213va] zü wee der aüwen vnd ist zü male sere güt.

Lob vnd gracias deo. Hye hat daz A eyn ende. Vnd in goddes namen wollen wir [daz b] anphfaen.

Nondum de balsamo etc.

Balsamus, bolum armeni, bolastias, boraginis, babicia, id est bastinaca, baracze, bethonica, bernis, branca vrtina, barberis, belerick marina, bisdorata, badilium, bedager.

Balsamüs[274]. Sint etliche, dye da sprechen, daz ez eyn baüm sy, vnd synt etlyche, dye do sprechen, daz der baüm sy proticus, daz ist nyeder. Vnd ist eyner elen[275] lang nach der meynunge Dyscorydes vnd sint etliche, dye do sprechen, daz er czweyer elen hoch sy. Vnd wehyschet yn Babylonie inne eym velde alleyn vnd vnder der sonnen nyt me dan alleyn da. Vnd yn dem selben felde, da er wehyschet, do sint syeben | lebendige borne[276]. Vnd wirt gelesen inne der hytcze des sommers. Dye lüde da selbs [213vb]

1 drincken] gedruncken Z, gedru *gestrichen, danach*: zu drincken K, drincken E; febres] febris E; von *danach gestrichen*: febres vnd Z || **2** byszen] bißen K, bresten E; iz – wudender *am Rand nachgetragen* Z || **3** die – febres *in der Zeile nachgetragen* Z || **4** Anagalidüs] []Nagallidos K, Anagallidos E; semen] sommen Z, semen KE; mirti *ein kaum lesbares Wort zu* mirti *korrigiert* Z || **6** goddes *danach gestrichen*: vnd yn goddes Z || **6/7** wollen wir anphfaen Z, wollen wir daz b anfahen K, wir B anfahen Amen E || **8** Nondum – etc *als eigene Zeile rot* Z || **9** bolastias] balostiac *zu* balaustia *korrigiert* K, balouistia E babicia] babicia *zu* baubicia *korrigiert* K, baubicia [?] E; id est] i. KE; bastinaca] pastinaca K, pastinata E || **10** bethonica] bethonica ZK, bethania E; branca vrtina] branca vrsina K, barnca vrsina E bisdorata] bisdorata *zu* bistorta *korrigiert* K, bistorta E; badilium] badilium *zu* bdellium *korrigiert* K, bedellium E || **11** bedager] bedager *zu* bedeger *korrigiert* K, bedegor E || **12/13** vnd – sy] *nicht in* E || **13** lang] hoge E || **14** Dyscorydes] Dyascorades K, Diascorades E || **15** Babylonie] Babilonia KE || **16** alleyn da] alda K, al da E; da er wehyschet] *nicht in* E

272 venter: Körperhöhle, Bauch, Leib, Gedärm, Unterbauch

273 anagallidus: bei Hesse Myrtensamen, siehe den Text bei Holler (1940:16): *De anagallidos: Anagallidos semen est mirice cuius seminis elixatura in coliriis miscetur que caligines oculorum detergere possunt.*

274 balsamum: balsamliefernde Pflanze; Balsamharz

275 elne/elen/elle: Elle, Längenmaß (meist mehr als der Abstand zwischen Ellbogen und Mittelfingerspitze eines ausgewachsenen Mannes, also über einen halben Meter)

276 brunne/burne: Brunnen

kerbent dye czwyge alle dailhafft, doch snydent sye die czwyge nyt dorch vnd an den snyt bindent sye eyn kleyn glesechin, dar ynne rynnet der balsam glycherwyse als hye zü land reben waszer. Vnd sprychet Dyscorades, daz mann alle jare samelt des balsams vierczig phünt vnd nyt mee, vnd daz schiket man allenthalben opi balsami, daz ist daz saff von dem balsam, lygnum balsami oder sylo balsami[277], daz ist daz holcze, corpo balsami, daz ist der same. Vnd weret vier jare vnd auch daz holcze. Vnd der balsami, daz holcz vnd der same, synt alle hytczig in dem andern grade. Vnd sin dogent ist zü erlaszen vnd zü dryben. Aber vorware, vmb daz man sin lützel fyndet, so falschet man yn. Vnd synt etliche, dye do mengent den balsam myt ewenig türbantine, aber daz erkennet mann woil myt dem raüche. Vnd also virsüche[t] yn [214ra] der wyse meyster, welcher der beste ist: Er nymmet schabot[278] | von düche vnd düncket yn den balsam vnd heldet yn gegen dem füre, so ynczündet er vnd bürnet vnde geet eyn flamme do von, als ob mann türbantina yn daz füre worff. Vnde sint auch etliche, dye do nement eynen troppen balsams czu virsüchen vnd werffent yn eynen hafen volle geysz mylliche. Ist er güt, so belebert[279] dye myllich vnd der balsam sincket zu gründe, ist er aber nyt gut, so belybbert dye myllich nyt. Item eyn anders zü virsuchen: Nym eyn wysz wollen düche vnde lege dar off ewenig balsams vnd wasche *als dann* daz düche inne kaldem waser. Blybet daz doch reyne ane flecken, so ist der balsam güt, blybent aber flecken an dem düche, so ist der balsam falsch. Item zü virsüchen: Nym eyn wage vnd lege an eyne syte terpentine vnd an dye ander als viel balsams. Wyhe*t*[280] der balsam dan czwyrt[281] als vil als dye terpentine, so ist der balsam güt. Aüch virsüchent yn etliche also: *Sie* nement balsam vnd smerent yn dye hant. Geet er dann dürch, so ist er güt. Aüch virsücht man yn [214rb] anderst: Man nymmet balsam vnd lege[t] y*n* | off dye hyrne. Düncket[282] dan den

1 dailhafft] dailhafft *statt gestrichenem*: degelich Z, dallicht K, dallichst E; dorch] *danach gestrichen*: vnd dorch Z, *danach gestrichen*: vnd durch K; den] den *über gestrichenem*: eȳ yglichem Z, an den *über gestrichenem*: yglichē K || **2** sye] *danach*: yn Z, *nicht in* KE – *von den Editoren getilgt* || **3** reben *ursprünglich* ryben, y *nicht gestrichen, darüber ein* e *nachgetragen* Z; Dyscorades] Dyascorades K, Discorades E || **4** schiket *korrigiert aus*: scheket Z; balsami] balsame E || **5** balsam] balsame E lygnum] lignum KE; balsami[1] *danach gestrichen*: daz ist daz saffe von dem balsam Z; sylo] silo KE || **7** balsami] balsam K; daz – vnd *am Zeilenende nachgetragen* Z; der same] die samen E || **9** balsam] balsame E || **10** türbantine] turbentine K; virsüchet] versuchet K, v-sucht E || **11** schabot] schawot E || **12** balsam] balsamen E || **13** türbantina] turbentina K || **16** balsam] balsami E || **17** ewenig] enwenig K, modicum E || **18** als dann] dann als Z, alsdan K, als danne E; kaldem *danach gestrichen*: duch Z; waser *danach gestrichen*: so Z || **21** als viel] *nicht in* E; als[1] – als[2]] balsamus czwirne so voil E; Wyhet] wyhes Z, wihet K; Wyhet der balsam dan] *nicht in* E || **22** Sie] so Z, sie K, sy E; balsam[2]] balsame E || **24** balsam] balsame E; leget] leget K, legt E; yn] ym Z, yne K

277 xylobalsamum: Balsamholz, Holz von dem Balsambaum

278 schabet: das Abgeschabte; hier: ein Stück vom Tuch

279 belibern

280 wegen: wiegen

281 zwir/czwir/zwier: zweimal, doppelt

282 dunken: scheinen

menschen, daz ym daz heübt borne[283], so ist er güt. Zü reynigen dye mütter: Nym scropolam[284] balsam vnd gyb daz der fraüwen yn warmen wyn czü drincken, daz hylffet sye zü male sere. Wyeder alle krymmen[285] yn dem gederme oder kalden magen eyn wenig balsams in warmen wyne gedruncken ist sere güt. Wyeder alle dolores yn dem heübte, dye do komment kelten halben, nym ewenig balsam vnd menge vnder eyn opiata ader gyra pygra galyani oder pylloles, dye do gemacht sin zü reynigen daz heübt, vnd [du] yz dem menschen, daz hylffet den menschen zü male sere. Vnd heylet aüch wyeder alle flecken vnder den aügen oder anders wo an dem lybe oder von eyner wonden, dye do geheylet ist vnd doch eyn flecke blyben ist. Nym balsam vnd menge zusamen myt vngenodiget[286] wasz vnd mache eyn plaster off den flecken oder male vnd lasz yz also gebünden steen dryszig dage | oder virzig dage, so nymmet ez abe den flecken vnd wyrt clare vnd reyn. Wyeder alle qwartanas vnd cottidianas gyb den menschen eyn syropüs vnd eyn pürgacien vor vnd darnach. Als yn begynnet anzükommen, gyb ym ewenig balsams myt warmen wyn zü drincken. Wyeder alle dolores der oren oder schallen nym ewenig balsams vnd lege yn daz ore, so heylet yz zü stunt. Auch zü allen dolores der czene nym enwenig balsams vnd rybe dye czene do mytd, so virgeent dye dolores. Der balsam behütet den lycham vnd heltet yn, daz er nyt stincken wirt, der do myt bestrychen wirt. [214va]

Bolum armeni[287] ist kalt vnd dürre in dem andern grade. Vnd ist eyn ader von der erden oder leyme noch mey[n]ünge der wysen meyster. Vnd wirt fünden in Persyen vnde yn Armonien vnd dar vmbe ist er genant bolum armeni. Zü virsüchen, ob er gut sy, nym bolum armeni vnde halt an dye czünge, clebet | er dann, so ist yz güt. [214vb] Wieder vomi, daz do gemenget ist myt blüte, mache pylloles myt bolum armeni vnd myt gummi arabic*i* vnd gummi dragaganti vnd panniri[288] vnd virwircke vnder eyn ander cum decoctio aqüa ordei[289], als vil als man sin bedarff, vnd mache pylloles vnd

---

3 krymmen] kremmen K, bresten E || **4** eyn wenig] modicum E; balsams] balsamen E || **5** ewenig] eyn wenig K, modicum E || **6** gyra – galyani] gira pigra galiani KE || **7** heübt] caput E; du E || **9** balsam] balsamen E || **10** menge – myt] doe ine E || **12** qwartanas] quartanas K, quartanas febres E || **12/13** cottidianas] cottidiana KE || **13** pürgacien] purgacio E || **14** ewenig] enwenig K, modicum E || **15** ewenig] enwenig K, modicum E; balsams] balsamus E || **16** enwenig] enwenig K, modicum E balsams] balsamus E || **18** der – wirt[2]] *nicht in* E || **20** meynünge] meynunge K, meynung E; in] *danach*: yn Z, *nicht in* KE – *von den Editoren getilgt* || **20/21** Persyen] Persien KE || **24** arabici] arabicis Z, arabici KE; dragaganti] draganti E

---

283 bornen/burnen: brennen

284 scrupulus: Skrupel, etwa 1,24–1,25 Gramm (kleinster Teil eines Gewichts)

285 grimmen

286 ungenoetiget wahs: frisches Bienenwachs

287 bolus armenicus: Armenische Tonerde, Roter Ocker; als Handelsware wird sie auch Armenische Siegelerde (terra sigillata) genannt

288 penidium

289 aqua hordei/ordei: Gerstenwasser

lege vnder dye czünge, so styllet ez. Zü dissenteria[290] vnd vszlauffe, daz do gemenget ist myt blüte, nym bolum armeni vnd menge vnder eyn eyes dotter vnd mache eyn kochelin dar vsz vnd gyb ym abents vnd morgens zü eszen oder conficere bolum armeni myt wegerich saffe vnd gib yme zü drincken oder mache yme eyn cristere dar uß, also daz dü yme vor eyn purgacio[291] gebes. Wan eyn frauwe ire zijt uberig hait, nym bolum armeni vnd menge mit wegerich saffe vnd mache dar vsz positoria vnd lege yn dye schemede. Zü vszlauffe des blütes dürch dye nase nym bolum armeni vnd menge vnder sücci sanguinaria vnd mache eynen meyssel da von vnd düe yn in dye nase oder mache eyn plaster myt bolum armeni vnd sücci sangwinaria vnd lege ym off den sclaiffe, so heylet er vnd styllet.

Balostias[292] ist kalt vnd dürre in dem andern grade. Vnd sint granaten appel, dye
[215ra] do fallent inne der | blüde, vnd zü wilen, so sye nyt in der blüte fallent, brychet man sye doch abe. Vnd werent czwenczig jare[293]. Cyrie[294], daz ist granaten appel schelen, vnd hayt dye selbe dogent. Wyeder alle vomitus, daz do kommet von colera rubea vnd von swacheyt der conplexien, czü styllen, nym cyrias balastias vnd stosze woil vnd menge myt eszig vnd dar vnder duncke eyn bade swamp vnd lege off den magen, so styllet yz. Item czü swacheyt der conplexien mache eyn bayt myt regenwaszer vnd püluis balastias vnd bait dar ynne. Püluis balastias ist güt zü heylen alle alt schaden, der do flüszet als bluyt oder eyter, oder czene, dye do vszgebrochen synt, da eyter oder bluyt vszget, vnd styncket ym der mont.

Boraginis[295] ist hytzig vnd fucht in dem andern grade vnd nach mey[n]ünge ander meyster in anefanck des andern grades. Vnd ist eyn krüt, daz yederman kennet. Vnd dye bletter sint rüche[296]. Vnd als yz grüne ist, so gebrüchet man yr yn arczenie.

---

1 Zü] *danach*: dyssem Z, *nicht in* KE – *von den Editoren getilgt* || **2** eyes s *nachgetragen* Z; dotter *über der Zeile nachgetragen* ZK || **4** wegerich *danach gestrichen*: menge mit dem Z || **4/6** vnd – saffe *unter der Spalte nachgetragen* Z || **6** positoria] possitoria K, suppositoria E || **8** sanguinaria] sagwinaria K, sangwinaria E || **9** sangwinaria] sagwinaria KE || **11** Balostias] *unrichtige rote Initiale* M, *darüber* B *kleiner, schwarz* Z, [ ]Alaustias – u *über* a *nachgetragen* K, Balastias E || **13** Cyrie] Cirie E; schelen] schelote K, schellen E || **14** colera rubea] *ursprünglich* colera rübea, rübea *gestrichen, darüber erneut* rubea *nachgetragen* Z, colerick *über gestrichenem*: colera rubea K, colerick E || **15** cyrias] cyrias vnd K, cirias vnd E; balastias] balaustias E || **18** balastias^{2}] balaustias E || **21** hytzig] *danach nicht gestrichen*: vnd dürre Z, *nicht in* KE – *von den Editoren getilgt* || **23** yr] sin K, sy E

---

290 dysenteria: Dysenterie, (blutiger) Durchfall (bei heftiger Darmentzündung)

291 purgatio: Laxieren; Abführmittel

292 balaustium: Blüte des Granatapfelbaums

293 wahrscheinlich ein Fehler, im lateinischen Text: *duos annos* (Goehl 2015: 49)

294 psidia (Pl. zu psidium): Granatapfelschalen

295 bor(r)ago: Borretsch

296 rûhe: rauh

Vnd sin dogent ist, daz ez güt blüit machet. Wieder | bres*t*en des herczen, daz ist [215rb] cardiaca, vnd syncopis vnd melancolie syede boraginis myt fleysch vnd gyb dem menschen. Wyeder syncopis nym sücci boraginis vnd czücker vnd mache dar vsz eyn syropus. Wyeder cardiaca passio vnd applimancia mache eyn syrop myt blümen boraginis. Wieder passio der derme, daz ist colica[297], nym sücci boraginis vnd deccoctio seni[298] vnd mache myt czocker eyn syrop. Wyeder ytricia gyb dem menschen gewonlich zü eszen boraginis myt fleysche gesotten vnd gewonlich gyb ym zü brüchen sücci ascoriola[299] vnd sücci boraginis.

Baücia[300] ist hytzig in dem mitteil des andern grades vnd fücht yn dem ersten grade. Vnd synt czweyerley, wilde vnd czame, vnd sint genant bastinaca. Vnd man brüchet yr me yn eszen dan yn arczenie. Vnd grüne[301] sint beszer dan dye dürren. Yr dogent ist zü machen bluyt grob vnd dick. Vnd machet mynne [vnd] zü melancolico vnd czu den, dye do mager sint. Vnd machet man dar vsz eyn la|twerge, dye do [215va] erwecket dye mynne als grüne ingeber[302]. Also macht man sye: Nym pastenaca vnd snyde dye kleyne vnd süth inne wasczer. Vnd nym der pastenaca czwey deyl vnd eyn deyl honiges vnd dar vnder do würcze nach dyme gedüncke vnd lege dar vnder pynnorum[303], pestücas[304], carnes dattilorum[305] vnd yre glich.

Boracz[306] ist hytzig in dem ersten grade. Vnd sint etliche, dye do sprechen, daz yz sy in dem virden deyl des ersten grades. Vnd ist ein gummi von eym baüm, der do weheschet hynsit mers. Vnd sal man erlesen dye lutern wyszen vnd clare, want der ist der beste. Syn dogent ist zü reynigen, zü stillen, zü lütern daz antlytze nach der gebürt. Conficere myt rosen waszer oder eyn salbe gemacht doüon. Nym boracz dry

1 bresten] brechen Z, bresten KE || **2** cardiaca] cordiaca E; syncopis] sincopis KE; syede *ursprünglich* sye dye, dye *gestrichen,* de *über der Zeile nachgetragen* Z || **3** syncopis] sincopis KE || **6** seni] sene KE ytricia] ictricia E || **8** boraginis] baraginis E || **9** Baücia] *unrichtige Initiale* D, *darin* B *kleiner, schwarz* Z, []Aücia K, Baucia E || **10** bastinaca] pastenaka K, pastinaka E || **11** eszen] essig E || **12** vnd² KE melancolico] melancolicus KE || **14** erwecket] erwerckt E; ingeber] zocker E; pastenaca] pastineca E || **15** pastenaca] pasteneca E || **16** würcze] *aus* würczel *korrigiert* Z, wurcze K, wurtz E || **17** pynnorum] pimorum E; pestücas] pestugas E || **20** dye] de [!] K, den E

297 colica passio: Darmschmerz, Darmkrampf
298 sene: Senna, Sennesblätter
299 scariola: Wilder Lattich, Wilde Endivie
300 baucia: Pastinak
301 grüene: frisch
302 ingewër/ingwër: Ingwer
303 pineus: Pinie; hier Pinienkerne gemeint
304 pistacium/pastuca (it.): Pistazie, die Frucht des Pistazienbaums
305 dactylus: Dattel
306 borax: Boraxgummi, Salpeter

dragma, vngentum cytrinum vncias duas, vnflayt[307] von dem netze[308] von eyme czyckelin[309] vncias duas vnd myt rosenwaszer, daz zudrybe[310] vnd mache eyn salbe. Zu [215vb] brengen eyner fraüwen yre czijt vnd zü dryben dye bürden[311] nach der gebürt | nym boracz vnde menge vnder laüche saffe oder myt sücci galli Christi[312] vnde gyb ez zü drincken, so wircket ez zü stünt ane fele sicherlich.

Bethonica[313] ist hytzig vnd dürre in dem andern grade. Vnd der bletter brüchet mann me in arczenie dann der blumen oder würczel. Vnd sal man ez lyesen, wan ez blüwet. Zü dem wee des heübtes, daz do kommet von kelten, mache eyn gargismi[314] myt decoctio bethonica vnd mit sperwer[315] samen vnd myt eszig. Vnd were ez, daz dye dolores stede werten, so nym bethonica vnd sut den myt gudem wyn vnd daz gebruche stedeclich. Zü eym, der do gebrochen ist, nym bethonica würczel vnd dye süth in güdem wyn vnd des wyns gib eym menschen zü drincken morgens vnd abents. Czü dem wehe des magen decoctio bethonica cum sücco absinthei gedrüncken, ist zü male güt. Zü reynigen dye matrix vnd bereyten, daz sye berhafftig werde, mach eyn badt myt bethonica vnd auch mache von der bethonica possitoria vnd lege [216ra] in dye schemede. Dysz ist kunt vnd bewert, daz ysz | güt ist.

Bernysz[316] ist kalt vnd dürre yn dem andern grade. Vnd ist eyn gummi, daz do wehyschet yn de*m* wechholdern holcze vnd wehyschet in dem sommer. Vnd sint dryerley: Dye eyn ist cytrina, dye ander ist rübea, dye drytte ist alba. Der wysz ist güt inne erczenie. Syne dogent: Ez lutert vnd hefftet dye beyne züsamen vnd zü conser-

---

1 cytrinum] citrinum KE || **1/2** vnflayt – duas] *nicht in* E || **1** dem netze von *über der Zeile nachgetragen* Z || **1/2** czyckelin *danach gstrichen*: vnd, *darüber nachgetragen*: von dem necze K || **4** boracz] boratze E || **6** Bethonica] Bethania E || **7** wan *danach gestrichen*: wan Z || **11** bethonica] berthonica E || **12** eym] dem KE || **13** abents] sero E; absinthei] absinthii E || **17** Bernysz] []Ernіß K, Berwijß E || **18** dem[1]] den Z, dem KE || **19** cytrina] citrina KE || **20** Syne *aus* syner *korrigiert* Z; Syne dogent Ez] *nicht in* E

---

307 unvlât: Schmutz; Kot, Exkrement

308 neȝȝe: Urin

309 Zieglein

310 zertrîben: verdünnen, rührend vermischen

311 Plazenta, Nachgeburt

312 christa galli/centrum galli: Wiesensalbei, Salvia pratensis L., vgl. Marzell (1979/2000, Bd. IV: 47); im lateinischen Text: *ex borace et succo centrigalli* (Goehl 2015: 51); *centrum galli*: eine alte Bezeichnung für die Wiesen-Salbei, aber auch für Verbena officinalis (Eisenkraut), vgl. Marzell (1979/2000, Bd. IV: 1045) und andere (Salvia Sclarea L.), vgl. Daems (1993: 147)

313 vettonica/betonica: Betonie, Heilbatunge, Heil-Ziest

314 gargarismus: Gurgelmittel

315 sperberbaum: Eberesche, Vogelbeere; im lateinischen Text steht *cum staphisagria*, d. h. Läusekraut (vgl. Goehl 2015: 51, 213)

316 vernix/firnis: (Afrikanisches) Sandarakharz von der Gliederzypresse ua. Dye ferwer[317] vnd dye meler[318] legent daz selbe gummi aüch yn yre farbe. Vnd weret viel jare ane schaden. Zü dem blütd, daz dürch dye nase geet, nym bernisz vnd conficere myt eyer clare vnd mache eyn plaster uff dye tympora[319], so styllet yz daz b*lut*. Zü vomitus, daz do kommet von colera, mache eyn plaster myt bernisz vnd myt bolum armeni vnd wyraüch vnd lege off den magen. Auch daz selbe vnd dar vnder gemenget ewenig esziges vnd eyn plaster gemacht vnd off den nabel gelacht, styllet den vszlaüff. Auch berniß gepuluert vnd i[n] eye dotterweiche gelacht vnd daz geßen, stillet allen ußlaüffe. Zü lütern vnd heyder czü machen daz antlytcze dye fraüwen von Cellerne[320] machent eyn salbe do von. Sye nement bernisz, aytstein[321], beide woil gepüluert, vnd hunre smalcze. Damit verwirckent sie die puluer vnd machent eyn salbe vnd smerent do myt daz antlytcze vnd ist ir glich nyt.

Branca vrtina[322] ist hytzig vnd fucht in dem ersten grade. Syne dogent ist zü [216rb]
machen dem menschen lychte. Vnde machet daüwen vnd reynniget. Zü der kalden postemen nym branca vrtina bletter vnd syede dye myt bergen[323] smalcze vnd lege dye off dye postemen, so czytiget[324] dye postemen. Zü hertekeyt des mylczes vnd zü hertekeyt der adern, daz sye werdent stramick[325], nym branca vrtina bletter vnd syed*e* dye myt baüm oley vnd rybe sye woil vnd mache eyn salbe myt ewenig wasz vnd smere den bresten. Dye bletter von dyssem crüde, dye sint beszer grüne zü der arczenye dan dye dürren.

2 bernisz] berwiß E || **4** blut] bynt Z, büit K, bluit E; bernisz] berwijß E || **7/8** Auch – ußlaüffe *unter der Spalte nachgetragen* Z || **7** berniß] berwiß E; in] inne K, in E; vnd[2] *über der Zeile nachgetragen* Z daz *danach gestrichen*: da Z || **9** Cellerne] cellerine E; bernisz] berwiß E; aytstein] aitsteyn K, eitstein E || **10** hunre – puluer *unter der Spalte nachgetragen* Z || **11** ir] *über gestrichenem*: yn Z, ire K, ir E || **12** Branca] [ ]Ranca K, Banca E; vrtina] vrsina KE || **14** postemen] pastemen K; branca] barnca E vrtina] vrcina K, vrsina E || **15** postemen[1]] pastemen K; postemen[2]] pasteme K, posteme E || **16** branca] barnca E; vrtina] vrcina K, vrsina E || **17** syede] syeden Z, siede K, side E

317 Färber

318 Maler

319 tempus/tympus (spätlat.): Schlaf am Haupt, Schläfe

320 Frauen aus Salerno; im Hoch- und Spätmittelalter war Medizin nicht ausschließlich Domäne der Männer. In Salerno sind ab dem 12. Jahrhundert medizinisch tätige Frauen bezeugt, die an der dortigen medizinischen Schule ausgebildet wurden und gynäkologische sowie wundärztliche Aufgaben übernahmen. Die bekannteste Ärztin aus Salerno war Trotula (vielleicht Trota). Es ist auch außerhalb von Salerno eine Vielzahl von (laien-)ärztlich tätigen Frauen bezeugt, vgl. Keil (2009: 173f.).

321 eitstein/agetstein: Bernstein

322 branca ursina: Bärenklaue, Bärenklau

323 bergîn: vom männlichen Schwein; vom Barchschwein; bergen schmalcz: Schweineschmalz

324 zîtigen: reifen; eitrig einschmelzen (von Abszessen)

325 wahrscheinlich ‚striemig'

Barberis[326] sint kalt vnd dürre in dem andern grade vnd ist sür[327] aüch genant. Vnd ist eyn obysche royt vnd kleyn vnd wehyschet off kleynen baümen. Zü febres, dye do komment von langen sychtagen, nym decoctio barbaris vnd myt czocker mache eyn syrope. Zu aller hytcze der lebbern nym nachtschede[328] saffe vnd barberen [216va] saffe vnd menge czüsamen vnd dar inne duncke eyn düche vnd lege off | dye lebber. Aüch barbaris gedrüncken ist güt zü allem bresten der lebbern.

Byllerici marini[329] sint kalt vnd dürre vnd dye wysen meyster hant nyt gesaget, inne welchem grade. Vnd sint kleyne steyne, dye by rotelecht synt. Vnd werdent fünden off dem staden[330] des meres. Vnd leget man inne salbe, d*ie* do güt ist zü lütern daz antlytz, als vngentum cytrinum vnd des glych. Zu lütern daz antlytcze nym byllerici marini woil gepüluert vnde virwircke in hüner smalcze vnd mache eyn salbe dar vsz, dye ist sere güt dar czü.

Bys dürata[331] ist kalt vnd dürre vnd dye wysen meyster hant nyt gedacht, in welchem grade. Yre dogent ist zu stercken, zü styllen, zü hefftten brüche vnd alden schaden. Zü vomi, daz do kommet von hytze, nym bys dürata gepulüert vnd virwircket an eyn eye clare vnd backe ysz off eyner czyegeln als eyn kücheln. Heysz den syechen [des] gewonlichen eszen, so styllet ez. Zu dyssentheria nym bysdürata [216vb] püluer gemenget myt wegerich saff vnd gyb ym zu drincken. | Item zü bereyten eyner fraüwen, daz sye werde dragen, mache yr czwey plaster hynder vnd vorn myt bysdurata crüt vnd gemenget myt worczen, dye woil smeckent. Zü wonden, czü brüche vnd streyche: consolida[332]. Daz crüt von bysdürata heylet vnd hefft dye hüt züsamen vnd auch beyn bruche vnd machet dye hüt glat. Vnd dye worczel von dyssem crüte bruchet man mee in arczenye dan daz crüt vnd glichet vil nach galian[333].

---

1 sür[2]] sure KE || **3** barbaris] barberis, *korrigiert aus* rebarberis K, barberis E || **4** barberen] barbren E || **6** barbaris] barberis KE || **7** Byllerici] Billeria E || **9** die] daz Z, die K, die *über der Zeile nachgetragen* E; ist *danach gestrichen*: Item Z || **10** als – antlytcze] *nicht in* E; cytrinum] citrinum K, *nicht in* E || **11** byllerici] billerici KE || **13** Bys dürata] []Isdurata *nach gestrichenem*: []Ysdurata K, Bisdurata E meyster] meynster Z, meister KE || **15** hytze *danach gestrichen:* Item Z; bys dürata] bisdorata KE || **17** des K, das E; dyssentheria] dissentheria K, dissenteria E; bysdürata] bisdurata K, bisdorata E || **19** werde] wider E || **19/20** bysdurata] bisdurata KE || **21** consolida] *über der Zeile nachgetragen* ZK, cosolida [!] E; von] vnd KE; bysdürata] bisdurata KE; hefft *danach gestrichen*: sere Z

---

326 berberis: Berberitze, Sauerdorn

327 sûrach: Sauerdorn

328 nahtschate: Nachtschatten, Solanum

329 belliculi marini: Meermuschelschalen (Häuser von Perlmuttschnecken; Meerbohnen

330 stade: Gestade, Ufer, Küste

331 bistorta: Natterwurz, Schlangen-Knöterich

332 consolidare: fest machen; im lateinischen Text: *pulvis bistortae vulnera consolidat* (Goehl 2015: 53)

333 galgân/galgan: Galgant, Galgantwurzel

***B**adilium*[334] ist hytzig in dem andern grade vnde füicht yn dem ersten grade. Vnd ist eyn gummi vnd wirt fünden yn baümen gynset mers. Sin dogent ist zü styllen, zü dryben vnd zü brechen den steyn. Vnd ist güt zü allem hüsten vnd czü byszen von gyfftygen dyeren, gedüncket in eszig vnd zuerlaszen vnd off den bysz gelacht. Auch zü geswilst der glorien[335] ist daz selbe güt vnd keyn dincke beszer dar vor dan daz selbe.

Bedager[336] ist kalt yn dem ersten grade vnde füchte yn dem mittel des ersten grades. Vnd ist der baüm, do | wilde rosen off waschent. Vnd sint etliche, dye do [217ra] sprechent, daz yz nyt sy. Syne dogent ist zü stercken den magen. Vnd zü febres cottidiana nym bedager vnd stosz vnd menge myt win vnd gyb zü drincken, daz ist sere güt. Zü spasma[337], daz ist krampff, der do kommet breste*halp* des magen, daz selbe gestoszen vnd myt warmen win gedrüncken ist sere güt dar vor. Bedager gekiiwet vnd gelacht off gyfftyger dyere bysze, hylffet zü male sere. Item zü dem blude, daz vsz der nasen geet, nym daz crüt woil gesotten vnd lege vor dye nase oder vnden, so ez do vszgeet. Zü dem wee der czene, daz do kommet von hytze, nym bedager gesotten myt wyne vnd in dem monde gehalden, hylffet zü male [sere]. Item zü den kleynen pürpeln[338] vnder den aügen nym bedager crüt vnd stosz ez woil vnd lege ez off dye blaterchin, ez hylffet czü male sere. Item zü reynigen flecma inne dem magen nym eyn dragma bedager gestoszen vnd menge myt warmen waszer.

Lob vnd gracias Deo. Hye hait eyn ende daz b.

1 Badilium] *unrichtige Initiale* M, *keine Repräsentante* Z, []Odelium O *wahrscheinlich gestrichen* K, Bedellium E || **3** brechen] zubrechen K; allem] aldem K, altem E || **6** selbe *danach wiederholt und nicht gestrichen*: güt vnd keyn dincke beszer dar vor dann daz selbe Z || **7** Bedager] []Edager K, Bedagar E || **10** bedager] bedagar E || **11** brestehalp] bresthafftig Z, brestehalp K, bresten halben E; magen] *danach* vnd Z, *nicht in* KE – *von den Editoren getilgt* || **12** Bedager] betagar E || **15** bedager] bedagar E || **16** sere KE || **17** bedager] bedagar E || **19** bedager] bedagar E || **20** b] B, anfahit C. E

334 bdellium: Weinpalme; das wohlriechende Gummi dieses Baums; Bdeliumharz, Gummi bdelium; auch als ‚Falsche Myrrhe' bezeichnet

335 glorien: Hoden

336 bedegar: Weißdorn/Hagedorn, spina alba: vgl. Kapitel *De bedeguard* bei Ventura (2010: 303)

337 spasmus: Krampf

338 purpel, purpeln (Pl.): rote Flecken

Dysz sint dye stück, dye anefancke[n] an dem büchestabe C. |

[217rb] **C** pica, celydonia, kerbel, calci, cermonga, cassia ligna, cacula, ciclami, camphora, coloquintinda, cassia fystola, cüstuti, cerußa, caparis, calmantis, centhaürea, cassia ligna, castorium, cubebis, capillis Veneris, cypres, cynamomum, camedrius, carui, cümel, cicüta, cipris romani, calamis aromaticus, coralle, catapücia, creta marina, costus, cantabrum, colophonia, cücümer, coliandri.

Aspicanardi[339] ist eyn würczel hytzig in dem ersten grade vnd dürre in dem andern grade. Ez sterket den magen vnd dye lebber vnd düt von yn alle dolores. Gesotten in wyszem wyn vnde gedrüncken reyniget dye blase vnd dye nyeren von allem bosem. Aüch erwecket ysz der frauwen yr czijt. Vnd dye gelwesücht, daz do ankommet von colera rubea. Er reyniget aüch dye lebber vnd daz reüma, daz do fellet von dem heübt zü dem magen. Aüch wethüm des magens vnd ventositates heylet er. Vnd
[217va] eyner fraüwen, der yr czijt flüszet an vnderlaisze, | dye neme spicanardi vnd syede den in waszer vnd syecze dar yn myt an den nabel. Aüch hytczige swylst oder postemen in dem magen vnd in dem matricis heylet er. Den dampf von spycanardi inphangen inne dye matrix offent dye nature von besclossünge matricis vnd erwecket fraüwen sychtage[340]. Gedrüncken in kaldem waszer nymmet abe vomitus vnd erhytczet daz hercze. Gedrüncken myt warmen waszer vnd honig erwecket vnd meret den lüst vnd stercket sye also, daz eyns lüstig wirt zü eszen. Vnd myt wyne gedrüncken hylffet zü dem bysz slangen oder schorpio. Vnd wan dye aügen eym wee dünt fleuma gesalczen halben, lege spicanardi an eyn plaster, so heylet yz vnd stercket dye aubraue.

1 Dysz – C] *nicht in* E; anefancken] anfahent K || **2** celydonia] celidonia K, cilidonia E; kerbel] cerbel K, crebel E; ciclami] ciclami ZE, ciclamen K || **3** coloquintinda] *aus* colocquintinda *korrigiert* Z, colocodinda *zu* coloquidinda *korrigiert* K, coloquindinda E; cassia fystola] cassia fistula K, cassia vistola E; cüstuti] cuscuti K, custuti E; cerußa] *Korrekturen im Wort* Z, cerusa KE; caparis] capari *korrigiert aus*: caparis K; calmantis] *aus* calmentis *korrigiert* Z, *aus* calmant *zu* calmamentum *korrigiert* K, calmantum E || **4** cubebis] cubebe *aus* cubebes *korrigiert* K, cabelis E; cypres] cupressus *über nicht gestrichenem*: cipres K, cipressus E; cynamomum] cinamomum K, cinomonum E; camedrius] *aus* camidrius *korrigiert* Z, comedres *über nicht gestrichenem*: camidrius K, comedreo E || **5** cümel] cümel ZK, comel E; cipris] ciparus *aus* ciprus *korrigiert* K, ciparus E; calamis] calamus K, calomus E || **5/6** creta marina] creta *zu* cretanus *korrigiert*, marina *gestrichen* K, cretanus E || **6** cantabrum] cantaborum KE || **7** Aspicanardi] s (*Repräsentante*) Picanardi K, []Picanardi E || **9** nyeren e *oben nachgetragen* Z || **10** bosem] boesem K, boßen bresten E || **13** dye] *danach*: natüre, *nicht in* KE – *von den Editoren getilgt*; spicanardi] cpicanardi K, spicnardi E; syede] syeden Z, siede K, siden E || **14** syecze] sicze K, setz E || **15** postemen] pastemen K; dem[2] ZKE; Den] den ZE, der K spycanardi] spiccanardi K, spicnardi E || **21** gesalczen] *am Rand nachgetragen* Z, gesalczt KE || **22** aubraue e *oben nachgetragen* Z

339 spica nardi: Indische Narde, Nardenähre, Speichenähre, Spikenard, Speik
340 siechtage: Menstruation

*C*elydonia[341] ist hytzig yn dem virden grade. Vnd ist güt zü den czenen gestoszen vnd dar vber gelacht. Vnd reyniget daz heübt. Zü dem wee des heübts nym celydonien würczel vnd syede dye myt güdem wyn vnd mache eynen dampff, daz er zü dem monde vnd | nase lochern innegee. Auch decoctio von celidonia vnd do myt eyn [217vb] gargismi gemacht ist gut dar zü. Zü colica passio sudt celidonia myt gudem win vnd nym eynen bad*e* swamp vnd düncke den in dye decoccio vnd lege off den nabel oder den büche, daz ist zü male güt. Auch ist celidonia güt zü fegen dye matrix. Nym celidonia vnd syede myt wyn vnd mache eynen dampff vnde[n]. Zu kancker, daz do hytzig ist, nym celidonia vnd rosen samen vnd stosze züsamen vnd lege dar vber. Zü fysteln, daz zügescloszen vnd nyt zü gründe geheylt [ist], nym celidonia crüt woil gestoszen vnd gemenget myt honige vnd dar off gelacht, offent vnd heylet yz zü gründe her vsz. Zü fynsternisse vnd nebel der auwen vnd stare[342] celydonien waszer myt anderley crüt waszer, daz ist dar zü güt.

Cerefolium

Kerbel[343] ist hytzig vnd dürre inne dem andern grade. Vnd ist güt fraüwen, dye gerne berhafftig weren. Vnd aüch ist er güt zü der lebbern, virborgen wynde vnd czü der blasen. Zü eym, der do gefallen ist vnd ist yn ym geronnen bluyt, nym kerbel vnd stoß | vnd gyb ym des saffs zü drincken. Eyner, der doyt wonden hait oder sost sere [218ra] gewont ist, czü virsüchen, ob er genesen moge vnd ym zü helffen sy oder nyt: Nym kerbel vnd stosze sye vnd gyb ym daz saffe zü drincken. Ist yz, daz ez by ym blybet, so geneset er frylichen[344]. Ist ez aber sache, daz er sich oben brychet, so ist keyn hoffenunge an ym.

Calci[345] ist kalck vnd ist hytzig in dem vierden grade. Er ist güt zü grinde, der do flüszet. Nym kalck waszer vnd oley vnd vngenotiget wasz vnd mache eyn salbe vnd smere do myt den grynt. Vor allen brant oder blater nym kalckwaszer vnd oley vnd klop züsamen vnd smere den bresten do myt. Item zu allen roden [vnd] flyszenden

1 Celydonia] *unrichtige Initiale* M, *wohl gestrichen, am Rand* Cm *nachgetragen* Z, []Elidonia K, Celidonia E || **2** heübt] heubt K, caput E; heübts] heubetz K, caput E || **2/3** celydonien] celidonien KE || **6** bade] badem Z, bade K, bad E; decoccio] decoccien E || **8** myt] in E; vnden KE || **10** fysteln] fisteln K, vistellen E; ist KE || **12** stare] *danach* zü, *nicht in* KE – *von den Editoren getilgt* || **14** Cerefolium] *nach* güt *von anderer Hand schwarz nachgetragen* Z, *nicht in* KE || **15** Kerbel] *Repräsentante* c, c (*Repräsentante*) Erbel K, Cerbele E || **17** kerbel] cerbel K || **17/18** vnd stoß *unter der Spalte nachgetragen* Z || **26** vnd[2] KE

341 chelidonia: Schöllkraut

342 star (starblintheit): Staarblindheit, krankhafte Verdunkelung des Auges, Linsentrübung

343 cerefolium: Kerbel

344 frîlich: ganz gewiß, sicherlich

345 calx: Kalk; hier Kalkwasser (gelöschter Kalk) gemeint aügen nym kalck waszer woil gelütert vnd do[346] in eyn koppern becken[347] vnd dar vnder do salarmoniacus[348] vnd ryb daz woil vnder eyn myt eyme steyn, so wyrt eyn blae waszer. [Daz waßer] doe in dye aügen, daz virdrybet alle flüsze.

Cermonga[349] ist eyn crüt, daz hytzig ist in dem ersten grade vnd dürre in dem
[218rb] andern grade. Vnd erwecket harn vnd fraüwen sychtage vnd wee | in der syten vnd nyeren vnd der blasen vnd heylet alle krymmen vnd brüchenisse in dem büche nympt yz abe. Aüch ventositates der lebbern vnd des gedermes scheydet yz vnd hümores vnd fleüma entlaszet ysz.

Cassia lygna[350] ist hytczig vnd dürre in dem drytten grade. Den magen vnd dye lebber vnd dye schemede vnd daz oberste gelyt sterket ez, samelüng hümores entlayszet ysz, flecma vnd ventositates scheyde*t* ez vnd erwecket harn vnd fraüwen sychtage. Vnd eyn fraüwe, dye dar vber dye decoctio setzet, styrcket vnd düt abe allen bresten, den sye an den virborgen enden[351] hait. Gemenget myt ander arczenye[n], dye do fücht sint, erwecket vnd drybet grob flecma vnd fyscosis. Gemenget myt honige vnde gelacht off eyn hart geswylst, czytiget vnd reyniget sye. Vnd vorware, wan mann nyt mag han cassia ligna, cynamomi ist als gut als cassia ligna dar zü vnd wirckt daz selbe.

Cacüla[352] sint eynerley steyn vnd werdent fünden off dem staden hynsit mers. |
[218va] Vnd yre crafft ist glich billerick marini[353], daz ich vorgeschriben hane. Vnd sint hytzig vnd dürre in dem ersten grade. Vnd colera cytrina, daz kommet von kelten, vnd wasser sücht reynigent sye vnd sterckent dye lebern vnd erwytent dye brüste. Vnd dye selbe steyn virlyesent sich in dem magen vmb daz, [daz] sye sint fyscosis[354].

---

2 salarmoniacus] ar *über dem Wort nachgetragen* Z, *teilweise gestrichen und fortgesetzt*: sal~~armaniac~~ moniacus K, salmoniacus E; steyn *danach gestrichen*: so wirt eyn steyn Z || **3** waszer] aqua E; Daz waßer K, das waßer E || **4** ersten] *über der Zeile nachgetragen* Z, dritten K, iii E || **9** lygna] ligna KE || **11** scheydet] scheydes Z, scheides K, scheidet E || **13** den² *danach gestrichen*: sye Z || **13/14** arczenyen] arczenie K, artznien E || **14** fyscosis] fiscosis K, viscosis E || **16** cynamomi – ligna² *am Rand nachgetragen* Z || **18** hynsit] des KE || **20** cytrina] citrina K, citrine E || **22** daz² K, das E; fyscosis] fiscosis K. viscosis E

---

346 tue

347 Gefäß/Schale aus Kupfer

348 sal armoniacum: Salmiak, Salmiaksalz

349 siler montanum: alte Namen: sermontanum, sirmontan, vgl. Marzell (1979/2000, Bd. IV: 328); cermontaigne (vgl. Lewis 1987: 464)

350 casia/cassia lignea: Holzkassie

351 ende: hier (verborgene) Stelle

352 vgl. das Kapitel *cacolae* im *Liber de gradibus* von Konstantin von Afrika (Basel 1536: 347)

353 belliculus marinus/bellericus marinus

354 viscosus

Cyclami[355] ist eyn crüt hytzig vnd dürre yn dem andern grade. Vnd ist genant cassamus oder panis porci vnd ist auch genant malum terre. Dye würczel ist genant ciclami. Vnd wan sye dürre ist, so hayt sye grosze dogent, vnd so sye grüne ist, so ist sye an dem besten. Vnd weret drü jare gemenget myt ander arczenie. Yre dogent ist züerlaszen geblee amorides, dye innewendig des lybes sint vnde keyn blüt gebent. Zü amorides nym sücci cyclami vnd dar nach nym des crütes gepuluert vnd spreyde[356] dar off. Zü fygwarczen[357] vnd zu amorydes[358], dye fraüwe[n] von Cellern stoszent daz crüt von cyclami vnd züerlaszent in eszig vnd legent | off dye fygwarcze oder [218vb] amorydes vnd daz wirket grosze dogent an dem selben bresten. Zü reynigen dye mütter nym ciclami vnd oley müszlini vnd baüm oley vnd suth daz myt eynander vnd mache dar vsz positoria vnd lege inne dye schemede. Zü tynsamum vnd allerley des bresten nym succi radicis ciclami gemenget myt baüm oley vnd suth vnd duncke dar inne baümwolle vnd lege daz in den afftern, so styllet ez. Zü alle hartekeyt des mylczes vnde alle syne bresten nym cyclami vnd reynige woil [vnd stoiß iz woil] vnd lasz ez virczehen dage weychen in baüm oley vnd in wyne. Darnach syhe yz vnd setcze off eyn füre vnd dar vnder do vngenodiget waisz[359], als viel man dar czü bedarffe, vnd mache eyn weyche salbe vnd smere do myt daz mylcze. Vnd spricht Creckensteyn[360], daz er daz dick virsücht habe vnd habe kein dincke fünden, daz als gut dar czü syn solle. Zü postemen, dye do hart vnd kalt sint, zü czytigen vnd zü weychen nym cyclami vnd syede dye myt baüm oley vnd mache eyn plaster dar vber. Zü fysteln mache eynen meyssel[361] von ciclami würczel vnd lege in | dye fystel, so dut [219ra] ez uff die fistel vnd czüget alle bosheyt dar vsz. Zu polipus[362], daz ist eyn breste in den naselochern, nym cyclami würczel vnd netcze yn oley müslini[363] vnd dar vsz mache pulüer vnd doe in dye naselocher, daz ist sere güt.

---

1 Cyclami] Ciclami E || **5** innewendig] ynewendig K, interius E || **6** cyclami] ciclami KE || **6/7** spreyde] sprenge K, speid E || **7** fraüwen] frauwen K, frauen E; Cellern] Cellarn K, Celleren E || **8** cyclami] ciclami KE || **11** positoria] possitoria K, suppositoria E; tynsamum] tinsamum E || **14** cyclami] ciclami KE; vnd^{2} – woil^{2} K, vnd stoiß iß woil E || **18** Creckensteyn] Circkensteyn K, Circkenstein E || **19** postemen] pastemen K || **20** cyclami] ciclami KE || **21** fysteln] fisteln K, vistelen E; fystel] fistel K, vistelen E || **21/22** so – fistel *über der Zeile nachgetragen* Z || **22** fistel] vistel E || **23** cyclami] ciclami KE

---

355 cyclamen: Zyklamen, Saubrot, Erdscheibe

356 sprîden: zertreuen, aufstreuen

357 Feigwarzen

358 haemorrhoides

359 ungenoetiget wahs: frisches Bienenwachs

360 Das verbum dicendi *spricht* suggeriert, dass *Creckensteyn* eine Person ist. Im lateinischen Text erscheint im Zusammenhang mit dieser Indikation – *hartekeyt des mylczes* – ein Zauberspruch (vgl. Goehl 2015: 54). Diesen hat Hesse ausgelassen, was davon zeugen kann, dass er sich von den magischen Praktiken distanzierte.

361 meissel: Instrument des Wundarztes zur Öffnung eines Abszesses, um sicheren Ausfluss zu ermöglichen

362 polypus: Polyp; Nasen-Polyp, Auswuchs in der Nase

363 oleum muscellini: Moschus-Öl

Camphora[364] ist kalt vnd dürre in dem drytten grade. Vnd sint etliche, dye do sprechen, daz yz eyn gummi sy von eym baüm, vnd ist nyt ware, [want] ez sint vil wyser meyster, dye da sprechen, daz ez sy eyn saffe von eym crude vnd ist genant camphoria. Aber vorware, dye ander smacket basz. Vnd daz crüt wirt gelesen in prima fere. Vnd nym daz crüt vnd stosze vnd drücke den saff vsz vnd derre vnd dar vsz mache den campfher. Vnd der wyste[365] vnd der lüter[366] ist der beste. Vnd behel-det man yn myt flasse samen oder semen cili. Zü dem bresten genant gymoria[367], daz ist, daz dye natüre von eym ge*et*, nym campher myt müslini oder nachtschede[368] saff vnd dünck dar in hanffe wercke[369] vnd mache eyn plaster off dye nyeren vnd off dye schemede. Zü dyabitis, daz ist, daz eyns den harn nyt behalden mag, nym daz selbe [219rb] vorgeschriben mit eym stücke blyes vnd lege off | daz selbe ende als vorgeschriben ist. Zü der hytze der lebbern nym campher puluer vnd menge daz vnder nachtschede [saff] vnd dar vnder düncke eyn düche vnd lege off dye lebber. Zü dem blüde der nasen nym campher vnd neszel samen vnd menge vnder sücci sangwinaria vnd mache pilloles in dye nase, so styllet yz. Vnd were ysz, daz daz qweme von vberger hytcze der lebbern, so nym campher puluer vnd kalt waszer vnd mach eyn plaster off den sclaiffe. Zü flecken der augen nym camphora zürlayszen mit rosen [waszer] vnd myt fenchel wasser [vnd lege inne] *die* aügen. Zü den roden pürpeln vnder den aügen nym camphora myt rosen waszer vnd myt honige gemenget vnd smere do myt daz antlytze, daz hylffet sere. Zü eym menschen, daz vberig hytzig ist vnd vnküsche ist, gyb ym zü rychen camphora, daz machet yn küsche. Zu frenesis nym camphora vnd züerlaysz yn rosen oley vnd nym eyn fedder vnd duncke dar yn vnd smere ym in dye [219va] naselocher, so | wyrt er nyesen. Vnd daz ist bewert, daz ez güt ist.

2 want K, wan E || **4** camphoria] camphora E || **5** fere] vere E || **6** campfher] campher K, camfar E wyste] wiste K, wiß E || **7** gymoria] gimoria K, gimorua E || **8** geet] geert Z, geet K, geit E; campher] camffer E || **9** dar in *zwischen den Spalten nachgetragen* Z || **10** dyabitis] diabitis E || **12** campher] camffer E || **13** saff K, safft E || **14** campher] camffar E; sangwinaria] sagwinaria KE || **16** campher] camffer E || **17** augen *aus* auwen *korrigiert* Z; camphora] camphara E; mit – vnd *am Rand nachgetragen* Z; waszer *über der Zeile nachgetragen* K || **18** wasser *über der Zeile nachgetragen* Z; vnd – inne ZE die] zu den Z, die KE || **19** camphora] camffora E; waszer] *nicht in* E || **20** ist[1]] *nicht in* KE || **21** camphora[1]] camffara E; camphora[2]] camffora E

364 camphora: Kampfer, im Mittelalter (destilliertes) Gummiharz vom Kampferbaum; spätmhd. auch gaffer

365 der weiße

366 lûter: rein, hell, klar

367 gonorrhoea: Tripper (‚Samenfluss')

368 nahtschate: Nachtschatten

369 hanfwërc: beim Schwingen und Hecheln des Hanfes abfallende und als Verbandsstoff dienende Fasern

Coloquindinda[370] ist eyn crüt, daz do dürre vnd hitzig ist yn dem andern grade. Vnd wehischet eyn appel an dem crüte. Wann d*u* findest daz crüt, daz nyt me dan eyn appel an ist, so wisze, daz ez gyffte ist. Vnd daz selbe crüt wehischet yn dem Gelobten lande[371] vnd ist genant cucürbita allexandrina. Der same vnd dye schelo-ten[372] sint alle gut zü arczenie. Vnd wan man schribet yn receptis cucürbita allexan-drina, so meynet man den samen. Sine dogent ist zü smelczen sere von vberger bytterkeyt, daz ez hait. Vnd weret vier jare. Vnd ist düredicke[373], daz ist, daz yz harn drybet glicherwyse als petersilge vnd vehet flecma vnd melancolie. Zu febres quartanas vnd cottidianas nym vier loit oder ses colocontynda vnd myt decoccio atych vnd czücker gemacht als eyn syrop. Vnd nach dem, daz er gefeget ist, gyb ym des syrop gewonlichen zü eszen. Aüch decoctio von colocondinda vnd dar vnder gemenget czucker vnd daz eyme gegeben, [ee] yn dye kelte ankom|met, daz hylffet sere. Zu [219vb] dem wee der czene decoctio von colocondinda vnd do myt eyn gargysmi gemacht, ist sere güt. Zü den würmen inne dem büche nym colocundinda püluer vnd menge myt honige vnd myt elsen[374] saffe vnd löppinen mele[375] vnd mache eyn plaster off den nabel. Zü den wormen in den oren nym colocondinda püluer vnd menge vnder virczig persbaüm bletter vnd lege in dye oren. Zü der hertekeyt des milczes vnd der lebbern nym decoctio von colocondinda gemenget myt fenchel saffe vnd gyb ym zü drincken, daz ist zü male güt. Zu brengen der fraüwen yre czijt mache yr eyn sweysz bait myt schelen von colocundinda. Zü amorides smere dye stadt myt oley coloquindinda. Coloqindinde feget flecma vnd melancolia.

Cassia fystola[376] ist hytzig vnd füicht ynne dem ersten grade. Vnd ist gemischet, daz yz myttelmeszig ist. Vnd ist eyn obysz von eym baüm, der do wehyschet gynsit mers. Vnd sal mann | nemen dye, do folle füchtekeyt vnd swarcze sint. Want man [220ra]

---

1 Coloquindinda] c (*Repräsentante*) Olocundinda K, Colocundinda E || **2** du] do Z, du KE || **3** so – ist^{2}] *nicht in* E || **4/6** Der – allexandrina] *nicht in* E || **7** düredicke] *aus* dürgedicke *korrigiert* Z, duriticke KE || **8** petersilge] petersilig E; vnd^{1} – melancolie] *am Rand nachgetragen* Z, vnd feget flecma vnd melancolia *unter der Spalte nachgetragen* K; febres] febris E || **9** cottidianas] cottidiana K, quottidiana E; colocontynda] colocundinda KE; decoccio] decoccien E; atych] atich K, athiche E || **11** colocondinda] colocundinda KE || **12** ee KE || **13** dem *danach wiederholt und nicht gestrichen*: dem Z; colocondinda] colocundinda KE || **16** colocondinda] colocundinda KE || **17** bletter *danach gestrichen*: off den bletter Z || **18** colocondinda] colocundinda KE || **19** czijt *danach gestrichen*: Item Z || **20** schelen] schelote K, schelaten Z; colocundinda] colocunda E; amorides *Korrekturen im Wort* Z || **21** coloquindinda] colocundinda K, colocunda E; Coloqindinde] colocundinde K, colocunda E || **22** fystola] fistola K, vistola E

---

370 colocynthis: Koloquinthe, Bittergurke, Bitterkürbis

371 Gelobtes Land: die Gegend rund um Jerusalem

372 schelat, schelaht: das Abgeschälte, Schale, Schälabfall

373 diureticus: harntreibend, diuretisch wirkend

374 elsen: Artemisia absinthium

375 lupinus mel: Mehl aus Wolfsbohnen

376 cassia fistula: Röhrenkassie, Purgierkassie, Fruchtschotte von Cassia fistula L.

leget cassia fystola in dye recep[t], so saltü mercken, daz yz cassia fystola munda[377] sal sin. Yr dogent ist zu lychten swerekeyt des lybes vnd reyniget yn auch. Vnd daz hytzig blüt senffte[t] ez, füchteget vnd kulet ez. Vnd ist güt czü allen febres accuta. Cassia fystola gegeben in lauwe wasczer vnd vor geben eyn pürgacio, weichet den büche vnd ist sere güt.

Cuscüta[378] ist hytzig in dem ersten grade vnd dürre in dem andern grade. Vnd ist genant raskalin. Vnd ist eyn crüt, daz do wehyschet vnder dem flasz[379]. Sine same wirt gelacht yn arczenie. Vnd wert czwey jare. Vnd hait dogent zü fegen melancolie, flecma. Sine decoctio ist güt zü astrangoria vnd dyssoria vnd dyabitis. Vor daz selbe ist güt vszer dem crüte eyn plaster gemacht vnd off dye nyeren gelacht.

Cardimomum[380] ist hytczig vnd dürre in dem andern grade. Vnd ist eyn frücht oder eyn same vnd weschet off baümen gensit mers. Vnd in der czijt prima fera waschent an dem selben baüm cluppel[381] vnd die selbe cloppel sint der same. Vnd sint czweyerley, wild vnd czam. Daz czame ist daz beste, vnd die wilde ist dye mynst. [220rb] Der czame rüchet sere | woil vnd geet in arczenie. Vnd weret czehen jare. Sin dogent ist zü stercken vmb daz, [daz] er woil rüchet. Aüch drybet er bose hümores vnd harn zü erlaszen. Zü sincopis vnd cordiaca, daz sint hercze cloppen, daz ankommet kelten halben, decoctio cardamomi myt wyne gemenget dar vnder vnde ym zü drincken geben, ist sere gut. Zü boser digestio des magen nym cardamomi puluer vnd enysz püluer vnd menge vnder alle sin spyse. Auch dysz pulüer ist güt, eym luste zü geben zü eszen. Zü vomitüs der kelten nym mynczen saff vnd cardamomi püluer vnd ewenig esziges vnd dar in dünck eynen badeswamp vnd mache eyn plaster off den magen mont[382]. Zü der swacheyt der hyrn lege cardimomi puluer inne dye naselocher.

1 fystola[1]] fistola K, [ ]la E; recept KE; yz] *danach*: ist Z, *nicht in* KE – *von den Editoren getilgt*; fystola[2]] fistola K, [ ]la E; munda *danach gestrichen*: in die recept *und danach* so *irrtümlicherweise nicht gestrichen* Z || **3** senfftet] senfft KE; accuta *über gestrichenem*: enguda Z, acuta *über gestrichenem*: enguda K, acuta E || **4** fystola] fistola K, [ ]la E; vnd *über der Zeile nachgetragen* Z || **7** raskalin] maskalin E || **9** dyssoria] dissoria KE; dyabitis] diabitis E || **11** Cardimomum] Cardimonium E; andern] ersten E; in secundo gradu Goehl (2015: 57) || **12** fera] fere E || **14** czweyerley] drierley E || **16** daz[2] K, das E || **17** cordiaca] cardiaca K || **19** enysz] enіß K, enis E || **21/22** ewenig esziges] enwenig eßigs K, modicum accetum E || **23** cardimomi] cardamomi KE

377 mundus: rein, sauber

378 cuscuta: Flachsseide, Filzkraut, Teufelszwirn

379 vlahs/flas: Flachs

380 cardamomum: Kardamom, Paradieskörner

381 kluppe: Bündel

382 Magenmund: Cardia ventriculi oder Pars cardiaca, eingedeutscht auch Kardia – ist jener Bereich des Magens, in dem die zweischichtige Speiseröhrenmuskulatur in die dreischichtige Magenmuskulatur übergeht.

Vnd werez, daz er reüma hette, nym cardamomi püluer vnd menge züsamen vnder oley müslini vnd smere do myt daz heübt.

Cerüsa[383] ist kalt vnd dürre yn dem andern grade. Vnd ist gemacht von bly vnd ist dye blüme[384]. Vnd | dye daz machent, komment gerne yn paralisis vnd appli- [220va] mancia kelten halben des blyes vnd esziges, daz man dar vnder düt. Yre dogent ist zü reynigen vnd lütert vnd erleschet alle hytcze. Vnd ist genant blywysz[385]. Zü schonheyt der fraüwen: Sye nement blywisz vnd mengent daz myt rosewaszer vnd myt honre smalcze vnd machent eyn salbe dar vsz. Vnd welche fraüwe des vil gebrucht, wirt yr der athüm zu leste stincken.

Caparis[386] ist hytzig vnd dürre in dem andern grade. Vnd sint etliche, dye do sprechen, ez sy eyn crüt, vnd sint auch etliche, dye do sprechen, ez sy obysz vnd wehyschet in dem lande Polo[387] vnd anders wo. Brüchet mann der scheloten vnd blümen in arczenien vnd mer scheloten dan daz ander. Vnde leset man ez in dem anefang prima fera vnd derret man sye. Vnd wert sesz jare in myschünge. Vnd also saltü ez erkennen, welches daz beste sy: Wann man ez zübrycht, so gybt yz keynen staüp. Die blümen leset man vnd menget sye mit salcze vnd | eszig. Vnd wert eyn [220vb] gancze jare. Yre dogent ist güt zü vnwirdikeyt des magen vnd ma*cht* daüwen, wann man syn gewonlichen yszet. Aüch yre dogent ist wieder dye hartekeyt der lebbern vnd des mylczes. Decoctio caprici myt wyne ist güt dar zü. Aüch eyn salbe gemacht mit caprici ist als güt als agrippa[388]. Vnd also sal man sye machen: Nym püluis caprici cleyn gestoszen vnd myt dem saff vnd wyne vnd ewenig wasz vnd mache eyn salbe off daz milcze. Aüch ist güt zü der lebbern vnd mylcz dye latwerge von caprici. Zu den wormen in den oren caprici saff ist gut dar zu, sye zü doden. Zü estrasiles[389], daz nüwelichen ankommen ist, wasche myt decoctio caprici vnd myt radici baraci[390] vnd aspergi vnd darnach mache dysse nachgeschriben salbe: Nym eyn sclange, dye do gele ist an dem büche, vnd snyde dry fynger breyt von heubt abe vnd iii fynger

---

1 cardamomi] cordamoni E; züsamen] *nicht in* KE || **14** sesz] seß K, iiii E; sex annos Goehl (2015: 59) || **16** staüp] safft staübe E || **17** macht] mag Z, machet K, macht E || **20** caprici *über gestrichenem*: agrici ZK; agrippa] aggrippa E || **23** estrasiles] estrasilis E || **24** baraci] boraci E || **26/256,1** heubt – von *am Rand nachgetragen* Z

---

383 cerussa: Bleiweiß

384 Eine ungenaue Übersetzung: im lateinischen Text: *Cerusa flos plumbi sive gersa appelatur* (Goehl 2015: 58)

385 blîwîȥ: Bleiweiß

386 capparis: Kapernstrauch, Gemeine Kaper

387 Apulien

388 agrippa: Agrippa-Salbe

389 scrofulae: Halsdrüsen, Halsgeschwülste, Skrofeln

390 im lateinischen Text steht *bruscus* (Mäusedorn), vgl. Goehl (2015: 59)

breyt von dem czagel[391] vnd dar nach nym eyn kleyne schüssel, dye do locherecht sy, vnd lege dye sclainge in dye schüssel vnd setcze die schussel off eyn *duppen*[392] vol waszers vnd mache eyn füre vnder daz duppen, bysz daz dye sclange smylczet yn [221ra] daz waszer. Vnd darnach nym daz smalcze vnd dar vnder | menge alliborum nigrum[393] gepuluert vnd die scheloit von caprici würczel gepuluert vnd menge vnder daz smalcze vnd dü ewenig waz dar zü vnd mache eyn salbe. Als man schribet in dye apoteke caprici, so salt dü prüben, daz man dye schelen meynet.

Calamentum[394] ist hytzig vnd dürre inne dem drytten grade. Vnd ist eyn crüt. Wann man ez derret, so wert ez eyn gancze jare. Zü asma, daz ist kürcze athüm, daz do kommet von kelten, nym decoctio calamenti myt fygen vnd lacricie[395], gyb ym gewonlichen zü drincken. Auch daz puluer gemenget myt fygen ist gut zü dem selben latwerge. Calamentum ist güt zü dem selben vnd sterket den magen vnd drybet bose ventositates. Küchelin gemacht mit calmentum puluer vnd myt gersten mele ist zü dem selben güt. Zü dem blüde nym calmentum pulüer vnd rosen puluer vnd ewenig eszig vnd mache eyn gargismi myt decoctio calmenti. Calmentum saffe gelacht in dye oren dodet dye würme. Dye vszsetczig sint, sollent gebrüchen calmentum in alle yre spysen, wan ez vir*drib*et den sychtum. Zü thinsamum, daz kommet von flecma vnd [221rb] darme reynoit | oder von ander colera, die do kalt sint, nym ewenig honiges vnd calmentum püluer vnd colofonia gepüluert vnd nascitoraci[396] samen vnd bint daz alles an eyn lynen düche vnd lege ez in eyn düppen[397] vnd mache eyn rauche dar vsz vnde heysz den sychen dar vber sytzen vnd darnach nym calmentum pülüer vnd wirff off eyn glut vnd heysz yn den rauche ynphaen. Vnd ich Paletri[398] hat den selben bresten vnd genasz von demselben. Zü eyner fraüwen, dye yre czijt vberich hat, mache yre eyn bait[399] von calmentum crüt vnd heysz sye dar yn sytzen, daz ist sere güt.

---

2 vnd² – schussel *am Rand nachgetragen* Z; duppen] damp Z, duppen K, doppen E || **5** die – von *am Rand nachgetragen* Z; die – gepuluert²] caprici wurczel schelot K, caprici wurczel schelaten E gepuluert² *über der Zeile nachgetragen* Z || **7** schelen] schelote K, schelete E || **8** Calamentum] *aus* Calmentum *korrigiert* Z, c (*Repräsentante*) Almentum K, Calmentum E || **10** kelten] kaltem wind E || **12** Calamentum] Calamenti E || **13** calmentum] calamentum E || **14** blüde] blade K, blode E ewenig] enwenig K, modicum E || **15** calmenti] calmentum E || **17** virdribet] virbirget ZK, v-dribet E || **18** ewenig honiges] enwenig honigs K, modicum melle E || **20** an] in E || **22** Paletri] Paletri *aus* Paletei *korrigiert* Z, Palitri KE; hat ZK, hait E

---

391 zagel: Schwanz
392 düppen: Topf
393 elleborus niger: schwarze Nieswurz
394 calaminthe/calamentum: Minze; Bergminze
395 liquiritia (lat.)/lakerize (mhd.): Süßholz, Lakritze
396 nasturtium: Kresse; Brunnenkresse
397 Topf
398 Platearius
399 Bad

Centhaüreа[400] ist hytzig vnd dürre in dem drytten grade. Vnd ist sere bytter vnd dar vmb ist iz genant ertrich galle[401]. Vnd ist czweyerley, grosz vnd kleyn. Dye grosz hait me dogent dan dye kleyne vnd dar vmbe ist sye genant dye groisze. Vnd wann sye blüwet, so leset man sye. Vnd weret eyn gancze jare. Zü dem mylcze, lebber, nyeren, blasen vnd dyssenteria vnd drangoria[402], dissoria[403], centaürea gesotten in wyne vnd oley [vnd] dar | vsz gemacht eyn plaster off dye vorgeschriben stete, ist zü male [221va] güt. Zu gelersücht genant ycatricia[404] succi centaürea oder dye *de*coctio myt petersylgen würczel vnd apii vnd myt czocker gemacht eyn syrop. Vnd den syrop gyb ym gewonlichen[405], daz ist sere güt. Zü yliaca passio centaürea puluer gemenget myt gesalczem waszer vnd dar uß eyn crystere gemacht. Doch wan dü daz dün wilt, so salt dü ym eyn crystere vor machen, daz da weychet. Centaurea pulüer gemenget mit benedicta[406] ist sere güt wieder paralisis. Zü den maden in den oren centaurea saff gemenget mit laüch saffe ist sere güt. Zu den würmen lumbaricis im dem lybe centaürea saff oder puluer mit honige gemenget vnd zü drincken geben ist sere güt. Zü wonden oder alden schaden centaurea würczel puluer ist güt zü geylem[407] vnd vbergem fleysche in der wonden. Zu lutern daz angesychte centaürea würczel der grosczer daz saffe do von gemenget myt rosenwaszer ist sere güt vnd nymmet abe | alle nebel vnde fynsternisse von dem angesicht. Zu flecken der aüwen mache eyn [221vb] plaster von dem püluer vnd gebrüche des allewege, daz ist sere güt. Doch vor ware saltü wiszen vnd dich hüden, daz dü nyt zü vil des puluers dar in doest, wan wo dü zü viel pülüers dar yn doest, so virderbet ez dye substancie der auwen. Zü amorides nym baümwolle vnd düncke in oley müslini vnd düe dar off püluis centaürea vnd lege dar vber, daz ist sere güt. Zü eyner frauwen, yre blüme zü brengen, nym gummi

1 Centhaürea] []Entharea *gestrichen, danach*: Entaurea K, Centhaurea E || **2** iz *über der Zeile nachgetragen* Z || **5** dyssenteria] dissenteria KE; dissoria *über der Zeile nachgetragen* Z || **6** vnd^2 KE || **7** gelersücht] gelwesucht KE; ycatricia] icatricia K, ictricia E; decoctio] dyecoctio Z, decoccio KE || **7/8** petersylgen] petersilgen K, petersilium E || **8** apii] api E || **9** yliaca] illiaca K, illica E || **10** uß] *statt gestrichenem*: yn *nachgetragen* Z, eyn K, vß E || **11** *am Rand nachgetragen und gestrichen*: Centaurea puluer gemenget mit benedicta ist Z || **11/12** mit benedicta] *über gestrichenem*: myt lauch saff Z, mit benedicta K, mit benedicte E || **12** centaurea] centauria K || **13** lumbaricis] lumbaricus E; im dem lybe] *nicht in* E || **15** würczel] *nicht in* E || **18** von – flecken *über der Zeile nachgetragen* Z || **20** wiszen vnd] *nicht in* KE || **21** yn] inne plaster K, in das plaster E; virderbet] verdribt E || **22** centaürea] centauria K

400 centaureum/centaurea: Tausendgüldenkraut

401 Erdgalle; (Echtes) Tausendgüldenkraut

402 stranguria: Strangurie, (schmerzhafte) Harnverhaltung, Harnwinde, meist verbunden mit Harnzwang

403 dysuria: erschwerte oder schmerzhafte Blasenentleerung

404 icteritia

405 in gewohnter Weise

406 benedicta: Nelkenwurz, Märzkraut; es kann auch Benediktenlatwerge, nelkenhaltige Latwerge gemeint werden

407 geil (mhd.): wild (wildes Fleisch einer Wunde)

serapini vnd werme geyn dem füre vnde verwirck dar yn centaurea pülüer vnd mache dar vsz positoria. Noch me brenget eyner fraüwen nach der gebürt, waz dar zü gebürt oder dye gebürde, daz sye gesümet hait. Nym oleum petrolium[408], daz ist eyn olei, daz do kommet vber mere her vnd stincket zü male sere vnd ist gemacht von steynen, vnd dar vnder menge styere galle vnd von dem centaürea saffe oder püluer, mache positoria.

Cassia ligna[409] ist hytzig vnd dürre in dem drytten grade. Vnd ist eyn schele von [222ra] eym baüm vnde wehyschet vmb Babylonien. Vnd sint czwey|erley, cassia fystola vnd cassia ligna. Vnd wan man heyszet cassia sünderlich, so meynet man cassia fystola. Vnd dye ander ist genant cassia ligna vnd sint czweyerley. Dye eyn ist glich, als sye were cynamomum, dye ander ist gele vnd glichet der ander vil noch, doch ist eyn vnderschijt. Güt cassia ligna leszet sich sanffte brechen, daz doet dye ander nyt. Zü snoppen[410] vnd alle reyma, daz do kommet von kelden, vnd czü andern bresten des heubts gyb ym dry pilloles gemacht myt cassia ligna püluer vnd myt laptanum, virwirket mit elße[411] saffe, sterket sere dye hyrn. Auch der rauche von cassia ligna ist sere güt dar zü. Zü swacheyt der blasen, dye nyt harn lyden *mag* vnd vmber dar netzet, cassia ligna in wyne gesotten vnd ym zü drincken geben ist gut dar zü. Zü dem kalden magen wyn gesotten myt mastikel vnd cassia ligna, daz ist sere güt gedrüncken. Eyn luter drancke gemacht myt cassia ligna vnd myt honige vnd güden wyn ist aüch güt zü dem selben. Zü dem bosem athüm des mondes mache pylloles [222rb] myt cassia ligna püluer vnd myt astora calomiti[412] vnd lege vnder | dye czünge. Zü cardiaca passio vnd sincopis eyn syrop gemacht myt cassia ligna puluer vnd hyrcze beyn, daz yn dem herczen ist, ist zü male gut dar zü.

Castorium[413] ist hytzig in dem drytten grade vnd dürre in dem andern grade. Vnd sint dye geylen[414] von eym dyere genant byeber. Vnd sint etliche, dye do sprechen,

---

1 serapini] sarapini E || **2** positoria] possitoria KE || **2/3** waz dar zü gebürt] *nicht in* E || **3** gebürde] burde KE || **4** olei] *über der Zeile nachgetragen* Z, oley *über der Zeile nachgetragen* K || **6** positoria] possitoria KE || **7** schele] schelote K, scheltz E || **8** Babylonien] Babilonien KE; fystola] fistola KE || **9** fystola] fistola K, vistola E || **11** cynamomum] cinamomi KE || **12** leszet] leset man vnd lesset E || **13** reyma] reuma E || **15** elße] *über gestrichenem*: eszen Z, eßen *zu* elßen *korrigiert* K, *nicht in* E || **16** mag] mogen Z, mag K, magk E || **18** mastikel] mastickel KE || **19** ligna *danach gestrichen*: ist sere güt Z || **22** puluer *über der Zeile nachgetragen* Z || **23** herczen] hyrczen Z, herczen K, hertzen E

---

408 petroleum: Steinöl

409 casia/cassia lignea: Holzkassie

410 Schnupfen

411 Elsen: Artemisia absinthium

412 storax calamita

413 castoreum: Bibergeil

414 geile: Hode; hier Pl. Hoden

wan man sye jaget vnd yz [siehet, daz ez] nyt intrynnen mag, so byszet yz dye geylen abe, off daz sye den lüden nyt enwerden. Vnd ich sprechen yz vnd aüch ware ist, daz daz gelogen ist, wan daz dyere ist nyt also virnüfftig, daz yz soliches wysze. Vnd die lude, dye ez jagen, dye jagen ez me vmb der hüt willen dan anders. Vnd dye selben felschet mann vnd ich sprychen, daz daz gelogen ist, vmb sache, daz man yre viel fyndet. Zü applimancia oder zü allem bresten des heubts, der do kommet von kelden, nym czwey oder dry dragma castorium myt wyn vnd rüten[415] saffe vnd salbey vnd gyb ym zü drincken, ist sere güt. Zü paralisis der czüngen nym castorium pülüer vnd lege vnder dye czunge. Item zü paralisis des ganczen lybes oder halben lybes nym castorium vnd mache eyn | decoctio myt wine vnd myt rüten vnd salbey vnde [222va] gyb ym zü dryncken. Item zu paralysis des membrum[416] wasche vmb den büche myt decoctio castorium. Wyeder gymoria[417] mache decoctio von castorium cum succo accnücaustum, addatur acetum album vnd wessche vmb dye nyeren, vmb dye rüde[418] [vnd] vmb den büche. Zu lyttargi mache ym eyn nyesünge von dem vorgeschriben castorium.

Cabebi[419] sint hytzig vnd dürre vnd die meyster hant nyt gedacht, in welchem grade sie synt. Vnd ist eyn obysz, daz wehischijt gensit mers in Allexandria. Vnde wert x gancze jare. Vnd wer sye keüffen wil, der sal virsüchen, welche dye den geroche vnd smacke hant. Zü reüma, daz do kommet von kelden, oder zu stercken dye hyrne cabeben püluer vnde boraginis saffe vnd myt czocker [gemengt vnd] gemacht eyn syrop. Zü verkrümpnisse des antlitz mache eyn luter drancke mit cabebel vnd gude worcze, czocker vnd wyszen wyn.

Capillis Veneris[420] ist kalt vnd dürre vnd ist gemenget vnd der meyster hait nyt gedacht, an welchem | grade. Vnd hait sübstantia subtilis. Sine dogent ist züerlaszen, [222vb] zü dryben. Dye grüne ist besczer dan dye dürre vnd wert nyt lange. Daz crüt geet in arczenie vnd nyt dye würczel. Zü alle hytze der lebbern decoctio capillis Veneris myt

1 siehet – ez K, siet das iß E; byszet] bießet K, leist E || **2** yz] *nicht in* KE; ware ist] *nicht in* E || **4** hüt] hoden E || **6** heubts] heubtz K, caput E || **8** paralisis] paralesis K || **9** paralisis] paralesis K || **11** paralysis] paralisis KE || **12** gymoria] gimoria E; decoctio²] decocien E || **13** accnücaustum] *korrigiert aus*: accnüicaustum Z, acnucaustum K, acnu caustum E; acetum] accetum E || **14** rüde] rup E; vnd KE lyttargi] littargi K, litargi E || **15** castorium] castorium vnd das ist gar guit E || **16** Cabebi] *aus* Cabebis *korrigiert* Z, []Abebis K, Cabebis E; dürre *danach Textverlust (ein Blatt)* K || **20** boraginis] borginis E gemengt vnd E; gemacht *danach gestrichen*: ist sere güt Z || **21** cabebel] kabebel E || **23** Capillis] Cappillis E; der – hait] die meister hant E || **24** an] in E || **26** capillis] cappillis E

415 rûte: Raute; Gartenraute, Weinraute

416 Lähmung des Mannesglieds

417 gonorrhoea

418 ruote: Penis

419 cubeba: Kubebenpfeffer, Piper cubeba (L.), Stiel-Pfeffer

420 cappilus veneris: Frauenhaar(farn), Venushaar

czücker vnd eyn syrop gemacht ist sere güt. Zu allem bresten des mylczes nym petersilgen würczeln vnd capillis Veneris vnd mache eyn decoctio vnd lege off daz mylcze. Wieder alle gyfft vnd flecma, daz do fellet off den magen, mache eyn decoctio myt capillis Veneris in wyn vnd des gedrüncken ist zu male güt.

Cypressus[421] ist hytzig yn dem drytten grade vnd dürre in dem andern grade. Der baüm vnd dye bletter drybent vnd zürlaszent. Zü vszlaüff, swacheyt der crafft esze dye eppel von cypressus grüne vnd die pulüer, wan sye dürre sin, vnd drincke daz püluer myt decoctio regen waszer. Gegen trangoria[422], dyssoria gyb ym drincken pül-uis des appels cypressus. Wieder daz krymmen der gederme gyb ym des pulüers cypressus vnd der bletter myt nüwen wyn vnd des gyb ym gewonlychen zü drincken. [223ra] De*r* wyn, der | gesotten ist myt cypresus appel vnd holcze, ist güt gedruncken. Auch zü dem selben bresten, zu amorides, daz bluyt vszgeet, mache eyn badt myt cypres-sus bletter vnd lorbeln bletter vnd regen waszer vnd laysz ynne do ynne baden vnd gyb ym zu drincken cypressus püluer in wyne.

Cynamomum[423] ist hytzig yn dem drytten grade vnde dürre yn dem andern grade. Vnd ist czweyerley, eyn ist dick, daz ander ist donne. Vnd sint schelen, dye do wassen an baümen in Allexandria vnd yn Ethyopia. Vnd wer dye keüffen [sal], sal dye suste vnd dye dünste vszlesen. Sine dogent ist zü stercken, zu hefften. Zü dem hüsten, der do kommet von kelten, vnd reüma, daz do kommet von kelten, ist yz güt. Zü plaster yn dye aüwen menge cynamomi myt ewenig esziges vnd lege off dye auwen, so erlyszet vnd yszet daz vberge fleysch vsz den aüwen. Item zü bysze der gyfftiger dyere decoctio cynamomi gemenget myt wyne vnd ym zü drincken geben ist sere güt. Zü swacheyt des magen vnd der lebbern vnd bose[r] dygestio cynamomi püluer gemenget myt wysz kommel pulüer vnd dar vsz gemacht vnd als eyn saisz[424] [223rb] vnd ym daz zü eszen geben ist sere güt. Zü dem | bosem athüm des mondes er sal küwen in dem monde cynamomum, daz ist ym sere güt. Zü schründen[425] der lyppen

2 petersilgen] petersiligen E || **5** Cypressus] Cipressus E || **7** cypressus] cipresus E || **8** trangoria] tringone E; dyssoria] dissorie E || **8/9** püluis] puluer E || **9** cypressus] cipressus E || **10** cypressus] cipressus E || **11** Der] den Z, der E; cypresus] cipressus E; vnd *am Rand nachgetragen* Z; gedruncken *danach gestrichen*: auch Z || **14** cypressus] cipressus E || **16** sint schelen] ist schelet E || **17** Ethyopia] Ethiopia E; sal^1 E || **18** suste *über der Zeile nachgetragen* Z || **20** cynamomi] cinomoni E; ewenig esziges] modicum acetum E || **21** erlyszet – yszet] ißt is vnd zulaisst E || **22** cynamomi] cinamomi E || **23** boser] boßer E; dygestio] digestien E; cynamomi] cinamomi E || **24** saisz] salcz E || **25** daz *danach gestrichen*: a Z || **26** cynamomum] cinamomi E; lyppen *danach gestrichen*: oder byllern Z

421 cupressus: Zypresse
422 stranguria
423 cinnamomum
424 sauce: Soße
425 schrunde: (Haut-)Abschürfung, Riss, Kratzer, Schrunde

nym cynamomum püluer vnd lege yn dye schründe, daz hylffet sere. Wyeder virgenckenisse der byllern[426] nym ewenig warmen gesalczen waszers vnd wasche den mont do myt, biß daz dye bylre blüten. Vnd dar nach nym wyn, da yn gesotten sy cynamomum vnd consolida maioris[427], vnd wesche den mont da myt, daz hylffet woil vnd heylet. Zü cordiaca passio vnd syncopis nym cynamomi püluer vnd negelin püluer vnd folii indi[428] gemenget myt czocker vnd daz gyb ym gewonlich zu eszen, daz hylffet zü male sere.

Camedrius[429] ist hytzig vnd dürre in dem drytten grade vnd camiptius[430] auch. Vnd sind beyde genant gemandrii. Camydrius ist dye grosze camander vnd camiptius ist dye cleyne. Syn dogent ist zü weychen, zü dryben. Vnd werdent gelesen in dem ende prima fera. Vnd wert eyn jare myt ander myschünge. Wieder strangoria, dyssioria, | illica passio vnd hertekeyt des milczes vnd der lebbern dye eyn von den beyden [223va] crütern woil gestoszen vnd gemenget myt gudem wyne vnd baüm oley vnd salcze waszer vnd do myt eyn plaster gemacht off dye nyeren von der vorgeschriben süchten wegen vnd aüch vor dye ander bresten vorgeschriben lege daz selbe plaster, do des noyt ist. Zü brechen den steyn nym czwey deyl honiges vnd eyn deyl von den beyden crütern eyns vnd lapis linsis[431] vnd saxifraga eyn deyl vnd mache dar vsz eyn latwerge [vnd das latwerge] gyb ym zü eszen, daz ist güt als lythontripum[432] oder ander latwerge, dye do gemacht sy, zü brechen den steyn. Zü hertekeyt der lebern vnd des mylczes nym dye beyde crüter vnd züstosze sye woil vnde lege sye yn güden wyn vnd lasze als lange steen, myt daz sye schemmelich werden, vnd dar nach syede sye vnd syhe vnd yn dye decoctio lege vngenodiget was[433] vnd baüm oley vnd mache als eyn salbe dar vsz. Dye salbe ist güt vnd hylffet grulichen woil zü der lebbern vnd mylcze. Zü vomitüs, daz do kommet von kelden, nym daz püluer von den beyden crütern vnd do yn salcz waszer | vnd baüm oley vnd eszig vnd mache eyn plaster off [223vb]

1 cynamomum] cinamomi E || **3** biß *am Rand nachgetragen* Z || **4** cynamomum] cinamomi E || **5** cordiaca] cardiaca E; syncopis] sincopis E; cynamomi] cinomomi E || **6** indi] *über der Zeile nachgetragen* Z, vnd die E; gemenget *danach gestrichen*: iüdi Z || **8** Camedrius] *aus* Camidrius *korrigiert* Z, Camidrius E || **9** Camydrius] camidrius E || **11/12** dyssioria] dissoria E || **17** linsis] lunsis *oder* limsis E || **18** vnd das latwerge E; eszen – als] *nicht in* E; lythontripum] lithontripum E || **19** sy] sin Z, sy E || **21** dar *aus* daz *korrigiert* Z; nach *am Rand nachgetragen* Z || **23** grulichen] wonderlich E || **25** eszig] esziges Z, essig E

426 Verderbnis des Zahnfleisches
427 consolida maior: Beinwell, Wallwurz, Schwarzwurz
428 folium Indum: malabathrum (lat.), deutsch Mutterzimt; Indisches Lorbeerblatt
429 camadreos: Gamander; hier: großer Gamander
430 camepitheos: hier: kleiner Gamander
431 lapis lyncis: Luchsstein, Belemnit
432 lithothrypon: Latwerge aus dem Antidotarium Nicolai
433 ungenoetiget wahs: frisches Bienenwachs

den magen mont. Wieder pürpüris[434] des heubts vnd des barts, daz ist dye nysze[435] vnd die wysze schüppen, die off dem heubte vnd auch in dem barte wasschent, nym mele lupinorum vnd dysz crüte, syede myt waszer vnd wesche do myt daz heubt oder den bart. Zü paralisis der czüngen syede dye vorgenanten crütere vnd mache eyn plaster do myt vnder den mont vnd kynne. Daz puluere dysser cruter ist gut zü reynigen allen schaden. Zü passio matricis nym disse crüter vnd süt sye yn wyn vnd oley vnd mache eyn plaster off dye matrix.

Caruy[436] ist wiese kommel vnd ist hytzig vnd dürre yn dem drytten grade. Vnd ist eyn crüt, daz do wehyschet an vil enden vnd meyst yn Cycelien[437]. Vnd wert fünff jare. Vnd sine dogent ist zü dryben vnd züerlaszen. Zü andringoria[438], dyssoria wyn gesotten myt dem samen vnd zü drincken gegeben, ist sere gut. Item zü machen zü [224ra] daüwen dye spyse vnd zü stercken den magen | vnd wieder [das], daz ym die spyse vnwilliget, lege carui samen in alle sine spyse, dye er yszet, daz hylffet yn sere vnd ist güt.

Cyminum[439] ist kommel vnd ist hytzig vnd dürre in dem andern grade. Vnd ist vngefel[s]chet vmb sache, daz man sin viel fyndet. Vnd wert lange. Syn dogent ist zü dryben, zürlaiszen. Gelacht yn dye spyse vnd ist zü male güt vnd sterket vnd begutet dye spyse vnd machet güde lüste den, dye bose dygestio hant. Zü krymmen der gederme cyminum gesotten in wyne vnd ym zü drincken geben ist sere güt. Wieder den hüsten, der do kommet von kelten, nym kommel vnd syede inne win vnd fygen, daz ist sere güt. Wieder wee vnd geswylste yn dem backen nym kommel vnd fygen vnd stoysz woil vnd süth sye in wyne vnd mach eyn plaster off dye dolores. Zü reüma, daz do kommet von kelten, nym lorbel vnd kommel vnd stosze woil vnd werme ez myt eyn ander vnd doe ez in eyn seckelin vnd lege also warm off daz [heubet]. Zü den roden aüwen blüt halben in dem anefange nym kommel püluers vnd menge ez myt eyer clare vnd werme ez vnd lege ez als warme off dye aüwen. Vnd synt

1 pürpüris] piropinys E || **3** lupinorum] tepinorum E || **4** paralisis] paralesis E || **5** kynne *korrigiert aus*: bynne Z || **6/7** vnd oley] *nicht in* E || **8** Caruy] Carui E || **9** Cycelien] *korrigiert aus*: *Cicelyen* Z, Cecilien E || **10** dogent *über der Zeile nachgetragen* Z; andringoria] andrissoria E || **11** gut *danach gestrichen*: Cyminum ist kommel vnd ist hytzig vnd dürre yn dem andern grade, *danach als Verweis*: sequitur Z || **12** magen *danach gestrichen*: vnd wieder daz ym dye spyse vnd zu stercken den magen vnwilliget Z; das E || **15** Cyminum] Ciminnum E || **16** vngefelschet] vngefelst E || **17** spyse] spiße ader me || **18** dygestio] digestien E || **19** cyminum] ciminum E; gesotten] gosotten Z || **20** von] *Wiederbeginn von* K; win] vinum E || **21** dem] den E || **24** heubet K, haubt E

434 Goehl (2015: 66): *furfura*

435 niʒ/niʒʒe, nizze: Nisse; Ei einer Laus

436 carum: Kümmel

437 Sizilien

438 stranguria

439 ciminum: Kümmel, Kreuzkümmel

etliche, dye do küwent den kommel vnd | werffent yn dan yn dye aüwen. Vor den selben bresten, zü male yn den aüwen, nym kommel puluer vnd syede yn win vnd mache eyn plaster dar vber. Oder nym kommel pulüer vnd bere[440] myt vngenodiget waz vnd lege daz warm off daz male. [224rb]

Cicüta[441] ist eyn crüt, daz hytzig vnd dürre ist yn dem vierden grade. Syn dogent ist zürlayszen, zu dryben vnd zu vszczyhen. Auch saltu gewarnet sin, wie dü sin brüchen salt, wan yz ist eyn deyl gyfftig. Zü dem bresten des mylzs nym daz crüt vnd lege yn eszig nün dage vnd yn den selben eszig doe armoniack vnd syede vnd darnach syhe vnd yn dye colatüre lege wasche vnd baüm oley vnd mache eyn salbe. Vnd dye salb ist güt zu dem mylcze vnd zu applimancia vnd podagra. Wieder illica passio nym des crutes viel vnde syede yn starckem wyne vnd oley vnd mache eyn plaster off dye passio. Zü reynigen dye müder[442] von kalden hümores nym dysz crutes vnd mache eyn batd.

Crocüs[443] ist saffran vnd ist hytzig vnd dürre in dem ersten grade. Vnd sint czweyerley saffrane. Der eyn | ist genant orticus[444] vmb sache, daz ez yn dem garten [224va] wehisschet. Dye ander ist genant orientalis vmb sache, daz er wehyschet yn orient. Vnd weret fünff jare. Vnde ist myttelmeszig. Zü boser digestio des magen vnd sincopis werme saffran vnd püluer yn vnd gyb ym zü drincken yn warmen brüe oder win. Aber vorware, myt ewenig ist sin genüg. Zü colerici sal man nyt saffrann geben, wan yz erwecket vomitus. Zu den roden aüwen blüt halbes virwirke saffrann pülüer myt eyer clare vnd dar vnder do ewenig baümwolle vnd düncke yn dye aüwen. Wieder illica passio vnd antrangoria vnd dyssoria decoctio saffrann myt ewenig oley vnd gegen der passion gesmeret, ist sere güt.

Ciprüs[445] ist hytzig vnd dürre inne dem andern grade. Vnd ist jünctus triangulus, wan er hait dry ecken. Vnd wehschet allenthalben, doch vorware, der beste wehischet gensit mers vmb sache, daz dye würczel dicke[r] ist. Vnd wert czwey jare. Vnd

2 den *über gestrichenem*: die Z; win] vinum E || **3** bere] brennis [?] E || **5** hytzig] *danach* ist Z, *nicht in* KE – *von den Editoren getilgt* || **6** vnd *über der Zeile nachgetragen* Z || **7** yz – gyfftig] ez ~~ist~~ eyns teils gifft K, iß ist eins deils gifftig dem menschen E || **10** applimancia] aplimancia KE || **14** saffran] saffram KE || **15** saffrane] saffram KE; orticus] articus E || **18** saffran] saffram K, saffrā E || **19** saffrann] saffram KE || **20** saffrann] saffram K, saffrā E || **21** ewenig] enwenig K, modicum E || **22** antrangoria] anttrangoria E; dyssoria] dissoria KE; saffrann] saffram KE; ewenig oley] enwenig oley K, modicum olium E || **24** Ciprüs] Cyprus E || **26** dicker KE

440 beren/beeren: kneten; hier knete
441 cicuta: Schierling
442 muoter: Gebärmutter
443 crocus: Krokus, Safran
444 crocus (h)ortensis: Gartensafran; hortus: Garten
445 cyperos/cyperus: Zypergras, eine Art Binse; (Wilder) Galgant, vgl. Mildenberger (1997: 344)

[224vb] wie dü erkennen salt, welcher der beste sy, [daz] mercke also: Wan man yn | brychet, so ist er innewendig yn dem brüche gele vnd gybt keynen staüp. Zü antrangoria vnd dyssoria cyprus vnd rode kole woil gesotten in waszer vnd baüm oley vnd eyn plaster do mytd off dye nyeren gelacht. Zü dolores des magen vnd des gedermes ventositates halben daz vorgeschriben ist güt dar zü. Auch ciprus gesotten myt gudem wyne ist noch beszer dar zü. Zu lyttargi cyprüs woil gepülüert vnd geworffen off eyn glüt vnd den raüche entphangen dürch dye naselocher ist sere güt dar zü. Cyprüs pulüer fryszet doyt fleysche vnd ist sere corrosiue[446].

Calamus aromatici[447] ist hytzig vnd dürre in dem andern grade. Vnd ist eyn worczel von eym crude. Vnd wehyschet in Persia vnd auch wehyschet sye yn Allexandria vnd dye ist dye beste vnd auch wyszer vnd der brüchet man me in arczenie dan dye ander. Vnd wert dry jare. Syne dogent ist zü stercken. Zü wee des magens vnd des gedermes kelten halbes nym calamüs puluers virwirket yn elßen saff vnd gyb ym warm czu drincken, daz hylffet zü male sere. Zü boser dygestio calamüs
[225ra] püluer vnd cynomon | püluer ist güt dar zü. Zü cordiaca passio nym calamus püluer vnd syede dye myt rosenwaszer vnd doe ez in wyn. Wan ez gesotten ist, daz hylfft zü male sere. Zü tynsamum, daz do kommet von kelden, puluis calamüs gedruncken yn warmen wyn ist sere güt vnd yn den wyne baümwolle ge*dü*nckt vnd den hyndersten do myt bestrychen ist güt.

Corallüs[448] ist hytzig vnd dürre inne dem ersten grade. Vnd sint baüm, dye do waschent inne dem mere vnder dem geberge. Vnd wann man heyschet corallen, so salt dü prüfen, daz man den roten meynt. Vnd sint czweyerley, royt vnd wysz. Vnd wan dü corallen keuffen wilt, so nym der dicken, glait vnd vngelochert. Auch ist daz selbe zü virstene in dem wyszen coralle. Vnd wernt lange. Zü reynigen dye czyene mache eyn decoctio myt salbey vnd wesche dye czene woil do mydt vnd dar nach rieb die czene vnd dye byllern myt corallen puluer, daz ist sere güt. Vnd sprychet Galienus, coralle pülüer gedrüncken myt rosen waszer styllet alle flosze des blüdes. Zü dem blude der nasen corallen pülüer gemenget myt succi sanguinaria vnde ge-
[225rb] macht als | pylloles vnd yn dye nase gedan, styllet vnd ist sere gut. Zü vomitus, daz

1 daz K, das E || **2** innewendig] interius E || **3** dyssoria] dissoria KE; cyprus] ciprus E || **6** lyttargi] littargi KE; cyprüs] ciprus E || **7** Cyprüs] ciprus E || **8** corrosiue] coriosiue E || **12** dry] iiii E; tres annos Goehl (2015: 69) || **13** elßen] *über gestrichenem*: eszen Z || **14** dygestio] digestio K, digestien E || **15** cynomon] cynomom K, cinamomi E; cordiaca] cardiaca K || **18** gedünckt] gedrünckt Z, gedünckt K, gedruckt E || **25** czene *danach gestrichen*: mache eyn decoccio vnd rybe dye czene Z || **25/26** vnd^2 – vnd *am Rand nachgetragen* Z || **26** czene] dentes E; dye *davor gestrichen*: auch Z byllern *danach gestrichen*: do Z || **27** coralle] corall E || **28** sanguinaria] sagwinaria KE

446 corrosivus: zerfressend, ätzend

447 calamus aromaticus: wohlriechender Kalmus, Acorus Calamus L.

448 corallium/corallum: (Rote) Koralle

gemenget ist myt blüt, nym czwey deyl corallen woil gestoszen vnd gersten waszer vnd gummi drag*a*gant vnd mache pylloles vnd virslynde[449], ist sere güt. Zü vomitus der spyse nym corallen püluer vnd conficiere myt opyata anthera[450] vnd gyb ym zü drincken, daz hylffet sere. Zü eyner fraüwen, dye yr czijt vberich hait, nym corallen püluer vnd accacia vnd wegerich saffe vnd mache positoria dar vsz. Zü dem blüde der byller coralle pulüer vnd rosen samen off dye byllre geworffen, styllet. Oder conficere dye bede püluer myt honige vnd lege dar vber.

Catüputia[451] ist hytzig inne dem drytten grade vnd füchte yn dem ersten grade. Des crutes fyndet man vil. Vnd same vnd crüt sint bede genant catupütia. Vnd wan man den samen in arczenie legest, so salt dü ez myt gewychte dün. Vnd sin dogent ist zü fegen flecma, melancolia vnd colera. Zü wylen gybbet [man] ez gesunden lüden, zu behalden yre gesuntheyt vnd zü wilen auch zu der krancheyt. | Zü cottidiana, [225va] daz do kommet von flecma versalczen, zu bosem grinde des heübts vnd sust des lybes nym catupütia samen vnde stoisz woil vnd wickel yn royt kole bletter vnd lege ez off eyn glüt vnd drucke daz oley dar vsz oder smere den grynt myt, daz ist sere güt. Aüch win do myt gemacht: Nym czwey phünt wyns vnd eyn phunt catupütia samen vnd drinck des wyns. Aüch sal er gewonlychen gebrüchen in syner spysen des samen. Wyeder cottidiana, dye do kommet von virsalczen flecma, nym eyn deyl melden samen vnd eyn deyl rüben samen vnd eyn dritte deyl catupütia samen vnd menge myt syropus accetosum oder oximel vnd gyb ym des gewonlichen. Wyeder grüne vomitüs, daz do kommet von cottidiana, gyb ym zu drincken des vorgeschriben drancks. Wieder illica passio nym fenchel würzel, cassia ligna vnd dar vnder menge catupütia. Vnd von dem mache eyn cristere, doch salt dü ym vor geben eyn crystere, daz do weychet. Wyeder arthatica passio[452] vnd paralisis eyn loyt benedicta, [ermodatilis], catüpütia, yglich eyn halp loyt | genommen, vnd dem sychen zü dryncken [225vb] geben, ist gut zu dem vorgenanten bresten. Catuputia same, der do grüne ist, gelacht in erwysz[453] brüwe [vngesalczen oder honre brüwe], dye nyt feyst noch virsalczen sin,

---

2 dragagant] dragragant Z, dag^{u}gant K, dragagant E || **3** opyata] opiata E; anthera] antera KE || **5** positoria] possitoria KE || **6** coralle] corallen E; rosen *danach gestrichen*: waszer oder Z || **10** man] *nicht in* KE; legest] *korrigiert aus*: leget Z, legest K, legst E; gewychte *aus* gewytte *korrigiert* Z || **11** man KE; ez *danach gestrichen*: gesodden vnd Z || **12** auch *über der Zeile nachgetragen* Z || **14** catupütia] cataputien E || **16** catupütia] katuputia E || **18** melden] melten KE || **19** vnd^{1} – samen^{2}] *nicht in* E; dritte deyl] *wobei* dritte *über der Zeile nachgetragen* Z, eyn drittel K, iii deil E; addita tertia parte unciae cataputiae Goehl (2015: 71); catupütia *aus* capütia *korrigiert* Z || **21** cottidiana] *danach*: vnd Z, *nicht in* KE – *von den Editoren getilgt* || **24/25** ermodatilis KE || **27** vngesalczen – brüwe^{2} K, vngesalczen ader honre brue E; sin] sy K, ist E

---

449 verslinden: verschlingen; verbrauchen

450 *coralli et antherae pulvis* im lateinischen Text, Goehl (2015: 71)

451 cataputia: Springwurz, Scharfe Wolfsmilch, vgl. Marzell (1972/2000, Bd. II: 383)

452 schmerzhafte Glieder- und Gelenkerkrankung

453 erweiʒ: Erbse

feget alle dye vorgeschriben colera. Eyn vomitüs zu machen: Nym catuputia woil gestoszen vnd menge myt oley vnd lege off den magen, so brychet er sich.

Creta marina[454] ist hytzig vnd dürre in dem drytten grade. Vnd ist eyn crüt, daz do wehyschet off dem staden gynsit mers vnd dar vmbe ist ez genant creta marina. Syne dogent ist zü dryben vnd ist sere subtile. Wieder attrangoria[455] vnd zu brechen allen steyn vnd griene[456] vnd illica passio nym dysz crutes vnd syede in salcze waszer vnd wyne vnd oley vnd enphae do von den damphff. Vnd machstü des nyt gehaben, so nym dysz crütes vnd mache eyn plaster off die passio. Zu driben den harn zu male sere nym diß crutes vnd mach eyn decoctio myt win, daz hylffet yn sere gedrüncken. Wieder illica passio cretanüs gelacht an eyn crystere, noch dem, daz er vor eyn crystere gehabt hait, daz do weichet.

Costüs[457] ist hytzig [vnd] dürre yn dem drytten grade. Vnd ist würczel von eym [226ra] baüm, | dye do wehyschet in Allexandria. Vnd ist eyn anderley costus, dye do wehyschet yn Arabia. Der selben gebrüchen wir, want wir konnen der ander nyt erlangen. Vnd wert zehen jare. Sine dogent ist zü dryben, zuerlaszen vnd zu stercken. Zu hertekeyt des mylczes vnd der lebbern, daz do von kelden kommet, mache eyn decoctio costi myt wyne vnd gyb ym zu drincken. Eyn latwerge von costus ist noch beszer zü dem selben. Eyn salbe zu dem selben: Nym baüm oley, waisch[458] vnd puluis costi vnd mache eyn salbe dar vsz. Eyn salbe zü geberen: Nym marubium[459] vnd lege y*n* wyn [vnd] in oley vnd lasz also lygen virczehen dage vnd darnach syede vnd syhe vnd yn dye colature lege costi puluer vnd oley müslini vnd waisch vnd mache eyn salbe. Auch macht man eyn frauwe früchtber: Nym costi pulüer vnd wirff in daz füre vnd stürcze eynen trychter dar off vnd heysz sye den dampff do von enphaen. Zü dem wee des heubtes, daz do kommet von kelden, costi decoctio myt wine zü drincken geben ist sere gut. Zu den lumbaricis nym costi pulüer vnd virwirke yn wyn vnde gyb ym zü drincken, ist ym sere güt. |

4 dem] dem ZK, den E || **5** attrangoria] atrangoria K, atrangora E || **8/9** plaster – eyn *unter der Spalte nachgetragen* Z || **10** an] in E || **12** Costüs] Custus E; vnd *wohl nachgetragen* K, vnd E || **13** Allexandria] Allexandrina E; costus] custus E || **13/14** wehyschet^{2} *danach gestrichen*: allexandria der ander Z || **16/17** decoctio] *danach gestrichen*: myt Z, *gestrichen* mit K, *nicht in* E || **17** costi *danach gestrichen*: myt Z; Eyn *über der Zeile nachgetragen* Z, *nicht in* KE; costus] costi E || **20** yn] ym Z, inne K, in E; vnd^{1} KE || **22** man *danach gestrichen*: eyn salbe vnd Z; früchtber – vnd] *nicht in* E || **23** enphaen] entfahen so wirt sie fruchtbar E || **24** heubtes] heubtz K, caput E

454 creta marina: Meerfenchel

455 stranguria

456 grien/grîn: Sand, Kies; Nieren- und Blasenstein

457 costus: Kostwurz

458 Wachs

459 marrubium: Andorn

Cantaborum[460] ist weysz clyen vnd ist myttelmeszig. Wieder illica passio, astrangoria, dyssoria süd cantaborum myt gudem win vnd mache daz nyt zü hart, noch auch nyt zu weyche vnde lege ysz off dye stat der passio. Zü wethüm des magens mache daz selber. Vnd ich[461] han vil erneret[462] do myt, wan sye nyt febres myt hatten. Zu illica passio mache eyn crystere myt weysz clyen myt anderm dinge, daz do weychet, noch gedüncke des meysters. Wieder dürren hüsten, der do kommet von kelten vnd kommet von pylloricis[463], nym gersten waszer vnd clyen vnd rure züsamen vnd dar nach syhe vnd laisz ez ewenig sieden vnd dar nach gyb yz zü drincken. [226rb]

Colofonia[464] ist hytzig in dem andern grade vnd dürre [inne dem ersten grade]. Vnd ist eyn gummi von eym baüm, der do wehysschet yn Grecia, vnd dar vmbe ist ez genant beche greca. Vnd sal man lesen dye swarcze vnd luter. Vnd yre dogent ist zü erhytzen vnd zü hefften. Zu dyssenteria nym beche vnd püluis nastüraci[465] vnd mache eynen dampff vnd ynphange den. Zu tynsamum, daz do kommet | von kelden, [226va] nym honig vnd smere ym off dye nyeren vnd nym beche pülüer vnd sege[466] dar off. Zu abenemen dye hare vsz der styrnen vnd machet schone antlytz: Nym vi loit colofonia vnd ii loyt maxtikel vnd ewenick armoniack. Vnd nym eyn gelasüret kachel[467] vnd dar yn züerlasze den colofonia vnd darnach den mastix vnd darnach den armoniac vnd ewenig arsenicum. Vnd wan ez woil zuerlaszen vnd gemenget ist, so güsz yz in kalt waszer vnd bereyt ysz woil vnder den henden, so wirt ysz glich als czocker benit[468]. Vnd wan dye frauwe do myt wil wirken, so sal sich sie vor herhiczen vnd dan nymet sye dysz vnd mache[t] eyn plaster vnd leget off dye hare vnd leszet daz do offlygen eyne stünde oder czwo, so wirket ez, als ich aüch dicke gethan hane.

1 Cantaborum] Contaborum E || **1/2** astrangoria] astrangora E || **2** dyssoria] dissoria KE || **7** pylloricis] pillorias K, pilloricis E || **8** ewenig] enwenig K, modicum E; sieden *über der Zeile nachgetragen* ZK || **9** inne – grade² K, in dem ersten g E || **12** dyssenteria] dissenteria KE || **13** tynsamum] tinsamum E || **16** maxtikel] maxtickel K, mastickel E; ewenick] enwenig K, modicum E || **17** den colofonia vnd darnach] *nicht in* E; colofonia] mastickel E; mastix] mastickel E || **17/18** vnd³ – armoniac *am Rand nachgetragen* Z || **18** armoniac] armoniack KE; ewenig] enwenig K, modicum E; arsenicum] orsenicum E || **19** bereyt ysz] beres K, kule iß E || **20** benit] benet E || **20/21** so – dan *am Rand nachgetragen* Z, so sal sie sich vor erhiczen (*aus* herhiczen *korrigiert*) so K || **21** nymet *davor gestrichen*: so Z machet K, macht E

460 cantabrum: Kleie von Weizen oder Gerste

461 Im lateinischen Text steht hier *Platearius* (vgl. Goehl 2015: 73)

462 ernern: heilen

463 pylloricus: Magenpförtner; hier wahrscheinlich verballhornt, im lateinischen Text steht *contra [...] peripleumoniam et pleuresim*, vgl. Goehl (2015: 73) übersetzt: *gegen [...] Entzündung der Lungengegend und Rippenfellentzündung*, vgl. Goehl (2015: 246)

464 colophonia: Kolophonium, Griechisches Pech

465 nasturtium: Kresse

466 sege < sîgen/sîhen: seihen, streuen

467 kachel: irdenes Gefäß

468 benît: klarer, gereinigter Zucker in Stangeform

Zu asma, daz do kommet von kelden, nym colofonia vnd wirff off dye kolen vnd enphang den raüch do von durch den mont.

Cvcümer citroles[469] sint kalt vnd füchte. Vnd wehyschet yn steden, dye do warm sint. Vnd sint aller best, e sye vollen czytig[470] sin. Zu hertekeyt des mylczes vnd wee [226vb] der nyeren vnd der | blasen vnd pastema in dem magen nym des samens woil gereyniget vnd stosze yn woil vnde syede in gersten waszer vnd gyb ym zü drincken. Vnd were ysz sache, daz er des nyt mochte drincken, so mache ym eyn syrop dar vsz. Zu febres acutas nym des dinges, do der same yn lyget, vnd lege in deych[471] vnd backe daz yn eym oben vnd dar nach czusnyde ysz vnd drück daz saff dar vsz vnd myt dem saffe vnd von dem vorgeschriben waszer eyn syrop gemacht myt czücker vnd ym zü drincken geben, ist güt. Zu colericus nym des dinges, do der same yn lyget, vnd mache eyn plaster off die syte. Zü der hytcze der lebbern nym dye oberste schylcze von dem kürbisz vnd stosz dye woil vnd drücke daz saff vsz vnd dar vnder menge ewenig esziges vnd agras[472] vnd sandali[473] gepüluert vnd mache eyn plaster da von off dye lebber. Vnd ist keyn ding also güt vor hytcze der lebbern.

Celydonia[474] ist hytzig vnd dürre in dem vierden grade. Vnd ist czweyerley, grosz [227ra] [vnd cleyne. Aber die groiß] hait mer dogent wan dye kleyn. | Vnd vorware sprychet Constantinus, keyn ist als güt als dye grosz. Vnd weret dry jare. Vnd wan man heyschet yn arczenie celydonia, so prüffet, daz man dye würczel meynet. Zu wee der czene, daz do kommet von kelden, dye worczel gestoszen vnd off den czane, der do wee düt, gelacht, ist sere güt. Zu fegen daz heubt vnd daz blayt, daz gefallen ist, nym celidonia würczel vnd syede dye myt gudem win vnd inphange den dampffh dürch den mont. Oder mache eyn gargismi vsz der decoctien. Zu colica passio nym celidonia crut vnd syede dye myt wyn vnd düncke eynen bade swamp in dye decoctio vnd lege yn off den wethüm als warm. Zü brengen eyner fraüwen yre czijt vnd zü reynnigen dye matrix, mache yr eyn badt vszer celidonia crüte. Zü kancker[475] des mondes mache eyn decoctio myt schelle würcz pülüer vnd rosen vnd eszig vnd wesche do

3 Cvcümer] []Vcumer K, Curcumer E || **4** sye] sy valent ader E || **5** pastema] postema E || **8** acutas *über gestrichenem*: engudas ZK; backe *danach gestrichen*: backe Z || **12** schylcze] schelcze K, schelle E || **13** dem *danach gestrichen*: obersten des Z || **14** ewenig] modicum E; sandali] sandal E || **16** Celydonia] c (*Repräsentante*) Elidonia K, Celidonia E || **17** vnd – groiß K, aber die groiß E || **19** celydonia] celidonia KE || **24** decoctio] decoccien E || **27** decoctio] decoccien E; rosen] *danach gestrichen*: waszer Z

469 cucumis citrullus: Kürbis, Zitrullengurke, Wassermelone
470 zîtec/zîtic (mhd.): reif
471 Teig
472 agresta: Brühe aus unreifen Weintrauben, Träubelmost
473 sandalis: eine Art Palmbäume; sandalus: Sandelholz
474 chelidonia: Schöllkraut, Schwalbenwurz
475 cancer: Krebs, fressendes Geschwür

myt den mont. Zü fysteln nym schelworcz pulüer vnd verwirck daz myt seuffen vnd mache eyn meyssel inne dye fystel.

Colyandri[476] ist hytzig vnd dürre in dem drytten grade. Vnd ist eyn crüt, daz do wehyschet allenthalben. Den samen leget man in arczenie vnd sal | sin preparata, [227rb] daz ist gescheelten. Vnd sin dogent ist zü stercken dye complexio vnd machet gut digestio vnd ist gut zu dolores der heübts vnd des magen. Daz fleysch, daz do vnlustig[477] ist, coliandri püluer dar off geworffen, ist güt.

Cepe[478], daz ist czwebel. Sin dogent ist zü snyden bose hümores. Vnd ist hytzig vnd fücht. Aber der meyster hayt nyt gedacht, in welchem grade. Vnd dye lange czwebel sint me dürre dan die küchelecht vnd dye grünen sint beszer dan dye, [die] fast czydig[479] sint. Vnde sint güt zu postemen. Aber vorware, die brengent dorst vnd sint güt wieder virgifft. Vnd sprychet Galienus, daz sye güt sint zu flecmaticus vnd sint schade zu colericus.

Gracias got, der ist vnd wonet yn celies. **H**ye hat eyn ende daz C.

Diagridi, dili, dragaganti, dabücus, dragantum, dyptanum.

Dyagridi[480], daz ist ascomonea[481], vnd ist hytzig vnd dürre in dem drytten grade. Vnd ist eyn saffe von eym crüte, daz do wehyschet gensit mers. Vnd ist eyns von der fünfferley tytimal.[482] Vnd yn den hünt dagen[483] kerbet | vnd snydet man daz crüt [227va] vnde nyt gar vnd stellet dar vnder becken vnd do rynnet dye füchtekeyt yn. Vnd leszet man sye dan dürren vnd darnach virwirket man ez myt tytamel myllich vnd

1 fysteln] fisteln K, vistelen E || **2** fystel] fistel K, vistel E || **3** Colyandri] []Oliandri K, Coliandri E || **5** gescheelten] geschelet K, geschellt E || **5/6** gut digestio *am Rand nachgetragen* Z, *über der Zeile nachgetragen* K || **6** digestio] degestio E; ist gut *über der Zeile nachgetragen* ZK || **10** küchelecht] kugelig K, kechlichten E; die^{2} K || **11** sint^{1} *über der Zeile nachgetragen* Z; zu *am Zeilenende nachgetragen* Z postemen] pastemen K; vorware] *danach gestrichen*: iz synt Z; die] *danach gestrichen*: do Z || **14** C] C anfaet D E || **15** Diagridi] [ ]Iagridi KE || **16** Dyagridi] [ ]Iagridi K, Diagridi E; ascomonea] *aus* ascomonia *korrigiert* Z, ascomonia K, aschomonia E || **18** tytimal] citmial E; kerbet] grebt E; man] *danach*: ez Z, *nicht in* KE – *von den Editoren getilgt* || **20** tytamel] titamal E

476 coriandrum: Koriander
477 nicht schmackhaft
478 cepa: Zwiebel
479 zîtec/zîtig: reif
480 diagrydion/diagridium: getrockneter und puverisierter Purgierwindensaft
481 scammonia/scammonea: Purgierwinde, Purgierkraut
482 tithymalus: Wolfsmilch, (weißer Pflanzensaft von verschiedenen Arten von) Euphorbia spec.
483 Hundstage: dies caniculares, die Zeit vom 23. Juli bis zum 23./24. August

machet dar vsz cloczer.[484] Vnd czu wilen falsch*et* man ez mit colofonia puluer. Vnd zü wilen ist ez swarcze vnd czü wilen gele vnd czu wilen wisz. Vnd so ez swarczer, swerer vnd lüter ist, so ez beszer ist. Vnd zü virsüchen, ob ez güt sy, nym der cloczer eyns vnd halt vor den mont, daz ez fücht wirt. Geet dan millich dar vsz, so ist ez gut. Vnd weret czwenczig jare. Vnd wan man isz yn arczenie dün wil, so sal man ewenig dar yn dün, als czwey oder dry scrüpel, wand ez drybet zu vil. Vnd wan man ez yn arczenie dün wil, so sal man ez nyt zu kleyne stoszen, off daz ez nyt yn dem magen blybe. Vnd salt als dan dar vnder mengen ewenig mastix. Vnd an steten, dye do hytzig sint, wirket eyn scrupel me dann czwey an steten, dye do kalt sin. Vnd wan dü
[227vb] wirkest an steten, dy do kalt sin, so | saltu dye dyagridi in cültüra[485] von gersten waszer dün. Vnd sint etliche, dye do nement dyagridi vnd dünt yn deyche[486] vnd legent yn eynen offen vnd laszen backen, off daz sye nyt zü starcke werden. Vnd feget coleram, flecmam vnd melancoliam. Vnd wan man wil fegen dye flecma, so ist ez byllich, daz man sye menge mit benedicta. Vnd wan man wil fegen coleram, so sal man sye mengen mit succi lattwergen rosaci. Vnd wan man fegen wil dye melancolie, so sal man sye mengen myt dyasseni[487] oder ander opiata, die do fegent die dry colera noch gedüncke des meysters.

Dyli[488] ist eyn würcze vnd ist hytzig vnd dürre yn dem andern grade vnd ist fücht yn dem ersten grade. Vnd hylffet zü vszlauffe, der do kommet von scharpem drancke me dan rechte. Vnd eyn salbe gemacht mit dili hylffet zü allen postemen vszwendig vnd innewendig des libes. Vnd brychet den steyn vnd heylet den hüsten. Gemenget
[228ra] myt eszig vnd eynen gesmeret do myt, der zübrochen | ist, hylffet sere. Zü passio matricis dili gemenget myt gummi, daz do kommet von hagedorn, ist güt dar zü.

Dragagantum[489] ist kalt yn dem andern grade vnd fücht yn dem ersten grade. Vnd ist eyn gummi von eym baüm, der do wehischet gynsit mers. Vnd ist dryerley. Daz eyn ist wysz, daz ander gele vnd daz drytte cytrine. Der wisz ist daz beste vnd

1 falschet] falscheyt Z, falschet K, felschet E || **3** swerer] were E; ist[1]] *danach*: vnd Z, *nicht in* KE – *von den Editoren getilgt* || **5** ewenig] enwenig K, modicum E || **6** dry *danach gestrichen*: stücke Z; wand *über der Zeile nachgetragen* Z || **10** sin *danach gestrichen*: vnd wan dü wirkest Z; dyagridi] diagridi E || **11** dyagridi *danach gestrichen*: in cultüra von gersten waszer dün vnd sint etliche dye do nement dyagridi Z, diagridi E || **15** mit *über der Zeile nachgetragen* Z || **16** dyasseni] diaseni E; opiata] oppiata E || **18** Dyli] d (*Repräsentante*) yli K, Dili E; würcze] crut *gestrichen, danach*: wurcze K, crut wurtz E || **20** postemen] pastemen K || **21** innewendig] inwendig K, interius E; libes] ventris [?] E

484 Kugeln
485 colatura: die durchgeseihte Flüssigkeit, Filtrat, das Durchpassierte
486 in Teig
487 diasene: Diasenna, abführende Latwerge mit Sennesblättern
488 tille: Dill (?); der Text unter *Dyli* unterscheidet sich von dem unter *Anetum* angeführten Text
489 tragacanthum/tragantum: Tragantgummi, Gummiharz vom Bocksdorn-Strauch

leget man yz yn arczenie. Vnd weret vierczig[490] jare. Sine dogent ist zü kolen[491], zü füchten vnd zü hefften. Zü dürrekeyt der brüste gyb ym zü drincken decoctio ordei[492] mit dragaganti. Zü dem hüsten, der do hytzig ist, gersten waszer vnd decoctio dragaganti vnd fyscositates von dragagant vnd lacrictie pülüer vnd zocker benit vnd czücker candit[493] vnd pylloles dar vsz gemacht vnd vnder dye czünge gelacht, ist güt. Zü schründen yn der czungen vnd yn den lyppen nym gummi dragaganti vnd weyche inne waszer vnd dar vnder menge ewenig ammidüm[494] vnd myt eyne*r* feddern smere dye lyppe vnd die zünge. Zü wysz zü machen daz antlitze nym dragagant vnd laisz vber nacht lygen inne rosen waszer vnd des morgens nym boracis vnd camphora vnd bestryche da myt daz antlytze. Zü postemen, | dye do hytzig sint, nym eyn crüt [228rb] genant mürepeffer[495] daz saffe, vnd wehyschet an den müren vnd off dachen, vnd nym dragagant vnd stoysz woil vnd lege off dye posteme. Zü fure brant in dem andern tage vnd in dem drytten dage nym dragagant vnd stoysz ez woil mit rosenwaszer vnd wegerich waszer, clopp vnder eynander vnd mache als eyn salbe vnd lege off den brant. Zü dyssenteria nym regen wasczer vnd züerlasze da ynne den dragagant vnde gyb ym zü drincken oder mache eyn crystere dar vsz.

Dabücüs[496] ist eyn wylde pastenach vnd ist czweyerley vnd sint hytzig vnd dürre in dem [dritten] grade. Dye eyn ist genant orticus[497], daz wehischet yn den garten. Daz ander ist genant azininüs dar vmb, daz [ez] dye esel eszen, vnd daz selbe ist dye wilde. Vnd zü wilen brüchet man sin an der czame stat vmb daz, daz sin lützel ist. Vnd sin dogent ist zü daüwen, züerlaszen, zü dryben vnd zü brechen den steyn. Zü reüma, daz von kelten kommet, pick daz | heübt myt eym fletum[498] vnd darnach nym [228va] dabücüs puluer vnd spreyd dar off. Auch decoctio von gerst vnd dabücus vnd

---

2/3 ordei – mit] *über der Zeile nachgetragen* Z, ordii mit *an den Rändern nachgetragen* K || **3** gersten *Korrekturen im Wort* Z || **4** fyscositates] fiscositates K, viscositatis E; lacrictie] laccriczie K, lacrecie E || **4/5** czücker *aus* czücket *korrigiert* Z || **7** ewenig] enwenig K, modicum E; ammidüm] amidum E eyner] eynern Z, eyner K, einer E || **9** camphora] kamphora E || **10** postemen] pastemen K || **12** posteme] pasteme K, postemen E || **13** woil *danach gestrichen*: vnd lege off dye postema oder brant vnd Z; mit *über der Zeile nachgetragen* Z || **13/14** rosenwaszer] *nicht in* E || **14** wegerich] wirich E || **15** dyssenteria] dissenteria KE || **17** pastenach] pestenauch KE || **18** dritten K, iii E; orticus] *aus* cytricus *korrigiert* Z, *zweimal geschrieben und gestrichen* criticus, *über dem zweiten* orticus K, orticus E; daz] daz er K, dar er E || **19** ez K, iß E || **22** fletum] fliethüm K, flitum E

---

490 *decem* im lateinischen Text, vgl. Goehl (2015: 78)
491 kühlen
492 hordeum/ordeum: Gerste
493 candidus: weiß, nicht verunreinigt, kristallin
494 amylum/amidum: Stärkemehl
495 mûrpfëffer: Mauerpfeffer
496 daucum: eine pastinakartige Pflanze, die Wilde Mohrrübe, die Karotte
497 hortus: Garten
498 vliedeme/vlieme: Aderlass-Eisen, Fliete

lacricze vnd eym menschen des nachts zu drincken geben mit dyapercium[499] oder myt succi dabücus, daz hylffet zü male sere. Zü dem wee des magen, daz kommet von ventositates myt kelden, vnd wieder antrangoria vnd dyssoria vnd colica passio vnd illica passio gyb d[i]e decoctio von dem crüte myt wyne oder nym dysz crüts eyn güt deyl vnd syeden inne wyn vnd baumoley vnd lege an dye stat, do der wethüm ist. Zü dyssoria vnd trangoria[500] vnd zu allem bresten des steyns nym decoccio von dissem crüte vnd puluer von der würczeln myt saxifraga vnd gyb ym zü drincken. Zü hertekeyt des mylczes vnd der lebbern nym eyn güt deyl des crüdes vnd laisz yz weichen inne wyne vnd baüm oley zehen dage vnd darnach syede vnd yn dye cültüre[501] lege ewenig waschs vnd mache dar vsz als eyn salbe oder eyn plaster. Zü ydropisis[502], [228vb] dye do kommet von kelten, nym dabücüs saff vnd eppe[503] saffe | vnd myt den beyden saffe vnd mit decoctio dabücus vnd mach eyn syrop dar vsz.

Dragantum[504] ist victriolum vnd ist hytzig vnd dürre yn dem drytten grade. Vnd sint vierley: Dye eyn wehischet in Allexandria vnd ist wisz, dye ander wehischet yn Arabyen vnd ist cytrine, dye drytte wehischet in eyner inseln[505] vnd ist grune, dye vierde wehyschet yn Franckerich vnd ist genant attrimentum[506]. Vnd dye alle zu male sint eynerley erde. Vnd ire dogent ist zurlaißen vnd zu driben vnd sint alle zü male corosiue. Zü fysteln nym czwey deyl geschelt bonen vnd virwircke in seüffe myt laüwen, die aüch von seüffen gemacht sy, vnd eyn deyl victriolum vnd mache eyn meyszel dar vsz vnd lege inne dye fystel, ez zü erwyden daz loche von der fysteln. Vnd were do ynne eyn zubrüchen beyn, daz ez hervszgee, brenget ez auch zü. Zü polipüs[507] nym apostolicum[508] vnd seüffe vnd salcz waszer mit dragagantum vnd düe yz in die nase locher. Zü fule fleysche nym dragantum püluer vnd lege dar off, daz ist

1 lacricze] lacriczie K, lacritz E; dyapercium] diapercium E || **3** dyssoria] dissoria KE || **4** die KE; nym *danach gestrichen*: oder nym Z || **5** stat *danach gestrichen*: vnd stait Z || **6** dyssoria] dissoria KE || **9/10** syede – lege] *nicht in* E || **10** ewenig] enwenig K, modicum E || **12** saffe] saff K, safft E; eyn *danach gestrichen*: salbe Z || **13** victriolum] vitriolum E || **14** vierley] viererley KE || **15** Arabyen] Arabien K, Arabia E || **16** Franckerich] Franckrich K, Francia E || **17/18** eynerley – male *unterhalb der Spalte nachgetragen* Z || **18** corosiue] corrosiue KE; fysteln] fisteln K, vistelen E || **19** victriolum] vitriolum E || **20** fystel] fistel K, vistelen E; ez zü] ez *über gestrichenem*: zu K, iß E; fysteln] fisteln K, vistelen E || **23** locher *über der Zeile nachgetragen* Z, *nicht in* KE

499 diaprassium: Andornlatwerge

500 stranguria

501 colatura

502 hydropisis

503 ephich: Eppich

504 dragantum: Kupfervitriol, Chalkanthit

505 Im lateinischen Text wird Zypern genannt: *in Cypro insula reperitur*, vgl. Goehl (2015: 80).

506 atramentum: jede schwarze Feuchtigkeit, Flüssigkeit, Schwärze

507 polypus: Polyp, Auswuchs in der Nase

508 apostolicum: Apostelsalbe, Arzneimittelname für ein Pflaster bzw. eine aus zwölf Bestandteilen zusammengesetzte Salbe des Antitodarium Nicolai güt. Zü vszlaüff, amorides oder blüt, daz do leüfft dürch dye nase, nym puluis dragantum vnd brenne daz in dem füre vnd mastikel pulüer, virwirck myt succi sangwynaria oder | wegerich saffe vnd mache eyn meyssel dar vsz. [229ra]

Dyptanum[509] ist hytzig vnd dürre inne dem drytten grade. Vnd ist eyn crüt vnd ist genant erba thonisis[510] vnd weschet, da ez grinich[511] ist. Vnd wert czwenczig[512] jare yn missünge. Vnd die würczel ist beszer dann daz crüt vnd hait dysse dogent: züerlaiszen, zü dryben vnd zü virdryben alle gyfft vnd bysz der gyfftiger dyere. Daz crüt gestoszen, daz ez saff gybt, vnd off gyfftige bysz gelacht, ist sere güt. Daz puluer conficeret myt mynczen saff ist aüch güt zü dem selben. Zü antrangoria vnd dyssoria dyptanum gesotten myt win ist sere güt. Zü asma daz puluer gesotten myt fygen vnd drüben[513] ist sere gut. Zü brengen der frauwen yre czijt vnd zü dryben daz kint vnd waz nach der gebürt ist: Nym daz pülüer vnd virwircke yz myt arthemesia saffe vnd mach suppositoria dar vsz. Zü applimancia nym dyptanum pülüer vnd castorium pülüer vnd virwircke myt rüten saffe vnd mache eyn decoctio dar vsz vnd syhe ysz vnd gyb ym zü drincken oder lege daz inne dye naselocher, | ist aüch güt. [229rb]

Gracia[s] Deo, hye hat eyn ende daz d. |

Eppatoria, embelicis, endiuia, ennüla campana, epitami, euforbium, epatica, ediostum, elicatrides, elyborum, esula, erüca, ematistes, ebulus. [229rb]

Epatorium[514] isz eyn crüt vnd ist genant wilde salbei. Vnd ist hytzig in dem ersten grade vnd dürre in dem andern grade. Dye grüne ist beszer dan dye dürre. Yre dogent ist güt zü alle paralisis: Nym castorium vnd syede in saff von dyssem crüte

---

2 mastikel] mastickel KE || **2/3** sangwynaria] sagwinaria K, sangwinaria Z || **4** Dyptanum] [ ]Yptanum K, Diptanum E; hytzig *danach gestrichen*: vd Z || **5** erba thonisis] herba thonisis K, herba thonis E grinich] grune E; jare] *danach*: vnd Z, vnd *gestrichen* K, *nicht in* KE – *von den Editoren getilgt* || **7** virdryben] reynigen zu zijhen KE || **8** güt *danach gestrichen*: daz pulüer Z || **9** dyssoria] dissoria KE || **12** arthemesia] arthimesia KE || **13** dyptanum] diptanum E || **16** Gracias E || **17** Eppatoria] []Patoria E; ennüla] emula E; campana *aus* campatia *korrigiert* Z; epatica] epathica E || **18** elicatrides] elicadrides E; elyborum] eliborum E || **20** in dem andern grade] *nicht in* E

---

509 dictamnus: Diptam

510 Der Name der Pflanze leitet sich vermutlich aus den griechischen Wörtern „Dikti" und „thamnos" ab, also Strauch oder Busch, der im/am Diktigebirge wächst.

511 grienig: sandig, kiesig

512 im lateinischen Text *duos*, vgl. Goehl (2015: 81)

513 Trauben

514 eupatorium: Odermennig, Wasserhanf, Gemeiner Wasserdost (vgl. Mildenberger 1997: 590); entspricht dem Kapitel *De eupatorio* im *Tractatus de herbis*, vgl. Ventura (2010: 414), fehlt bei Goehl (2015)

vnd gyb ym zü drincken von dyssem saffe. Vnd von castorium mache pylloles vnd myt czocker vnd lege vnder dye czünge. Zü ydropisis vnd gelesücht vnd zu geswylst der lebbern vnd des mylczes nym eppe saff vnd epatorium saffe vnd gyb ym zü drincken. Zü lumbericis epatorium gestoszen myt persick kerne vnd ym zü drincken geben, ist zü male gut.

Embelicis[515] sint kalt vnd waszent gensit mers. Vnd der meyster hait nyt gedacht,
[229va] in welchem grade | vnd waz ysz ist. Vnd ich gleüben, daz sin steyn vnd die fegent melancolie vnd flecma. Zü amorides nym süccum dacüs barbatus[516] vnd virwirck dysz püluers in daz saffe vnd lege myt baüm oley off dye amorides. Zü den harn, dye do fallent, nym püluis embelicis mit püluis aloes cicatrine vnd virwircke myt oley vnd mache als eyn salbe vnd smeirbe, wo daz kale ist.

Endiuia[517] ist kalt vnd dürre yn dem ersten grade. Dye bletter vnd der same geent in arczenie. Dye grüne ist gut, vnd die dürre ist nüst wert. Ire dogent ist zü stercken vnd zü kolen vnd abezüdün dye colera. Zü der gelersücht vnd zü der hytze des mylczes vnd der lebbern endiuia grüne geszen oder gesotten, ist güt. Zü czarten lüden mache eyn syrop von decoctio endiuia. Vnd wilt dü laxatum[518] machen, so lege in den syrop püluis reübarbari vnd gyb ym zü drincken. Zü hytze der lebbern vnd des milczes nym endiuia crüt vnd stosz ez vnd lege ysz off den bresten, daz hylffet.

Ennula campana[519] ist hytzig yn dem lesten [grade] des drytten grades vnd
[229vb] füсht | yn dem ersten grade. Vnd ist alant würczel. Vnd leset mann sye yn anefanck des sommers vnd snydet man dye würczel yn vier. Vnd wert drü jare. Yre dogent ist zu geswilst der adern, dye do wee düt kelden halb. Zü dem wee des magen, der do kommet von kelden, decoctio von enula campana ist güt dar zü. Vnd dar vmb sprechent dye crysten: 'Ennüla campana reddit praecordia sana'[520]. Zü hüsten, der do kommet von kelden, decoctio von ennula campana myt wyne vnd cynamomum püluer vnd costus pülüer dar vnder gemenget vnd gedrüncken, ist zü male güt. En-

---

2 ydropisis *danach gestrichen*: vnd ydropisis Z || **3** eppe] eppi E; epatorium] eppatorium E || **6** Embelicis] Embilicis E || **8** süccum] succi E; dacüs] *aus* dacys *korrigiert, dabei* s *unrichtig gestrichen* Z, tacus E || **10/11** myt – salbe] *nicht in* E || **14** der gelersücht] gewulst E || **18** hylffet] ist sere guit E || **19** Ennula] Emula E; Ennula campana *kein selbständiger Absatz, keine Initiale* ZE; grade E || **20** alant] allant E || **23** enula] emula E || **24** 'Ennüla] Emula E; reddit] reddet E || **25** ennula] emula E cynamomum] cinamomi E || **26** costus *aus* cüstus *korrigiert* Z || **26/275,1** Ennüla] Emula E

---

515 emblicum (myrobalanum emblicum): Frucht des Amlabaums (Phyllanthus emblica L.)

516 thapsus barbatus: Königskerze

517 endivia: Endivie; Cichorium endivia L.

518 laxativum: Abführmittel

519 inula/enula: Alant; mit *enula campana* Wurzel des Echten Alants gemeint

520 Vers 974 aus dem *Regimen Sanitatis Salernitanum*: *Nimmst du stets Alantwurzel ein, muss Herz und Brust gesund dir sein* (Verweis und Übersetzung bei Goehl 2015: 260)

nüla saffe oder decoctio czarten luten zü laxeren[521] ist güt. Daz crüt gesotten myt wyne vnd mit baüm oley vnd eyn plaster off daz büch wee gemacht, ist güt. Zü asma nym gerste vnd dye würczel von ennüla campana vnde lacrytze vnd mache eyn thisane[522] dickelecht vnd gyb ym zü drincken.

Epitami[523] ist eyn crüt hytzig vnd dürre inne dem vierden grade. Vnd wehyschet in flasche[524], gerne an den enden, dye do hytzig sint. Syne dogent ist zü fegen melancolie vnd flecma. Vnd leget mann | ez sünderliche in arczenie. Vnd sye ist laxatum. [230ra] Zü febres quartanas nym decoctio epitami vnd lapis lasoli[525] dünne gestosczen oder lapis lynsis[526] vnd gyb ym zü drincken, als dye kelde ankommet, so geneset er ane fele. Vnd ich han vil lüde damit geheylten. Vnd *decoctio* ist güt zü amorides, dye do kommet von melancolien. Zu melancolien gyb yme zu drincken win, da yn gesotten sy epitami. Zü sincopis, daz ankommet melancolien halben, nym epytami vnd mache eyn decoctio vnd gyb ym zü drincken. Zü cardiaca passio epitami gesotten yn wine vnd dar yn pülüer gelacht von dem hyrcz beyne yn dem herczen[527], ist sere gut. Vnd sprychet Constantinus, wer do nymmet epitami crüt vnd leget ez off daz milcze, daz mynnert[528] vnd gerechtiget[529] sye.

Evforbium[530] ist hytzig vnd dürre inne dem vierden grade. Vnd ist eyn gummi von bäumen, dye do waschent in Indien. Vnd in den hünt dagen leset man ez. Vnd sal man lesen daz gele, clare vnd dick, vnd daz wisze ist, daz ist nyt güt. Vnd syne dogent ist zü laxeren, zü gyszen, zü vszczyehen, zu dryben vnd zu fegen melancolia vnd flecma. Zü artatica[531], | podagra, ciagra[532], sciatica, daz do kommet von kelden, [230rb] illica passio, nym benedicta gescherffet myt dryen scrüppeln euforbium vnd also düt aüch benedicta, vnd gyb ym zü drincken yn decoctio von fenchel waszer vnd fenchel

3 ennüla] emula E || **4** thisane] tisane E || **5** Epitami] Eapitami Z || **8** febres] febris E; lasoli] lasol E || **9** lynsis] *aus* lunsis *korrigiert* Z, linsis E || **10** geheylten] geh. E; decoctio] dye coctio Z, de coccio E || **11** Zu melancolien *über der Zeile nachgetragen* Z; yme *am Zeilenende, nach* drincken *nachgetragen* Z || **12** epytami] epitami E || **14** herczen] hyrczen Z, hertzen E || **20** melancolia] melancolien E || **21** artatica] arthatica E; podagra] *nicht in* E

521 laxare: abführen, abführend auf Stuhlgang (und Harn) wirkend, laxieren
522 ptisana: Gerstengrütze
523 epithymum: Quendelseide, Thymseide; auf Thymian, aber auch auf anderen Gewächsen wachsende Seide; die Blüte des Thymians
524 vlahs: Flachs
525 lapis lazuli: Lasurit, Blaustein
526 lapis lyncis: Luchsstein
527 hirsch bein in dem herzen: der Herzknochen der Hirsche, das Hirschherzenkreuz
528 minnern: kleiner machen
529 gerechtigen: in Ordnung bringen
530 euphorbium: Wolfsmilch(saft), Wolfsmilch(harz)
531 arthritis
532 chiragra: Handgicht

worczel. Zu illica passio nym euforbium vnd mache eyn decoctio – mit waz den meister dunckt dar zü gut sin – vnd mach eyn cristere vnd dar vnder leg*e* eyn loyt oder dry dragma euforbium. Zü fysteln euforbium vnd mastix virwirket mit weycher seüffen vnd dar vsz eyn meyssel gemacht vnd yn dye fystel gedan, züget alle bosheyt dar vsz. Zü lyttargi[533] nym euforbium püluer vnde lege in eyn dunne düche vnd borne daz vnd lasze den raüche yn dye nase geen, daz er nyese. Zü wilen kommet, daz er sich nyt do von erwecket, nym euforbium puluer vnd virwircke yn rosen oley vnd lege als hoe[534] in dye naselocher, bysz daz er prübet[535]. Zü lyttargi [vnd] appilancia[536] nym castorium pülüer vnd euforbium püluer vnd waisz vnd oley müslini oder baüm [230va] oley vnd mache eyn salbe vnd smere ym den rücke grayt vnd off | dem heübte. Zü obliuio [vnd] vnsynnekeyt nym lignum aloes czwey deyl vnd daz drytteil von euforbium vnd anacardi vnd mache eyn latwerge myt honige vnd morgens vnd abents gyb von der latwergen eyn schrüppel[537] zü drincken vnd nit me, daz hylffet sere. Oder schere ym daz heübt vnd wesche ym daz myt warmen win vnd dar nach bicke[538] ym daz heubt vnde rybe ym mit decoctio anacardi vnd euforbium vnd rüten saffe vnd salbei vnd rybe y*m* do myt daz heübt mit crafft. Zu asma, daz do kommet von kelten, eüforbium vnd mastix gyb ym yn eyme weichen eye. Zu dem mylcze dyassene vnd eüforbium pulüer frysczet doit fleysze.

Epatica[539] ist kalt vnd dürre inne dem ersten grade. Vnd ist eyn crüt, daz do wehischet inne brüche waszer vnd an steten, dye grinich[540] sint. Vnd die ist dye beste, dye aller groste bletter hait. Ir dogent ist zü kolen die lebber vnd daz milcze vnd alle hytze. Zü der gelwesücht decoctio von epatica vnd gemacht eyn syrop da [230vb] von, ist güt dar zü. In allen syropen, dye mann machet vor hytze der | lebbern, ist billich, daz man epatica dar vnder do. Zü allen hytzigen postemen nym epatica crüt vnd lege dar vber, ez kulet vnd machet swynden.

1/2 mit – cristere *unter der Spalte nachgetragen* Z || **1** waz] waßer E || **2** dar^{2}] *danach gestrichen*: dar Z; lege] leget Z, leg E || **3** fysteln] vistelen E || **4** fystel] vistel E || **5** lyttargi] litargi E || **6** daz er nyese] *nicht in* E; er^{2}] iß E || **7** erwecket] weckt E || **8** lyttargi] litargi E; vnd *von den Editoren eingefügt* appilancia] aplimancia E || **10** heübte] caput E || **11** vnd^{1} E || **12** latwerge] lattwege E; vnd abents *über der Zeile nachgetragen* Z || **14** dar nach *am Zeilenende nachgetragen* Z || **16** salbei] salbey E; ym] yn Z, ime E; heübt] caput E || **17** yn eyme] ein E; cum ovo sorbili Goehl (2015: 84) || **17/18** Zu – fleysze] *nicht in* E || **18** frysczet *danach gestrichen*: vnd Z; doit *danach gestrichen*: daz Z || **21** Ir *über gestrichenem*: ist Z

533 lethargia
534 so hoch
535 prüeven: wahrnehmen; spüren, empfinden
536 epilepsia
537 Skrupel
538 bicken/picken: stechen, einen Hauteinschnitt machen
539 hepatica: Leberblümchen, Leberkraut, Lebermoos
540 grienic: sangig, kiesig

Edyostum[541] ist hytzig vnd dürre in dem vierden grade. Vnd ist kopper[542] gebrant vnd ist also gebrant, daz man ez züryben mag. Nym daz puluer vnd lege yn eyn schyrbeln[543] vnd lege ysz in eynen offen, do man glasz ynne bürnet, vnd laisz dar yn lygen virczehen dage oder des glichen. Vnd sie hait dogent züerlaszen, zü dryben, zü heylen, zü fegen, zü hüsten [?], vnd dar vmb leget mann [iß] yn plaster. Czü fysteln virwircke kopper asche myt honige vnd mit seuffe vnd mache eyn meyssel vnd düe in dye fystel, so düet sye off dye fystel vnd heylet sye. Zü polipüs in der nasen mache eyn meyssel in dye nase von dem selben, daz hylffet zü male sere. Zü den, die yr farbe virloren hant melancolien halben, nym copper esche vnd wesche czehen worbe[544] in waszer glicher wyse, als man weschet lapis lasuli, vnd gyb dez in fenchel saff oder in decoctio fenchel würczel, vnd sye feget zu male sere dye melancolie. Vnd vor ware, sye machet dolores yn | dem lybe. [231ra]

Elycatrides[545] ist hytzig vnd dürre in dem vierden grade. Vnd ist daz saffe von bytter korbysz. Vnd macht man sye yn den hünt dagen. Vnd daz saff menget mann mit honige vnd derret man ehünt dage an der sonnen. Vnd sint etlyche, dye ez bereyden geyn dem füre, aber vorware, er laxert nyt als woil als der in der sonnen gederret wirt. Syne dogent ist zü fegen flecma vnd melancolia. Zü allerley gegycht nym elicatridis püluer vnd myrre, yglich dry scroppel, vnd virwircke mit rosen oley vnd gyb ez ym myt fenchel saff zü drincken warm. Zü illica passio gyb ym vor eyn crystere, die do weiche, vnd dar nach gyb ym des vorgeschriben puluers myt ewenig mastix. Vnd machstü haben daz crüt vnd daz syeden myt wyne vnd oley vnd daz off dye dolores gelacht, daz were zü male güt. Zü brengen eyner frauwen yre czijt nym püluer elicatrides vnd virwirke myt oley müslini oder myt baüm oley vnd düncke dar in ewenig baüm wollen vnd lege in die schemede. Zü czytigen kalde postemen nym czwey dragma elicatrides püluer vnd virwircke myt gersten mele vnd myt eyns | eys [231rb] dotter vnd lege ysz off dye posteme. Zü brechen dye posteme nym von dyssem puluer vnd menge mit türbentina vnd mache eyn plaster dar offe. Zu den oren, die do

1 Edyostum] Ediostum E || **5** hüsten] hougen *oder* hongen E; iß E; fysteln] *nicht in* E || **7** fystel¹] vistelle E; so – fystel²] *nicht in* E || **8** zü male sere] *nicht in* E || **9** melancolien halben *über der Zeile nachgetragen* Z || **9/10** czehen worbe] zwey mail E; decies vel pluries Goehl (2015: 85) || **10** weschet] wyschet Z, west E; lasuli] lasoli E; dez] *korrigiert aus*: der Z, das E; in² ī *über der Zeile nachgetragen* Z || **11** saff] samen E; in ī *über der Zeile nachgetragen* Z; decoctio *danach gestrichen*: in Z || **13** Elycatrides] Elicatrides E || **17** melancolia] melancoliam E || **18** elicatridis] elicatrides E; myrre] mire E || **19** warm] *danach*: geben Z, *nicht in* E – *von den Editoren getilgt* || **20** myt ewenig] cum modicum E || **23** oley¹] oleo E; dar *über der Zeile nachgetragen* Z || **24** ewenig] modicum E; in die *über der Zeile nachgetragen* Z

541 aes ustum: gebrantes Erz (Kupfer)
542 Kupfer
543 scherbel/schirbel: kleines irdenes Gefäß, Topf
544 warp, warf: mal
545 elaterium: der Saft der Eselsgurke; Spritzgurkensaft

clyngen oder schellent oder wee dünt, nym fünff weysz korner swere dysz püluers vnd menge myt eszig vnd lege yn dye oren. Zü den roseln[546] vnder dem antlytze nym camphora vnd blywisz vnd czwey deyl dysz pülüers vnd stoysz woil vnd smere daz antlytze. Zü wee des magen, daz do kommet von kelten, virwircke daz pülüer myt eszig vnd smere den magen.

Elyborum[547] ist hytzig vnd dürre in dem drytten grade. Vnd sint czweyerley crüter, daz eyne ist wysz, daz ander ist swarcze. Daz wysz feget flecma vnd daz swarcze feget melancolia vnd drybent beyde. Vnd als man heyschet eliborum, so meynet man dye würczel. Vnd dye alden meyster lachten inne pürgacien elyborum vnd nü leget man dar vor dyagridi[548], want yn der alten czijt waren dye lüde fast starker dan [231va] ytzunt, vnd nü synt sye swache. Vnd als dü | gybest illiborum, so gyb yz wyssecliche, vnd daz virgyfft, daz ez hait. Zü den, die do swache magen haben, den saltü ez nyt geben vmbe daz, daz sie erwirke*t* vomitus. Zu cottidiana, daz do kommet von flecma, vnd czü allerley gegycht nym eyn sülehel[549] vnd mache cleyne locher in fenchel würczel vnd merretich vnd innewendig dye locher lege elyborum würczel cleyn gesnytten. Vnd dar nach lege dü die vorgenanten würczel yn die erde vnd laisz also gedeckt steen czwenczig dag oder dryszig. Vnd darnach nym die würczel vnd wirff off dye stücke von eliborum, die du dar yn gest*e*cket haist, vnd von dem vbergem mache eyn oximel myt eszig vnd honig vnd waszer, vnd daz hylffet zü male sere. Zü allem dyssem vorgeschriben bresten, aüch zü artatica vnd podagra, mache eyn decoctio von eliborum vnd myt salcze waszer vnd wesche dye stete, do daz wee ist. Zü den wor- [231vb] men in den oren | nym elyborum pülüer vnd menge myt sücci herbi sancte Marie[550] vnd lege ysz yn dye oren, so werdent sye von stünt sterben vnd geent her vsz. Daz

1 clyngen oder] *nicht in* E || **3** camphora] camffora E || **6** Elyborum] Eliborum E || **8** melancolia] melancolien E || **9** elyborum] eliborum E || **10** vor] vber E; dyagridi] diagridi E || **11** illiborum] eliborum E || **11/12** so – hait *Der Satz ist in den beiden Handschriften verderbt.* || **12** ez¹] is inn inne E hait *danach gestrichen*: Zü den dye do swache magen haben den saltü ez nit geben wiszeclich vnd daz virgifft daz ez hait Z || **13** erwirket] erwirkent Z, erweckt E; cottidiana] quottidiana E || **14** sülehel] hel *über der Zeile nachgetragen* Z, sugell E || **15** elyborum] eliborum E || **17** die *über gestrichenem*: eȳ Z || **18** du *über der Zeile nachgetragen* Z; gestecket] gestercket Z, gesteckt E || **20** artatica] arthatica E podagra r *über der Zeile nachgetragen* Z || **21** eliborum] aliborum E; vnd¹ E; stete] *danach*: vnd, *nicht in* E – *von den Editoren getilgt* || **22** den *danach gestrichen*: wormen Z; elyborum] alliborum E; herbi sancte] herbe santa E

546 im lateinischen Text: *lentigines faciei* (vgl. Goehl 2015: 86): lentigo: pigmentierte, umschriebene Fehlbildungen der Haut, umgangssprachlich „Muttermale“ bzw. „Leberflecken“

547 elleborum: Nieswurz; Weiße Nieswurz (elleborum album), Schwarze Nieswurz, Christrose (eleborum nigrum)

548 diagrydion/diagridium

549 siuwele/siule: Pfrieme, Ahle; Werkzeug zum Löcher stechen; im lateinischen Text *subula*

550 im lateinischen Text: *succo persicariae*: Saft von Flohknöterich, vgl. Goehl (2015: 87); eine der Regionalnamen für polygonum persicaria L. (Flohknöterich) ist Marienkraut, vgl. Marzell (1977/2000, Bd. III: 933–938)

pülüer gelacht off doyt fleysch vryszet ysz, wan ez ist corosiue. Zü *lusen*, nysze vnd schüppen off dem heubt nym lupinen mele[551] vnd syede dye in waszer vnd dar nach syhe vnd in dye decoctio lege puluis eliborum vnd mache als eyn seuffe vnd smere do myt daz heubt, daz reyniget ez. Zü dem bosen grinde nym püluis elyborum vnd gletten vnd oley vnd mache von dem eyn salbe virwirket myt eszig. Zü lyttargi mache yn nyesen mit püluis elyborum vnd lege ysz ym inne dye nase, daz ist sere güt. Dyascoridis spricht, wer do nympt elyborum pülüer vnd virwirket mit mele vnd macht küchelin do myt, dodet dye ratten.

Esula[552] drybet vnd ist dye würczel von eym crüte, daz do nyeder ist. Vnd nymmet man dye schelen von der würczeln. Vnd sye sint hytczig vnd dürre in dem drytten grade. Vnd leset man ez in prima fera. Vnd weret eyn jare in arczenie. Yre dogent ist zu fegen die flecma. Zü co*t*tidiana, | daz do kommet von flecma naturalis, [232ra]
vnd zü allerley gegycht vnd zü geler sücht vnd zu flecma gyb peterlin würzel pülüer vnd ewenig cynamomum vnd fünff schrüppel[553] essula vnd ewenig enysz[554] vnd mastix, ym zü drincken gegeben, ist sere güt. Benedicta gescherffet myt esüla vnde gemacht eyn crystere myt salcz waszer ist güt zü illica passio vnd ist keyn dinck beszer dar zü dan daz. Zü flecma syede fenchel saffe vnd syhe daz, daz do oben swebet, vnd mache eyn syrope mit püluis esula vnd czücker. Zu allen vorgeschriben bresten mache eyn lüte*n* drancke mit esula puluer vnd ander güt worcze.

Erüca[555] ist hytzig vnd dürre in dem drytten grade. Vnd ist wysz, senfft, der same geet in arczenie. Sine dogent ist zuerlaszen vnd luste zu brengen zu vnkuscheyt vnd zü atrangoria vnd dyssoria. Nym daz crüt vnd syeden myt güdem fleysch oder nym eruca samen vnd syede myt czwebeln vnd mit güdem fleysch, ist güt vor alle dye vorgeschriben bresten. Vnd eyn plaster gemacht von dem crude gesotten vnd off dye nyeren gelacht, brenget mannes lüste.

---

1 gelacht t *nachgetragen* Z; off] in E; ist *aus* isto *korrigiert* Z; corosiue] corrosiue E; lusen] bulen Z, lußen E; contra furfuricas capitis et pediculos Goehl (2015: 87) || **3** eliborum] elliborum E || **4** heubt *danach gestrichen*: daz heubt Z; daz[2] *über der Zeile nachgetragen* Z; elyborum] eliborum E || **5** lyttargi] litargi E || **6** elyborum] eliborum E || **7** Dyascoridis] Diascorides E; elyborum] elliborum E || **12** flecma[1] *danach gestrichen*: zü flecma Item Z; cottidiana] coctidiana Z, cottidiana E || **14** ewenig[1]] modicum E cynamomum] cinamomi E; ewenig[2]] modicum E; enysz] enis E || **19** lüten] lüter Z, luten E || **22** atrangoria] strangoria E; dyssoria] dissoria E

---

551 Mehl aus Wolfsbohnen
552 esula: Wolfsmilch
553 Skrupel
554 Anis
555 eruca: Raupe; Rauke

[232rb] **Ematista**[556], daz ist lapis sanguinaria. Vnd sine natüre ist kalt. Vnd kommet von orient[557] vnd occident[558] vnd weret lange. Vnd dar vmb ist ez also genant, daz yz bluyt styllet. 'Ema' ist blüt inne cryscher sprache, 'tista' ist daz bluyt zü styllen an der selben sprache. Zü dem bluyt, daz do geyt vszer der nasen, nym des selben steyns püluer *vnd* menge ysz vnder succi sanguinaria vnd lege ez off ewenig baüm wollen vnd doe ez in dye naselocher, so styllet ez. Zü ymotoycam[559] passio, daz ist, daz eym b*lüt* zü der gorgeln vszgeet, nym rosenwaszer vnd gummi arabici vnd daz züerlaysz in dem rosen waszer vnd myt zücker mache pylloles vnd dar vnder virwirke püluis amatiste vnd lege vnder dye czünge. Zü dyssanteria nym eyer clare vnd rosen oley vnd puluis amantiste vnd menge züsamen vnd mache als eyn seüffe vnd smere do myt dye nyeren. Zü eyner frauwen, dye yr czijt vberich hait, nym dysz püluers vnd wegerich saff vnd püluis bysdürata[560] vnd mache dar vsz positoria. |

[232va] **Ebulus**[561] ist hytzig inne dem ersten grade vnd dürre yn dem andern grade. Daz crüt vnd die schelen von der würczeln geent alle inne arczenie. Vnd weret eyn jare. Yre dogent ist zü gyszen, zü dryben, zu reynigen flecma. Zü cottidiana, dye do kommet von flecma natüralis, vnd zu allerley gegycht nym ebulüs saff vnd menge dar vnder puluis esula vnd czocker vnd mache als eyn syrop. Aüch ist gut [vor] daz selbe ebulus würczel myt fenchel würczel gepülüert. Vor beyne geswylst oder ander geswilst nym ebülüs crüt vnd syede mit salcz waszer vnd do mit wasche dye geswilst, ist sere güt.

Hye hait eyn ende daz E, lob vnd gracias dem, der do gewest ist ye vnd e.

1 Ematista] Emastita E; sanguinaria] sagwinaria E || **3** cryscher] *korrigiert aus*: crystener Z, kreischer E || **5** vnd¹] vnder Z, vnd E; sanguinaria] sagwinaria E; ewenig] modicum E || **7** blüt] bült Z, bluit E; zü *korrigiert aus*: züm Z; der gorgeln *über der Zeile nachgetragen* Z || **9** dyssanteria] dissantria E || **10** amantiste] amatiste E || **12** bysdürata] bis durata E; positoria] possitoria E || **14** die] *über der Zeile nachgetragen* Z, *nicht in* E; schelen] schellate E || **15** flecma *danach gestrichen*: Zü cottidiana dye do kommet von flecma Z; cottidiana] quottidiana E || **17** vor E; daz] *danach wiederholt, nicht gestrichen*: Z, *nicht in* E – *von den Editoren getilgt* || **21** ye – e] yee E

556 lapis hematitis: Blutstein
557 Osten
558 Westen
559 haemoptoe: Hämoptoe; Hämoptyse; Bluthusten, Blutspucken
560 bistorta
561 ebulum/ebulus: Attich, Niederholunder

Foli, flammula, ferigo, fümüs terre, fo, pyllipindüla, fraccina, fenicülum, fenum grecum.

Foli[562] ist eyn crüt hytzig vnd durre in dem andern grade. Vnd ist güt zü dem magen vnd ist aüch poly genant. Vnd ist auch | güt zu der lebbern, zu stercken sye. [232vb] Vnd nymmet abe geswylst vnd erwecket harn. Vnd von ym eyn plaster gemacht vnd off geswilst der auwen gelacht, nympt sye abe. Vnd alle die dogent, die dü findest yn dyssem crüte, fyndest du aüch inne dem crüte genant sant Marien Magdalenen crüt.

Flammula[563] [ist] eyn crüt hytzig vnd dürre inne dem virden grade. Vnd sin dogent ist *zü* erlaszen vnd ist sere corosiue. Vnd daz grüne ist daz beste. Zü machen eyn brant oder blater[564] ane füre nym flammüla vnd lege an die stat, wo dü eyn blater machen wilt. Zü eyn posteme zü brechen nym flammula vnd stosz ysz woil vnd menge myt baum oley vnd lege an daz ende, do du sye brechen wilt. Zu qwartanas leset man daz vorgeschriben crüt in den hünt dagen vnd nympt rosen oley vnd due[t] dar yn daz crüt in eyn glasse geschirre vnd leszet daz stene yn der sonnen czwenczig oder dryszig dage. Von dem oley nymmet man czü allem male dry dragma vnd gybt man dem sychen zü eszen. Aüch dysz oley ist güt zü antrangoria vnd dissoria vnd alle bresten des steyns vnd zü aller gegycht zu smeren. |

Ferago[565] ist dye flyegen von dem ysen vnd sint in eym grade vnd sint hytzig vnd [233ra] dürre in dem andern grade. Ire dogent ist zü mynnern vnd zü dürren. Zü mynnern daz milcze ferago decoctio inne wine ist sere güt. Zü aldem geswilst des milczen vnd der lebbern gyb der flyegen woil gepulüert fünff schroppel[566] zu drincken. Ferago hait eyn dogent, daz ez machet oben brechen, aber eyner mocht sich brechen mit zü dem dode. Vmb des willen loben ich dyss werck nyt, wan dye virsüchunge ist sorglich. Zü amorides ferago gepüluert woil dunne vnd virwirket in eszig oder myt

---

1 flammula] flammola E; fo pyllipindüla] *korrigiert aus*: fyllipindüla Z, fosilli pindola E; fraccina] fractino E || **4** poly] poly *aus* polei *korrigiert* E || **7** sant – Magdalenen] sanct maria magdalena E || **8** Flammula] Flammola E; ist E || **9** zü] zür Z, zu E; erlaszen er *über der Zeile nachgetragen* Z corosiue] corrosiue E || **10** flammüla] flammala E || **11** Zü *danach gestrichen*: machen, *darüber gestrichen*: brechen Z; posteme] postema E; flammula] flammola E || **12** ende] stait E; qwartanas] quartanas E || **13** duet] doit E || **17** aller] allerley E || **18** Ferago] Ffarago E || **22/23** zü dem] dem zu E || **23** virsüchunge] v-sugong E

---

562 Es ist nicht klar, welche Pflanze gemeint ist: wahrscheinlich polium montanum (siehe *Liber de gradibus* von Konstantin von Afrika oder das Kapitel *Polium* unter dem Buchstaben P im *Circa instans*), in Frage kommt auch polypodium/polipodium: Engelsüß, (Gewöhnlicher) Tüpfelfarn.

563 flammula: Brennkraut, (Brennender) Hahnenfuß

564 blâtere: Blase

565 ferrugo: Eisenrost, Eisenspäne

566 Skrupel

tacüs barbatüs[567] saffe vnd düncke dar yn ewenig baüm wollen vnde lege off die amorides. Zü tynsamon[568], daz do kommet von hytze, nym ferago also glüendich, als ez von dem füre fellet, vnde erlesze ysz myt starckem eszig vnd enphang vnden den raüche.

Fvmüs terre[569] ist hytzig vnd dürre in dem andern grade. Vnd heysthet dar vmb fümüs terre, want ez wehischet vsz der erden als dicke als eyn raüche. Daz grüne ist beszer dan daz dürre. Sine dogent ist zü fegen melancolie vnd virsalczen flecma vnd [233rb] virbrant colera. Zü eyme, d*er* do geqwezt[570] | ist, nym iiii loyt fümüs terre vnd mache eyn decoctio myt zücker vnd warmem waszer oder mache daz: Nym ii loyt sücci fümus terre myt decoctio fenchel samen vnd dar vnder menge ewenig nüß oleys vnd rocken[571] mele vnd verwircke daz mit ewenig esziges vnd mache eyn salbe vnd mache eyn sweysz bayt myt dem crüde fümüs terre vnd dar nach smere myt der salben. Nota. Sücci fümüs terre dry male in der wochen ist eym iglichem menschen güt ingenomen. Zu ydropisis vnd flecma ffümüs terre saffe vnd czwey dragma esula püliier vnd in warmen [waßer] zu drincken gegeben, ist sere güt. Auch eyn syrop gemacht myt fümüs terre vnd succi apii vnd fenchel ist aüch gut dar zü. Zü artatica gyb ym czwey schroppel ermodatilis[572] mit sücci fümüs terre zü drincken vnd fümüs terre gesotten inne wyne vnd eyn plaster dar vber ge*l*acht, ist güt. Zü melancolia vnd flecma, daz do steet in dem bodem des magen, nym fümüs terre saff vnd czucker in [233va] warme waszer vnd drinck daz. Fümüs terre gesotten in waszer vnd in oley vnd | eyn plaster off podagram gemacht, hylffet sere.

Fo[573], daz ist valeriana, vnd ist hytzig vnd dürre in dem andern grade. Vnd dye würczel wirt gelesen in der sommer czijt vnd derret man sye in der sonnen. Vnd weret drü jare. Zü antrangoria vnd dyssoria gyb ym valeria gesotten yn win, ist güt. Zü stercken dye dygestio vnd zu wethum des magen, daz do kommet von kelden oder von ventositates, win gesotten myt valeriana vnd mastix vnd fenchel samen vnd

1 saffe *über der Zeile nachgetragen* Z || **3** fellet] gheit E; erlesze] erlesch E || **3/4** vnden den raüche] den rauch da von E || **5** heysthet] heißt E || **6** raüche] rauch das vsß gheit E || **8** der] dye Z, der E || **10** ewenig] modicum E || **10/11** nüß – ewenig *am Rand nachgetragen* Z || **14** dragma] loit dragma E || **15** waßer E || **16** fümüs] fumo E; artatica] arthatica E || **17** ermodatilis] ermodatillis E; vnd fümüs terre] *nicht in* E || **18** gelacht] gemacht Z, gelacht E; melancolia] melancolien E || **20** vnd^3 *am Anfang der folgenden Seite wiederholt, nicht gestrichen* Z || **22** Fo] Ffo E; andern] dritten E; in secundo Goehl (2015: 90) || **24** dyssoria] dissoria E || **25** dygestio] digestio E

567 thapsus barbatus
568 tenesmos/tenesmus
569 fumus terrae: Erdrauch, Taubenkropf
570 quetzen: schlagen
571 rocke/rogge: Roggen
572 hermodactylus: Herbstzeitlose
573 phu: Baldrian; Valeriana

gedrüncken, ist sere güt. Zu allem bresten des magens gyb ym decoctio von wyn myt baldrian vnd gummi arabici vnd mit fygen zu drincken, daz ist güt. Zü eyner fraüwen, dye yr czijt vberich hat, nüczet dye decoctio valeriana oder mache possytoria myt baüm wolle vnde nym püluis valeriana vnd menge myt oley müslini vnd düncke dar yn die positoria. Zü wee des milczes, daz do kommet von kelten, decoctio valeriana gyb ym zü drincken.

Felipendülla[574] ist hytzig vnd dürre in dem drytten grade vnd ist genant fysalilus[575]. | Vnd wehyschet in Polen[576] yn dem geberge in hohen steden. Dye würczel [233vb] leget man in arczenie. Vnd wirt gelesen in dem lesten septembris. Vnd weret x jare. Vnd sin dogent yst zü dryben vnd zü gyszen. Zü allen bresten des steyns, zu atrangoria vnd dyssoria, illica passio *eyn* latwerge gemacht myt felipindola püluer ist güt dar zü. Zü illica passio püluer felipindola vnd rosen waszer vnd oley vnd honig vnd benedicta vnd eyn crystere da von gemacht, ist sere güt. Dye decoctio von felipindula mit wyne gemacht oder des püluers gebrücht, ist güt vor alle wee des magen. Zü applimancia daz puluer gegeben yn allerley siner spysen ist zü male güt. Zü we des magen von kelten oder ventositates oder von boser digestio nym von dem pülüer eyn güt qwantitas vnd daz doe yn eyn seckelin vnd mache eyn decoctio myt wine vnd oley vnd lege ez off den magen mont, als heysz er ysz gelyden mag. Zü asma, daz do kommet von kelten, gyb fyllipindola pülüer gemenget myt enczen püluer *in* sine spyse oder synen drancke. Zü dem selben bresten ist güt felipindüla pülüer vnd appriment[577] pülüer | gemenget züsamen vnd geworffen off dye kolen vnd den raüch [234ra] inphangen dürch dye nase.

Fraccino[578] ist hytzig vnd dürre in dem andern grade. Vnd dye scheloten vnd fuchtikeyt des crütes geet yn arczenie. Zü vszlaüff, lyntheria[579] vnd dyssanteria[580] gyb

2 baldrian] valeriana E; vnd^2 – fygen *über der Zeile nachgetragen* Z || **3** dye^2 *danach gestrichen*: koste oder Z; possytoria] possitoria E || **4** oley müslini] oleum mußlinum E || **5** positoria] possitoria E || **7** Felipendülla] *korrigiert aus*: Fellipindülla Z, Ffelipindoli E || **7/8** fysalilus] fisalilus E || **11** dyssoria] dissoria E; eyn] ez Z, *Wortausfall* E || **12** felipindola] felipindala E || **13/14** felipindula] felipindola || **15** gegeben *korrigiert aus*: geheben Z || **17** qwantitas] quantitas E || **19** fyllipindola] feulipindola E in] an Z, ine E || **20** felipindüla] billipindola E || **23** Fraccino] Ffraccino E || **24** arczenie] *danach*: geet, *nicht in* E – *von den Editoren getilgt*; lyntheria] lintheria E; dyssanteria] dissenteria E

574 filipendula: Roter/Großer Steinbrech; auch Madesüß, vgl. Marzell (1972/2000, Bd. II: 435–440)

575 physalis: im lateinischen Text *fisalidos* (vgl. Goehl 2015: 91)

576 Apulien

577 auripigmentum

578 fraxinus: Esche

579 lienteria: Magenruhr, eine Art des Durchfalls, wobei die Speise unverdaut weggeht; vgl. Vaňková (2004, II: 48)

580 dysenteria: Dysenterie, (blutiger) Durchfall (bei heftiger Darmentzündung)

ym eyn pürgacio vor vnd mach yn wasschen myt regen waszer vnd fraccino füchtekeyt, ist sere güt, oder daz pülüer ist aüch vor daz selbe güt. Zü vomitus vnd swachheyt der crafft dye schelen von francinüs oder dye füchtekeyt gesotten in eszig ist sere güt.

Fenicülus[581] ist hytzig vnd dürre in dem andern grade. Sine dogent ist zü dryben. Der same, daz crüt, dye schelen von der würczeln geent *alle in* arczenie. Vnd wan [man] heyschet feniculum, so meynet man den samen. Plaster zu den aüwen, daz saff von den blettern ist billich, ist dar zü güt, vnde nyt von den würczeln. In anephang septembris leset man den samen. Vnd wert dry jare. Vnd dye schelen von der würczeln leset man in dem anefange prima fera. Zü swylst des milczes vnd der leb- [234rb] bern, dyssoria[582] vnd drangoria vnd alle*n* bresten des steyns vnd ventosi|tates decoctio fenicüli ist güt dar zü, oder des samen geszen. Zü dem bresten vorgeschriben waszer decoctio von feniculi ist dar zü güt vnd senfft daz wee des magen vnd ist güt zü boser digestio. Zu flecma mache eyn decoctio myt fenchel [ist dar zue guit vnd mit] würczel saff vnd esula vnd ermodattilis[583] vnd gyb ym daz zü drincken nüchtern. Zü felle in den aüwen vnd gücke vnd fynsternisse vnd zü den auwen, die dages syehent vnd nachtes nyt, oder die nyt sehent vnd doch den schyn oder glast[584] virnement, nym fenchel würczel saff vnd doe yn eyn coppern geschirre vnd conficere dar vnder aloes cycatrine vnd lege yn dye sonne xv dage vnd dar nach nym des vnd ryb*e* des myt rosen oder fenchel wasze*r* vnd lege ez in die aüwen, vnd ist sicher bewert, daz ez güt ist.

Fenum grecum[585] ist hytzig vnd dürre vnd ist etwaz me hytzig dan dürre. Vnd der meyster hait nyt gedacht, in welchen grade. Sine dogent ist czü hefften, zu czytigen,

---

1 mach – wasschen] gib ime waschete E || **3** schelen] schelate E; francinüs] fraccinus E || **5** Fenicülus] Ffenicolus E || **6** schelen] schelate E; alle in] in alle Z, alle in E || **7** man[1] E; feniculum] fenicolum E den[2] *aus* dem *korrigiert* Z || **9** schelen] schelait E || **11** dyssoria] dissoria E; allen] allē Z, alle E || **12** fenicüli] fenicoli E || **13** feniculi] fenicoli E || **14** digestio] degestio E; myt fenchel] von fenicoli E; ist – mit E || **15** ermodattilis] ermodatilis E; nüchtern] sobrie E || **16** felle – aüwen] zu fegen in dem magen E; Contra pannum oculorum Goehl (2015: 92); den[2] *danach gestrichen*: auwen vnd jücke vnd fynsternisse vnd zü de- Z || **17** die *über der Zeile nachgetragen* Z; den *über gestrichenem*: nyt sl Z glast] *danach*: hant Z, *nicht in* E – *von den Editoren getilgt* || **18** nym *am Rand nachgetragen* Z; saff] *nicht in* E; dar *über gestrichenem*: dan Z || **19** cycatrine] cicatrine E; xv] xx E; per quindecim dies Goehl (2015: 92); rybe] rybet Z, ribe E || **20** myt *danach gestrichen*: mit Z; fenchel] fenicoli E; waszer] waszers Z, waßer E; ist *über der Zeile nachgetragen* Z; sicher] sicher vnd E || **22** Fenum] Ffenum E grecum *über der Zeile nachgetragen* Z || **23** welchen *danach gestrichen*: dagen oder Z

---

581 feniculum: Fenchel
582 dysuria
583 hermodactylus
584 glast: Glanz, Schimmer, (Sonnen)schein
585 fenum graecum: Bockshornklee

zü dryben. Vnd ist eyn same von eym crüte vnd geet der same | guott in arczenie. Zü [234va] postemen zü zytigen nym fenum grecum mele vnd eye dotter vnd lege off den bresten. Eyn anders czü czijtigen vnd offzüdün dye posteme: Nym fenum grecum mele vnd menge vnder türbentina[586] vnd lege dar vber, so wircket ez. Daz crüt von fenum grecum gelacht yn wyne vnde in oley vnd also gelaszen fünfczehen dage vnd darnach gesotten vnd syhe vnd in die cültüre[587] lege ewenig waz[588] vnd fenum grecum mele vnd mache eyn salbe dar vsz. Vnd die salbe ist güt vor hertekeyt des mylczes vnd alle syne wee. Vor alle gebresten inwendig dem gederme vnd postemen nym fenum grecum mele vnd mache eyn bry[589] dar vsz myt waszer vnd gyb ym zü eszen.

Hye hat daz ff eyn ende, got vns sin genade sende.

Gariofulus, genciana, galangi, galbanum, gummi arabici, gariofolata, gytt, granum solis, gallitrico, galla, genest, gallia müscata.

Gariofülus[590] ist hytzig vnd dürre in dem andern grade. Vnd alle die alten concorderen, daz ez ist eyn obysz von eym baüm vnd wehyschet ym Allex|andria. Vnd weret [234vb] czehen jare in steten, dye nyt zü warme noch zü kalt sin. Vnd sal man erlesen dye negelin, dye do heubter habent, want die sint frysche. Vnd felschet man sie, des nyt al[le]s noyt zü schriben ist. Sin dogent ist zü stercken, zürgeen, zürlaiszen. Zü daüwen gyb ym wine myt negelin oder decoctio myt mastix, vnd ist sere güt. Zü wee des magens, daz do kommet von kelden oder ventositates, nym negelin vnd mastix vnd fenchel samen vnd mache eyn decoctio. Zü asma, daz do kommet von kelden, nym gersten waszer vnd doe dar in draga[ga]nt, vnd als daz dragagant zürgangen ist, so nym negelin woil gestoszen vnd gummi arabici vnd czucker vnd mache pylloles dar vsz vnd lege vnder dye czünge. Zü sufficacio matricis[591] nym gariofoli woil gepüluert

1 guott] *korrigiert aus*: uort K, vort E || **2** eye [?] *korrigiert aus*: eys [?] Z, eyge E || **4** türbentina] turbantina E || **5** yn] *danach nicht gestrichen*: in Z, *nicht in* E – *von den Editoren getilgt* || **6** cültüre] colature E ewenig] modicum E || **8** syne] syme Z, sine E || **9** bry] brue E; pultes Goehl (2015: 92) || **10** vns] vnd ZE; vns – *Vorschlag der Editoren*; genade] danach: vns, *nicht in* E – *von den Editoren getilgt* || **11** Gariofulus] []ariofolus E; genciana] gencianna E; gytt] Gut E || **12** galla *vor dem Zeilenanfang nachgetragen* Z; genest] gneste E || **13** Gariofülus] []ariofolus E || **14** baüm] *danach*: ist Z, *nicht in* E – *von den Editoren getilgt*; Allex|andria] Allexandrina E || **17** alles E || **18** negelin] gariofoli E; Zü *über der Zeile nachgetragen* Z || **21** dragagant[1] E; vnd als daz dragagant] *nicht in* E || **23** sufficacio] sufforacio E

586 terebinthina
587 colatura
588 Wachs
589 Brei
590 caryophyllon/caryophyllus: Gewürznelke
591 suffocatio matricis: Erstickung der Gebärmutter; Hysterie, verbunden mit Ohnmachtsanfällen

vnde virwircke in güdem wyne vnd mache [dar] vsz positoria vnd lege in dye schemede. Aüch der raüch von negelin ist güt dar zu. Zü brastpeticio matricis[592] der wyne gesotten mit negelin ist gut dar zü. Zu stercken daz gehyrne der geroche von negelin ist güt dar zu. Zü vszlauff, daz do kommet von starcken purgacien, nym czehen negelin vnd rosen waszer vnd mastikel vnd syede daz alles inne eym glase vnd gyb ym [235ra] des zü drincken. Aüch ist güt zü vomitus, daz | do kommet von colera. Zü der cordiaca passio vnd sincopis gyb ym negelin püluer zü drincken in succi boraginis.

Genciana[593] ist hytzig vnd dürre in dem drytten grade. Dye würczel düt mann in arczenie vnd nyt daz crüt. Vnd wirt gelesen in prima fera. Vnd weret syeben[594] jare. Dye würczel, dye vngelochert ist, dye ist dye beste. Sin dogent ist zü laszen, zü vszczyehen, zü czytigen, zü zürgeen vnd zü offen. Zü asma, daz alt ist, nym genciana püluer mit wine vnd gersten waszer oder mache eyn latwerge myt genciana [puluer], lacritze vnd honig. Zü allerley bresten von asma gyb genciana püluer gemenget mit dyaltea[595] zü eszen dem menschen czwyrnt[596] in der wochen, oder gyb ym gencian pulüer mit warmen brüyt[597] oder myt ander dingen, daz dü inbrengen magest. Zü applimancia gyb ym genciana pülüer zü drincken. Zü allen byszen, dye do gyfftig sint, nym genciana puluer vnd wirff dar vber vnd dar nach gib ym zü drincken genciana püluer myt mynczen saff. Zü brengen eyner fraüwen yre czijt vnd zü dryben daz kynt vnd die burde gyb yr genciana pulüer virwirket myt arthymesia saff in wine zü drincken, oder mache eyn positorium dar vsz. |

[235rb] **G**alangi[598] ist hytzig vnd dürre in dem drytten grade. Vnd sint etlyche, dye do sprechent, ez sy eyn baüm, vnd sint etliche, dye do sprechen, yz sy ein früchtte. Vor-

1 dar E; positoria] possitroia E || **2** der raüch *über gestrichenem*: darnach Z; zu *über der Zeile nachgetragen* Z || **2/3** Zü – zü *unter der Spalte nachgetragen* Z || **2** brastpeticio] braspeticio E; Ad praecipitacionem Goehl (2015: 93); matricis] *darüber* zu *nachgetragen* Z, *nicht in* E – *von den Editoren getilgt* || **3/4** Zu – zu] *nicht in* E || **4** zu *über der Zeile nachgetragen* Z || **5** mastikel] mastix E || **6** zü² *unter der Zeile nachgetragen* Z || **6/7** cordiaca] cardiaca E || **7** sincopis *über der Zeile nachgetragen* Z succi] succus E || **9** fera] vere E || **11** alt] kalt E || **12** puluer E || **13** von *am Zeilenende nachgetragen* Z, *nicht in* E || **14** dyaltea] dialtea E; wochen] *danach*: geben Z, *nicht in* E – *von den Editoren getilgt* gencian] genciana E || **17** puluer *über der Zeile nachgetragen* Z || **19** vnd – burde *am Zeilenende nachgetragen* Z; arthymesia] arthimecisa E || **20** positorium] possitorium E

592 Im lateinischen Text *ad praecipitationem matricis* (vgl. Goehl 2015: 93): praecipitatio: plötzliches Herabstürzen, Herabfallen

593 gentiana: Enzian

594 Im lateinischen Text: *quattuor annos* (vier Jahre), vgl. Goehl (2015: 94)

595 diaalthaea/dialthea: Eibisch(wurz)salbe, die aus dem Saft der Wurzeln von Eibisch unter Beifügung weiterer Zutaten hergestellt ist

596 zweimal

597 Brot

598 galanga: Galgant, Galgantwurzel

ware, ysz wirt fünden an dem füsz der baüme inne dem lande Persia. Vnd weret sesz jare[599]. Vnd sal man nemen, daz do gele vnd swere ist, vnd daz do wysz ist vnd gelochert, ist nyt güt. Syne dogent ist züerlaszen, zü ergeen, zu stercken. Vnd felschet man ez myt bincze[600] cyprüs[601], daz man südet myt peffer vnd wirffet man dar vber galgan püluer. Zü boser dygestio gyb yme wyne zü drincken, da ynne gesotten sy galgan. Zu stercken dye hyrn sal man dicke ryechen galgan. Zü cardiaca passio vnd sincopis galgan gepülüert vnd zü drincken ingegeben mit sücci boraginis. Vnd dye crafft, die inne den negeln ist, ist aüch in galgan.

Galbanum[602] ist hytzig in dem drytten grade vnd dürre in dem andern grade. Vnd sint etliche, dye do sprechen, ez sy eyn gummi, vnd Dyascoridis sprycht, ez ist die trahen[603] von eym crüte, genant porlyn [?]. | Vnd snyt man ez in dem sommer [235va] vnde nyt gar vnd vszer dem snytte gent vsz die trehene. Vnd felschet man sye myt colofonia vnd bonen geschilt. Ire dogent ist zü vszehen, zürlaszen, zü czytigen, zü zurgeen, czü lychtigen, czü laxeren. Zü asma, daz do kommet von kelden, gyb ym czwey schruppel galbanum inne eyn weyche eye zü eszen oder inne gersten waszer zü drincken. Zu lyttargi mache eyn rauche myt galbanum dürch dye nase. Zü suffocacio matricis mache eynen raüche dürch eynen trychter inne dye schemede. Zu hertikeyt des mylczes lasze galbanum weychen in starckem eszig dry dage vnd dry nacht vnd dar nach syhe vnd mit wasch[604] vnd harcze mache eyn salbe oder eyn plaster vnd lege dar vber. Zü vsczehen dye bürden[605] nach der gebürt mache positoria mit galbanum eyns fingers dicke vnd smere myt oley vnd lege in dye schemede. Zü brechen vnd vszzüdün eyne posteme mache eyn plaster myt dyacolon[606] vnd in daz myttel lege galbanum. Vnd als daz galbanum dye poste|me begryfft, so *wirt sie* [235vb] *wyt vnd* aüch daz loche. Zü dem wee der czene mache eyn plaster von galbanum vnd

1 baüme – Vnd] *nicht in* E || **3** zü ergeen] zu ghen E || **4** cyprüs] ciprus E; dar] das E || **5** dygestio] digestio E || **6** cardiaca] cordiaca E || **7** boraginis] baraginis E || **9** grade[1] *danach gestrichen*: vnd Z || **10** Dyascoridis sprycht] die ascorides [!] sprechent E || **11** porlyn] p-lyn Z, porlin E || **12** gent *zwischen den Spalten statt gestrichenem*: crüt Z || **16** lyttargi] littargi E || **17** suffocacio *aus* suffocio *korrigiert* Z || **20/21** positoria] possitoria E || **22** vszzüdün] vff zu doin E; posteme] postema E dyacolon] diacolon E || **23** begryfft] gebricht ader begriff E || **23/24** wirt – vnd[1]] wijt wirt Z

599 Im lateinischen Text: *quinque annos* (fünf Jahre), vgl. Goehl (2015: 94)
600 binez, binz: Binse, Binsengewächs (an feuchten Standorten wachsende Pflanze), lat. iuncus
601 cyperus: (Wilder) Galgant, (Hoher) Zypergras („Cyperus is called in latin Juncus angulosus", vgl. Mildenberger 1997: 344)
602 galbanum: Galbangummi, Galbansaft, Mutterharz
603 trahen/trân, trahene/trehene (Pl.): Träne, Tropfen
604 Wachs
605 bürde: Nachgeburt; im lateinichen Text: *Ad menstrua provocanda, foetum mortuum et secundinam educendam [...]* Goehl (2015: 95)
606 diachylon/diaquilon: Dyaquilon-Salbe, siehe das Rezept bei Mesuë (Vaňková/Keil 2005: 264–266)

lege off den bresten des czans, daz hylffet zu male sere. Zu lumbericis[607] mache pylloles myt galbanum vnd honige vnde gyb ym zü drincken.

Gvmmi arabici[608] ist hytzig vnd füecht yn dem ersten grade. Vnd ist dryerley: wysz, cytrine vnd gele. Daz wysz ist daz beste. Yre dogent ist czü laxeren vnd zü lychten. Vnd ist genant arabici, want ez kommet von dem lande Arabia. Zü der czungen, dye do ruwe ist, nym gummi arabici vnd weyche in rosen waszer vnd die füchtekeyt lege off dye czünge. Zu vomitus, daz do kommet von swacheyt der crafft, gummi arabici pülüer gemenget mit cynamomum pülüer vnd ym daz in rosenwaszer zü drincken gegeben, ist güt. Zü ymopothoicam passio[609] gummi arabici verwirket myt wegerich saffe vnd dar vnder gemenget amydum vnd czücker benyt vnd dar vsz pylloles gemacht vnde vnder die czunge gelacht, ist güt dar zü. Zü dyssenteria nym gummi arabici gepüluert vnd schelworcze gemenget vnd gepuluert yn rosen waszer [236ra] oder in regen waszer oder mache ym eyn crystere, daz | da weyche, vnd lege dar vnder sanguis draconis vnd gummi arabici. Zü dem blüde vsz der nasen nym gummi arabici püluer vnd drachen bluyt vnd myt rosen waszer oder regen waszer, mache daz als eyn salbe vnd smere dye tympora[610] myt, so styllet ez.

Garyofolata[611] ist hytzig vnd dürre yn dem andern grade. Vnd ist eyn gemeyn crüt. Vnd die bleder leget man in arczenie vnd nyt dye würczel. Vnd daz grüne ist beszer dan daz dürre. Syn dogent ist zü hefften, zu zürgeen, zu zurlayszen vnd zü offen. Vnd ist dar vmb gariofolata genant, vmbe daz ez eynen gesmacke hayt als negelin, aüch hait ez eyns t[e]yls negeln dogent. Zü brengen eyner fraüwen yre czijt mache yr eyn bat myt decoctio gariofolata oder mache positoria gariofilata bletter vnd oley müslini. Zu colica passio nym garyofolata dye bletter vnd syede yn salcz waszer vnd myt oley mache eyn plaster off daz erste deyl des heubts. Zü boser

1 bresten – czans] zane E; lumbericis] lumbaricis E || **3** füecht] d[vrre] E; humidum Goehl (2015: 96) || **6** weyche] wesch E; ponatur in aqua, donec conglutinetur Goehl (2015: 96) || **8** cynamomum] cinamomi E || **9** ymopothoicam] ymopothoycam E || **10** amydum] amidum E; czücker *aus* czüket *korrigiert* Z || **11** die *über der Zeile nachgetragen* Z; dyssenteria] disssenteria E || **14** sanguis] sagwis E || **17** Garyofolata] Garofolus E || **20** gariofolata] goriofolata E; vmbe *über gestrichenem*: vnd Z || **21** teyls] deils E || **22** oder – gariofilata *am Rand nachgetragen, das Einfügungszeichen falsch untergebracht, die richtige Position gemäß der Hs.* E Z; positoria] possitoria E; gariofilata] goriofolata E || **23** garyofolata] gariofolata E; dye] *davor*: vnd Z, *nicht in* E – *von den Editoren getilgt*; bletter *danach gestrichen*: da von Z

607 gegen Würmer

608 gummi arabicum: Arabisches Gummi, Gummiharz afrikanischer Akazienarten (ursprünglich von arabischen Häfen aus exportiert)

609 Hämoptoe, Blutspeien, Abhusten von Blut aus dem Respirationstrakt

610 tempus, tempora (Pl.): Schlaf am Haupt, Schläfe

611 caryophyllata/gariofilata: Nelkenwurz, vgl. Daems (1993: 184); vgl. auch fol. 249rb dygestio vnd büche wee kelten halben mache eyn decoctio in wyne mit gariofolata bletter, ist aüch güt vnd hylfft sere.

Gytt[612] ist hytzig vnd dürre yn dem andern grade. Vnd ist eyn crüt, daz dry ecken | hait. Sin dogent ist zürgeen vnd zürlayszen. Zü swylst des mylczes vnd der lebbern vnd der nyeren vnd czü antrangoria, dyssoria, illica passio vnd wee des magen decoctio [git] myt wyne ist güt zü allen den dingen vorgeschriben. Zu emorides, daz geswollen ist, mache eyn decoctio von gytt myt tacüs barbatus[613] puluer oder daz saff vnd lege off baümwolle vnd smere die emorides [da] myt. Zü lümbericis nym gytt pülüer gemenget myt elsen saff vnd gyb ym daz zü drincken. [236rb]

Granum solis[614] oder milium solis, daz ist wilde hyrsz vnd ist hytzig vnd dürre inne dem drytten grade. Vnd wert ses[615] jare. Syne dogent ist zü dryben. Daz püluer gelacht in eyne brüwe oder in wyn ist güt zü antringoria vnd dyssoria. Zü allem bresten des steyns ist güt granum solis.

Gallitricum[616] vnd ist aüch genant centum[617] galli. Vnd ist hytzig vnd dürre vnd der meyster hayt nyt gedacht, in welchem grade. Daz waszer von centum galli ist güt zu reynigen dye matrix vnd eyner frauwen yre czijt zü brengen. |

Galla[618] ist kalt vnd dürre yn dem andern grade. Vnd ist eyn frücht, dye do wehyschet in eychen baümen. Dye gelocherten sint nyt güt, die swarczen vnd dicken sint beszer dan die wyszen. Vnd wehyschet in dem lande Affrica. Yre dogent ist zü stillen vnd veste zü machen. Eyn plaster gemacht von galla, eyer clare vnd eszig vnd gelacht off den büch vnd nyeren, ist güt zu vszlaüffe. Auch daz selbe plaster ist güt. [236va]

1 dygestio] digestien E || **3** Gytt] Gitt E || **5** dyssoria] dissoria E || **6** git E; den – vorgeschriben] vurgeschriben bresten E || **7** emorides] amorides E; myt *danach gestrichen*: taitüs Z || **8** emorides] amorides E; da E || **9** gytt] git E; pülüer *danach gestrichen*: oder Z; gemenget] *davor nicht gestrichen*: vnd Z, *nicht in* E – *von den Editoren getilgt* || **10** oder – solis² *über der Zeile nachgetragen* Z || **12** antringoria] antrangoria E; dyssoria] dissoria E || **14** Gallitricum] Galletricum E; centum] *wohl ein* r *ausradiert* Z, centum E; galli] *nicht in* E || **15** waszer] aqua E; centum] *wohl ein* r *ausradiert* Z, centum E || **18** Dye] *danach*: do Z, *nicht in* E – *von den Editoren getilgt* || **20/21** gemacht – plaster] *nicht in* E

612 git: römischer Schwarzkümmel; als *git* wurde auch Kornrade bezeichnet, vgl. Fischer-Benzon (1894/2011: 132)

613 thapsus barbatus

614 granum solis: Steinhirse, Meerhirse, Steinsame , vgl. Marzell (1972/2000, Bd. II: 1344)

615 *decem annos* (zehn Jahre) im lateinischen Text , vgl. Goehl (2015: 97)

616 gallitricum: bei Goehl (2015: 284) Hahnensporn (?) mit dem Verweis auf die wortgetreue Übersetzung aus dem Griechischen; nach Marzell (1979/2000, Bd. IV: 47, 54) wurde die Bezeichnung „gallitricum" (sowie die andere darauffolgende Bezeichnung *centum galli*) für Wiesensalbei sowie für Muskat-Salbei verwendet; vgl. auch Daems (1993: 147), dessen Angaben mit Marzell übereinstimmen.

617 *centrum* im lateinischen Text, vgl. Goehl (2015: 97)

618 galla: Gallapfel, Eichelapfel

Zü dissenteria, zü vomi vnd swachheyt der crafft mache eyn decoctio myt galla pulüer, eszige vnd ewenig gesalczen waszers vnd düncke dar yn eyn badeswamp vnd lege in off den magen mont. Zu eyner fraüwen, dye yr czijt vberich hait, mache yr eyn bait myt regen waszer vnd galli oder nym galla vnd wegerich saff vnd mache dar vsz possitoria. Zu dem bluyt der nasen nym galla pülüer vnd virwircke in succi sangwinaria vnd mache eynen meyssel in die naselocher. Auch eyn plaster gemacht [236vb] myt galla püluer vnd myt eyer clare vnd gelacht off die tympora, | daz ist zü male güt. Zü swarczem hare zü machen nym gallas also gancze vnd lege in oley vnd lasze do inne lygen, myt daz sye qwellen[619]. Darnach drücke daz oley vsz vnd lege dan die gallas inne die sonne vnd stosze zü puluer. Vnd darnach nym grüne schelen von nüsczen vnd siede die in regen waszer. Vnd smere do myt abents daz heubt vnd morgens, wan dü offsteest, so wasche daz heübt myt warmen waszer. Vnd also doe acht dage nacheynander.

Genest[620] ist hytzig vnd dürre. Vnd der meyster hait nyt gedacht, in welchem grade. Sine dogent ist zü styllen. Eyn bait gemacht myt genesta oder positoria gemacht von genesta vnd wegerich saffe ist gut zu eyner frauwe, die ir zijt uberig hait.

***G**allia müscata[621] ist eyn myssünge gemacht myt guder würcze vnd besem[622]. Vnd ist hytczig vnd dürre in dem andern grade. Zü stercken den magen vnd zü dem wee des büchs von ventositates halben gallia muscata mit wyne gesotten ist gut dar zü.

Hye hait eyn ende daz g, got erlasze vns von allen wee.

5 der *danach gestrichen*: d Z || **6** sangwinaria] sagwinaria E || **10** schelen] schelaten E || **11/12** Vnd – waszer] *nicht in* E || **15** positoria] possitoria E || **16/17** ist – hait *am Rand nachgetragen* Z || **16** zijt] *nicht in* E || **18** Gallia *unrichtige rote Initiale* A, *Reklamante* g, *über die falsche Initiale die braune Initiale* G Z, Gallia E || **20** halben *danach gestrichen*: ist daz selbe güt dar vor Z || **20/21** gallia – zü] *unter der Spalte nachgetragen* Z, *der Satz erst nach dem ersten Satz über* Hermodactylis E || **22** wee] we anfahet h Amen. E

619 quëllen: anschwellen, locker werden

620 genista/genesta: Ginst, Ginster; bei Goehl (2015: 98) wird in diesem Kapitel *genestulla* (Zwergginster) behandelt; auch im *Tractatus de herbis* (Ventura 2010: 473) werden die Namen *genestinsula/genestella* verwendet

621 gallia muscata: Salbe auf Moschus- und Ambrabasis

622 bisem: Moschus

Hermodatilis[623] ist hytzig vnd dürre vnd ist yn dem drytten grade. Vnd ist eyn crüt | vnd blümen gestalt als saffran. Vnd leset man ez in septembre. Vnd weret eyn jare. [237ra] Vnd findet man ez allenthalben. Syne dogent ist zü laxeren, zü dryben, zu zürlaszen, zu zürgeen, zu vszczyehen, zu fegen die flecma. Zü allem gegycht vnd illiaca passio vnd zü allem bresten, der do kommet von flecma halben, benedicta[624] gescherffet myt hermodatilis püluer oder geralogodium[625] oder theodoricum[626] oder anacardium[627] gegeben inne cristere oder pürgacien oder pylloles do von gemacht, ist güt vor alle die vergeschriben bresten. Zü allerley gegycht hermodatilis saff myt fenchel saff vnd honig vnd dar inne virwirket ½ loyt hermodatilis püluer, ist sere güt. Zü illica passio nym waszer vnd honig vnd mache eyn decoctio vier loyt, dar vnder lege zwey loyt hermodattilis puluer vnd ewenig nesschel samen vnd mache daz züsamen als eyn deyche[628] vnd mache pylloles dar vsz, glicher wyse als benedicta oder gyrapigra[629], oder mache dar vsz eyn crystere oder gyb ez als ander pürgacien. Zü dotem fleysch ist daz puluer auch gut. Zü fysteln hermodatilis pülüer virwirket yn seüff vnd eyn meyssel dar vsz gemacht vnd yn die fystel gelacht, ist sere güt. | Zü polipüs daz [237rb] püluer vnd kopper[630] asche verwirket myt ewenig honiges vnde inne dye naselocher gelacht, ist sere güt.

Hye hait h eyn ende, daz got den bosewecht schende.

1 Hermodatilis] []ERmodatillis E; crüt] *danach in* E: vnd ist gallia muscata mit wine gesoten ist guit dar zu – *gehört ans Ende von Gallia muscata – siehe* Z || **1/2** crüt – vnd] an crut an E || **4** illiaca] illica E || **6** hermodatilis] hermodattilis E; geralogodium] gerologodium E || **6/7** anacardium] anacordium E || **8** hermodatilis] hermodattilis E || **9** hermodatilis] hermodattilis E || **11** hermodattilis] hermodatilis E; ewenig] modicum E; nesschel *erster Buchstabe korrigiert* Z, neßelen E || **12/13** gyrapigra] girapigra E || **13** oder[1] – pürgacien] *nicht in* E || **14** fysteln] vistelen E; hermodatilis] hermodattilis E || **15** fystel] vistelle E || **16** ewenig] modicum E || **18** daz – schende] das I wire nu anbegunde amen E

623 hermodactylus: Herbstzeitlose

624 Benediktenlatwerge, nelkenhaltige Latwerge

625 dialogodion/hiera logodion: Latwerge Logodion, Abführmittel; Heilig-Mittel nach Logadius; aus zahlreichen Bestandteilen mit Honig bereitete Purgierlatwerge (nach der Vorschrift des *Antidotarium Nicolai* aus Koloquintenmark, Lärchenschwamm, Narde, Aloe, Bibergeil, Safran und anderen Zutaten), vgl. Mildenberger (1997: 826–827)

626 theodoricon

627 anacardinum: Theodoriton anacardinum, Elefantenlauslatwerge

628 Teig

629 hiera picra (Galieni): Heiligbittermittel-Latwerge

630 Kupfer

Iffrycum, iüsquiamüs, isopus, iarüs, yris, ypoccididüs, iüniprii.

*I*ffrycum[631] ist sant Johans crüt vnd ist genant herba perforata. Vnd ist hytczig vnd dürre inne dem drytten grade. Vnd erwecket harn vnd frauwen sichtage, ez reyniget dye lebber vnd dye blase, dolores der schenckel heylet ez. Gelacht in plaster heylet alle alde schaden vnd wonden, grob ventositates, daz inne den glyddern ist, vnd swelest vnd virgyfft nympt ez abe. Vnd czü wee ciatica[632], podagra vnd artatica dar vber gelacht, hylffet ez.

Iusquiamüs[633] ist kalt in dem drytten grade vnd dürre in dem andern grade. Vnd wirt gelacht in arczenie. Vnd ist genant cassilogo. Vnd ist dryerley, wysz, royt vnd [237va] swarcze. Daz swarcze dodet, daz wysz vnd roit düt man in arczenie. Vnd zu wilen | [hait] das crut me dogent dan der same. Sin dogent ist zü stillen. Vnd czü sclayffen machen nym [decoctio] jusquiamüs [vnd] des waszers vnd wasche da myt den puls, den sclaiffe, hende vnd füsz vnd darnach nym den samen vnd virwircke in eyer clare, fraüwen milliche vnd rosen oley vnd mache eyn plaster off den sclaiffe. Zü styllen dye tryene der aügen nym, was hye vorgeschriben steet, vnd lege dar vnder ewenig güts wyraüchs vnd lege off dye tympora. Zü hytzigen postemen in dem anefang mache eyn plaster myt dem crüde vnd mit dem samen vnd rosen oley vnd lege off den bresten. Zü dissenteria mache eyn plaster also: Nym des same[n]s vnd virwircke daz myt eyer clare vnd mache eyn plaster off den büche. Zu dolores, dye do ankomment von hytzen vnd müdickeyt, nym bylsen crüt vnd zuqwetsche vnd lege off den bresten. Zü wee der czene bylsen crüt gestoszen vnd off den czane gelacht ist sere [237vb] güt. Den same geworffen off daz füre vnd do myt be|raücht dye czene ist aüch güt. Zü

1 Iffrycum] *Repräsentante* a, *über die ursprüngliche falsche rote Initiale* A *die gelbbraune Initiale* I Z, []ffricum E; iüsquiamüs] iusquinaus E; iarüs] iorus E; iüniprii] iuniperii E || **2** Iffrycum] *über die ursprüngliche falsche rote Initiale* A *schwache braune Initiale* I, *möglicherweise gestrichen, zwischen den Spalten ein großes* I, *rot gestrichen* Z, Iffricum E || **4** Gelacht *über der Zeile nachgetragen* Z || **5** alle] *danach*: dage Z, *nicht in* E – *von den Editoren getilgt*; ventositates] ventus E || **6** swelest] geswilst E virgyfft *korrigiert aus*: vigyfft Z; ciatica] ciathica E; podagra] podogra E || **8** Iusquiamüs] Iusquianus E || **9** cassilogo] cassiloga E || **10** swarcze[1]] nigrum E || **11** hait – crut] *entsprechend* E, *verderbt in* Z: daz crüt vnd zu wilen (*über der Zeile nachgetragen*) daz crut (*über der Zeile nachgetragen*) hait Z; dogent[2] *über gestrichenem*: crut ist Z || **12** machen *über der Zeile nachgetragen* Z; decoctio E; jusquiamüs] iusquanus E; vnd[1] *von den Editoren eingefügt* || **14** oley] *nicht in* E || **15** ewenig] modicum E || **18** also *über gestrichenem*: myt des crütes oder Z; Nym *über der Zeile nachgetragen* Z; des samens] des sames Z, den samen E; vnd *davor über der Zeile nachgetragen und gestrichen*: also Z || **20** vnd[1]] *aus* oder [?] *korrigiert* Z, ader E || **21** bylsen] *nicht in* E; den czane] die czeen E

631 hypericum: Johanniskraut; Tüpfel-Hartheu, Hypericum perforatum L., vgl. Marzell (1972/2000, Bd. II: 939)

632 sciatica

633 hyoscyamus: Bilsenkraut

dolen drancke[634] nym bylsen samen vnd lege inne süszen wyn vnd laysz den do myt virgeren.

Ysopus[635] ist hytzig vnd dürre yn dem andern grade. Vnd ist eyn gemeyn crüt. Dye bletter vnd die blüme hant alle dogent, vnd dye würczel ist nit wert. Vnd sal man daz crüt derren an de*m* scheden[636] vnd nyt an der sonnen. Vnd wert eyn jare vmb sache, daz man ez virnühe alle jare. Sin dogent ist zü dryben, züerlayszen vnd zü vszczyehen. Zu hüsten, der do kommet von kelden, decoctio ysop myt wine vnd myt fygen ist sere güt. Aüch eyn latwerge gemacht von ysop vnd ist genant dyaysopi[637] vnd ist aüch dar czu güt. Auch decoctio myt win vnd ysopi vnd fenchel samen ist güt zu wee des magen vnd gederme. Dye decoctio vorgeschriben reyniget dye matrix. Daz püluer oder daz crüt gewermet vnd gelacht yn eynen sack off daz heübt ist güt vor reüma vnd hüsten. Zü dem blade[638], daz gefallen ist, mache eyn gargysmi myt decoctio ysopi vnd ewenig esziges vnd darnach nym ysop blüte vnd lege off dye fynger vnd hebe do myt daz blat off. |

Iarüs[639] ist eyn crüt hytzig vnd dürre in dem drytten grade. Vnd ist yn eyner ander sprachen genant arone, aller würcze crone, vnde in eyn ander sprache kalbs [238ra] füsze[640]. Vnd wesschet in füchtem lande. Vnd dye würczel düt man in arczenie vnd nyt daz crüt. Vnd wert eyn jare. Syne dogent ist zü laxeren, zü gyszen, zü weychen, zü dünnen. Item zü geswylste der oren siede aron würczel myt oley vnd myt wine vnd ewenig eszigs vnd mache eyn plaster off dye oren. Zü postemen, dye do kalt sint, nym aron würczel myt altem smere[641] vnd hytze daz vnd mache eyn plaster off dye posteme. Zu ascralisil[642], daz nuwelichen kommen ist, nym aron crüt vnd askylis[643] vnd beren smalcze[644] vnd mache eyn plaster dar vber, daz hylffet. Zü amorides oder

2 virgeren] v-gheen E || **3** Ysopus] Isopus E || **4** blüme] blumen E || **5** dem] der Z, dem E || **6** virnühe] v-nuwet E || **7** ysop] ysopi E || **8** ysop] ysoppe E; genant dyaysopi *über der Zeile nachgetragen* Z dyaysopi] diasopi E || **11** vnd gelacht] *nicht in* E || **12** gargysmi] gargismi E || **12/13** myt – vnd¹] cum decoccione ysopi et *am Rand nachgetragen* E || **13** ewenig esziges] cum modico acceto E; ysop] ysope E; dye *danach gestrichen*: bletter Z || **15** Iarüs] Joruß E || **19** siede aron *über der Zeile nachgetragen* Z || **20** ewenig] modicum E || **22** posteme] postema E; ascralisil] ascrasilis E || **23/294,1** amorides – figwarcze] atatus barbatus amorides E

634 Schlafgetränk; dulen: schlafen (ElsWB)
635 hyssopum/hyssopus: Ysop
636 schate: Schatten
637 diaysopus: Latwerge aus Ysop
638 blat, blate: Halszäpfchen, Gaumenzäpfchen, Uvula
639 aron/arum: Aronstab, Zehrwurz, Natterwurz
640 entspricht dem lateinischen *pes vituli*, vgl. Goehl (2015: 100)
641 smër: (Bauch)fett, Schmer
642 scrofulae
643 scilla
644 Bärenschmalz

figwarcze[645] nym aron vnd tacus barbatus[646] würczel vnd süde myt wine vnd waszer vnd lege ysz off den snyd von vicke warczen. Eyner fraüwen yre czijt zü brengen decoctio aron myt benedicta vnd positoria dar vsz gemacht ist güt. Zü lütern daz antlytze nym aron würczel vnd derre vnd stoysz zü püluer recht kleyne vnd virwirke daz püluer myt rosenwaszer vnde laisz yz dürren yn der sonnen vnd ribe ez dan zu puluer vnd verwircke als uor mit rosen wasser vnd derr*e* an der sonnen. Also do [238rb] vierwerbe | noch eyn ander, dan ist ez güt. Vnd dar nach rybe ez vnd menge ez myt rosenwaszer vnd smere daz antlytze.

Yrys[647] ist hytzig vnd dürre in dem andern grade. Vnd ist yryüs aüch daz selbe, dye beyde sint glich, eyns als daz ander, vnd eyns hait dye selbe dogent, dye daz ander hait. Vnd hant keyn vnderscheyt, dan an den blümen, want eyns hait wysz blümen, daz ander bla. Vnd weret dry jare. Yre dogent ist zü dryben, zü zürlayszen, zu offen. Czü hertekeyt des mylczes vnd hytze der lebbern vnd der nyeren vnd der blasen vnd dem magen vnd ventositates decoctio myt wyne ist güt dar czü. Zu dotem fleysche lege yris pülüer dar vber. Zu dem felle yn den aüwen mach eyn plaster myt dem puluer vnd myt rosen waszer vnd lege in dye aüwen.

Ypoquitidus[648] ist eyn swamp vnd ist zu latin genant ffüngüs[649] vnde wirt fünden vnder de*n* würczeln von roden bylsen[650]. Vnd ist hytzig vnd dürre in dem [238va] andern grade. Vnd leset man yn in prima fera| vnd stoszet yn vnd syhet daz saff vsz dürch eyn düche vnd leszet man ez dürren an der sonnen vnd roret man alle dage dar vmbe, daz ez nyt schemelichen werde vnd heltet man [iß] an eyner stat, dye do myttelmeszig ist. Sine dogent ist czü styllen. Zü vszlaüffe virwirke dysz myt rosenwaszer vnd gyb ym zü drincken vnd mache ym dan eyn plaster myt dyssem puluer, rosen waszer vnd eyer clare vnd lege ez ym off den büche vnd off dye nyeren.

---

1 figwarcze *über der Zeile nachgetragen* Z || **3** positoria *am Rand nachgetragen* Z, possitoria E || **4** stoysz] zustoiß E || **5/6** vnd – sonnen *unter der Spalte nachgetragen* Z || **6** derre] derret Z, durre E || **9** Yrys] Iris E; yryüs] yryüs *zu* yrcüs *oder umgkehrt korrigiert* Z, yreus E || **10** als *über gestrichenem*: vnd Z || **12** Yre – dryben] *nicht in* E || **14** Zu *am Rand nachgetragen* Z || **15** yris] iriß E || **17** Ypoquitidus] *aus* Ypoccididus *korrigiert* Z, Ipoccididus E; ffüngüs *aus* pfüngus *korrigiert* Z || **18** den] der Z, den E || **21** iß E

---

645 Feigwarze, auch Genitalwarze oder Kondylome genannt

646 thapsus barbatus

647 iris: Iris, Schwertlilie

648 hypocistis: Hypozist; eine Schmarotzerpflanze auf der Cistusstaude, deren Saft in der Arznei gebraucht wurde

649 fungus: Erdschwamm, Pilz, Morchel

650 bilse: Bilsenkraut, vgl. Marzell (1972/2000, Bd. II: 926: caniculata, herba canicularisa); im lat. Text: *Hypoquistidos fungus est, qui reperitur ad pedem rosae caninae*, Goehl (2015: 101); *H. ist ein Pilz, der zu Füßen der Hundsrose gefunden wird* (Goehl 2015: 290)

Zu eyner fraüwen, dye yre czijt vberich hait, mache yr suppositoria myt dyssem pülüer vorgenant vnd wegerich saffe.

Juniprium[651] ist weckholder bere vnd ist hytzig vnd dürre in dem drytten grade. Vnd wan man heyschet jüniprii, so meynet man den samen. Vnd leset man yn in prima fera. Vnd weret czwey jare. Yr dogent ist zürerlaszen, zu zürgeen, zü dryben. Zü vszlaüffe, daz do kommet von starcken pürgacien, mache eyn decoctio myt regen waszer vnd gyb ym zü drincken. Von jüniprii machet man oley. Zü qwartanas gyb | ym oley jüniprii in aller syner spyse. Zu illica passio vnd drangoria, dyssoria gyb ym [238vb] zu drincken des oley in win. Zü applimancia smere ym den rücke grait von den ballen[652] an zü dem heübt myt dyssem oley, vnd sal laüwe sin. Zü allem bresten des steyns gyb ym des oley myt eyner seringe[653] in dye ruote[654], so wirt ez do myt heyl. Zu asma, daz do kommet von kelden, gyb ym jüniprii gesotten myt wine vnd myt fygen zu drincken.

Eyn ende hie daz J hait, got sy gelobet in siner maiestat. Vnd von dem k wil ich nyt schriben, wan ez in dem C begryffen ist.

Labdanum, lycracia, lapis lasüli, lilium, licium, lybokytis, lingua auis, lappacium, lyttargiri, lactuca, lupinum, laurum, lantiscale, lenticola, labriola, lebüsticum, lapis magnetis.

Labdanum[655] ist hytzig vnd fücht in dem ersten grade. Vnd sint etliche, dye do sprechen, ez sy eyn gummi von eym baüm, vnd ist nyt also. In dem lande Grecia kommet morgens glicherwyse als eyn dauwe[656] off daz gras fellet. | Vnd komme[n]t [239ra]

1 suppositoria] possitoria E || **2** saffe *nicht in* E || **3** Juniprium] Juniperum E || **4** jüniprii] juniperum E || **5** fera] verre E || **6** regen] roßen E; in aqua pluviali Goehl (2015: 101) || **7** jüniprii] juniperi E qwartanas] quartanas E || **8** oley jüniprii] oleum iuniperum E; dyssoria] dissoria E || **9** applimancia] aplimancia E || **11** seringe] siringa E; seringe in *über der Zeile nachgetragen* Z; ruote o *oben rot nachgetragen* Z; myt[2] *danach gestrichen*: hasz Z || **12** jüniprii] juniperi E || **13** drincken *danach gestrichen*: geben Z || **14** hie] *danach gestrichen*: hait Z, hait E; hait] *nicht in* E || **15** ist] ist anfahet l amen E || **16** lycracia] licracia E; lasüli] lasoli E; lybokytis] libokatus E; lingua] ligwa E || **17** lyttargiri] littargeri E; lantiscale] lintiscale E; lenticola] linticola E; labriola] libriola E || **18** magnetis *danach gestrichen*: labdanum ist hytczig vnd dürre et Z || **21** kommet] *danach nicht gestrichen*: eyn daüwe Z, *nicht in* E – *von den Editoren getilgt*; komment E

651 iuniperus: Wacholder
652 Anschwellungen
653 seringe/zyringe: Flieder, Holunder
654 ruote: Penis
655 ladanum: Harz, das aus verschiedenen Arten von Zistrosen gewonnen wird
656 Tau

dye lüde von dem selben lande vnd nement seyle von pertz haren[657] vnd sclayffent[658] off dye erde, da der daüwe gefallen ist. Vnd darnach wynden sye dye seyle vnd [die] füchtekeyt, dye dar vsz kommet, dürrent sye an der sonnen. Vnd ist glich gemacht, als [iß] eyn gummi were. Vnd also wirt ez hyer in daz lant bracht. Sin dogent ist zü stillen, zü erhytzen. Zü reüma, daz do kommet von kelden, mache eynen meyssel von laptanum vnd lege yn dye naselocher. Auch zü dem selben nym laptanum vnd rosen vnd syede myt regen waszer. Vnd sal daz geschyrre gedecket sin vnd sal den dar off halden. Auch ist ez güt, daz er dye fusz do myt wesche, want ez sterket zu male sere. Zü den czenen nym laptanum vnd mastix vnd virwirke myt eynander vnd lege ez off dye byller oder mache do von eyn plaster vszwendig des czanes. Zü kelten matricis mache eyn damphff mit laptanum dürch eynen trychter dürch den nyedersten. Zu dem wee des magen kelten halbs vnd machen zu daüwen dye spyse mache pylloles von laptanum vnd gyb ym alle nacht fünff oder mache eyn plaster myt mastix vnd costi amari vnd laptanum vnd lege ez off den magen. |

[239rb] **Lycracia**[659] ist hytzig vnd fücht vnd ist myttel meszig. Vnd sint etliche, dye do sprechen, ez sy eyn crüt, vnd sint etliche, dye do sprechen, ez sy eyn frücht. Vnd ist byllich, daz man neme dye groscze vnd wan man sie brychet, daz sye nyt steübe[660]. Daz saff sterket zü male sere vnde hait wonder grosz dogent. Vnd macht man ez also: Als lacricie grüne ist, so nement sie sin vil vnd syedent in waszer vnd dar nach stoszent sye yn vnd drückent daz saff vsz vnd derrent daz dan an der sonne*n*. Vnd als ez dürre ist, so machent sie klompelin[661] dar vsz. Daz saff vnd daz crüt ist sere güt zü allem bresten der brüste vnd zü allem bresten der longen vnd ploricis[662] decoccio in wine. Zü dem selben bresten mache eyn latwerge myt honig vnd myt lacryccie. Zü jücken der czongen vnd zü dem kroppe[663] dye lacryccie geküwet ist sere güt dar zü.

---

1 nement *danach gestrichen*: sel Z || **2** wynden] binden Z; die E || **4** iß E || **6** laptanum[1]] labdanum E laptanum[2]] labdanum E || **9** laptanum] labdanum E || **10** byller] leber E || **11** laptanum] labdanum E || **13** laptanum] labdanum E ; oder *aus* vnd *korrigiert* Z || **15** Lycracia] *aus* Lyccacia *korrigiert* Z, Lucracia E || **19** sin] sin deil E || **20** sonnen] sonner Z, sonnen E || **21** sie *über der Zeile nachgetragen* Z || **23** lacryccie] lacriccie E || **24** lacryccie] lacriccie E; geküwet] gepuluert E; liquiritia commasticata Goehl (2015: 103)

---

657 Haare der Pferde
658 slîfen: schleifen, schleppen
659 liquiritia: Süßholz
660 stöuben: Staub verursachen, Staub von sich geben
661 klumpe: Klumpen, (geballte, meist feuchte, formbare) Masse
662 pleuritis: Seitenstechen; Pleuritis, Rippenfell- oder Brustfellentzündung
663 kropf, kroph: Auswuchs am Hals, vergrößerte Schilddrüse

Lapis lasüli[664] ist kalt vnd dürre. Vnd der meyster hait nyt gedacht, inne welchem grade. Auch lapis armoniack[665] ist in dem selben grade vnd ist | eyn ader von [239va] der adern der erden. Da man da*r* vsz machet lasüre. Auch lapis lasuli, wan man mit ferbet, ist ez gestalt als hemel farbe vnd ist gemenget, als weren ez golt troppen innewendig wisze. Zü melancolie decoctio tene[666] vnd dar vnder gemenget lapis lasuli pülüer, czwey schroppel oder dry, vnd ym zü drincken geben, ist güt. Zü cordiaca passio nym boraginis saffe vnd puluis lasuli woil geweschen vnd hyrcze beyn[667] gepuluert vnde dar vnder eyngemenget ist sere güt, daz ist dir gesaget. Zü allem bresten, die do kalt sint von melancolien, lapis lasuli ist güt dar czü. Lapis lasuli sal man weschen, wan man leget ez in arczedie. Vnd also ist dye wessunge[668]: Nym lapis lasuli woil gepuluert vnd lege yz in eyn sylbern schale vnd wesche in wasczer vnd fülle die schale myt dem waszer vnd lasz sich setzen den lapis lasoli in den grünt der schalen vnd wirff daz bla waszer vsz vnd fulle die schale wieder folle vnd doe wieder als vor. Vnde also doe czehen worbe, so ist er woil gewas|schen. [239vb]

Lylium[669] ist eynerley rose. Vnd ist hytzig vnd fücht vnd der meyster hait nyt gedacht, *in* welchem grade. Vnde sint czweyerley, dye eyn ist wilde, dye ander ist zame. Dye wilden, die sint gele, vnd dye czamen synt blae. Vnd die würczel gestoszen myt smalcze porczine[670] ist güt zü postemen, die do kalt sint, vnd czytiget sye. Zü hertekeyt des mylczes nym lylium würczel eyn gut deyl vnd branca vrcina vnd ybysch würczel vnd stosze ysz woil vnd lege ez in oley vnd win xii[671] dage vnd darnach syhe ez vnd in die cülture[672] lege, wasche vnd mache eyn salbe dar vsz. Zü lütern daz antlytze nym der wilden lylium vnd mache sye dürre vnd pülüer sye vnd zürlasz in rosen waszer vnd darnach derre ez vnd rybe ez als vor vnd virwircke in

1 lasüli] lasoli E || **3** der adern] *nicht in* E; dar] daz Z, *nicht in* E; lasuli] lasoli E || **4** hemel – als[2] *am Rand nachgetragen* Z; troppen *danach gestrichen*: dar inne gelacht vnd wirt nyt, *über den letzten Worten*: innewendig Z || **4/5** innewendig] vnd interius E || **5** tene ZE; cum decoctione sene Goehl (2015: 103); lasuli] lasoli E || **6** cordiaca] cardiaca E || **7** lasuli] lasoli E; geweschen] *korrigiert aus*: gewaschen Z || **8** dar *über der Zeile nachgetragen* Z || **9** lasuli[1]] lasoli E; ist – sal] *nicht in* E || **10** wessunge] waschong E || **11** lasuli] lasoli E || **15** Lylium] Lilium E || **16** in] an Z || **17** Dye – sint] Der wilden blumen ist E; dye – synt] der czamen blumen ist E || **18** porczine] porcine E || **19** lylium] lilium E branca vrcina] branca wurtzel vrcina E || **20** ybysch] ybisch E || **21** cülture] colature E || **22** lylium] lilium E

664 lapis lazuli: Blaustein, Lapislazuli, Lasurit
665 lapis armenicus: Armenischer Stein
666 decoctio sene: Abkochung von Senesblättern
667 Hirschbein
668 wîsunge: Anweisung
669 lilium: Lilie
670 Schweineschmalz
671 *quindecim* (fünfzehn) im lateinischen Text, vgl. Goehl (2015: 104)
672 colatura: das Durchgeseihte, Filtrat

rosen waszer vnd doe daz vier male vnd als dü bruchen wilt, so virwircke daz puluer in rosen wasser vnd smere do mytd daz antlytze.

Lycium[673] ist hytzig inne dem ersten grade vnd dürre in dem andern grade. Vnd sint etliche, dye do sprechen, daz ez eyn gummi sy, vnd daz ist gelogen, want ez ist eyn crüt also genant. Vnd leset man ez yn der sommer czijt vnd stoszet man ez vnd [240ra] drücket man daz | saff vsz. Vnd ist auch genant ocülus viui oder oculüs lücidüs, vmb daz ez lutert die aüwen. Zü nüwen flecken yn den auwen nym puluis lycium vnd virwirke [iß] inne rosen waszer vnd derre ez. Vnd also due czwernt oder drü male vnd darnach virwirke dysz püluer in rosen wasczer vnd lege in die auwen. Vnd were ez, daz der flecke alt were, so lege dar vnder ewenig sarkaküla[674]. Licium virwirket in fenchel saffe vnd in eyn koppern becken gelacht yn dye sonne vnd doe daz yn dye auwen, daz machet sye heyder vnd lüter. Zü schründen der czüngen vnd der lyppen nym püluis licium vnd amidum vnd czücker benyt vnd virwircke ez als eyn latwerge, daz ist sere güt zü dem selben, als die frauwen von Salleren[675] virsücht hant. Zu den ro̊seln vnder dem antlytze virwirke licium vnd blywysz inne rosenwaszer. Zu dem wee matricis mache positoria myt püluis licium vnd tryffra mag*n*a.

Lygwa auis[676] ist hytzig vnd fücht in dem ersten grade. Vnd sint etliche, dye do sprechent, ez sy eyn same, vnd daz ist ware, vnd eyn deyl sprechen, yz sy eyn crüt, [240rb] der same do von. Sine dogent ist zü stercken dye lüste der | mynne. Conficere myt dattilis vnd myt pastucas[677] vnd myt mandel[n], daz ist sere güt. Eyn plaster gemacht myt saterionis[678] vnd myt honige vnd lingua auis vnde gelacht off dye nyeren, brenget grosze lüste zü der mynne. Zü dürrem hüsten, daz ankommet von dem magen, mache eyn decoctio von ligwa auis vnd lege dar vnder dragagant, daz ist sere güt.

1 waszer] *nicht in* E || **1/2** vnd[1] – wasser *unter der Spalte nachgetragen* Z || **3** Lycium] Licium E; vnd – grade[2]] *nicht in* E || **7** lycium] licium E || **8** iß E || **10** ewenig] modicum E; sarkaküla] sarckacula E || **12** heyder *aus* heyden *korrigiert* Z || **13** benyt] binit E || **14** güt] guit vnd gesont E; Salleren *über gestrichenem*: yn selber Z, selbē wol E || **15** vnder *danach gestrichen*: inne Z || **16** positoria] possitorium E; magna] magana Z, magna E || **17** Lygwa] Ligwa E || **18/19** vnd[2] – von] *nicht in* E || **20** mandeln E || **21** lingua] ligua E || **23** dragagant] dragant E

673 lycium: Wald-Geißblatt, vgl. Daems (1993: 286)

674 sarcocolla: persisches Gummi(harz), Sarkokoll-Harz

675 Frauen aus Salerno

676 lingua avis: Vogelzunge; wahrscheinlich Samen des Eschenbaumes gemeint, vgl. Daems (1993: 296)

677 pistacium/pastuca (it.)

678 satyrion: Knabenkraut, Stendelwurz

Libokitis[679], daz ist mercurialis, vnd ist hytzig vnd fücht. Vnd ist sere güt zu laxeren, gesotten myt fleysche oder in crystere gelacht, ist sere güt.

Lappacium[680] ist hytzig vnd durre in dem drytten grade vnde ist dryerley: dümasticum[681], accutum[682], rotundum[683]. Yre dogent ist zü dryben, zürlaszen, zü offen. Zü bosem grint succi lappacii accuta vnd wysz harcze vnd nosze oley vnd eyn salbe dar vsz gemacht ist sere güt. Zü allen bresten *vnd* postemen zü czytigen lappacium gestoyszen myt bergen smalcze[684] vnd oley ist sere güt. Zu hertekeyt des mylczes sücci lappacii accutum vnde ascorack liquidi[685] vnd armoniack conficeret | myt oley vnd eßig [vnd] eyn salbe dar vsz gemacht. Zü antrangoria, dyssoria decoctio [240va] lappacii accuta myt wyn vnd oley vnd eyn plaster off den buche gemacht, drybet sere harn. Zü hertekeyt des milczes decoctio lappacii accuta in wyne ist sere gut. Zu flecma nym vier loit lappacii accuta vnd czwey dragma esula myt honig vnd gyb ez zü drincken, ist sere güt. Zü ascrafiles[686], daz do nüwe ist, nym lappacium accutum, siede vnd mache eyn plaster mit bergen smalcze. Zü den wormen nym succi lappacii vnd succi rüte vnd wirff in dye naselocher. Dye küchelin gemacht mit lappacium accutum sind gut geszen allen den, dye do bosen grint hant vnd rudig[687] sint.

Lyttargyrum[688] ist kalt vnd dürre. Vnd sint mancherley. Vnd sint etliche, dye do gemenget sint myt allerley metalle. Vnd yre dogent ist zü heylen, zü hefften vnd czü

1 Libokitis] *korrigiert aus*: Lybokitis Z, Libecitis E || **3** Lappacium] Lappatium E || **4** accutum] *über gestrichenem*: aügüdüm Z, acutum E || **5** lappacii] lappaci E; accuta] *über gestrichenem*: enguda Z, acuta E || **6** vnd] der Z, vnd E || **8** sücci lappacii] *nicht in* E; accutum] *über gestrichenem*: augüdüm Z, ingudum E || **9** eßig *über der Zeile nachgetragen* Z; vnd² E; dyssoria] dissoria E || **10** lappacii] lappaci E; accuta] *über gestrichenem*: angüda Z, acuta E || **10/11** vnd¹ – wyne] *nicht in* E || **11** Zü – accuta *am Rand nachgetragen* Z; lappacii] lappaci E; accuta *über gestrichenem*: enguda Z, acuta E || **12** lappacii] lappaci E; accuta] acuta E || **13** ascrafiles] astrasiles E; nüwe] nouum E; accutum] *über gestrichenem*: engudum Z, acutum E || **14** lappacii] lappaci E || **16** accutum] *über gestrichenem*: engudüm Z, acutum E || **17** Lyttargyrum] Litargirum E; kalt] h[itzig] E; calidum Goehl (2015: 106); dürre] d[ürre] E. *Danach Textausfall der Vorlage von* E, *vom Schreiber der Handschrift E in der unteren Hälfte des Fol. 261ra notiert*: Hic [non – gestrichen] est deffectus multarum herbarum de littera l et convenienter aliarum litterarum usque in literam ß exclusive et forte aliquarum herbarum de eadem littera et exemplari presentis exempli caruit. Sequuntur herbe littere ß quas scriptor presentis exempli (bzw. exemplaris) invenit in eisdem (richtig: eodem) exemplari. Deo gracias E; Vnd¹ *davor*: vnd dürret – *wohl falsche Wiederholung – von den Editoren getilgt* Z

679 linozostis/mercurialis: Bingelkraut
680 lapathium: Ampfer
681 domesticus: in der Heimat befindlich; gemeint ist Hausampfer
682 acutus: spitzig, scharf; gemeint ist Spitzampfer (auch Sauerampfer, vgl. Goehl 2015: 296)
683 rotundus: rund; gemeint ist Rundampfer
684 bergîn: von männlichem verschnittenen Schwein
685 flüssiges Storaxharz
686 scrofula
687 rudig (LothWB): räudig, krätzig, grindig

drücken. Zü dem bosen grynde vnd auch zü gesalczen flecma nym lyttargyrum püluer woil gesyppt[689] vnd conficiere myt eszig vnd nosze oley, ist sere güt. Zü dys-
[240vb] senteria, lyttargiri gelacht off dye kolen vnd myt eszig virlesche[t] vnd | woil gepülüert vnd gelacht in eszig vnde gemenget myt gersten waszer ist sere güt. Zu vrsacia an der rüten[690] nym lyttargiri woil gestoszen, gemenget myt rosen oley vnd myt blywisz pülüer, heylet allen schaden. Czü dem kypparse[691], daz do kommet von vberger hytze vnd müdekeyt, nym lyttargiri püluer vnd bliwysz püluer vnd menge myt rosen waszer vnd smere dye stat. Zu allen bresten der aüwen nym lyttargiri woil gestoszen vnd wesche fünff werbe[692] in rosen waszer vnd mache eyn plaster in die auwen. Zü lutern vnd schone zü machen daz antlytze virwircke lyttargiri myt hünre smalcze vnd rosen oley vnd smere daz antlytze myt.

Lactüca[693] ist kalt vnd fücht vnd auch yre same. Vnd der meyster hait [nicht] gedacht, ynne welchem grade. Aber virware[694], sye machent güt blut vnd viel. Aüch brenget sye eyner fraüwen yr myllich. Zü colericüs latich roe oder gesotten dar vber gebrücht ist sere güt. Zu febres latych geszen myt eszig ist sere güt. Zü sclaiffen zu
[241ra] machen nym frauwen myllich vnd la|tych samen vnd syede daz vnd mache dar vsz eyn plaster off dye tympora, ist sere güt.

Lupinum[695] ist hytzig vnd dürre yn dem drytten grade. Zü lumbericis lupinum mele virwirket myt honige vnd eyn plaster gemacht off den nabel ist sere güt. Auch broit gemacht myt lüpinum mele vnd elsz saffe[696] ist sere güt. Zü kalten postemen eyn plaster gemacht von mele lupinorum czijtiget vnd brychet sye.

Laürum[697] ist hytzig vnd dürre. Vnd der meyster hait nyt gedacht, yn welchem grade. Dye bletter vnd dye beren geent alle [in] arczenie. Vnd yre dogent ist zu stercken vnd zuerlayszen vnd zü geen. Dye bletter gederret, weret eyn jare, vnd dye beren czwey jare. Decoctio lorbeln stercket dye müter vnd hilfft zu gebern. Zu dolores der colera mache eyn bait myt lorbern bletter[n]. Zu dem selben bresten eyn plaster

---

1 gesalczen *korrigiert aus*: salcz Z; flecma *über gestrichenem*: flamme Z || **7** püluer[2] *korrigiert aus*: püluar Z || **14** yr *danach gestrichen*: czijt von der Z || **25** zu gebern *über gestrichenem*: sere Z

---

688 lithargyros: Metallschaum; fein zerriebene Bleiglätte, Silberglätte (rein lateinisch spuma argenti)

689 sîfen: tröpfeln, triefen

690 ruote: Penis

691 kipparsch: der ‚Wolf' am Gesäß, ein rhein. Wort, am Mittel- und Niederrhein (Aachener Mundart), auch in der Nachbarschaft verbreitet

692 warp, warf : Drehung; hier fünfmal

693 lactuca: Lattich, Garten- oder Kopfsalat

694 verware: habe Acht

695 lupinus: Wolfsbohne, Feigbohne

696 else: Wermut; Else: Trivialname für Artemisia absinthium in Oberhessen

697 laurus: Lorbeerbaum

gemacht von grünen lorbern vnd off den büche gelacht ist sere güt. Zü wee des magen ist daz selbe plaster aüch güt. Zü vomitus, der do kommet von kelden, lorbern gesotten inne wine ist sere güt. Zü cattarus[698], daz do kommet von kelden, | nym [241rb] lorbern bletter vnd rosen vnd syede yn eyme düppen[699] vnd enphang den dampfh. Aüch myt dem selben waszer waͤsche dye styrne vnd die tympora, ist sere güt. Auch zü dem selben bresten nym lorbeln bletter vnd rosen vnd in eyn seckelin gedane[700], vnd syede daz in win vnd lege daz als warm off daz heübt. Zü den pürpeln des antliczs *v*irwirke lorbeln puluer mit honige vnd smere do myt daz antlytze. Von den lorbeln machet man oley vnd daz oley ist güt zü dem magen vnd zü allem kalden gegicht. Vnd wan man heyschet laurum inne der apoteken, so mag man geben die bletter vnd beren vnder eyn ander, want sie sint beyde in eyme grade.

Lantiscale[701] ist eyn kleyn baüm, ist hytzig vnd dürre vnd me dürre dann hytzig. Sine dogent ist czü styllen vnd zü hefften. Zü eyner frauwen, die yre czijt vberich hait, zü dissenteria, zü vomitus, zü swachheyt der crafft syedent dye bletter vnd doe in eyn seckelin vnd lege off den schaden. Zü dissenteria vnd | vomitus von dem [241va] magen nym dye knoppe vnd syede myt eszig vnd derre vnd darnach stoisz vnd mache pülüer vnd des pülüers brüche in aller diner spyse. Zü dem wee der rüten daz püluer ist sere güt dar zü. Zü roden[702] vnd jücken vnd hytze des mondes vnd der lyppen vnd byllern dye decoctio von blettern mit eßig vnd eyn gargismi[703] gemacht ist sere gut.

Lenticola[704] sint lynsen vnd sint kalt vnd dürre. Yre dogent ist zü styllen. Zü dyssenteria nym lynsen vnd sieden in eszig, myt daz sye werden swarcz vnd derre. Vnd gib ym zü eszen, daz ist sere güt. Zü boser digestio nym lynsen vnd süth dye in waszer vnd schudde daz waszer vsz vnd darnach syede sye widder vnd gib ym gewonlichen zü eszen.

---

3 kelden *darüber* nym *nachgetragen und gestrichen; nach* kelden *gestrichen*: lorbern gesotten yn wine ist sere güt Zü catarrüs daz do kommet von kelden Z || **8** virwirke] wirwirke Z || **9** vnd^2 *danach gestrichen*: zü allem kalden gegicht Z || **19** mit – gemacht *über der Zeile nachgetragen* Z

---

698 catarrhus: Katarrh; eine Entzündung von Schleimhaut der Atmungsorgane; früher auch andere Schleimhautentzündungen (Unterkatarrh)

699 Topf

700 getan

701 lentiscus: Mastixbaum; Mastixharz

702 riude/rûde: Räude, Impetigo, Scabies

703 gargarismus

704 lenticula: Kleine Wasserlinse

Labriola[705] ist hytzig vnd dürre vnde ist aüch genant cücunnidium[706]. Vnd daz ist daz obysz, vnd dye frücht leget man in arczenie. Vnd wan man schrybet yn eym recept labriola, so meynet man den samen. Sine dogent ist zu laxeren vnd zü fegen [241vb] die flecma vnd colera. | Zü fegen dye flecma nym oximel mit tryfframagana[707], gescherffet mit labriola samen, ist güt. Zü fegen dye colera nym fünff scropel labriola samen vnd lege dar vnder ewenig dili vnd mastix vnd gyb ym czü drincken. Zü antrangoria vnd dissoria labriola samen püluer gesotten myt oley vnd ewenig wasze, ist sere güt. Von der labriola machet man oley vnd daz oley ist genant oleum catholicum. Vnd daz selbe oley ist güt vor alle vorgeschriben bresten. Vnd also sal man ez machen: Nym labriola samen vnd stoisz woil myt oley vnd win vnd laysz daz stene fünffczehen dage vnd darnach syede, myt daz der wyn vszgesüt, vnd darnach sihe ez, so hastü daz oley.

Lebüsticus[708] ist hytzig vnd dürre in dem andern grade. Daz crüt vnd der same sint beyde genant lebüsticus. Vnd wert vier jare. Syne dogent ist zü dryben vnd zü offen. Zü wee des gedermes vnd magen ventositates halben nym lebüsticüs samen woil gepüluert vnd cynamomum vnd gyb ym yn aller syner spyse. Zu swylst der lebbern vnd des mylczes die decoctio lebüsticüs mit wyne ist sere güt. |

[242ra] Lapis magnetis[709] ist hytczig vnd dürre in dem drytten grade. Sine dogent ist zü czyehen, daz ysen dunne czü machen. Vnd wirt fünden in dem lande I*n*dia. Dye schiffe müszent ane ysen nele genelt[710] sin, dye dar selbs faren sollent, vmbe des steyns willen. Zü ysen, daz in den wonden ist, oder zu den wonden, da ysen yn ist, daz vszzüczyehen nym lapis magnetis puluer vnd virwircke yn apostolicum vnd mache eynen meysel in dye wonden, so czüget ez daz ysen vsz. Aüch ist güt, daz man ym gebe in syner spyse lapis magnetis mit succi consolida maioris. Zü ydropisis vnd bresten des mylczes lapis magnetis gepüluert vnde ym in wine zü drincken gegeben, züget an sich colera vnd flecma vnd ist sere güt. Vnd nym eyn nalde[711] vnd lege in eyn becken voil waszers, so fel*l*et dye nailde zü gründe. Dan nym lapis magnetis vnd halt den off daz waszer, so züget er an sich die nalde, ist anderst güt.

4 colera *danach gestrichen*: zü fegen *und dann nicht gestrichen*: Zü fegen dye flecma vnd colera Z || **7** myt *danach gestrichen*: win Z || **10** vnd win *über der Zeile nachgetragen* Z || **11** sihe *am Rand, jedoch eine Zeile höher, nachgetragen* Z || **15** vnd magen *am Rand nachgetragen* Z || **19** India] Iüdia Z || **26** züget *korrigiert aus*: zügeet Z || **27** fellet] feldet Z

705 laureola: Seidelbast
706 coccum cnidium/coc(c)o(g)nidium: Seidelbstkörner
707 tryphera magna
708 levisticum: Liebstöckel (Maggikraut)
709 lapis magnetis: Magnetstein
710 nagelen, negelen: nageln, mit Nägeln versehen, durch Nägel zusammengeschlagen
711 nâlde: Nadel, Nähnadel

Eyn ende hie daz l hait, Got behüte vns vor der hellen stait.

Myrtus, manna, mellilote, malua, mastix, menta, | margarita, momia, mandragora, [242rb] meü, malas cytoniorum, mala granati, malabatum, mel, müscü, mirbülanus, macis, mirra, magorana, melissa, müra.

Myrtus[712] ist eyn crüt vnd ist kalde in dem ersten grade vnd dürre in dem andern grade. Daz crüt vnd der same werdent beyde gelacht yn arczenie. Vnd werent xx jare[713]. Yre dogent ist zü styllen vnd zü stercken. Zü vomitus vnd vszlauff, swacheyt der crafft nym mirtus saffe vnd gyb ym zü drincken oder mache eyn syropüs mit decoctio mirtus vnd czücker. Vnd der syrop weret eyn jare, vnd ist, daz dü yn mit czocker machest, so weret er noch lenger. Mirtüs woil gestoszen vnd gemenget mit eys clare vnd eyn plaster off den magen gemacht ist güt vor vomitus, gelacht off den büche ist güt vor dyssenteria. Wesche dye fusze mit decoctio mirtis, daz ist güt zü sclaiffen. Der syrop gemacht von mertins blümen ist güt zü febres accuta. Die blüme gegeben in spyse vnd drancke ist güt vor alle alden schaden | vnd wonden. Zü bosem [242va] athum des mondes, daz do kommet von dem magen, nym decoctio mirtis vnd mache eyn gargismi.

Mana[714] ist hyczig vnd füicht vnd glich vnd ist mytelmeszig. Vnd ist eyn daüwe[715] vnd fellet off dye steyne vnd ist glich süsze als honig. Vnd kommet von I*n*dien vnd Grecien. Vnd felschet man ez mit rase honig[716]. Sin dogent ist zü reynigen daz bluyt vnd czü fegen. Vnd ist nyt byllich, daz man ez in decoctio lege, dan zuerlaiszen vnd darnach gesyegen, want ez ist schedelicher yn decoctio gelacht, dan ez nücze brenge. Syne dogent ist zü stercken, vmb daz, daz ez woil smacket.

Mellilote[717] ist eyn crut hytzig vnd dürre in dem ersten grade. Vnd dye blüme ist genant mellilote. Vnd weret vier iare, der same vnd auch dye schelen. Yre dogent ist czü stercken vnd zü dryben. Der same gesotten yn win stercket dye dygestio. Zü geswylst der nyeren vnd der blasen gyb ym gewonlichen czu eszen vnd zü drincken in syner spyse des samen, | daz ist zü male güt. [242vb]

---

1 hie] *danach*: hat, *wohl unrichtig* Z – *von den Editoren getilgt* Z || **2** manna *korrigiert aus*: māgna Z || **11** vor *über der Zeile nachgetragen* Z || **13** accuta *statt gestrichenem*: engüda Z || **17** Mana *korrigiert aus*: Magana Z || **18** Indien] Iüdien Z; cadit in quadam parte Graeciae et Indiae Goehl (2015: 111)

---

712 murtus/myrtus: Myrte, Myrtenbaum

713 *duos annos* im lateinischen Text, vgl. Goehl (2015: 111)

714 manna: der zu Körnern verhärtete vegetabilische, süßschmeckende Saft

715 tou: Tau

716 ungeläuterter Honig, Honigseim

717 melilotos/melilotum: Melilotenklee, Honigklee, Steinklee

Malua[718] ist kalt vnd füicht in dem andern grade. Vnd sint czweyerley, wilde vnd czam. Dye wilde ist genant ybysz[719] vnd ist etwasz hoher dan die ander vnd die würczel hait me füichtekeyt dann dye czame. Züi hytzigen postemen inne dem anefange nym bappel[720] bletter vnd syede vnd drucke vsz daz saffe vnd menge myt bergen smalcze vnd mache ym eyn plaster off den bresten, als warm er daz gelyden mag. Züi hertekeyt des mylczes vnd der lebbern ist yz aüch güt. Aqua decoctio von malua ist züi brengen sclaffen vnd züi styllen febres accuta, als man dye fusze do myt wåschet vnd daz ist aüch güt an eyn crystere. Züi brengen eyner frauwen yre czijt grosze dogent: Nym ybysch würczel als eyn fynger vnd reynige sye vnd dar nach smere sye myt honige vnd sege dar vber püluis aschomonie[721] vnd doe in dye schemede. Ybysch würczel reyniget me dan dye bletter. Nym ybisch würczel vnde crüt vnd siede vnd drücke vsz daz saffe vnd nym daz saffe vnd wisz harcze vnd wasz vnd baüm oley
[243ra] vnd mache dar vsz eyn salbe. | Dye salbe ist güt züi dem hüste*n* vnd zu allem bresten der brüste.

Mastix[722] ist hytzig vnd dürre in dem andern grade. Vnd ist eyn gummi von eym baüm vnd ist glich als lantiscali[723] baüm. Vnd wehischet in dem lande Grecia. Vnd in dem lesten prima fera komment dye wercke lüde vnd snydent den baüm vnden vnd alsdan czüget dye hytz daz saff her vsz. Vnd sint etliche, die do byncze[724] inne dye locher legent, vnd sint etliche, dye do nement flehyschen düche[725] vnde legent vnder den baüm vnd inphaent dye füichtekeyt. Vnd ist güt, daz man ez clare vnd reyne halde. Sine dogent ist czu gyszen, züi stercken, züi hefften, züi heylen. Züi hümores, die do komment von dem heubte, züi den aügen vnd züi den czyenen vnd züi den tympora püluer vnd güt püluer von wyrauch virwirket vnder eyn ander myt rosenwaszer vnd eyn plaster off dye tympora ge*l*acht, ist güt. Eyn plaster gemacht myt mastix vnd laptanum[726] vnd mit eym glüenden ysen gerort vnd off die biller gelacht, ist sere güt. Mastix [ge]küwet in dem monde machet wijsz czene vnd reyniget dye hyrne. Mastix
[243rb] z*üe*rlaszen inne eyme geschyrre | vnde dar vnder gemenget ewenig mastix oley vnd

2 czam *danach gestrichen*: dye wilde vnd czam Z || **7** sclaffen *danach nicht gestrichen*: vnd czü brengen sclaiffen Z; accuta *über gestrichenem*: enguda Z || **12** vnd² – saffe² *über der Zeile nachgetragen* Z || **13** dem de- *über gestrichenem*: allem Z; hüsten] hüstem Z || **15** in – grade *am Rand nachgetragen* Z || **22** aügen *danach gestrichen*: vnd Z || **24** gelacht] gemacht Z || **25** biller *über gestrichenem*: lebber Z || **27** züerlaszen] zür erlazen Z

718 malva: Malve, Pappel
719 Eibisch, wilde Malve (hybiscus)
720 Pappel
721 scammonia
722 mastix: Mastix, Mastixgummi, getrocknetes wohlriechendes Gummiharz des Mastixstrauchs
723 lentiscus
724 bineȝ, binȝ: Binse
725 Flachstücher
726 ladanum

myt eym düche off den magen gelacht, styllet vomitus, dye von colera komment, vnd ster*ket* die digestio. Aqua decoctio masticis gedrüncken in laüwe stercket den magen. Eyn plaster gemacht mit mastix vnd bolum armeni, verwirket myt eyns eys clare vnd ewenig esziges vnd off den magen gelacht, hait vil dogent. Zü stillen alle vomitus decoctio mastix myt regen waszer hat grosze dogent. Zü styllen vszlaüffe, der do kommet von starcken purgacien, gelacht off den büche, ist sere güt, vnd off die nyeren. Decoctio masticis inne regen vnd in rosen waszer vnd dar vnder ewenig negelin[727] gelacht, ist sere güt vor allen vszlaüffe vnd vomitüs. Nota. Den mastix sal man nyt vast syeden.

Menta[728] ist hytzig vnd dürre in dem andern grade. Vnd ist mancherley. Die eyn ist czame vnd die selbe hytzet vnd stercket, die ander ist genant wilde myncze vnd ist me hytziger dan die czame, dye drytte ist genant menta romana vnd sint etliche, dye | sye heyszent balsamica, vnd dye selbe drybet zü male sere harn. Vnd sie werent alle [243va] eyn gancze jare. Yre dogent ist zü dryben, züerlaszen vnd zü stercken. Zü bosem athüm des mondes, zü den byllern vnd czü den czenen wesche den mont myt decoctio menta vnd dürre puluer lege off dye czene. Zu vnlüst der spyse mache ein saße myt menta, cinamomum, peffer vnd eszig. Zü vomitus, daz do kommet von swacheyt der crafft, mache eyn decoctio menta vnd duncke dar yn eynen bade swamp vnd lege off den magen mont. Aüch menta veste gebruchet ist sere güt zü sincopis mit febres oder ane febris, wie sye ankomment. Menta nym mit eszig vnd gebehet broit[729] vnd ryb die menta czü pülüer vnd doe ez off daz broit vnd rüche dar an. Aüch rybe den mont vnd naselocher mit menta. Zü reynigen die matrix nym die myncze oben vnd syede myt wyn vnd positoria dar vsz gemacht. Zü colica passio nym kleyn gebündelin mincze vnd syede yn win vnd in oley vnd mache eyn plaster off dye nyeeren [!] vnd off den büche. Züerlaszen | dye mylliche[730], die do gelebert[731] ist in der fraüwen [243vb] brüste, nym myncze *vnd* syede die in wyn vnd in oley vnd binde ez warm off die brüste, so drybet ez sye. Nota, daz man die mincze gybt yn alle arczedie zü gyfft, vnd ist güt, daz man sücci menti dar vnder doet, wann sin dogent ist vszzuczyegen alle gyfft. Auch menta myt wine zü drincken gegeben ist sere güt. Sücci mente romane oder die decoctio mit honige ingegeben zü drincken ist güt vor swylst der lebbern vnd der mylcze. Zü wormen sücci menta mit decoctio menta in daz ore gedan ist güt.

---

2 sterket] sterkent *korrigiert aus*: sterbent Z || **15/16** decoctio *danach gestrichen*: aqua Z || **16** saße *am Rand statt gestrichenem*: salcze Z || **20** wie *am Rand nachgetragen* Z || **21** dar *korrigiert aus*: daz Z || **23/24** gebündelin lin *über der Zeile nachgetragen* Z || **26** vnd[1]] nt Z || **31** menta[1] *danach gestrichen*: ist sere güt sücci Z

---

727 negellîn: Gewürznelke
728 menta/mentha: Minze
729 geröstetes Brot
730 Milch
731 lebern: stocken, gerinnen (lat. coagulare)

Zü hüsten, der do kommet von kelden, mache decoctio mit menta. Nota: Die menta romana wirt gelacht in arczenie vor die czame. Puluis menta ingegeben in eyner brüwen ist güt zü boser digestio.

Margarita[732] ist kalt vnd dürre. Vnd werdent fünden yn fyschen. Vnd sint czweyerley perlin, gelochert vnd vngelochert, vnd die gelochert sint die besten. Yre dogent ist zü stercken swacheyt der crafft. Cardiaca vnd sincopis oder daz do kom- [244ra] met von vberger pürgacien, als vszlauffe, vnd der | vberich geblude[733] hait, gyb ym puluis margarita myt czücker. Nota: Wilt dü wisz perlin machen, so gyb dye perlin den düben[734] zü eszen vnd laysz sye in den duben vier stünden vnd nyt me, dan leszest dü dye perlin lenger dar yn, so smelczen sye von der hytzen der düben.

Momia[735] ist eyn crüt hytzig vnd dürre inne dem vierden grade. Vnd ist eynerley balsam. Vnd wirt fünden yn Babylonien lande, da man dye lude mit balsamit vnd myt myrre. Vnd wan der lyep zürgangen ist vnd gybt füchtekeyt dürch die styrne vnd ruchet woil von des balsams vnd *myr*ren wegen vnd nymmet man dye füchtekeyt, dye ist roit vnd lüter, vmb sache, daz der balsam vnd myrre menget sich vnder daz bluyt, vnd daz ist genant momia. Püluis momia conficeret myt sücci sangwinaria vnd eynen meyszel dar vsz gemacht vnd in dye nase gedan, styllet daz bluyt. Eyn plaster gemacht myt püluis momia vnd myt eyer clare vnd off dye tympora gelacht, styllet daz bluit, daz eyner spyhet dürch den mont. Pilloles gemacht von püluis momia vnd ewenig gummi arabici vnd mastix ist güt vor alle dye vorgeschriben bresten. Puluis | [244rb] momia gegeben in eym weychen eye vnd mit wegerich saff ist güt vor alle bresten vomitus. Zü dyssenteria gyb puluis momia vnd püluis gummi arabici myt rosen waszer vnd wegerich saff oder mache eyn crystere vnde lege dar vnder gersten waszer myt dragagant. Zü eyner fraüwen, dye yr czijt vberich hait, nym momi püluer myt anteria[736] opiata vnd mache possitoria.

Mandrangora[737] ist kalt vnd dürre. Vnd der meyster hait nyt gedacht, in welchem grade. Vnd ist czweyerley, des mannes vnd der fraüwen, vnd yre dogent ist gliche in arczenie. Vnd ist eyn crüt als eyn man vnd eyn frauwe, aber vorware, nach myme

5 vnd^2 *danach gestrichen*: die Z; die gelochert *am Rand nachgetragen* Z || **13** die *danach gestrichen*: steyrne Z || **14** myrren] nyeren Z || **15** vmb *statt gestrichenem*: vnd Z || **26** gedacht *danach nicht gestrichen*: nyt gedacht Z

732 margarita: Perle

733 geblut: Blut; Gesamtheit des Blutes, Blutmenge eines Körpers

734 Tauben

735 mumia: mumifizierte bzw. einbalsamierte Leichenteile; auch zum Einbalsamieren verwendetes Pech-Bitumen-Gemisch

736 *athanasia* im lateinischen Text, vgl. Goehl (2015: 116); gemeint ist Latwerge athanasia (magna).

737 mandragoras: Alraune

gedüncke[738] so ist ez nyt also. Vnd wir gebrüchen gewonlichen die schelen von der würczeln vnd eppel vnd bletter. Dye schelen werent drü[739] gancze jare myt ander myschünge. Sine dogent ist zü styllen vnd zu külen, vnd eyns deyls kület sye, vnd eyns deyls nyt. Zu sclaiffen puluis von der schelen vnd fraüwen | myllich vnd eyer [244va] clare vnd daz als eyn salbe gemacht vnd den puls vnd die styrne do myt bestrichen, ist güt. Zü wee des heübtes dye bletter gestoszen vnde gelacht off die styrn vnd off dye tympora vnd gesmeret myt oley mandragora. Vnd also macht man oley mandragora: Nym dye eppel vnd die bletter von mandragora vnd stoisz woil vnd lege yn oley vnd darnach lege ysz off daz füre vnd laysz ysz syeden myt ewenig wyns vnd laß als lange sieden, biß daz der wyn ingesuth, vnd syhe ez dan. Daz oley ist güt vor alle febres accuta. Czu hytczigen pastemen mache eyn myscio[740] mit oley vnd mandrigora bletter vnd mache eyn plaster dar vber. Zü vszlaüff, daz do kommet von colera, nym daz oley vnd smere ym den rücke grait myt eynander vnd lege ez an eyn crystere.

Mev[741] ist hytzig vnd dürre in dem andern grade. Daz crüt vnd die würczel ist als genant mey vnd geet alles in arczenie. Vnd weret czwey[742] jare. Syne dogent ist czu dryben, zu zürgeen, zü vszczehen. Der win oder waszer zu eyner decoctio ist güt. Zü der swylst der | lebbern vnd des mylczes püluis meü mit püluis fenchel drybet vsz [244vb] ventositates des magen vnd des gedermes vnd sterket dye dygestio. Zü tinsamum, daz do kommet von kelten, nym daz crüt vnd syede myt win vnd mache eyn plaster dar vber oder des püluers ingegeben myt honige virwirket vnd conficieret, ist sere güt.

Mala citomorum[743] sint qwetin vnd sint kalt vnd dürre. Vnd der meyster hait nyt gedacht, in welchem grade. Gebonden vnd gehencket an die lüfft, wo daz warm ist, weret lange, wo ez kalt ist, so weret ysz eyn jare. Sine dogent ist zü styllen vnd zü stercken. Dye grünen sind beszer dan dye dürren. Zü vszlauff vor eszen syede qwetin inne rosenwaszer vnd stoisze sie woil vnd mache eyn plaster off dye nyeren vnd off den büche. Zü vomitus oder vszlaüffe oder swacheyt der crafft gyb ym qwetin gebraten oder roe czü eszen. Zü dyssenteria, breste des gedermes mache daz vorgeschriben plaster off den nabel. Qwetin kerne: Yr dogent ist zü senfften, zu füchten, vnd

1 wir *über der Zeile nachgetragen* Z || **9** myt *danach gestrichen*: daz Z || **9/10** wyns – wyn *über der Zeile nachgetragen* Z || **11** accuta *über gestrichenem*: engüda Z

738 nach meiner Meinung

739 *quattuor annos* im lateinischen Text, vgl. Goehl (2015: 116)

740 Mischung (miscere: mischen)

741 meum: Bärwurz

742 *tres annos* im lateinischen Text, vgl. Goehl (2015: 117)

743 malum cydonium: Quitte, Quittenapfel, Kütte (Cydonea: Stadt auf der Nordküste von Kreta, Heimat der Quitten)

vmb daz ist dye decoctio des waszers [myt] quydden kern güt mager luden vnd dür-
[245ra] ren lüden. Zü gücken[744] der czüngen vnde dürre|keyt des mondes nym quyeden kerne vnd lege die inne warm waszer vnd smere dye czünge da myt.

Mala granati[745] sint etliche, dye do süsz sint, vnd etliche, dye do süre sint, vnd sint alle kalt. Dye süszen geent me in arczenie dan dye süren vnd gybt man sye me zü den, die colerici sin. Aüch zü den, dye febres zü colera habent, den sint sye aüch sere güt zü boser dygestio. Von hytziger materyen granate eppel myt czücker, daz hylffet zü male sere. Dye blümen sint genant bolastias[746]. Zü dem blüde, daz vsz der nasen geet, püluis bolastias gemenget myt succi sanguinaria ist sere güt. Vnd dye ander dogent, dye bolastias hait, fyndestü in dem büchstabe b.

Mala messiana[747] sint holcze eppel vnd sint kalt vnd dürre. Vnd yre dogent ist zü styllen vszlaüff. Vnd alle dye dogent, die do sint yn den quydden, fyndestü yn den eppeln. Zü vszlauff der wylden süszen eppel sint güt dar zü. Zü boser dygestien kelten halben nym eyn appel vnd grabe eyn loche dar inne vnd wirff daz hercze dar
[245rb] vsz vnd lege dar inne müscaten | blümen gepüluert vnd müscaten nüsz, negelin folii[748] vnd cynamomi vnd ewenig peffers vnd brade[749] yn vnd gyb ym zu eßen dar.

Marrübium[750] ist hytzig vnd dürre in dem dritten grade. Vnd ist auch genant percium[751]. Vnd ist eyn crüt, der schelen vnd würczel man auch in arczenie düt. In die schede gehalten wert ez eyn jare. Sine dogent ist czü vszczehen, zu dryben vnd zuerlaszen, zü zürgeen. Zü allem bresten der brüste, der do kommet von kelden, zü asma, zü husten gyb dyapercium[752] ym zu eszen oder mache ym dysse latwerge: Nym sücci marübium, eyn deyl puluis dragagant vnd sücci lacricii vnd fünffteil honiges vnd mache eyn latwerge dar vsz. Zü hüsten dye decoctio myt fygen ist sere güt. Zü antrangoria vnd dissoria decoctio des crütes von win ist sere güt dar zü. Auch daz crüt gesotten inne wine vnd eyn plaster off den büch gemacht ist güt dar zü. Zü emorides, dye do geswollen sint, die decoctio myt salcz waszer vnd win vnd eyn

1 kern] *danach*: ist – *von den Editoren getilgt* || **3** die *über der Zeile nachgetragen* Z || **15** negelin] *danach*: vnd – *von den Editoren getilgt* || **16** eßen *über gestrichenem*: drincken vnd czü Z; dar *am Rand nachgetragen* Z || **17** vnd *am Rand nachgetragen* Z; dürre *davor gestrichen*: yn Z || **18** düt *danach gestrichen*: man Z || **26** emorides *korrigiert aus*: amorides Z

744 jucken
745 malum granatum: Granatapfel
746 balaustium: die Blüte des Granatapfelbaums
747 malum macianum: Holzapfel
748 Blätter der Gewürznelke (folium: Blatt)
749 brate
750 marrubium: Andorn
751 prassium: Andorn
752 diaprassium: Andornlatwerge

crystere dar | vsz gemacht ist sere güt. Aüch mache positoria von dyssem crüte, [245va] gedünckt yn oley müslini vnd gelacht off die amorides. Püluis marubium inne honig gegeben ist güt vor die worme. Zü den wormen yn den oren sücci marubium in die oren gedan ist sere güt. Zü hertekeyt des mylczes dye schelen vnd die würczel vnd daz crüt lege in oley vnd win fünffczehen dage vnd mache eyn decoctio vnd yn die cültüre[753] lege ewenig waschs vnd mache eyn salbe.

Malabatum[754] ist eyn crüt hytzig vnd dürre. Vnd smecket sere woil vnd ist genant poley von paradise[755]. Vnd wirt nyt fünden in dyssem lände. An sine stat leget man negeln bletter.

Mel[756] ist hytzig vnd dürre in dem andern grade. Vnd ist czweyerley, honig wijsz vnd gele. Vnd weret czehen jare[757]. Vnd ist eyn ander honig, daz wehyschet in den wüsten vnd der ist nyt als süsz. Honig ist conserüatum[758] | mundificatüm[759]. Zu [245vb] flecma, dye do kalt sint in dem magen, gyb ym mel eyn deyl vnd echt deyl waszers vnd gebrüche des. Zü syncopis gyb ym honig myt guden würczen, dye woil smecke[n]t. Zü dem magen, der vberich folle ist, gyb ym salnitri oder gemeyne salcze myt honige vnd warme waszer, daz feget den magen. Zu den flecken, die den fraüwen werdent inne der gebürt, nym camphora ii dragma, sal nitri iii dragma vnd conficere myt honige vnd smere do mit daz antlytze. Positoria gemacht mit honige vnd salcz sint güt vnd mache[n]t stul ganck eyme, der do febres hait.

Mvscü[760] ist besem[761] vnd ist hytzig vnd dürre inne dem andern grade. Vnd ist eyn posteme, dye weschet in den dyeren, dye do sint yn orient vnd sint glich als kleyn bück. Vnd wan dye posteme czydig ist, so fellet sye, vmbe sache, daz sich daz dyere verarbeyt, vnd komment dye heyden vnd lesent daz. Vnd sint dryerley müscü, die eyn ist swarcze, die ander ist ewenig rodelecht, dye drytte glich als spicanardi, vnd die ist dye beste. Vnd sint etliche, die do sprechen, daz die dyere eszent spicanardi. Vnd man mag sye | nyt felschen, want man ez lychteclichen erkennet. Vnd [246ra]

1 vsz *davor wiederholt*: dar Z || **11** vnd *danach gestrichen*: ho Z || **15** folle] *aus* fülle *oder* fülle *aus* folle *korrigiert* Z || **17** iii dragma *über der Zeile nachgetragen* Z || **22** vmbe *über gestrichenem*: vnd Z; daz[1] *darüber ein kurzes Wort, möglicherweise gestrichen* Z

753 colatura

754 malabatrum: Paradiesblatt, Indisches Lorbeerblatt

755 Paradiesblatt

756 mel: Honig

757 *centum annos* im lateinischen Text, vgl. Goehl (2015: 120)

758 conservare: (aufrecht)erhalten, aufbewahren

759 mundificare: rein machen, reinigen

760 muscus: Moschus, Bisam

761 bisem: Bisam; ein stark riechender dicker Saft von verschiedener Farbe und bitterm Geschmack, welcher sich in einem Säckchen unten am Bauch des Bisamtiers erzeugt (Adelung)

wert lange in eyn geschyrre gelacht, daz do glyesern sye oder blyen. Vnd leget man yn sünderlychen, want wo er by andern crüten lege, so virlore er synen gesmacke. Vnd were ysz, daz er synen gesmacke virlore, so hencke yn in eyn sprach hüsz[762] oder do ez wüste ist, so kommet ym sine gesmack wieder. Sin dogent ist czü stercken, zü dryben, czu czürgene. Zu sincopis oder bose füchtekeyt oder wee dysz mylczes oder des magen gyb ym besem myt ewenig wins oder myt dyamagriton[763] als swere als sesz weisz korner. Zü füchtekeyt des magen gyb yn czü smacken besem. Zu brengen eyner fraüwen yr czijt vnd berhafftig czu machen, positoria besem mit tryffra magna vnd aschora calamiti[764] vnd ambra grida[765] vnde legen in dye schemede. Vor daz selbe nym oley müslini vnd besem vnd düncke ewenig baüm wollen dar in vnd mache positoria. Zü dem bosem athüm lege ewenig besem in den mont. Zü sweysz vnder den armen rybe dye stat myt besem. Vnd also saltü virsuchen, ob er gut sy:
[246rb] Nym besem vnd decke yn vnd | gancke[766] ferre[767] von dannen[768] vnd dan gancke wieder nahe dar by. Gybt er dan güden gesmacke, so ist er güt.

Mirmülans[769] synt alle zü male kalt vnd dürre in dem andern grade. Vnd sint früchte, dye do waschent off baümen in dem lande I*n*dea. Vnd sint fünfferley, die best citrine[770], kybilis[771], billerice[772], imbelici[773], i*n*dis[774]. Die citrine saltü also virsüchen, welche die swerste ist, dye ist dye beste. Dye kybilis vnd belerici werent fünff jare, dye imbelici vnd dye i*n*dis werent vmmer me. Vnd die alden sprechen, dye mirbulans alczu male fegent die colera. Die citrine feget die colera vnd die flecma, die kybilis feget aüch daz selbe, die i*n*dis feget züm ersten melancolie vnd darnach die colera, die imbelici vnd belerici fegent flecma vnd colera. Wan dü legest in arczenie myrbolans cytrine, so saltu legen dye schelen sonderlich vnd auch also dye

8 magna *aus* magana *korrigiert* Z || **11** besem *danach gestrichen*: dar yn vnd mache positoria dar yn Z || **12/13** Vnd – besem *unter der Spalte nachgetragen* Z || **15** synt *korrigiert aus*: sye Z; male *danach gestrichen*: sint Z || **16** früchte e *möglicherweise gestrichen* Z; Indea] Iüdea Z; *bei* Goehl (2015: 123) *anders formuliert* || **17** indis] iüdis Z; Indus Goehl (2015: 123) || **19** indis] iüdis Z; Indi Goehl (2015: 123) || **21** indis] iüdis Z; Indi Goehl (2015: 123)

762 sprâchhûs: Abtritt, Latrine
763 diamargariton: Perlenlatwerge
764 storax calamita
765 ambra grisea
766 gangen: gehen; hier: gehe
767 ferre: Ferne, Entfernung
768 von dannen: von da weg
769 myrobalanum: die Frucht der arabischen Behennuss u. der daraus bereitete Balsam; Purgierpflaume, Behennuss
770 myrobalanum citrinum: zitronenfarbige Behennuss, unreife Frucht von Terminalia citrina Roxb.
771 myrobalanum chebulum: Große oder Echte Myrabolane, Kebul-Myrabolane
772 myrobalanum belliricum: (reife) Frucht von Terminalia bellirica
773 myrobalanum emblicum: Purgierpflaume, reife Frucht von Phyllanthus emblica L.
774 myrobalanum Indum: indische Behennuss, reife Frucht von Terminalia chebula Retz

kybilis vnd von de*n* andern allen saltü sye gancze lyegen. Dye quantitas, als man gybt | von yne zü male, ist vier loyt. Vnd sal man ez nit legen in syedende waszer, [246va] vnd wann die gummi virgangen anders, aber sal man sye lyegen in lauwe waszer vnd sal man ez woil ryben myt der hant. Dye mirbolans alczü male drybet. Vnde vorware, sye sint güt den, die febres *accutas* haben, vmb daz sye fegent senfftlich. Zü wylen gyb[t] man dye mirbolans myt cassia fystola vnd tamiryndis[775] zu reynigen daz blut. Czu dem ersten czuerlaisz man die cassia fystola vnd die myrbolans, do man darnach in decoctio vnd warme decoctio vnd gyb ym morgens zü drincken. Nota: Alle decoctio von mirbolans sal man geben des morgens früwe, ane die cytrine sal man geben vor dage. Item nota: Czu den, dye do hant bloede magen, sal man yn geben die mirbolans, vm*b*e daz sye fegent senfftclich. Zü flecke der aüwen sint etliche, die do püluer machent von den kernen vnd legent daz in die auwen, vnd sint etliche, dye do nement daz puluer vnd virwirkent in rosen waszer vnd derrent | daz in der sonnen [246vb] vnd dar nach rybent sye ez vnd virwirkent in rosen waszer als vor. Also dunt sye dry oder vier male vnd darnach virwirkent sye in rosen waszer vnd legent als dann in dye aüwen. Die mirbolans conficeret sint güt zü allen bresten der aüwen. Aüch sint sye güt zü eszen zü amorides[776].

Macis[777] ist hytzig vnd dürre in dem andern grade. Vnd sint etliche, die do sprechen, ez sy müscaten blümen, vnd daz ist nyt ware, wan ez sint dye erste schelen von den nüszen der müscaten. Vnd werent czehen jare. Vnd yre dogent ist zü stercken, czu dryben, czurgen. Vnd sal man erlyesen, dye do royt synt vnd ewenig scharff mit ewenig bytterkeyt. Zü boser dygestio des magen von kelten decoctio myt macis ist sere güt. Macis püluer mit mastix vnd myt rosen oley gelacht off den magen ist sere güt. Zü reynigen dye hyrne von bosen hümores küwe macis vnder den czenen, so virdrybet ez dye fuchtekeyt. Zü füchtekeyt des magen vnd der lebbern vnd flecma vnd illica passio vnd asma | mache decoctio von macis mit fenchel saffe vnd darin [247ra] doe ewenig wyns. Zu cardiaca passio lege macis pülüer in alle sine spyse.

Myrra[778] ist hytzig vnd dürre in dem andern grade. Vnd ist eyn gummi von eym baume, der do wehischet in dem lande von I*n*dea. Vnd sal man erliesen dye citrina

1 den] dem Z || **3** virgangen *danach gestrichen*: ist Z || **5** accutas] engüdas Z; senfftlich *im Wort radiert* Z || **6** tamiryndis *danach gestrichen*: daz bint Z; zu – blut *am Rand nachgetragen* Z || **8** warme *wohl korrigiert aus*: werme Z; drincken *danach gestrichen*: geben Z || **10** die *am Rand nachgetragen* Z || **11** vmbe] vmđe Z || **22** myt *danach gestrichen*: von Z || **29** baume *über der Zeile nachgetragen* Z Indea] Iüdea Z; citrina *korrigiert aus*: etrina Z

775 tamarinde: Tamarinde; (Tamarindus indica); sowohl der tropische Baum als auch seine eßbaren als Abführmittel dienenden Früchte

776 haemorrhoides

777 macis: Muskat(nuss)blüte; der zusammengedrückte und getrocknete Samenmantel der Muskatnuss

778 myrrha/murra: Myrrhe, Myrrhenharz

vnd die gele vnd lüter ist vnd dicke. Vnd ist aüch genant mirra troclitin[779]. Yre dogent ist zu stercken, zu hefften, zu zürgeen. Vnd dar vmb leget man sye ynne dye doden lude, so man daz gederme her vsz genymmet. Zü reüma mache pylloles vom myrra vnd ascoracalamiti[780] vnd gyb ym czü eszen. Vnd dye pylloles sterckent aüch dye dygestio. Zü asma vnd zü allem bresten der brüste gyb ym decoctio win von mirra vnd gummi arabici. Czü boser dygestien vnd bosem rauche des mondes, daz kommet von dem dampff des magen, gyb ym decoctio wyns myt myrre, ist sere güt. Zü den byllern, die do stinckent, lege myrre gepüluert off die byllern, ez virdrybet den gesmacke. Myrre gepüluert vnd in wonden gelacht ist sere güt. Der damphff von mirre [247rb] inphangen dürch den mont ist sere güt zü fegen | dye hyrne. Der rauch inphangen dürch eynen trychter in dye matrix reyniget dye matrix vnd stercket sye vnd erhytzet sye vnd hylffet, daz sye dragen wirt. Aüch darnach den rauch vnden entphangen, ist güt vor tinsamon[781].

Maiorana[782] ist hytzig vnd dürre in dem andern grade. Vnde ist auch genant persa[783]. Vnd leset man sye in dem sommer. Yre dogent ist zü dryben, zü zürlaiszen. Maiorana pülüer wirt gegeben in alle spyse oder dye decoctio zü stercken den magen, der do kalt ist, vnd digestio. Daz pülüer inne die naselocher gelacht stercket dye hyrne. Maiorana in eynen sacke gedan vnd off den büche gelacht, der do wee düt ventositates halber, nympt abe. Czü reüma, daz do kalt ist, der sack von maiorana gelacht off daz heübt ist sere güt. Eyn bait von der decoctio gemacht reyniget die [247va] matrix vnd machet zürgeen dy hü|mores. Decoctio maiorana myt wyne gemacht ist güt zu sincopis.

Melyssa[784] ist hytzig vnd dürre in dem andern grade. Vnd ist genant cycatrina. Dye grüne ist beszer dan die dürre. Ire dogent ist zü dryben vnd zü stercken. Vnd alle die dogent, die maiorana hait, dye hait aüch melissa, ane daz sie hylffet zü der bracht vnd zü brengen eyner fraüwen yre kranckheyt. Eyn plaster gesodden vnd gelacht daz milcze vnd off die lebber ist sere güt.

---

11 matrix[2] *korrigiert aus*: matricis Z || **12** darnach *danach gestrichen*: sal sie Z || **16** pülüer *danach nicht gestrichen*: maiorana puluer Z || **26** daz *korrigiert aus*: die Z || **27** milcze *über gestrichenem*: nyeren Z

---

779 im lateinischen Text: *Myrrha ... alia trocliten appelatur, vgl.* Goehl (2015: 125); *Mirra alia grossa, alia minuta, et grossa trotidem* (!) *appellatur,* (*Tractatus de herbis,* Ventura 2010: 581); trochiscus: Pille, patille

780 storax calamita

781 tenesmos/tenesmus

782 majorana (mlat.) < amaracus (lat.): Majoran

783 *persa* ist eine der vernacularen/regionalen Namen. Sie wird im Italienischen verwendet (vgl. P. N. Ravindran: *The Encyclopedia of Herbs and Spices*, 2017: 954); auch Daems (1993: 209); vgl. auch *Tractatus de herbis* (Ventura 2010: 583): *Alii vocant sansucus, alii persa*

784 melissa (mlat.) < melisphyllum (lat.): Melisse

Mora[785] sint hytzig vnd dürre. Vnd sint czweyerley oder dryerley. Sye sint czame bramern bere[786] vnd hagedorn bere[787]. Dye wilden sint kalt vnd dürre. Yre dogen[t] ist zü dryben, zu züerlasczen, zu zürgeen. Zü asquinancia[788], zu dem blate[789], zü allem geswylste inne der gorgeln vnd inne dem backen dyamoron[790] myt win vnd eszig ist sere gut. Eyn gargyssmi gemacht myt mülbern[791] saffe vnd ewenig honiges vnd eszig ist gut vnd hylfft | als viel als dyamoren. Zü allen den vorgeschriben bresten mulbern [247vb] saff gewermet vnd gedrüncken, laxeret. Mülbern baüm saffe oder daz pülüer dodet den worme. Der win von der decoctio reyniget daz gederme. Daz gummi von dem mülbern baüm, weres, daz man daz mochte fynden, hait eyn grosze dogent. Man machet dar vsz als eyn klein kystigin vnd lege daz off den czane, der do wee düt, machet den czan fallen ane arbeyt, vnd alle arbeyt vnd wee. Vnd daz ist eyn heling[792].

Nascoraci, nitrum, nela, nenophoris, nüci müscata, nüsci indicas, nüsci vomita.

Nascoraci[793] ist hytzig vnd dürre in dem vierden grade. Der same wirt gewonlichen in arczenie gelacht. Zü paralysis der czüngen küwe den samen vnd lege in vnder die czunge. Zü paralisis der ander gelydder mache secke do von vnd syede myt win vnd lege off daz wee. Zü lyttargiri mache yn nyesen mit dem puluer des samen. Zü dem blat, daz gefallen ist, mache eyn decoctio | myt fygen vnd dyssem samen. Zü [248ra] illica passio vnd colica passio, dye von kelten komment, mache eynen sacke do von vnd süth den in wyn vnd lege yn off dye dolores. Alle[s], daz wir vorgeschriben hane da vor, daz ist aüch güt zü antrangoria vnd dyssoria. Zü tynsamon, daz ankommet von hümores fyscosis[794], werff den samen in eyn füre vnd inphang den raüche vnden vnd von dem pülüer mache eyn salbe vnd smere dye nyeren.

---

2 bramern *danach gestrichen*: vnd Z || 6 bresten *danach gestrichen*: mülbern saffe gemenget gewermet vnd gedrüncken warm laxeret Z || 12 nüci *korrigiert aus*: nüsci Z; nüsci² *korrigiert aus*: nüsci Z || 15 secke *über der Zeile nachgetragen* Z

---

785 morum: Maulbeere, Brombeere
786 brâmber: Brombeere (die Frucht des Maulbeerbaums sieht ähnlich aus)
787 hagedorn: Weißdorn, Hagedorn
788 squinantia: Halsentzündung, Bräune
789 blat: Halszäpfchen
790 diamoron: Maulbeerlatwerge; Zubereitung siehe bei Mesuë (Vaňková/Keil 2005: 165)
791 Maulbeeren
792 heling (frnhd.): Geheimnis
793 nasturcium/nasturtium: eine Art Kresse (Brunnenkresse)
794 viscosus: viskos, zäh, klebrig

Nytrum[795] ist eyn ader von der erden vnd ist allewege fruntlyche vnd ist ewenig versalczen vnd dürre. Vnd ist manicherley. Dye eyn ist wysz vnd gliche als glasse vnd dye selbe ist die beste. Dye ander ist cytrine vnd ist nit als güt. Vnd weret lange. Yre dogent ist zü dryben, zü zürlaiszen, czu stellen, zü derren. Zü illica passio mache eyn crister von nytri püluer vnd myt oley vnd honige. Zü wysz zü machen daz antlytze nym püluis nitri virwircket myt honige, ist sere güt, daz antlytze do mit gesmeret. Zü dem stancke, der do kommet von dem magen, püluis nytri myt gesalczen waszer vnd honige gebrüchet gewonlichen ist sere güt. Zü den lüsen vnd nyszen uff dem heüfft[796] [248rb] püluis nitri | gemenget myt honige vnd oley vnd gemacht als eyn salbe vnd daz heübt myt salcze waszer gewaschen vnd dan daz heübt bestrichen, ist sere güt. Vnd daz doe syeben dage, so reyniget ez daz heübt von aller füchtekeyt. Daz puluer conficeret mit else saffe ist güt zü dem woͤrme in de*n* oren, yn zu doten.

Nela[797] ist hytzig vnd dürre in dem drytten grade. Vnd ist eyn same, der do wehyschet vnder dem weysz[798]. Vnd weret x jare. Vnd ist küchelet, kleyne vnd swarcze vnd bytter. Syne dogent *ist* zü dryben, zü zurlayszen vnd czürgeen. Eyn plaster do von gemacht mit elzen saff vnde gelacht off den nabel, dotet dye worme in dem büche. Auch zu den wormen in den oren nym raten[799] mele vnd virwirck in eszig vnd honig. Zü antrangoria, dyssoria, illica passio raten gesotten myt wyne vnd nyt vast, ist sere güt. Vnd sprychet Constantinus, dye rate ingegeben zü vil ist gyfftig vnd dotet den menschen. Vnd sal man machen seck von raten mele vnd sieden in wyne vnd off [248va] die nyeren legen, daz ist güt. Vnd ist | aüch sycherliche rate mele vil genomen vnd eyn decoctio myt eszig gemacht zu bosem grinde, zü rüden, zü gücken ist güt, daz man sich do myt smere.

---

2 gliche *danach gestrichen*: dye ander ist *und naschließend nicht gestrichen*: glich Z || **3** nit *über der Zeile nachgetragen* Z || **5** crister *über gestrichenem*: plaster Z || **7** magen *über gestrichenem*: monde Z || **12** else *über gestrichenem*: eszen Z; *Am Rand dieses Absatzes von anderer Hand*: annetum nessel nacht schat sollatry Z || **13** Nela *neben der ursprünglichen gestrichenen falschen roten Initiale* M eine *rote und braune Initiale* N – Z || **14** dem *danach gestrichen*: wehyschet Z || **15** ist] ysz Z || **16** elzen *aus* eszen *korrigiert* Z

---

795 nitrum: Natronsalz, Soda; Kalisalpeter; (durch Umkristallisation) aus Mineralien gewonnener Stoff

796 houbet: Haupt, Kopf

797 nigella: hier wahrscheinlich Kornrade gemeint; vgl. den deutschen *Macer*: *Nigella heifet zu dute raten* (Schnell 2003: 343)

798 weiȝe/weiȝȝe/weiȝ: Weizen

799 rate/ratte/ratten: Kornrade, Agrostemma githago (DWB); sowohl *git* als auch *nigella* wurden ins Deutsch als *rate* übersetzt

Nenopharis[800] ist kalt vnd fücht in dem andern grade. Sin bletter sint breyt vnd wehischet yn dem sehe[801]. Vnd sint czweyerley, dye eyn ist gele, dye ander blüme wisz vnd die ist die beste. Vnd leset man in prima fera. Vnd weret czwey jare in myschünge. Dye do kommet von hytzegen steten, ist beszer dann die von kalden steten kommet. Von der blume machet man syrop, vnd der syrop ist güt zu febres accuta vnd hytze der lebbern. Vnd vngemischet die blümen, wan sye grüne sint, süt man sie in waszer vnd syhet sye vnd machet dar vsz eyn syrop. Zu wee des heubts, daz do kommet von hytze, dye heyden dünt also: Sye nement nenopharis blümen vnd weychent dye vber nacht in waszer. Des wasser drinckent sye vnd haldent sye die blume vor dye nase, so czüget sye an sich | dye hytze. [248vb]

Nüci müscati[802] ist hytzig vnd dürre in dem andern grade. Vnd ist eyn obysz, daz do wehyschet off baümen inne dem lande von India. Vnd in der czijt, daz sye czytig[803] sint, leset man sye. Vnd werent vier jare. Vnd sal man erlyesen, die do glat vnd grosze sint vnd die güt sint. Wan man sie offdüt, so sint sie fücht bynnen. Yre dogent ist czu stercken. Zü boser dygestio vnd mysfar[804] flecma halbes nym alle morgens eyn halbe nüsze müscaten. Zu boser digestio vnd czu dem mylcze vnd lebbern vnd wee des büchs kelten halben vnd ventositates dye decoctio von nüci müscati inne win ist sere güt. Aüch ist gut der win, dar inne gesotten ist nüci müscati vnd mastix, zü dem wee des büches vnd des gedermes. Zu stercken daz hercze vnde dye hyrne nym püluis nüci müscati vnd püluis masticis vnd virwircke vnder eyn ander vnd rüche dar an, daz ist sere güt.

Nüci India[805] ist, daz sye wesschet in Allexandria, vnd ist hytzig vnd fücht. Yre | dogent ist, güt bluyt zü machen vnd brengen lüste zü der mynnen. Vnd dar vmbe [249ra] leget mann sie [in] dyasaterion[806]. Vnd ist groszer dan ander nüsze. Vnd weret czehen jare. Vnd dye schelen inwendig leget man in arczenie vnd leget man yn dyacin-

6 accuta *über gestrichenem*: eüguda Z; Vnd *danach gestrichen*: ist Z || **9** Des wasser *am Rand nachgetragen* Z || **12** India] Iüdia Z; India Goehl (2015: 128) || **22** India] Iüdia Z; Nux Indica (2015: 129) || **25** vnd *danach gestrichen*: let yn Z

800 nenuphar (mlat.)/nymphaea (lat.): Seerose
801 See
802 nux muscata: Muskatnuss
803 reif
804 missevar: von übler Farbe, bleich
805 nux Indica: indische Nuss
806 diasatyrion: Latwerge aus Knabenkraut-Wurzel-Knollen; dieses Arzneimittel führt zur Erektion des Penis, vgl. Mesuë (nach Vaňková/Keil 2005: 92): *confectio testiculorum vulpis das ist genant dyasatirion diese confect machet die růr auff sten vnd meret den samen vnd die begiert*

cibris[807] vnd in alle confecte[808], dye do hytzig sint. Zü asma, daz do kommet von kelden, nym püluis nüci *in*dica vnd virwircke in wyne, do yngesotten sint fygen, vnde gyb ym czu drincken.

Nvci vomica[809] ist hytzig vnd dürre, waz innewendig ist, vnd die schelen nyt. Yre dogent ist czu stercken, czü machen vomitüs, czü fegen dye flecma vnd die colera. Vnd myt groszen noten brenget sye dye vomitüs vnd dar vmb gebrüchet man yre nyt, dan zü noden. Vnd werez, daz flecma oder colera were in dem magen monde, so mache eyn decoctio myt waszer, dar in gesotten sy püluis vomica, fenchel vnd oximel. Vnd were ysz von colera, so weych vomica püluer myt syropüs acetosa[810].

Osymo, opopinacum, opium, origanum, oxipinnicia, ordeum, os cordis cerui, os ceti, olybanum. |

[249rb] **O**symo[811], daz ist basylge, vnd ist hytzig vnd dürre. Vnd sint czweyerley, basylie[812] vnd gariofolata[813]. Basylie ist cytrine vnd dye gariofolata, yr rauche ist als der gesmacke von negelin. Die cytrine ist güt in arczenie me dan dye andern. Wan man sye nennet, so meynet mann den samen. Vnd man leget sye inne salbe. So prüffe, daz ez die bletter sin. Yre dogent ist zu styllen, zü stercken, zü zürgeen, zü reynigen. Der same vnd dye bletter werent dry jare. Zü sincopis vnd cordiaca passio gyb myt rosenwaszer decoctio von basiligen vnd sal basilie vber nacht sin in der decoctio. Zu kelten des magen mach eyn decoccio von dem crüte myt wyszem win vnd mache des, want ez güt ist zü drincken zü gestercken die digestio. Zü vszlaüff, daz do kommet von kelten, basilien samen myt ewenig acacia gesotten inne regen waszer vnd des ym gegeben zü drincken. Zu reynigen dye matrix vnd zu brengen eyner fraüwen yre czijt mache yre eyn bait myt basiligen vnd regen waszer. Positoria gemacht myt |
[249va] basilien saff vnd in die schemede gedan, reyniget dye matrix vnd hylffet zu der dracht[814].

2 indica] iüdica Z; pulvis nucis Indicae (2015: 129) || **18/19** Zu – decoccio *am Rand nachgetragen* Z || **24** hylffet *danach gestrichen*: sere *und* zu der dracht *nachgetragen* Z

807 diacinciber: Ingwerlatwerge

808 confect: mit Zucker eingemachte Latwerge/Mixtur; durch Einkochen von Früchten, Gewürzen, Honig usw. hergestellte Süßigkeit

809 nux vomica: Brechnuss

810 syrupus acetosus: Essigsirup, sauer Sirup, vgl. die Zubereitung bei Mesuë (Vaňková/Keil 2005: 176)

811 ocimum: Basilikum, Basilienkraut

812 Basilikum

813 cariophyllata/gariofilata

814 traht: Schwangerschaft

Apopinacum[815] ist hytzig in dem andern grade vnd dürre in dem drytten grade. Vnd ist ein saffe von eym crude. Vnd dürch den snyt geet vsz dye füchtekeyt vnd die derret alsdan vnd dovon wirt gemacht appopinaci. Sine dogent ist zü dryben, zu zürlaiszen, czü vszczehen. Pylloles gemacht myt apopinaci sint güt czu asma, daz do kommet von kelten, vnd ingenomen in eyme weychen eye ist sere güt. Apopinacum gestoszen mit succi marübium vnd in czocker vnd in honig gelacht vnd gemacht als eyn latwerge ist sere güt zü dem vorgeschriben bresten. Zü ydropisis, daz ankommet von flecma vnd von febres, nym sücci apopinaci vnd des saffs von holder schelen vnd laysz vber nacht weychen in dem saffe vnd dar vnder do ewenig czükers vnd gib yme zu drincken. Zu colica vnd ylica passio nym appopinaci ii loit vnd laße ez uber nacht weichen in fenchel saffe. Des morgens sihe ez vnd dar vnder düe ewenig zuckers vnd mit der decoctio mache eyn crystere. Zü brengen eyner fraüwen yre czijt | vnd vszzüdryben dye bürden[816] mache positoria von apopinaci zürlaiszen in oley [249vb] müsselini[817] oder arthymesia saff, ist sere güt. Apopinaci gemenget myt honige vnd elssen saffe dodet den worme.

Opium[818] ist kalt in dem vierden grade vnd dürre in dem andern grade. Vnd sint czweyerley oder dreyerley. Vnd ist gemacht von eym saffe eyns cruts. Dye eyne ist genant opitaweci[819], dye ander ist genant opitrawanci[820] vnd weschet in eym lande genant Pole. Dye drytte ist genant kyssa evancium[821] vnd ist asfetida[822], daz man oben hait gedacht. Yn dem sommer nymmet man dye summitates[823] von wysz magesait vnd myllich, daz dar vsz geet, derret man vnd machet als opium. Vnd daz ist genant opitawesi vnd ist daz best. Vnd weret xx jare. Vnd ist gelacht in arczenye, vmb daz er zurlaiszet dye arczenie, die do hytzig ist, vmb siner kelde willen. Sine dogent ist zü styllen vnd zü erlaiszen vnd sclaiffen czü machen. Zü sclaiffen mache eyn plaster mit opium vnde frauwen mylliche vnd doe puluis radicis mandragora vnd lege off dye tym|pora[824]. Zü postemen, die do hytzig sint, nym opium vnd kor- [250ra]

---

7 bresten *danach gestrichen*: Zu dem vorgeschriben bresten Z || **9/12** vnd^3 – zuckers *unter der Spalte nachgetragen* Z || **11** in *danach gestrichen*: dem saffe vnd dar vnder düe ewenig zuckers Z || **22** weret t *oben nachgetragen* Z

---

815 opopanax: Opopanax, gelbliches Gummi-Harz

816 bürde: hier sowohl ungeborenes Kind als auch Nachgeburt gemeint; im lateinischen Text: *Ad menstrua educenda et foetum mortuum et secundinam* [...] Goehl (2015: 131)

817 Moschusöl

818 opium: Opium, eingetrockneter Mohnsaft

819 opium thebaicum: Opium aus Theben

820 opium tranense: Opium aus Trani in Apulien

821 cyrenaicum/quirinacium: asa foetida, Teufelsdreck; vgl. Goehl (2015: 132): *Aliud quirinacium, quod asa foetida dicitur vel lazar*

822 asa foetida

823 summitas: Gipfel, Spitze; summitates: Spitzen

824 Schläfe

bysz saffe vnde jüsquiami vnd mache eyn plaster daruber. Zu dolores accuti vnd hitzig mache eyn plaster myt frauwen myllich vnd rosen oley vnd opium. So sint etliche, dye do sprechent, daz opium micanum[825] ist daz saff von eym andern crüte, vnd daz ist nyt ware, want yz ist opitaweci.

Oryganum[826], daz ist rote dost, vnd ist hytzig vnd dürre in dem drytten grade. Vnd yn eyner sprachen ist yz genant gulina[827]. Vnd wirt gelesen in der czijt, als man die blümen leset. Vnd derret man ez an dem scheten. Vnd weret eyn jare. Sine dogent *ist* zü laxeren, zü dryben, zu vszczehen, zü zürgeen. Zü reüma, daz do kommet von kelten, dye blüme vnd die bletter von doste gelacht in eynen sacke vnd gewermet ane saff vnd gelacht inne eyn sack vnd dan gelacht off daz heubt vnd dan daz mensche gedecket, daz ez swytze, so virgeet ez. Zü den hümores, dye da fallent von dem heubte vnd felle[n]t zu dem munde vnd czü den byllern, mache eyn decoctio myt origanum vnd do mit mach eyn gargismi. Püluis origanum virsclonden[828] ist sere güt zü dem bl*a*de, daz do gefallen ist. Zü asma, daz do kommet von kelten, gyb decoctio
[250rb] origanum | myt win gesotten vnd myt fygen, daz ist sere güt. Zü boser digestio vnd zü stercken den magen vnd daz gederme die vorgeschriben decoctio ist sere güt darzü. Zü tynsamum[829] nym origanum crüt vnd siede myt wine vnd honige vnd lege off den hyndersten[830] oder syede daz crüt in wyne vnd oley vnd mache eyn plaster dar vber. Aqua decoctio origanum reyniget die matrix vnd brenget frauwen sichtage.

Oximpinnicia[831] ez ist tamerindis vnd sint kalt vnd dürre in dem andern grade. Vnd ist eyn obysz, daz da wehyschet in India. Vnd wer die keüffen wil, der sal nemen dye swarcze vnd dye, do süre sint. Vnd werent fünff jare[832]. Yre dogent ist zü fegen dye colera vnd zü reynigen daz bluyt vnd zü erkolen dye hytze der lebbern. Vnd wan man sye leget yn arczenie, so rybet sie in der hende, glich als man düt [mit] cassia fystola. Ire waszer ist güt czü den, die do febres hant.

1/2 daruber – plaster *über der Spalte nachgetragen* Z || **8** ist] ez Z; zürgeen *danach gestrichen*: zu reynigen Z || **14** blade] blude Z || **17** Zü *am Rand nachgetragen* Z || **20** tamerindis *korrigiert aus*: tenerindis Z; kalt *am Rand nachgetragen* Z

---

825 opium miconis: Opium, das zum ersten mal in Mekon (wahrscheinlich Mykene) hergestellt wurde.

826 origanum: Origanum, Dost; Wirbeldost, vgl. Marzell (1943/2000, Bd. I: 1057)

827 cunila gallinacea, vgl. *The Natural History of Pliny*, Bd. 4: 226: *cunila gallinacea or origanum*; im *Tractatus de herbis* (Ventura 2010: 615): *Alio nomine golena dicitur*

828 verslinden: verschlingen

829 tenesmos

830 Gesäß, Hintern, Hinterteil

831 oxyphoenica/oxyfenicia: Tamarinde, Frucht des Tamarindenbaumes, Sauerdattel (vgl. Marzell 1979/2000, Bd. IV: 571)

832 *decem annos* im lateinischen Text (vgl. Goehl 2015: 133)

Ordeum[833] ist kalt vnd dürre in dem andern grade. Vnd machet man von yre, daz do hylffet zü mancherley arczenie. Decoctio von dem mele ist | sere güt. Vnd machet [250va] man aüch von gersten tysana[834]. Zü den, die do febres habent, vnd bresten der brüste vnd yn aller czijt, als dü gybst gerst oder ding, daz myt gersten bereyt ist, salt dü warme geben. Von ordei mundi[835] machet man waszer vnd püluis vnd mancherley ander arczenie, want sye hylfft zü male sere. Zü postemen, dye do hytczig sint in dem anefang, mache eyn plaster mit ordei mele vnd eszig vnd dotter von eym eye. Zu kaldem bresten mache eyn plaster von gersten mele vnd pix liquidi[836] vnd honig vnd türbentina[837] vnd lege off den bresten.

Os cordis cerui[838] ist kalt vnd dürret dye complexio. Vnd ist eyn beyn, daz do fünden wirt in dem herczen des hyrczen yn der lyncken syten. Syne dogent ist zü fegen vomitus vnd zü fegen daz bluyt von melancolye. Zü sincopis vnd cordiaca passio gyb ym des püluers myt sücci boraginis oder mache püluer vsz dem beyne vnd menge vnder dyamargariton[839]. Zu blüde, daz vol melan|colien ist, vnd melancolia [250vb] passio gyb ym des püluers myt decoctio sene.

Os ceti[840] ist kalt vnd dürre vnd wirt fünden in dem büche des fysche[s] also genant. Zü wysze zü machen die czene nym daz püluer von os ceti vnd bynt ysz in eynem lynen düchelin vnd rybe do myt dye czene. Zu lutern daz antlytze virwircke daz püluer von os ceti vnd nytri in rosen waszer vnd smere do myt daz antlytz. Eyn anders: Nym puluis von naterwürczen[841] vnd püluis os ceti vnd virwircke in rosen waszer vnd dar nach derre vnd rybe. Also doe vier oder fünffe werbe vnd dar nach rybe ysz czü pülüer vnd virwircke in bergen[842] oder hünre smalcze vnd smere do myt daz antlytze.

Olybanum[843] ist hytzig vnd dürre inne dem andern grade. Vnd ist eyn gummi von eym baüm, der do wehyschet yn Alexandria. Vnd der selbe ist der best vnder den wiraüch. Vnd ist eyn anderley wiraüch, der wehyschet in Damasche. Vnd ist eyn anderley wyraüch, daz ist czü male kleyne vnd ist genant manis[844]. Vnd sal man

833 hordeum/ordeum: Gerste
834 ptisana: Gerstentrank, Gerstengrütze
835 hordeum mundatum: gereinigte Gerste
836 pix liquida: flüssiges Pech, Teer; Produkt der trockenen Destillation verschiedener Nadelhölzer
837 terebinthina
838 os de corde cervi: Hirschherzenkreuz
839 diamargariton: Perlenlatwerge
840 os sepiae: Tintenfischbein
841 nâterwurz: Bistorta, Natterwurz, Schlangen-Knöterich
842 bergîn smalz: Schweineschmalz
843 olibanum: Weihrauch
844 Weihrauchmanna

[251ra] erlyesen dye | lutern vnd dye wyszen vnd reynen. Vnd weret vil jare. Sin dogent ist zü stercken, zü hefften, zü heylen, zü styllen. Zü trenen der aüwen vnd czü dem wee der czene von hümores, dye do fallent von den hyrn, mach eyn plaster von thüris[845] pülüer vnd eyer clare vnd wysz win. Zu dem blade, daz gefallen ist, küwe thüris in dem monde. Wieder hümores vnd vnflayt, daz do geet vsz der nasen, in anphfang, als ez ankommet von den hyrnen, nym decoctio thüris vnd gyb ym pylloles olybanum, wan er sclaiffen wil gane. Zü dem rüpczen[846] gyb ym pylloles olybanum. Vnd daz habe ich dicke virsücht vnd hilfft czu male sere. Zü reynigen dye matrix vnd hylfft zü der dracht mache eyn rauche myt olybanum nyedenwendich oder nym puluis olybani vnd menge myt oley müslini vnd tryfframagna[847] vnd mache eynen damphff vnden, daz hylffet zü male sere zu der dracht. Zü machen dye brüste kleyne verwircke püluis olybanum myt sclehen[848] saff vnd mache eyn plaster off die brüste.

Eyn ende hait daz o, Got mache vns alle froe.

[251rb] |**Plantago**, perytrum, pyper, pyonia, papueris, pascanum, petrocilini, policaria, pynea, prünes, passilium, polipodium, pytrolium, peritaria, portolaga, poleigio, pyra, poma cytrina, passolium, pastücas, polium, pici, plumbum.

Plantago[849] die kleyn, die ist die beste vnd ist kalt vnd dürre in dem andern grade. Vnd derret dye hümores vnd reyniget vnd stercket die lebber vnd hylffet zü allen geswilsten, dye do hytzig sint. Zü amorides vnd brant von füre oder von waszer heylet plantago. Zü den, dye do bluyt spyhent, vnd zü allen vszlaüff des blüdes vnd zü fraüwen sychtagen vnd czü allen bresten der lüngen plantago ist sere gut. Plantago wurczel gesotten in waszer nymmet abe alle wee der czene. Vnd werez, daz ez gesotten were mit eszig vnd grosz wegerich[850] würczel vnd funfffynger wurczel[851] vnd mastikel vnd do mit dye czene vnd byller geweschen, ist güt vnd machet daz fleysch an den byllern waschen. Von dem daz Galyenüs gesprochen hait, daz spytze wege-

---

10 tryfframagna *korrigiert aus*: tryfframagana Z || **14** perytrum *korrigiert aus*: petytrum Z || **17** ist[1] *danach gestrichen*: die ist Z || **22** wurczel *über der Zeile nachgetragen* Z || **23** vnd[2] – wurczel *am Rand nachgetragen* Z

---

845 tus/thus: Olibanum, Weihrauch

846 rupzen: rülpsen

847 tryphera magna

848 slêhe: Schlehe; prunum silvestre

849 plantago: Wegerich, Wegebreit; hier Kleiner Wegerich, Spitzwegerich

850 Großer Wegerich, Breitwegerich

851 Fünffingerkraut: Name mehrerer Pflanzenarten, die sich dadurch vor andern hervorheben, dass bei ihnen auf einem Blattstengel fünf Blätter gleich fünf Fingern stehen: vor allem Potentilla reptans L. (Gänserich, Fünfblatt), Satyrium nigrum (Hornklee), aber auch schmalblätteriger Wegerich (Plantago lanceolata).

rich waszer | vnd gemenget mit eym püluer genant kimolia hylffet zü postemen in dem monde vnd ist auch güt czü den czyenen. [251va]

Peritrum[852] ist hytzig vnd dürre in dem andern grade. Vnd würczel vnd crüt ist glich vnd ist aüch genant bertram. Vnd weret fünff jare. Vnd ist starck vnd scharff. Sin dogent ist zü dryben, zü vszczehen, zü heylen. Eyn gargismi gemacht myt eszig vnd decoctio peritrum vnd fygen vnd susz win reyniget dye hyrn vnd lutert. Zü füchtekeyt des blades peritrum geküwet vnder den czenen heylet ez. Zü wee des hals vnd des magen vnd paralisis der czüngen peritrum geküwet ist sere güt dar zü. Nym peritrum grüne vnd stoisz woil vnd lege in win vnd oley vnd laysz dar in xv dage weychen vnd syhe vnd in dye cultüre lege ewenig wasz vnd mache eyn salbe dar vsz vnd daz ist sere güt vor alle die vorgeschriben bresten.

Pyper[853] ist hytzig in dem vierden grade vnd dürre in dem myttel des drytten grades. Vnd | ist dryerley: lang peffer[854] vnd ist genant mellano pyperi[855], swarcze peffer vnd ist aüch genant makoro[856], wysz peffer vnd der ist auch genant leco pyper[857]. Dyascorides vnd Constantinus sprechen, ez sy eyn baüm vnd wehyschet in Alexandria, vnd die dry peffer waschent off dem selben baüme. Vnde ander lüde sprechent wieder sins. Vnd der swarcze peffer ist dar vmbe swarcze, daz man yn brennet vmb sache, daz vil sclangen dort sint vnd dye lüde machent füre vmb dye baüme, so flyehent dye sclangen vnd des halben wirt der peffer swarcze. Der lange peffer ist dye blüte von dem baüm. Wan sie dürre ist, so leset man sie. Der wisz peffer ist dar vmbe wysz, daz er vnczijtig[858] ist, vnd leset man den, e dann daz die sclangen her vsz krychent. Des ist man sicher, daz sie alle an eyme baüme waschent. Der swarcze peffer weret vierczig jare vnd der ander peffer, des dogent ist züerlaiszen, zürgeen. Pülüer von negelin gelacht in die nase, machet nyesen vnd reyniget dye hümores. Decoctio peffers myt dürren fygen styrcket daz hercze von den hümores | fyscosis[859]. Zü asma peffer puluer myt dürren fygen ist sere güt. Peffer pulüer in aller syner spysen geszen stercket dye dygestio. Zü flecken der auwen lang peffer woil gestoiszen vnd gemenget myt rosenwaszer vnd eyn plaster dar off gemacht, ist sere [251vb] [252ra]

---

6 decoctio *danach gestrichen*: vnd decoctio Z || **8** peritrum *korrigiert aus*: petitrum Z || **10** ewenig *über der Zeile nachgetragen* Z || **22** an *über gestrichenem*: in Z || **25** *Am Anfang der Seite gestrichen*: Decoctio peffers myt dürren fygen stercket daz hercze von den hümores Z

---

852 pyrethrum: Bertram

853 piper: Pfeffer

854 Langer Pfeffer: piper longum

855 *mellano pyperi*: die lateinischen Namen sind hier verwechselt: im lateinischen Text: *piper longum, quod macropiper dicitur* (vgl. Goehl 2015:136)

856 Schwarzer Pfeffer: *(piper) nigrum quod melanopiper dicitur* (vgl. Goehl 2015: 136)

857 Weißer Pfeffer: *(piper) album quod leucopiper dicitur* (vgl. Goehl 2015: 136)

858 unreif

859 viscosus; hier ‚von klebrigem Schleim'

güt. Vor wisze peffer machstü brüchen lang peffer. Des swarczen peffers, wer sin gewonlichen gebruchet, brenget yn zü leprosis. Swarcze peffer püluer virdrybet doyt fleysche.

Pionia[860] ist hytzig vnd dürre in dem andern grade. Die würczel vnd daz crüt vnd der same sint alle also genant. Yre dogent ist güt vnd bewert. Vnd Galienus virsucht vnd vant, daz sie bewert sint. Ez wasz eyn kynt vnder sieben jaren, ez viel von sant Valentinüs süchte[861] vnde nam pyonia würczel vnd hing sye ym an den hals. Zü stünt stone[862] daz kynt off vnd genasz. Vnd nam er die würczel wieder abe, do fyel daz kynt aber nyeder. Er hinge ym die würczel wieder an, do stünt yz aber off. Vnd daz [252rb] virsucht er also an viel | lüten vnd fant ez gerecht. Dye dogent des crütes ist, daz man ez lyeset in der wynter czijt, dan ist yz in syner crafft. Zu dem selben bresten pionia püluer ingegeben myt wyne vnd myt decoctio arthymesia oder wilde rüten saff ist sere güt. Zü paralisis pyonia püluer in win gegeben czü drincken oder inne decoctio castorium[863] ist sere güt. Zü antrangoria[864] vnd dissoria decoctio pionia yn wyn ist sere güt. Zü reynigen dye matrix mache eynen raüch myt pyonia. Zü tynsamum[865], daz do kommet von kelten, nym pyonien püluer vnd lege off ewenig baüm wollen vnd lege off den hyndersten.

Papaueris[866] ist kalt vnd dürre. Vnd ist czweyerley, wysz vnd swarcz. Vnd dye swarcze ist etwaz me gyfftyger dan dye wysz. Vnd daz crüt vnd der same synt beyde also genant. Vnd weret fünff jare[867]. Yre dogent ist sclaffen zu machen vnd machet süsz daz bluyt. Mache eyn plaster von eynerley des magesaits[868] myt frauwen mylli- [252va] che vnd eyer clare vnd rybe züsamen vnd | lege off dye tympora, so wirt er sclaiffen. Den fraüwen mit jungen kinden gybt man masan den wiszen, vmb daz sie faste sclaiffen sollent. Zü hytzigen postemen in dem anfang vnd zü der hytze der lebbern daz crüte oder der same gestoszen vnd off die posteme gelacht ist güt. Zü lüden, dye yr fleysche verliesent vnd yr adern werdent yn swache, als halesclechtig vnd hytczig febres, nym fyolen oley vnd hytze dar vnder vnd conficere myt wisz magesait. Vnd

---

8 stone *am Rand nachgetragen* Z; off *danach gestrichen*: stünt Z || **15** matrix *danach gestrichen*: mache eyn matrix Z || **23** mit – kinden *am Rand nachgetragen* Z; gybt t *nachgetragen* Z || **26** als *statt gesrichenem*: vnd Z

---

860 paeonia: Päonie, Pfingstrose

861 Valentins-Krankheit: Epilepsie, Fallsucht

862 stand

863 castoreum

864 stranguria

865 tenesmos

866 papaver: Mohn

867 *per decem annos servatur* im lateinischen Text (vgl. Goehl 2015: 137)

868 Magsamen: Mohnsamen

myt dem oley smere ym den rücke grait myt eynander. Zu dem dürren hüsten vnd engebrüstig dyapapaueris[869] ist sere güt.

Pascanum[870] ist süwe fenchel vnd ist hytzig vnd dürre. Vnd ist eyn crüt. Vnd als man fraget na pascanum, so meynet man dye würczel. Vnd weret ii jare. Sine dogent ist zü dryben. Zü antrangoria vnd dyssoria vnd hertekeyt des mylczes vnd der lebbern die decoctio dysz crütes myt wine vnd myt oley vnd eyn plaster off den büche vnd nyeren gemacht, ist sere güt. Vnd ich Balthiri[871] habe dysz dicke vir|sücht vnd [252vb] manig male. Zü de*n* kalden hümores, die do fallent uff daz hercze, aqua decoctio ordii mit dyssem crüt ist sere gut dar czü.

Petrocilinum[872] ist hytzig vnd dürre in dem drytten grade. Vnd sint czweierley, wilde vnd czame. Die wilde ist genant cinonum[873]. Der same geet in arczenie. Vnd yre dogent ist zü dryben. Vnde wieder alle die vorgeschriben bresten, der wir gedacht han in der pascanum, sint dysse czwey crüter güt zü. Der salße myt petersylge, knobelaüche vnd eszig ist güt zu dryben vnd zu stercken dye digestio.

Policaria[874] ist hytzig vnd dürre in dem drytten grade. Vnd sint dryerley: grosz, myttelmeszig vnd kleyne. Dye myttelst wirt gelacht inne arczenie me dan die ander. Vnd yre dogent ist czü dryben vnd zu erlaiszen. Der win von der decoctio policaria myt fygen synt güt den, dye asma hant, daz von kelten kommet. Zü den kalden hümores, dye vmb daz hercze sint, mache eyn baitd von policaria crüte, daz ist sere güt. Die decoctio ist güt zü drincken den, dye | den selben bresten hant. Zü tynsamum, daz do kommet von kelden, nym eyn gebündechin[875] von dyssem crüte gesotten in wyne vnde gelacht off den hyndersten, ist sere güt vnd nymmet abe dye ventositates. Oder dye gebündechin erhytczet ane saffe ist zü dem selben güt. [253ra]

Pynea[876], daz sint pynnorum, vnd sint hytzig vnd fücht. Vnd wann man sie in arczenie leget, so sal sye gereyniget sin. Yre dogent ist zü senfften, zü reynigen, zü füchten, zü offen ewenig. Vnd sint gut zü allen bresten der brüste vnd czü allem

8 den] dem Z || **13** salße *statt gestrichenem*: salcze Z

869 diapapaver: Latwerge aus Mohn
870 peucedanum: Haarstrang, Saufenchel
871 wahrscheinlich Platearii
872 petroselinon/petroselinum: Petersilie
873 *sinonum* bei Goehl (2015: 145) sowie im *Tractatus de herbis* (Ventura 2010: 637)
874 pulicaris/pulicaria/policaria: Flohkraut; vgl. Daems (1993: 232)
875 gebündchen: Bündel
876 pineae: Piniennüsse

hüsten vnd brenge[n]t lüst czu eszen[877] vnd zü ethicus[878] vnd czü reynigen daz bluyt. Zü dyssenteria dye oberst schelen von pynea lege off eyn glüt vnd entphae den raüche nyeden.

Prünes[879] sint kalt vnd fücht. Vnd synt mancherley: wysz, swarcze, royt. Die domoscinüs[880] sint dye swarczen vnd geent yn arczenie me dan dye andern. Vnd werent eyn jare. Ir dogent ist zü kolen, zü lychten daz gederme. Aüch sint sye güt czü febres accuta. Zu den, dye do feste sin[881] von vberger dürrekeyt oder von colera, sint [253rb] dye plumen grüne vnd woil czytig, vnd gyb ym also eszen | der plümen. Vnd were ysz, daz dye plümen dürre weren, so sal man sye ym syeden inne waszer vnd gyb ym zü eszen die plümen vnd zü drincken des wasczers.

Panniri[882] sint hytzig vnd fücht. Vnd sint also gemacht von czucker waszer gesotten yn waszer. Vnd wan er woil gesotten ist, so clebet yz an dem fynger. Dan wirfft man ez off eynen mermelsteyn vnd smeret man den steyn mit süsze mandeln oley vnd wan ez gerait kalt werden, so czüge yz an eym hage[883] vnd snyde ysz cleyne vnd wirff dar vber amidum mele[884]. Vnd daz ist güt zu den, dye do febres hant. Czü dürrem hüsten vnd czü dürrekeyt der brüste gersten waszer vnd dar in gelacht zücker benyt ist güt oder off wysze spyse als amidum ordium[885], aüenum[886]. Dyapannirium[887] ist güt zü allen den spysen. Zü schründen[888] der lyppen pannirium yn dragagant waszer vnd myt eyner feddern dye lyppen gesmyrt, ist sere güt. |

---

6 Ir *über der Zeile nachgetragen* Z || **7** accuta *über gestrichenem*: eüguda Z || **8** plumen *darüber*: h. [?] prumen *nachgetragen* Z || **12** waszer *danach gestrichen*: gesotten Z || **17/18** Dyapannirium *korrigiert aus*: dyapannicium Z

---

877 Als *brenget lüst czu eszen* übersetzte Hesse fälschlich *consumptis* im lateinischen Text: das lateinische „consumptio" bedeutet ‚die Aufzehrung, Vernichtung' und wurde in der damaligen Zeit für Tuberkulose verwendet (vgl. Macdonald/Harper 2020: *TB was once called consumption, a diseace of wasting*)

878 hectica: Schwindsucht

879 prunum: Pflaume

880 im lateinischen Text: *Quae nigra sunt aliquantulum dura, magis valent; et praecipue Damascena* (vgl. Goehl 2015: 139); vielleicht benannt nach Johannes Dam(a)scenus (9. Jh.)

881 verstopft sind

882 penidium: Penidzucker, kleine Zuckerstange

883 hâke/hacke/hagge: Haken

884 Stärkemehl

885 Stärkemehl aus Gerste

886 Stärkemehl aus Hafer

887 diapenidion: Zuckerstänglein-Latwerge

888 schrunde: Riss

Passilium[889] ist kalt vnd füicht in dem andern grade. Vnd ist eyn crüt. Vnd den samen leset man in der sommer czijt. Vnd weret czehen jare. Vnd sin dogent ist zü füchten, zü kelden. Zu der czüngen, die do gebrant ist, semen cili[890] gelacht yn warme waszer, vnd die füchtekeyt, die vsz dem celi geet, da myt netze die czünge mit ewenig baüm wollen oder lynen düche oder dar nach schabe dye czünge. Nota, daz die cilis sint güt in eym syrope. Zü der czungen, dye do gebrant ist, zü dyssenteria nym cili vnd borne[891] vnd gib ym zu eszen in eym weychen eye oder rosen waszer oder mache eyn plaster von cili myt eyer clare vnd myt ewenig esziges vnd rosenwaszers vnd lege ez off die nyeren vnd off die lumbos[892]. Zü dem blüte, daz vszgeet zü der nasen, cili püluer myt succi sanguinaria vnd myt eyer clare vnd ewenig eszigs vnd mache eyn plaster vnd lege off die tympora. Zü hytzigen postemen mache eyn seckelin mit cilis vnd lege ez off die passio. Zü haren, die do rüch sint, cilis | waszer myt ewenig campher vnd daz heubt do myt gewaschen. [253va] [253vb]

Polipodium carcini[893] ist eyn crüt, daz do hytzig ist in dem drytten grade vnd ist dürre yn dem andern grade. Vnd glychet steynfar vnd wehysset yn [vnd] an den müren, in felthen vnd off eychen baümen. Vnd weret ii jare. Syne dogent ist zü dryben, zu zürlaszen, zu vszczyehen, zu fegen flecma am ersten vnd darnach melancolien. In die decoctio von polipodium sal man legen enysz oder fenchel samen vmb willen, daz er brenge ventositates. Zü cottidiana, illica passio vnd czu den haren, dy do fallent, polipodium eyn loyt oder czwey vnd ewenig fyolen vnd asquinanti[894] vnd fenchel samen oder enysz vnd do von gemacht eyne decoctio, ym morgens zü dryncken gegeben. Oder mache eyn luter drancke myt güder würcze vnd polipodium, so wirt ez laxatum. Vnd sint in etlichen steten lude, dye do nement polipodium würczel vnd stoszent die zü püluer vnd mengent daz puluer mit mele vnd machent küchelin dar uß vnd die drybent zu male sere. Zü allem dem vorgeschriben bresten nym polipodium myt | fenchel oder fenchel saff vnd virwirck dar vnder iii scropel hermodatilorum, daz ist sere güt. [254ra]

Petrolium[895] ist hytzig vnd dürre in dem vierden grade. Vnd ist eynerley oley vnd daz selbe oley kommet vsz dürrem lande, want daz lant hytzig ist vnd swebelicht[896],

2 der *korrigiert wohl aus*: den Z || **3** Zu *über der Zeile nachgetragen* Z || **7** in *statt gestrichenem*: vnd Z || **14** carcini *über der Zeile nachgetragen* Z || **24** vnd² – puluer *am Rand nachgetragen* Z || **25** dar uß *am Rand nachgetragen* Z || **29** vnd swebelicht *am Rand nachgetragen* Z

889 psyllium: Psyllium, Flohsamen
890 psyllium
891 burnen: brennen
892 lumbus: Lende
893 polypodion/polypodium: Engelsüß; polypodium quercinum: Eichen-Engelsüß
894 schoinuanthos/squinanthus: Kamelheu
895 petroleum: Erdöl, Petroleum
896 swëbelic: schwefelig

vnd von der hytzen kommet daz oley. Vnd zü wylen fyndet man sin off steynen vnd alten felszen vnd wirt fünden in Grecia [vnd] gensit mers. Vnd sal man erkyesen[897], des farbe lüter vnd cytrine ist, vnd want man felschet ez myt baum oley. Sin dogent ist hytzig als füre vnd auch drybet ez vnd züerlaiszet. Zü allerley gegycht vnd illica passio, antrangoria vnd dyssoria mache eyn salbe myt dyssem oley oder gyb ym zü drincken czwey scroppel myt welicherlei drancke dü wilt. Vnd ich han vil lüte do myt erneret[898]. Aber man sal ir nyt sommer czijt zu drincken geben vnd aüch nyt dem, der do colericus ist ode[r] bloede von complexien. Zu podagra, daz do starcke ist, syede ii scroppel petrolium oley myt atych saff vnd gyb ym zü drincken. Zü allerley steyn oder gryne[899] nym lapis linsis[900] pulüer woil gestoisczen vnd syede yn ii scroppel [254rb] petrolium oley vnd wirff daz durch eyn rore yn dye rüte eyn wenig laüwe. Vnd | daz brychet den steyn vnd ist bewert, daz yz ware ist vnd güt. Zu asma vnd hüste vnd kaldem magen nym dyeltey[901]. Zü dem ersten menge dar vnder oleum petrolium vnd smere do myt den magen vnd die brüste vnd dar nach gyb ym zü drincken ii scroppel oleum petrolium. Zu der matrix, dye vsz yrer stat ist, nym olium petrolium vnd borne vnd laisz yr den dampff in die nase gene vnd nyedenwendig eynen damphff von güder worcze, so setzet sich dye matrix.

Peritaria[902] ist hytzig vnd dürre in dem andern grade. Vnd ist yn eyner ander sprachen genant vitrolium[903]. Vnd ist eyn crüt, daz machet schone dye glyeser[904]. Vnd daz crüt leget man grüne in arczenie vnd nyt dürre. Vnd sin dogent ist czü dryben vnd zü erlaiszen. Zü kaldem magen vnd gederme vnd wee der nyeren, antrangoria vnd dyssoria peritoria gewirmet yn eyner pannen[905] ane saff vnd gelacht off den bresten ist sere güt. Zü allen bresten, dye wir vorgenanten han, dysz oder dye decoctio von peritoria ist sere güt. Zu antrangogoria[906] vnd dissoria siede peritaria myt [254va] salcze waszer | vnd oley vnd mache eyn plaster off den büche. Dye fraüwen von

1 off *über gestrichenem*: vnd Z || **2** in Grecia *über der Zeile nachgetragen* Z; vnd²] in Grecia et transmarinis partibus Goehl (2015: 141) || **3** oley *danach gestrichen*: sine Z || **6** welicherlei *über gestrichenem*: waszer Z; wilt t *nachgetragen* Z || **10** scroppel *statt gestrichenem*: loyt Z || **11** petrolium *davor gestrichen*: petrologium Z || **15** petrolium¹ *danach gestrichen*: vnd brenne Z; petrolium² *danach gestrichen*: vnd Z || **24** ist – peritaria *unter der Spalte nachgetragen* Z

897 erkiesen: erwählen, gewahren, sehen
898 ernern: heilen, gesund machen
899 grien: Sand, Grieß
900 lapis lyncis
901 diaalthaea/dialthea
902 parietaria (herba): Mauerkraut, Glaskraut
903 vitriaria/vitreola/herba vitri: Glaskraut, vgl. Marzell (1977/2000, Bd. III: 571)
904 Gläser
905 phanne/pfanne: Pfanne
906 stranguria

Cellerne[907] machent küchelin von peritoria crüt vnd gebent zü eszen zü allen dyssen vorgeschriben bresten.

Portolaci[908] ist kalt in dem drytten grade vnd fucht yn dem andern grade. Sine dogent ist zü senfften, zü külen, zü fuchten. Vnd ist sere güt den, dye febres habent. Zü styllen daz vszlaüffe syede portolaci mit blümen vnd gyb zü eszen dye blumen vnd dar nach daz waszer zü drincken. Nota: Were ez, daz dü legest dürre die würczel in arczenie, sye styllet vnd drybet nyt. Zü den pürpeln vnder den aüwen vnd schründen der lyppen nym portolaci würczel vnd lege in eyn gelasuret düppen[909] vnd brenne zü pülüer vnd menge daz swarcze pülver myt honige vnd smere do myt den bresten.

Polegio[910] ist hytzig vnd dürre in dem drytten grade. Vnd ist eyn crüt, daz man leset in der czijt, als ez blüwet. Syne dogent ist czu dryben vnd zuerlaiszen. Eyn sack gemacht myt qwen|del crüt[911] vnd erhytzet ane saff vnd gelacht off daz heübt, ist sere [254vb] güt. Zü reüma eyn gargismi von der decoctio gemacht myt dürren fygen vnd ewenig esziges, ist sere güt. Zü allem bresten des blaits vnd durrem hüsten vnd füchtekeyt der byllern. Qwendel decoctio yn win ist güt zü allem bresten des büches vnd gederme, daz do kommet von kelden vnd ventositates. Küchelin gemacht myt qwendail vnd mele sint gut zü allem wee der matrix.

Pyra[912] sint kalt vnd dürre vnd sint czweyerley, wilde vnd czame. Dye woil czijtig sint, dye sint nyt als dürre als dye andern. Eyn byere geszen nach dem vmbtz[913] daz sye machet daüwen vnd drybet ewenig, vor eszen machet sye veste. Byeren gesotten mit regenwaszer vnde so warm off den magen gelacht, styllet vomitus, vnd off den nabel gelacht, styllet vszlaüffe.

Poma cytrina[914] hant wonderliche vnd viel nature. Dye schelen sint hytzig vnd dürre vnd wasz innewendig ist, kalt vnd fücht. Dye schelen sterckent sere vnd ist cordialis[915], vnd dar vmbe leget man sye in latwerge, die cordialis ist. Poma citrine schelen roe geszen | sterket dye dygestio vnd brenget lüste zü eszen. Dye substancia [255ra]

5 blümen *über dem Wort* pru *nachgetragen* Z; blumen *über dem Wort* pru *nachgetragen* Z || **20** vmbtz tz *nachgetragen* Z || **24** wonderliche *danach gestrichen*: viel eppel Z; schelen *danach gestrichen*: vnd Z

907 Frauen aus Salerno
908 portulaca: Portulak, Burzelkraut
909 Topf
910 pulegium/puleium: Polei
911 quëndel: hier (wilde) Polei
912 pirum: Birne
913 inbîʒ: Imbiss, Essen, Malzeit
914 pomum citrinum: Zitrone
915 cordialis: Herz stimulierend, ein herzstärkendes Heilmittel

oder waz mytten ist, sint etliche, dye daz eszent myt honige, vnd daz ist bose. Daz saff, daz innewendig ist, ist süre, kalt vnd dürre vnd gyb[t] man ez zü eszen zü vnwillichen vnde vndlüst myt fyschen oder myt fleysche als eyn salsze. Poma cytrine samen geet in arczenie. Decoctio myt waszer poma cytrina ist güt.

Passolium[916] sint mere drüben[917] oder rosin vnde sint hytzig vnd fücht. Vnd derret man sye in der sonnen oder ym eym ofen. Vnd yre dogent ist zü füchten. Also geszen [oder] eyn decoctio myt wyn vnd rosin ist gut czü reüma vnd dürrem hüsten. Dye rosyne gesotten vnd eyn plaster gemacht off den magen ist güt dar zü vnd kalden postemen. Puluer gemacht von den rosynen vnd daz geszen ist güt vor vomitus.

Pastucas[918] sint hytzig vnd fücht. Dye wehyschet gensyt mers vnd ist glich als pynnorum[919]. Dye kerne geent in arczenie. Vnd yr dogent ist zü erhytzen vnd fuchten. Zu kelden der brüste yszet man pastutas glich als mandel. Zü lüste der mynnen ist
[255rb] auch sere güt. Pascütas pülu*er* mit honige vnd myt nüci indica vnd sathe|rionis[920] vnd stinctorum[921] eyn latwerge myt gemacht ist sere güt zü der mynnen.

***P**olium[922] ist eyn crüt vnd ist mancherley. Vnd polium montanum geet in arczenie. Vnd wan ez in der blüede ist, so leset man ez. Vnd wert eyn jare. Sin dogent ist zu dryben, zü erlaiszen, zu zurgeen. Der win der decoctien mit fygen ist sere gut zü kelten der brüsten. Aüch ist ez güt czu kelten des gedermes vnd des magen vnd swylst des mylczes vnd der lebbern vnd antrangoria vnd dissoria, dar vor hylffet ez czü male sere.

Pyci nabilis[923] ist hytzig vnd dürre in dem andern grade. Vnd ist genant nabilis, vmb daz man do myt bereytet dye schyff. Vnd daz ander ist genant pix liquida[924]. Vnd pix nabilis ist die trüszen[925] vnd die ist nyt wert. Vnd die ander ist geschriben inne dem C. Zü bosem grinde nym pix liquida vnd mache eyn salbe dar vsz. Zü rüden[926]

---

7 wyn *über der Zeile nachgetragen* Z || **13** püluer] püluert, *das* t *gestrichen* Z || **15** Polium *über der ursprünglichen falschen roten Initiale* F *eine braune Initiale* P – Z || **23** geschriben *über der Zeile nachgetragen* Z

---

916 passula: Rosine
917 Meertrauben
918 pistacium/pastuca (it.)
919 Pinien
920 satyrion: Stendelwurz, Knabenkraut, Hundshödlein
921 stingus/stinchus: Knabenwurz, satyrion
922 polium/polion: Polei-Gamander, Polium montanum, auch Marienkraut
923 pix navalis: Schiffspech
924 pix liquida: Flüssigpech
925 truosen/drusene: Bodensatz, Rückstand, der beim Auspressen von Früchten zurückbleibt
926 riude/rûde: Raude, Räude; grindiger Ausschlag am Körper

vnd allerley grint nym weysz püluer vnd pix liquida vnd myt weycher seüffen mache eyn salbe. Zu bosem grinde, vnd den | heylet man also: Nym pix, colophonia vnd [255va] türbentina[927] vnd mache eyn hübe[928] vnd setze off den grint. Zu we des mylczes nym harcze vnd wasze vnd rosen oley vnd mache eyn plaster off daz mylcze.

Plumbüm[929] ist kalt vnd fücht in dem andern grade. Vnd ist bly vnd flüsczet lychteclich. Zu brande von dem füre nym rosen oley vnd fyolen oley vnd portülaci saffe vnd menge czüsamen in eym blyen geschyrre myt eym kolben[930], der bly sy, vnd setze in dye sonne xiiii[931] dage vnd alle dage rore eyns oder czwyrnet do myt oder mache ez by eym füre oder oben, were ez sache, daz dü der sonnen nyt hettest. Vnd die salbe ist güt vor alle hytzige postemen, vor allen brant des füres. Eyn salbe gemacht myt gebrant bly puluer vnd myt dem vorgeschriben oley ist auch güt vor alle dye vorgeschriben bresten.

Vnd do myt hait daz P ende. Auch ist geschriben q in daz C.

Rosa, raphanum, retich, reübarber, reapontici, rübea, rüta, ros marinus. |

Rosa[932] ist kalt yn dem ersten grade vnd dürre in dem andern grade. Rosen grü- [255vb] ne[933] oder dürre brüchet man alle yn arczenie. Vnd leset man sye yn der czijt, daz sye woil off sint vnd leszet man derren in der sonnen czwene dage vnd darnach derret man sye vollen an dem scheden[934]. Von den grünen rosen machet man czücker rosait oder mel rosaci[935] oder syropüs rosaci vnd oley rosaci vnd rosen waszer. Yre dogent ist zü stercken vnd zü reynigen. Zü dyssenteria rosenpülüer vnde eyn scroppel masticis vnd ewenig negelin ist zü male güt. Vnd rosen sal man geben zü flecmaticus, melancolicus vnd den, die bloeder conplexien sint. Zü lyntheria[936] myt swacheyt der crafft zücker rosaci vnd diantüs[937] vnder eyn ander gemenget vnd ym czü eszen gegeben, ist sere güt. Aüch ist güt zü vomitus, daz do kommet von colera. Zü dyssenteria, sincopis vnd cardiaca passio gyb ym rosenwaszer myt syrop rosaci. Sine dogent

24 zü *über der Zeile nachgetragen* Z

927 terebintina
928 hûbe: Haube
929 plumbum: Blei
930 kolbe: ein mit einem rundlichen Ende versehenes Ding oder Werkzeug, Stößel
931 *quindecim dies* im lateinischen Text (vgl. Goehl 2015:144)
932 rosa: Rose
933 frisch
934 Schatten
935 mel rosaceum: Rosenhonig
936 lienteria
937 dianthus: Nelke

ist zü styllen vnd zü stercken. Zü vomitüs, vszlaüff rosenwaszer, regenwaszer vnd syrop rosaci vnder eyn gemenget vnd ym czü drincken gegeben, ist güt. In [256ra] Anthitotare Nycolai[938] | fyndest dü, wie man machet syrop rosaci vnd oley rosaci vnd mel rosaci. Zü hytze der lebbern oley rosaci ist sere güt. Zü wee des heubts smere dye tympora myt rosen oley vnd dar vnder menge sandoli albi et rubei[939]. Zü vszlaüffe vnd vomitus gyb rosen waszer oder decoctio rosaci myt negelin. Aüch die decoctio ist güt ingegeben nach starcker pürgacien. Zü byllern, die do stinckent vnd sint geschronden: Recipe negelin vnd mastix vnd rosen puluer vnd syede yn rosen waszer vnd darnach derre in der sonnen. Vnd als ysz dürre ist, so rybe ez zü pulüer vnd myt dem pulüer ryb die byllern vnd dye schrunden. Zü sincopis vnd swacheyt des herczen sprenge yne vnder dye auwen rosenwaszer, dar vnder ewenig besemps[940] sy. Zü vszlaüff vnd vomitus gib ym zü drincken rosen vnd regen waszer oder mache ym eyn plaster myt rosen vnd eyer clare vnd lege ym off den büche vnd off die nyeren oder mache ym eyn decoctio von rosen vnd eszig vnd dar vnder eyn badeswamp vnd lege [256rb] off den magen mont. Zü sincopis gyb ym decoctio rosaci vnd ro|senwaszer ist sere güt yn eym dotter weyche eye. Anthera ist der same von den rosen. Zü vszlauff vnd vomitus antera myt rosen waszer ist sere güt. Zü roden auwen rosen waser myt decoctio rosaci mache eyn plaster off dye auwen.

Raphanum[941] ist hytzig vnd dürre in dem drytten grade. Vnd ist eyn würczel also genant. Vnd die würczel geet inne arczenie vnd daz crüt nyt. Sin dogent ist zü snyden, zü brechen. Vnd macht man dar vsz eyn oximel, vnd also machet man yn: Nym raphanum schelen vnd stoisz die woil vnd lege in eszig czwene dage oder dry vnd darnach syede ez vnd syhe ez. Vnd in dye decoctio lege eyn dryttel honiges. Vnd disz oximel ist güt. Zü qwartanas vnd cottidiana simpla vnd zü cottidiana von virsalczen flecma vnd febres tercianas, die in dem anefang des winters komme[n]t, gib ym des vorgeschriben oximel myt warmen waszer. Mit der vorgeschriben würczeln macht man positoria vor alle die vorgeschriben bresten. Man nymmet die wür- [256va] czel vnd snydet sye | cleyne als dattel kerne vnd leget man sye in eszig vnd honig vnd stoszet man sye in den hyndersten. Raphanum crüt gesotten yn win vnd yn oley vnd eyn plaster off den büch vnd nieren gelacht, hylffet zü male sere zü antrangoria vnd dyssoria.

---

8 Recipe *über der Zeile nachgetragen* Z || **15** mont *danach gestrichen*: Zü sincopis gyb ym decoctio von rosen vnd eszig vnd dar vnder eyn badeswamp vnd lege off den magen mont Z || **17** auwen *danach gestrichen*: der auwen Z || **24** von *über der Zeile nachgetragen* Z

---

938 *Antidotarium Nicolai:* ein um 1140 entstandenes pharmazeutisches Werk, in dem rund 120 aus mehreren Bestandteilen zusammengesetzte Medikamente, sog. Composita, beschrieben werden

939 sandalis/sandalus: Sandelholz; sandalus albus: weißes Sandelholz; sandalus rubeus: rotes Sandelholz

940 bisem

941 raphanus: Rettich

Retych[942] ist hytzig vnd dürre yn dem andern grade. Yr dogent ist vnd alle die dogent, die in dem raphanum sint, auch yn dyssem reynbarbere.

Reubarbera[943] est calidum et sicum in 2°.

Reubarber ist hytzig vnd dürre inne dem andern grade. Vnd kommet von Barbarien vnd dar vmb ist ez genant also. Vnd ist laxatiuum. Vnd wehischet aüch in I*n*dia vnd gynsit[944] mers. Vnd ist eyn anders, daz ist genant reapontici, vnd wirt fünden yn Ampotica oder in sula[945]. Vnd sint etliche, dy do sprechent, daz ez eyn würczel von eym bam sy, vnd sint etliche, die do sprechent, daz ez sy tabassantis[946] glich als agrici oder hermodatilis. Vnd sal man lyesen, die do swere sint, vnd wan man ez brychet, daz ez ederiche[947] sy, royt vnd wijsz. Daz lychte vnd gelochert ist, daz ist nyt wert. Sin dogent ist | zü fegen dye colera. Zu febris terciana vnd simpla mache eyn [256vb] decoctio von melon vnd in die decoctio dü cassia fystola vnd tamiryndüs[948] vnd yn dye cültüre[949] lege czwey scropel reynbarber. Vnd die arczenie ist senfft vnd gut zü geben kynden, frauwen vnd alden lüden. Dye reynbarber ist güt czu febres accutas. Nota: An eyn phunt syropen sal man dün czwey loyt rebarber. Zü der hytzen der lebbern vnd geswylst des mylczes gyb ym des vorgeschriben syrop mit ewenig warm waszers. Zü ytricia[950] gyb ym des vorgeschribenen syrop myt tryffra sarracenica[951] vnd aqua scariola[952].

Reapontici[953] ist hytzig vnd dürre. Vnd sal man lesen, dye hart vnde vngelochert ist. Vnd weret czehen jare. Vnd als man ez brychet, so glichet ez reynbarber. Vnd sine dogent ist zü reynigen, zü dryben vnd czu stercken. Decoctio reapontici ingegeben

3 Reubarbera – 2° *rot, als eigene Zeile nachgetragen* Z || **5** India] Iüdia Z; in India Goehl (2015: 149) || **8** bam sy *am Rand nachgetragen* Z || **11** febris *über der Zeile nachgetragen* Z || **12** decoctio[2] *danach gestrichen*: von melon Z; dü *über der Zeile nachgetragen* Z || **14** accutas *über gestrichenem*: engudas Z || **17** sarracenica *korrigiert aus*: saracenica Z

942 *radix* im lateinischen Text, vgl. Goehl (2015: 149); hier wahrscheinlich Radieschen gemeint

943 reubarbarum: Rhabarber

944 jenseits

945 reuponticum; im lateinischen Text: *aliud est Ponticum, et dicitur ita, quia in Ponto insula reperitur*, vgl. Goehl (2015: 149)

946 *tuberositas*, vgl. Goehl (2015: 149): Knollen

947 adericht/adrig: von Adern durchzogen; sehnig, muskulös

948 tamarinde: Tamarinde; als Abführmittel dienende dattelähnliche Frucht des Tamarindenbaumes

949 colatura

950 icteritia: Gelbsucht

951 tryphera sar(r)acenica: Latwerge Tryphera Saracenica; aus den fünf Myrobalanensorten und zahlreichen anderen Drogen mit Butter, Mandelöl und Honig bereitete Latwerge des *Antidotarium Nicolai*

952 scariola: Wilder Lattich, Endivie, vgl. Mildenberger (1997: 1686)

953 reuponticum: Rhabarber; Rheum rhaponticum L.; Rheum rhabarbarum L.; Rheum palmatum L., Medizinalrhabarber, vgl. Daems (1993: 318)

myt fenchel saff ist sere güt wieder geswilst des mylczes vnd der lebbern. Eyn plaster oder eyn salbe mit reapontici vnd rosen oley gemacht vnd gelacht off den magen ist güt zü der swacheyt des magen. Zü lumbericis puluis rapontici ingegeben myt honyge ist sere güt. |

[257ra] **R**ubea[954], daz ist roit, vnd ist hytzig vnd dürre in dem andern grade. Vnd sint czweyerley roit, kleyne vnde grosz. Dye grosze ist dye beste vnd yre dogent ist czü dryben vnd czü erlaiszen. Zü swacheyt des magen vnd der lebbern gyb ym decoctio rubea von wyn vnd mit mastix, ist sere güt. Eyn plaster gemacht von der rübea worczel, gederret myt mastix, wasz vnd oley, ist zü male güt. Zü brengen eyner fraüwen yre czijt vnd sychtage vnd vszczuczehen dye bürde, mache positoria von der groiszer rübea würczel vnd wirff dar off püluis scammonia. Aüch ist güt, rübea würczel yn eyn laüwe gelacht, machet gele hare.

Ruta[955] ist hytzig vnd dürre in dem andern grade. Vnd sint czweyerley, wilde vnd czame. Vnd dye wylde ist genant fyganum[956]. Vnd wan man leget rüte yn arczenie, so prüffet dye bletter. Vnd werent funff jare. Yre dogent ist zü zürlayszen, zu dryben, zu zürgeen. Zü applimancia, daz dick ankommet, pyonia gesotten czwey scroppel myt rüten saff vnd ewenig wins, ist czu male güt. Zü sipplia[957] vnd applimancia an eyn
[257rb] bait[958] gyb ym rüten saffe | vnd lege yn die naselocher. Zü swacheyt des angesychtes[959] raüche halben mellisz vnd rüte gelacht yn eyn fasze myt wine vnd daz laszen virgeren, ist sere güt. Zü dem wee der czene rüten gesotten mit wyne vnd eyn plaster vswendig gemacht myt der ruten vnd von der decoctio mache eyn sweysz bait in dem monde. Vnd were ez, daz der czane locherecht were, so lege den styele von der rüten inne daz loche. Zü dem kalden magen vnd czu paralisis decoctio vini in rüten [vnd] castorium püluer ist sere güt. Zü illica passio dry scroppel esüla myt rüten saffe ym zü drincken geben, ist güt. Zu swylst des mylczes, dyssoria vnd trangoria rüten vnd fenchel, dar vsz eyn decoctio gemacht. Zü antrangoria vnd dyssoria decoctio rüta in win vnd do myt eyn plaster off den büche gemacht. Zü tynsamum, daz do kommet
[257va] von kelten, | mache eyn decoctio von rüten vnd wine vnd e*m*phang den damph in den hindersten vnde vsz dem crüde mache eyn plaster dar vber. Zü brengen eyner

11 scammonia *korrigiert aus*: scammonea Z || **18** saffe *danach gestrichen*: vnd ewenig wyns ist zü male güt Z || **21** der[2] *über der Zeile nachgetragen* Z || **22** czane *über der Zeile nachgetragen* Z; styele] *korrigiert aus*: style Z || **27** gemacht *danach gestrichen*: zü tynsamum daz da komet von kelden mache eyn decoctio von rüta in wine vnd do mit eyn plaster vff den büche gemacht Z || **28** emphang] anephang Z || **29** den *korrigiert aus*: dem Z

954 rubia: Färberröte, Krapp
955 ruta: Raute
956 piganum
957 cephalea: anhaltende Kopfschmerzen
958 Bad
959 Verlust der Sehkraft

fraüwen yr czijt vnd vszcziehen dye bürde vnd zü dryben daz kynt, doit[960] oder liebendig, gyb ym tryfframagna mit rüten saffe. Zü eym, der do züqwetzet oder gesclagen, rüte gewermet ane saff vnd dar off gelacht, ist sere güt. Zü den flyszenden auwen vnd zu dem dreck, der dar inne virbeckt, rute gepuluert vnd gemenget mit ruten saffe vnd honige vnd daz myt eyner baüm wollen off die aügen gelacht. Zu gyfft, daz ankommet stumplich[961] yn dem lybe, nym rüte vnd stoisz vnd gyb ym czü drincken yn warmen wine. Nota: Eyn mensche, daz vmb woil gewickelt were mit rüten vnd vor eym basilisco[962] gestanden, dotet den basiliscum.

Ros marinus romani[963] ist hytz[ig] vnd dürre. Daz crüt vnd auch dye blume geent alle in arczenie. Von der blümen ist gemacht eyn lat|twerge genant dyantüs[964]. Vnd [257vb] wehyschet in geberge neben dem mere vnd dar vmb ist er genant marinüs. Wan man heyschet ros marinüs, so prüffe, daz man meynet dye blüme. Yre dogent ist czü stercken, zü dryben, zü reynigen, czu mynnern vnd donne[965] czü machen. Zü syncopis vnd cordiaca passio dyantus ingegeben inne wine ist sere güt oder eyn decoctio gemacht myt flores[966] ros marini oder succi florum antos vnd succi pastinata vnd czücker vnde eyn syrop gemacht vnd dar vnder doe hercze beyn von dem hyrczen. Auch ez ist güt zü stercken dye hyrne. Decoctio florum antos gesotten in win ist sere güt. Zü der kelden des blates decoctio florum antos myt win vnd eyn gargarisimi gemacht ist sere güt. Czü dem kalden magen vnd czü boser dygestio gyb ym dyantüs oder decoctio antos in wine mit mastix. Zü wee des magen, daz do kommet von ventositates, vnd gederme gyb ym decoctio antos mit cimini zu drincken. Zu antrangoria[967] vnd dissoria antos blüte vnd bletter gesotten in wyne vnd eyn plaster | off [258ra] den büche gemacht. Zü brengen eyner fraüwen yr czijt vnd czü reynigen dye matrix vnd zu der dracht mache eyn bait von antos blümen vnd bletter.

2 tryfframagna *aus*: tryfframagana *korrigiert* Z || **4** *am Rand rot*: Auwen Z; inne *danach gestrichen*: fellet vnd Z || **4/5** rute – honige *am Rand nachgetragen* Z || **5** off *statt gestrichenem*: in Z || **7** wine *über der Zeile nachgetragen* Z || **10** arczenie *danach gestrichen*: von der blümen geent alle in arczenie von der blümen Z || **16** hercze] hyrcze Z; pulvis ossis de corde cervi Goehl (2015: 151) || **18** güt *danach gestrichen*: czu der Z

960 tot

961 stumpflich: plötzlich

962 basiliscus: Basilisk; sein Blick versteinert oder tötet, sein Atem ist tödlich giftig

963 ros marinus: Rosmarin

964 dianthos: Rosmarinblütenlatwerge

965 dünn

966 flos: Blüte, Blume; flores: getrocknete Blüten als Bestandteile von Drogen

967 stranguria

Rubus[968] ist hytzig vnd dürre. Vnd sint etliche, dye do sprechen, ez sy der büsche von hagedorn, da müleberen[969] off wassent. Constantinus sprychet, daz dye summitates[970] sint kalt vnd dürre. Zü den roden aüwen nym der czwyge vnd brenne zü eschen vnd dye esche menge myt eyer clare vnd ewenig saffran vnd lege off dye aüwen. Zü allem brant, füre oder waszer, nym lüter wayschs vnd zürlaisz myt rosen oley vnd dar vnder gemenget succi von summitate rübüs vnd lege off den brant. Darnach nym eyer smalcze vnd smere den brant. Vnd also macht man daz eyer smalcze: Nym vierczig oder fünffzig eyer vnd süt dye hart in waszer vnd nym die dotter vnd doe yn eyn panne vnd lasz off dem füre steen, mit daz ez smalcze gybt, vnd darnach syhe ez. Zü dissenteria succi rübüs mit gersten waszer gesotten vnd eyn crystere do von gemacht ist sere güt.

Scariola, stafisagria, splatum, stinatum, spiccanardi, sticadüs, scamonia, spica, sol-
[258rb] latri, sarpinum, semperuiua, | psilium, sülphrum, sangwinis draconis, senapi, squi-
nanti, sarkaküla, saterion, spodium, sponsa solis, storacum, stynckii, scordium,
saponi, spragus, sabina, saxifraga, sal comune, sal armoniack, sal gemme, sansibri-
um, saluia, scabiosa, sanisiones, serpentina, slimbücüs, sambüci, salix, scoraci,
sümack, sandali, sene, sarpillum.

Scariola[971] ist eyn crüt vnd ist aüch genant wilde latich vnd ist süre vnd bitter. Vnd ist kalt vnd dürre in dem ersten grade. Ez stercket den magen vnd offent virstoppenisse der lebbern. Vnd sin waszer gesotten yn czucker vnd woil geschümet ist sere güt vnd reyniget fule hümores vnd nymmet abe febris degelich[972]. Vnd were ez, daz dar vnder gemenget were fenchel waszer vnd oxizackra[973], hylffet czu male sere auch zü der gelwe sücht, zu dem mylcze vnd czu der lebbern. Eyn plaster ge-

---

7 vnd – smalcze[2] *am Rand nachgetragen* Z || **12** stafisagria *Korrekturen im Wort* Z || **13** *Am Rand von anderer Hand, untereinander, rot eingerahmt*: slehen saft, acacia, swertel, acoris, ireus Z; psilium p *nachgetragen* Z || **14** sarkaküla *korrigiert wohl aus*: sarkakeila Z; storacum *Korrektur am Ende des Wortes* Z; stynckii *korrigiert aus*: styncken Z; scordium *korrigiert aus*: scoradium Z || **15** armoniack *korrigiert aus*: armoniacke Z || **16** slimbücüs *Korrekturen im Wort, der Anfang unklar* Z || **17** sümack *korrigiert aus*: sümacke Z || **20** woil *korrigiert aus*: woll *oder umgekehrt* Z || **22** oxizackra *korrigiert aus*: oxizuckra Z

---

968 rubus: Brombeer- und Himbeerstrauch; Brombeere, Himbeere

969 Maulbeeren

970 summitas: Gipfel, Spitze einer Pflanze

971 scariola: Wilder Lattich, Endivie

972 tägliches [Wechsel]fieber: (febris) cotidiana (lat.)

973 oxyzaccara/oxysacra: sauer Sirup, Sauerzucker; aus Granatapfel, Zucker und Essig gekochter Sirup nach der Vorschrift des *Antidotarium Nicolai*

macht von schariola nymmet abe hytze der lebbern vnd des magen. Gemenget gersten mele | myt scariola saff nymmet abe hytzige postemen vnd heylet arteticam[974]. [258va]

Stafisagria[975] ist hytzig vnd dürre in dem drytten grade vnd ist scharff. Geküwet myt ewenig mastix oder wyrauch ryniget grob hümores von dem heübt vnd swerekeyt der schemede lycht ez. Gesotten yn eszig heylet dye hüt von den glorien vnd yr dolores. Satfisagra gemenget myt attriment[976] heylet rüde vnd reyniget daz heubt von den lusen.

Splatum lazüri[977] ist eyn gummi vnd wirt fünden inne dem gebirge. Vnd vor czijten dye alten smerten dye dode korper do myt, off daz sye nyt fületen[978] vnd auch keyn worme an sye qweme. Vnd ist hytczig vnd dürre in dem drytten grade. Vnd ist güt vor alle brüche vnd glydder, dye virrencket vsz yrer stat sint, vnd czu allen kelden des geeders vnd aüch zü heübt brüche vnd aller gelydder vnd vszlauffe des blütes, daz von brüche kommet, reyniget ez, oder von welcher sache daz | bluyt [258vb] vszgeet. Werez, daz eyner drüncke splatum mit terre sygillate, styllet daz bluyt. Vnd wirt ez gelacht yn eyn dincke, daz do nysen macht. Gemenget myt ewenig oleum sambüci, heylet wee des heübts, daz do kommet von kelden.

Sciüstum[979] ist eyn salbe, dye do gemacht wirt von gebrantem blye. Sye reyniget vnd derret alle alt schaden vnd machet heyder vnd lüter daz angesicht. Vnde geyle[980] fleysch, daz yn dem schaden wehischet, virdrybet ez vnd bosen schaden, die vnheylsam sint, behüt ez, daz sie nyt sich mere[n].

Spicanardi[981] ist hytzig in dem ersten grade vnd dürre yn dem andern grade. Ez stercket den magen vnd die lebber vnd nymmet abe yr dolores. Gesotten in wyszen win, reyniget dye blase vnd die nyeren von allem bosem vnd erwecket fraüwen harn vnd sychtage. Vnd dye gelesücht, dye ankomment colera halben, vnd die flecma, die do komment von dem heübt zü dem magen, doet ez abe. Auch wee des magen vnd

---

2 arteticam *korrigiert aus*: artaticam Z || **3** Stafisagria *korrigiert aus*: Satfisagria Z || **13** daz[2]] *danach nicht gestrichen*: daz Z – *von den Editoren getilgt*

---

974 arthritis

975 staphis agria/stafis agria: Läusekraut, Scharfer Rittersporn

976 atramentum

977 Es ist nicht klar, welcher Harz/Gummi gemeint ist; vielleicht asphaltum (?): eine Art eines schwarzen, trockenen und brüchigen Erdharzes, welches im Deutschen unter dem Nahmen Judenpech am bekanntesten ist (vgl. Adelung)

978 vûlen: faulen, verwesen

979 Salbe aus gebranntem Blei, es handelt sich also um kein Simplizium; gebranntes Blei wurde *plumbum ustum*, auch *cinis plumbi* genannt

980 geil: wild (wildes Fleisch einer Wunde)

981 spica nardi: (Indische) Narde, Nardenähre, auch Speik genannt

[259ra] ventositates heylet ez. Vnd eyn frauwe, dye yr czijt vberich hayt, spicanardi ge|sotten in waszer vnd sie dar yn geseszen, ist sere güt. Aüch hytzige geswilst vnd postemen in dem magen vnd matrix nymmet ez abe. Sin raüche offent virstoppenisse matricis vnd erwecket fraüwen sychtage. Gedrüncken yn kaldem waszer nymmet abe vomitus vnd hytzet daz hercze. Gedruncken myt waszer vnd honig meret dye lüste zu eszen vnd styrcket sye. Gedruncken mit wyne hylffet sere. Zü byszen von scorpio vnd sclangen vnd wan eym dye auwen *wee* dünt von virsalczen flecma, spicanardi gelacht off eyn plaster off dye auwen, heylet sye vnd stercket sye die aügbran.

Stycadüs arabici[982] ist hytzig vnd dürre in dem ersten grade. Vnd offent vnd machet dünne vnd erwitert vnd reyniget alle gederme vnd gelydder inwendig, stercket ez. Aüch reyniget ysz dye brüste vnd dye lünge.

Scamonea[983] ist hytzig vnd dürre in dem drytten grade. Coleram rubeam reyniget
[259rb] yz, aber vorware, sye schediget dye lebber vnd den magen vnd brenget lüste zü | der spysen vnd dolores vnd vomitüs düt ez abe. Vnd dar vmb hant dye alten geheyszen, scomo[nea] zü mengen mit enisz oder mandel oley oder daz man sye brate in eyner qwetem[984]. Vnd sal man nyt cleyne stoszen dar vmb, daz sie nyt behencke in dem magen. Gestoyszen vnd gemenget myt eszig vnd do myt dye rüde[985] gesmeret vnd flecken vnder den auwen heylet sie. Aber vorware, wer sich des gewenet, daz nymmet bose alter.

Spica[986] ist hytzig in dem ersten grade vnd dürre in dem andern grade. Vnd sint czweyerley, spycanardi vnd spicesaltica[987]. Vnd sint etlyche, dye do sprechen, daz spicenardi sy die blüme von eym baüm, vnd sint etliche, die do sprechen, daz man ez fynde neben der würczeln eyns baums. Vnd sal man erlyesen, die do woil smackent vnd ewenig bytter sint vnd sin farbe gele. Vnd wert czwenczig jare[988]. Sine dogent ist zu stercken vnd drybet syner bytterkeyt halben. Zü sincopis vnd cordiaca
[259va] passio mache | eyn decoctio myt spica vnd rosenwaszer vnd menge do myt den win oder mache dar vsz eyn syrop mit dem vorgeschriben vnd czucker. Zü swacheyt der

---

1 ez *danach gestrichen*: abe Z || **7** wee] wie Z || **9** Stycadüs *korrigiert aus*: Scycadus Z || **10** dünne *danach gestrichen*: in dem ersten grade Z; erwitert *über gestrichenem*: erwicket Z || **12** Scamonea *korrigiert aus*: Scamonia *oder umgekehrt* Z || **15** scomonea *Rest des Wortes am Anfang der neuen Zeile vergessen* Z; oder[1] *korrigiert aus*: odel Z; brate *danach gestrichen*: sye Z || **16** nyt[2] *danach gestrichen*: hye Z

---

982 sticados arabicum: Schopflavendel

983 scammonia: Purgierwinde

984 quiten: Quitte, die Frucht des Quittenbaumes, welche einem Apfel gleicht

985 riude/rûde

986 spica: Ähre; hier als Bezeichnung für spica nardi und spica celtica

987 spica celtica: (Echter) Speik; Valeriana celtica

988 *decem annos* im lateinischen Text, vgl. Goehl (2015: 152)

hyrnen rauche spicanardi ist sere güt. Czu reüma, daz do kommet von kelten, spica puluer gesotten mit oley müscelini[989] oder bamoley vnd do mit gesmeret, ist güt. Aüch zü passio matricis daz vorgeschriben oley vnd pülüer gelacht off eyn baüm wolle vnd in die schemede gedan, ist güt. Vnd sint etliche, dye do sprechen, daz spica pülüer in rosen oley gelacht vnd also czwenczig dage laszen stene vnd darnach gesyegen. Daz selbe oley sal güt sin vor alle dye vorgeschriben bresten.

Sollatri[990], daz ist nachtschede, vnd ist kalt vnd dürre in dem andern grade. Vnd drybet ewenig hümores. Die bletter vnd die frucht geent alle in arczenie. Grüne ist sye güt, dürre ist sye nyt güt. Yre dogent ist zü külen. Zü hytze der lebbern vnd swylst des milczes vnd itricia[991] gyb ym sücci sollatri oder mache | eyn syrop myt succi [259vb] sollatri vnd fünff dragma reubarberberi vnd dar nach gib ym eyn purgacie mit succi sollatri. Zü postemen in der lebbern oder in dem gederme gyb sücci sollatri myt aqua ordei[992]. Zu hytze der lebbern eyn plaster gemacht myt sücci sollatri ist sere güt. Aüch czu podagra, daz do hytzig ist, [ist] gut eyn plaster gemacht do von. Zu postemen, die do hytzig sint in dem anefang, daz crüt sollatri ist güt dar off gelacht.

Sarpinum[993]. Do sint etliche, dye do sprechent, sargapinum ist hytzig vnd dürre in dem andern grade. Vnd ist eyn saffe von eym baüme, der do wehisschet gensit mers. Vnd wert zü male lange. Syne dogent ist zü vszczyehen, zu gyszen, zü scheyden. Zü vszlauffe der rauche von sarpinum gelacht off dye glüt myt geysze horn ist sere güt. Vnd ist aüch güt zu lyttargi[994] vnd nyesen czü machen. Dry scroppel sarpinum ingegeben den, dye asma habent von kelten, ist zü male güt. Oder nym encian vnd syede myt gersten [waszer] vnd czuerlaisz die sarpine yn daz selbe waszer, daz ist | sere güt. Eyn raüche gemacht myt serapini oder positoria, dye sint sere güt. Zü [260ra] alle passio matricis, zü hertekeyt des mylczes eyn salbe gemacht myt serapini vnd also macht man sye: Nym serapini vnd lege in eszig vnd oley vber nacht vnd syede vnd syhe darnach vnd myt ewenig was mache eyn salbe oder eyn plaster vnd lege ysz off daz mylcze.

2 oder bamoley *über der Zeile nachgetragen* Z || **3** vnd *danach gestrichen*: oley Z || **6** dye] *danach nicht gestrichen*: bresten Z – *von den Editoren getilgt* || **11/12** vnd[2] – sollatri[1] *über der Spalte nachgetragen* Z || **19** von *über der Zeile nachgetragen* Z || **20** güt[2] *danach gestrichen*: vnd Z; nyesen *danach gestrichen*: vnd nyesen Z

989 Moschusöl

990 solanum/solatrum: Nachtschatten

991 icteritia

992 Gerstenwasser

993 serapinum: Serapin-Gummi, Gummi-Harz von Ferula persica Willd. (eine Steckenkrautart)

994 lethargia

Semperviua[995] ist kalt in dem vierden grade vnd dürre in dem andern grade. Sin dogent ist czu ko̊len. Zü laxeren yz ist sere gut. Zü der hytze der lebbern vnd hytzig postemen in dem anefang oder zu brande von warmen waszer nym hüszwürcze saffe vnd rosen oley vnd was vnd mache eyn salbe dar vsz. Vnd smere den brant nach den ersten dry dagen, want dye ding sint hytzig vnde mochte kommen zü postemen, vnd dar vmb müsz man beyden[996] dry dage, off daz dye brünst von dem fure vszgee. Zü dem blude, daz vsz der nasen geet den jüngen luden in dem sommer, nym semperviuum saff vnd mache eyn plaster myt rosen waszer vnd lege ez off dye tympora vnd off dye lebber. |

[260rb] **S**ylium montanum[997] ist hytzig vnd dürre in dem andern grade. Vnd ist der same von eym crüt. Vnd weret dry jare. Syne dogent ist zü gyszen, zu dryben. Zü asma, daz do kommet von kelten, sili montani in decoctio vini mit fygen ist sere güt oder gyb succi sili montani in fygen gebraten, ist sere gut. Czü geswilste der mylcze, lebbern, nyeren, blasen, antrangoria vnd dyssoria gyb silium montanum in decoctio vini. Der raüche von dem crüte myt wine brenget eyner frauwen yr czijt. Aüch eyn plaster gemacht myt silium montanum crut ist sere güt zü antrangoria vnd dissoria.

Sulphri[998] ist swebel vnd ist hytzig vnd dürre in dem drytten grade. Vnd von vberger hytze, die ez hait, wirt ez smelczen. Vnd steet als roren. Vnd ist czweyerlery, sulfür viuü[m][999] vnd sulphor als czappen. Dye sal man lesen, des farbe grüene ist, der wisz vnd swarcze ist nyt wert yn arczenie. Sin dogent ist zü vszczehen, zu zürgeen, zu zürlaiszen. Zü altem asma, daz do kommet von hümores fyscosis[1000], mache
[260va] ym vor eyn salbe, die do weichet, vnd darnach gyb ym dry scroppel sülphry | in eyme weychen eye vnd dar nach mach ym eyn raüche mit sulpfri in den mont. Auch saltü gewarnet sin, daz dü des nyt does zü asma, daz do dürre ist. Zü paralisis, artatica, podagra, applimancia oley cynoni vnd wasze vnd puluis sülphri vnd püluis alliborum album[1001] vnd dar vsz eyn salbe gemacht. Vnd die selbe salbe ist aüch güt vor bosen grynt. Zü applimancia sal man ym mit der vorgenanten salben smeren den

1 kalt *danach gestrichen*: vnd dürre Z || **7** dem^1 *danach gestrichen*: füre Z || **8** saff *über der Zeile nachgetragen* Z || **13** fygen *danach gestrichen*: gef Z || **16** crut *über der Zeile nachgetragen* Z || **20** der *korrigiert aus*: oder Z

995 semperviva (herba): Hauswurz
996 beiten: warten
997 siler montanum: Berg-Laserkraut, Bergkümmel
998 sulphur: Schwefel
999 sulphur vivum: aus natürlichen Vorkommen ohne Präparation gewonnener Schwefel, gediegener Schwefel
1000 viscosus
1001 elleborum album: Weiße Nieswurz

rück grait. Natürliche beder sint auch sere güt, vmbe daz sie swebel hant. Zü bosem grinde virwircke püluis sulphri mit eszig vnd nosz oley[1002], daz hylffet zü male sere.

Sanguinis draconis[1003] ist hytzig vnd dürre in dem drytten grade. Vnd sint etliche, dye do sprechent, yz sy eyn saffe von eym crute, vnd daz ist nyt ware, dan yz ist eyn gummi von eym baüm, der do wehysschet in dem lande India vnd ist gliche als blüt. Vnd weret czwenczig jare. Vnd sine dogent ist zü styllen. Zu blute der nasen sanguis draconis pulüer vnd dar vsz eyn plaster ge|macht mit rosen waszer vnd eyer [260vb] clare vnd gelacht off dye styrne, ist sere güt. Auch daz selbe ist güt gelacht off eyn ader, dye do virhaüwen ist. Zü eym, der do bluyt vsz dem monde spyhet, pylloles gemacht myt sanguis draconis pulüer vnd gummi arabici pulüer vnd gummi dragagant pulüer vnd gemacht pylloles myt gersten waszer vnd virsclonden[1004] myt wegerich saffe ist zü male güt zu dem bresten. Zu dyssenteria nym wegerich saffe [vnd gersten waßer], vnd daz ist sere güt, vnd mache eyn crystere myt sanguinis draconis püluer, ist sere güt. Aüch eyn plaster gemacht myt sanguinis draconis püluer vnd eyer clare vnd ewenig eszyges vnd gelacht off dye nyeren ist auch gut. Positoria gemacht myt sanguinis draconis puluer vnd eyer clare vnd wegerich saffe ist güt zü eyner fraüwen, dye yr czijt vberrich hait.

Senapi[1005], daz ist senffe, vnd ist hytzig vnd dürre in dem mittel des vierden grades. Der same ist güt vnd nyt daz crüt. Vnd weret funff jare. Vnd wann man fraget nach senape, so meynet man den samen. Sin dogent ist zü vsz|czijhen, zu zurlay- [261ra] szen, zu zürgeeen. Zü paralisis der czüngen küwe[1006] synape vnd lege vnder dye czunge. Zu paralisis der gelyder nym senff samen vnd syede myt gudem win vnd lege yn eyn seckelin vnd lege ez als warm, als er yz lyden mag, off den bresten. Yn anefang des brestens senff in dye nase locher gelacht machet nyesen vnde reyniget dye hyrne. Decoctio senapi in wine vnd dürren fygen hylffet zü male sere. Zü asma, daz do kommet von hümores fyscosis, zü geswylst der mylcze vnd der lebbern vnd czu kaldem flecma syede synapi samen myt fenchel würczel vnd menge dar vnder

1 hant *danach nicht gestrichen*: hant Z || **3** Sanguinis] []Agwiniß E || **4** ware *danach gestrichen*: want yz ist nyt ware Z; yz[2] *danach gestrichen*: nyt Z || **5** India] Indea E || **7** sanguis] sagwis E || **8** güt[1]] guit dar zu E || **10** sanguis] sagwis E; gummi[1] – gummi[2]] *nicht in* E || **11** pulüer] gummi E || **12** Zu *über der Zeile nachgetragen* Z; dyssenteria] dissenteria E || **12/13** vnd – waßer E || **13** vnd daz ist sere güt] *nicht in* E; sanguinis draconis] drachen bluid E || **14** püluer[1]] *nicht in* E; sanguinis] saguis E || **15** ewenig] modicum E; Positoria] Possitoria E || **16** sanguinis] saguinis E; vnd eyer clare] *nicht in* E || **18** Senapi] Sinapium E || **20** senape] sinapium E || **21** synape] sinape E || **23** bresten] magen ader bresten E || **25** senapi] sinapi E || **26** fyscosis] viscosis E || **27** syede] syeden Z, siede E; synapi] sinapi E

1002 Nussöl
1003 sanguinis draconis: Drachenblut; dunkelrotes (Gummi-)Harz von Dracaena spec.
1004 verslinden
1005 sinapi/sinapis: Senf
1006 kiuwen: kauen

honig vnd gyb ym zü eszen. Zu hertikeyt des mylczes senff crüt gesotten in win vnd eyn plaster dar vber gemacht, ist sere güt. Zü czijtigen vnd czu brechen eyn posteme senff crüt gesotten mit bergen[1007] smalcze ist zü male gut. Zu antrangoria vnd dyssoria senff crut gesotten myt wyne vnd oley vnd eyn plaster off dye nyeren vnd off den büche gemacht hylfft czü male sere.

Swimanti[1008], daz ist eyn stroe, daz die kamele eszent. Vnd ist hytzig vnd dürre [261rb] in dem drytten grade. Vnd ist | fünden in Arabia vnd Affrica. Vnd weret czehen jare. Sine dogent ist czü fegen die flecma. Vnd wirt nyt gebrücht sunderliche, dann myt polipodii oder myt colocontindi[1009]. Dyascorides sprychet, daz asquinanti, gesotten vnd gelacht als eyn plaster off dye schemede, reyniget matricem. Auch ist ez güt zü antrangoria vnd dissoria.

Sarkakolla[1010] ist eyn gummi vnd ist hytzig vnd dürre in dem drytten grade. Vnd wehyschet gynsit mers. Sine dogent ist czü styllen. Zü bluyt der nasen daz pülüer virwircket in rosen waszer vnd yn die nase gedan, styllet daz bluyt. Auch daz selbe nymmet abe die flecken yn den aügen vnd lütert sie. Sarkacolla püluer gelacht in wonden, heylet zü male sere. Czu tynsamon der raüche von sarckacolla ist dar vor [guit].

Saterion[1011] ist eyn crüt hytzig vnd füicht. Sin dogent ist vszczüczehen vnd czü erwecken nature vnd ist gut zü dem hüsten. Vnd ist genant fůsse hoden[1012]. Sateryon [261va] conficeret myt honige, dattilis, | pestucas hylffet zü male sere zü der mynnen vnd czü artatica[1013].

---

1 eszen] drincken ader zu esßen E || **4** dyssoria] dissoria E || **6** Swimanti] Samna [?] E || **8** czü *danach gestrichen*: fegegen Z || **9** colocontindi] colocondindi E; Dyascorides] Discorides E; asquinanti] aquinnanti E || **12** Sarkakolla] *korrigiert aus*: Sarkakilla Z, Sarcacolla E; drytten] iiii E; in medio quarti gradus Goehl (2015: 159) || **14** bluyt] *nicht in* E || **15** Sarkacolla] *korrigiert aus*: sarkacilla Z, sarcacolla E || **16** tynsamon] tinsamon E; sarckacolla] sarcacola E || **18** Saterion] Staterion E || **19** Sateryon] Saterion E || **20** dattilis *danach* pes *nicht gestrichen, jedoch auf der folgenden Seite das ganze Wort, deshalb hier von den Editoren getilgt* Z || **21** artatica] arthatica E

1007 bergîn: vom Barchschwein, vom männlichen Schwein
1008 schoinuanthos/squinanthus: Kamelgras, Kamelheu
1009 colocynthis
1010 sarcocolla: persisches Gummi, Sarkokoll-Harz
1011 satyrion: Knabenkraut, Stendelwurz, Hundshödlein
1012 Fuchshoden
1013 arthritis

Spodium[1014] ist kalt inne dem drytten grade vnd dürre in dem vierden grade. Vnd ist helffen[1015] beyn gebrant. Vnd pleget man myt andern gebranten beyne[n] daz zü felschen vnd daz wirt als wijsz als daz helffenbeyn. Vnd leget man spodium inne syrop czü külen. Spodium pulüer myt wegerich saffe ist sere güt zu dissenteria vnd czü emopothoicam passionem[1016]. Zü dem blüde der nasen spodium pülüer gelachte in die naselocher ist sere güt.

Sponsa solis[1017] ist cycoria vnd ist auch genant sonnen werbel. Vnd ist eyn crüt, des blüme sich allewege keret zü der sonnen. Vnd ist kalt vnd füchte yn dem andern grade. Czu gyfft ysz des crutes. Vnd daz crüt gelacht off wonden ist sere güt. Zü geswilste der longen vnd der lebbern sponsa solis saff gelacht dar vber ist sere güt.

Storacium[1018] daz ist wilde ko̊le. Vnd ist kalt vnd dürre in dem andern grade. Daz obysz, die bletter, der | same geent alle in arczenie. In salben geent dye bletter. Zu [261vb] paralisis der czungen leget man den samen. Zü lyttargi[1019] daz pülüer von den kolen samen gelacht in die nase, machet nyesen vnd dar nach rybe ym daz genick myt decoctio rode kole. Eyn plaster gemacht mit [rode] kole bletter gesotten inne wine vnd off den büche gelacht, drybet sere harn.

Stynckii[1020] ist eyn fysche, der do wehyschet in bornen. Vnde ist hytzig vnd dürre in dem drytten grade. Gesalczen weret czwenczig jare[1021]. Sine dogent ist, lüste zü brengen zü der mynnen. Daz pulüer wirt gelacht yn dyasaterion[1022] vnd stercket sere dye mynne.

---

2 beynen] beinen E; daz] *danach*: vnd daz, *nicht in* E – *von den Editoren getilgt* || **4** zu dissenteria *am Rand nachgetragen* Z || **7** werbel] r *als Korrektur* Z, wirbel E || **11** Storacium] Storatium E || **12** same *davor am Anfang der Spalte gestrichen*: same geent alle yn arczenie in salben geent die bletter der; *über der Spalte nachgetragen und gestrichen*: zu paralisis der zungen Z || **13** lyttargi] littargi E || **15** Eyn – kole[2] *am Rand nachgetragen* Z; rode[2] E || **17** Stynckii] *korrigiert aus*: Styncka Z, Stinckii E || **19** dyasaterion] diasatherion E

1014 spodium: gebranntes Elfenbein, gebrannte Elefantenzähne
1015 elephantus/elefant: Elefant
1016 haemoptoica passio
1017 sponsa solis: hier als Wegwarte, Zichorie, Sonnenwerbel gedeutet
1018 strutium: hier als Wildkohl gedeutet
1019 lethargia
1020 stincus: Apothekerskinke? Grottenolmen bei Goehl (2015: 378)
1021 *per bienium* im lateinischen Text, vgl. Goehl (2015: 161)
1022 diasatyrion: Knabenkrautlatwerge

Scoradium[1023] ist wilde knobeläuch. Vnd ist hytzig vnd dürre in dem drytten grade. Dye blüme geet in arczenie. Decoctio myt wyne scoradium reyniget daz hercze von flecma. Zü wee des magen vnd gederme ventositates halben vnd geswilst des mylczes vnd der lebbern vnd antrangoria vnd dyssoria dye decoctio ist sere güt.

[262ra] **S**aponi[1024] ist seüffe vnd ist hytzig vnd dürre. Vnd ist dryerley: | sarracenica vnd francia vnd judaica. Vnd die eyn ist dar vmbe genant judaica, daz die Judden syeden myt farben. Vnd die francia[1025] ist gliche als die sarracenica vnde die selbe geyt in arczenie. Zü dotem fleysche ist seüffe sere gut. Zü rüden vnd jücken eyn salbe gemacht [mit] weycher seüffen vnd appriment[1026] hylffet zu male sere.

Spragüs[1027] ist eyn crüt hytzig vnd dürre. Der same vnd dye würczel gee[n]t in arczenie. Czü swylst des mylczes vnd der lebbern esze des crütes vnd des samens, daz hylffet czu male sere.

Sabina[1028] ist hytzig vnd dürre yn dem drytten grade. Dye bletter geent in arczenie. Die decoctio sabina in wine ist sere güt zü dem wee des magen vnd des gedermes vnde czu brengen eyner fraüwen yre czijt vnd sychtage vnd drybent eyn doit kint, ist sere güt, als wir vor gesaget hane. Zü tynsamon von kelden mache eyn decoctio mit sabina vnd wine vnd eszig vnd inphang den raüch.

Saxifraga[1029] ist hytzig vnd dürre in dem drytten grade. Vnd ist also genant, vmb daz ez brychet den steyn. Decoctio saxi fraga yn win ist sere güt zu antrangoria vnd
[262rb] dyssoria vnd zü allem bresten | des steyns. Auch czu allem bresten des steyns saxifraga puluer ingegeben yn eym weychen eye ist sere güt.

Sal commüne[1030] ist hytzig vnd dürre. Zü vomitüs nym salcze vnd oley vnd eszig vnd myt eyner feddern lege ez yn dye gürgel, so wirt *er* sich oben brechen. Zu laxeren

---

2 blüme geet] blumen ghint E || **3** von] vnd E || **4** dyssoria] dissoria E || **5** Saponi] Sapoani E || **6/7** syeden myt farben] syde mit varbent E; sericum lavant Goehl (2015:161) || **9** mit E; weycher] recht E || **10** geent] gheent E || **15** czijt vnd] *nicht in* E || **16** tynsamon] tinsamon E || **20** dyssoria] dissoria E || **23** er] ez Z, er E

1023 scordion/scordeon: Wilder Knoblauch; wahrscheinlich Lachenknoblauch (Teucrion scordium, L.) gemeint, vgl. Georges und Marzell (1979/2000, Bd. IV: 673); als Wilder Knoblauch wird auch Allium ursinum L., Bären-Lauch bezeichnet

1024 sapo: Seife

1025 im lateinischen Text: *gallicus* (vgl. Goehl 2015: 161)

1026 auripigmentum

1027 asparagus/sparagus: Spargel

1028 sabina/savina: Sadebaum, vgl. Marzell (1972/2000, Bd. II: 1094)

1029 saxifraga (herba): Steinbrech

1030 sal communis/commune: Kochsalz, Speisesalz

nym salcze dunne vnd kleyn vnd brenne ez off eym füre in eyner pannen vnd setze dar off daz mensche, so wirt yz zü stule geen. Positoria gemacht myt salcze vnd honig sint sere güt aüch [zu] stule zü geen. Von dem salcze machent die golt smyde eyn confectio[1031] myt swebel pülüer vnd wasczer, wan eyn golt wisz worden ist, so brenget ez ym sin farbe wieder. Vnd lege[n]t dye confectio in eyn eye vnd werme[n]t daz vnd dünt alsdann daz golt dar yn, so kommet ez wieder an sine varbe. Myt salcze machstü scherffen dyalogodium[1032] glicherwijsz, als man düt myt schomonia[1033] oder gyra pygra[1034].

Sal armoniacis[1035] ist hytzig vnd dürre inne dem vierden grade. Vnde wirt fünden in Armenien. Vnd sint etliche, dye do sprechent, man mache ez vom crüte | vnd daz [262va] man ez mache von mystium. Zu den flecken vnder dem antlytze nym czwey deyl sal armoniacis vnd eyn drytteil campher vnd lege ez yn waszer vnd laisz also stene dry dage oder vier vnd smere daz antlytze do myt. Püluis armoniacum verwirket myt oley sambuci vnd daz antlitze do myt gesmeret ist gut. Vor den selben bresten sal armoniacum pulüer gemenget vnder seüffe ist güt vor rüden vnd gücken. Zu morfiam[1036] zum ersten sal man picken myt eyner fletüm vnd darnach ryben myt sal armoniacum, ist güt.

Sal gemme[1037] ist hytzig vnd dürre vnd ist eyn ader von der erden, luter vnd reyne, glycher wijsz als eyn edelsteyn. Sin dogent ist glichs als sal armoniacum.

Sansibrium[1038] ist hytzig vnd dürre yn dem andern grade. Vnd sint czweyerley species, dye eyne ist wilde, dye ander czame. Vnd wan man brüchet des crutes alleyne, so salt dü brüchen der czamen, vnd wann man brüchet die wilde, so sal man dar vnder mengen calamentum. Sine | dogent ist zu dryben, zu zürlayszen, zü zür- [262vb]

---

1 kleyn] clyen E || **2** Positoria] Possitoria E || **3** zu E || **5** legent E; werment E || **7** dyalogodium] dialogodium E; schomonia] aschomonia E || **8** gyra pygra] gira pigra E || **10** Armenien] Armonien E || **11** mystium] mistium E || **12** armoniacis] armoniack E; campher] kamphar E || **13** dage *danach gestrichen*: vnd dry nacht Z; armoniacum] armoniacis E || **14/15** armoniacum] armoniacis E || **16** fletüm] flitum E || **16/17** armoniacum] armoniacis E || **19** armoniacum] armoniacis E || **22** brüchen – man[2]] *nicht in* E

1031 confectio: Mischung, Anfertigung

1032 dialogodion

1033 scammonia

1034 hiera picra

1035 sal armoniacum: Salmiak, Sandsalz

1036 morphea

1037 sal gemmae/sal gemma: Steinsalz, Kristallsalz

1038 sisymbrium: als sisymbrium werden verschiedene Minze-Arten bezeichnet (vgl. Marzell 1977/2000, Bd. III: 136, 139, 150, 155); Bachminze, Hausminze bei Goehl (2015: 381); eine wohlriechende, der Venus geweihte Pflanze, nach einigen der Quendel, nach anderen Kresse geen. Zu allem bresten des magens mache mele vszer dyssem crüte vnd syede in waszer vnd gyb ym czu drincken. Zü reüma dye bletter gelacht yn eyn seckelin vnd gewermet ane saffe vnd off daz heübt gelacht, ist sere güt. Decoctio sansibrium in wine ist güt zu wee des magen vnd verstoppenisse mylcze vnd lebbern vnd offent die rüre von dem harn vnd drybet yn. Zü antrangoria vnd dyssoria vnd czu wee des magen von kelten eyn plaster von dissem crüte ist sere güt. Eyner fraüwen yr czijt czü brengen vnd czü reynigen dye matrix vnd czü drachte[1039] mache yr eyn bayt myt dyssem crüte.

Saluia[1040] ist hytzig in dem ersten grade vnd dürre in dem andern grade. Die bletter geent yn arczenie. Vnd weret eyn jare. Vnd sint czweyerley, wilde vnd czame. Vnd wan man fraget nach saluia, so meynet man dye czame. Yre dogent ist zü dryben vnd czu stercken. Decoctio saluia yn wine ist güt zü applimancia vnd paralisis vnd daz als eyn plaster gelacht off die dolores. Decoctio aque saluia, do mit fraüwen |
[263ra] schemede gewessen, reyniget die matrix.

Scabiosa[1041] ist hytzig vnd dürre in dem andern grade. Grüne ist ez güt, vnd dürre ist ez nyt wert. Scabiosa saffe mit eszig vnd oley gemenget ist güt czü dem bosen grinde. Eyn bait gemacht mit decoctio scabiosa ist gut zü stercken dye hare, dye do fallent. Daz saffe oder decoctio von scabiosa mit tacis barbatis[1042] ist sere güt zü den wormen. Zü corlumpta[1043], vnd daz ist eyn wee in dem heubt, mache von scabiose crute eyn plaster oder entphang den rauche.

Sanisiones[1044], daz ist crasz[1045], vnd ist hytzig vnd dürre in dem andern grade. Vnd ist auch genant nasticoraci[1046]. Vnd drybet zü antrangoria vnd dyssoria vnd illica passio, decoctio in wine oder eyn plaster off dye nyeren vnd den büche gelacht. Vnd crasz in aller spysen geszen ist czü male güt.

---

1 syede] syeden Z, side E || **5** antrangoria] antragoria E; dyssoria] dissoria E || **7** matrix] moder E || **9** hytzig *danach gestrichen*: vnd dürre Z || **12** applimancia] aplimancia E || **15** Scabiosa] *keine Initiale, kein Absatz Z, Majuskel, neue Zeile* E || **16** saffe *über der Zeile nachgetragen* Z || **18** tacis barbatis] tacus barbatus E || **19** scabiose] scabiosa E || **21** crasz] craße E || **22** dyssoria] dissoria E || **23** in wine] in vinum E; gelacht *über der Zeile nachgetragen* Z

1039 traht: Schwangerschaft

1040 salvia: Salbei

1041 scabiosa: Skabiose, Grindkraut, Krätzkraut

1042 thapsus barbatus

1043 im lateinischen Text: *Contra condilomata, que etiam anctrici dicuntur, fiat emplastrum…* (vgl. Ventura 2010: 740); die Indikation stimmt bei dem Juden von Salins nicht: als *condylomata* werden syphilitische Feigwarzen bezeichnet

1044 senecio: Kreuzkraut, Greiskrau

1045 Kresse

1046 nasturtium; gemeint ist wahrscheinlich nasturtium aquaticum

Serpentina[1047] daz ist nater würcze. Die würczel cleyne gesnytten weret czwey jare. Vnd ist hytzig vnd dürre. Czü flecken vnder dem antlytze puluis serpentine virwircket mit rosen waszer vnd hünre smalcze vnd do myt daz antlycze gesmeret, daz ist wonderlichen sere güt | vnd machet wysz antlytze. Serpentina pülüer virwircket [263rb] myt seüffen vnd gelacht off eyn fystel loche doet sye off vnd czüget eyter vnd beyne vsz. Daz pülüer virwirket myt lebendig kalcke ist sere güt czü kancker also, daz des pülüers czwey deyl sy vnd des kalcks eyn deyl. Serpentina saff gemenget myt oley m*usz*lini vnd gelach[t] in die oren, stercket daz horen, daz virlorn ist von hümores kelden halben. Daz puluer von dem samen ist sere güt czu den aügen. Daz crüt gesotten vnd eyn plaster gemacht off dye amorides[1048] drückt vnd stercket czu male sere. Auch hait dysz crüt eyn wonderlyche dogent, wer ez by ym hait, dem kan keyn sclange geschaden.

Sambücus[1049] ist holder. Vnd ist hytzig vnd dürre in dem andern grade. Die scheloten, die bletter, die b*l*üte geent alle in arczenie. Sine dogent ist zu dryben, zü vszczehen, zu fegen die flecma. Zu cottidiana, dy do kommet nach pürgacien, gyb decoctio wyns | von der myttel schelen des holders oder nym holder würczel vnd [263va] syede, mit daz die weyche werden, vnd dar vnder menge honig. Vnde von der decoctio gyb ym czu drincken. Holder saff gemenget mit honige dodet den worme. Czu virstoppenisse der lebbern vnd des mylczes oley gesotten myt holder schelen vnd off daz wee gelacht ist sere güt. Zu geswilst der beyne vnd der füsze nym holder bleder vnd syede myt oley vnd salcze waszer vnd do myt wasche dye beyne vnd die fusze vnd myt den blettern mache eyn plaster dar off. Zü flecma nym holder, der schelen vnd der blümen, vnde virwircke mit esula pülüer vnd neszeln samen vnd mastix vnd do von mache eyn decoctio vnd yn dye cültüre lege czücker vnd mache eyn syrop dar vsz. Eyn bait gemacht mit wyne vnd mit holder bletter[n] vnd der druben ist sere güt zü leprosis, die do komm*et* von flecma.

Sambüci ist atich[1050] vnd wehyschet by den czünen vnd yn wingarten. Vnd ist hytzig in dem andern grade vnd dürre in dem ersten grade. Sye lütert | den magen [263vb] vnd erwecket vomitüs. Vnd eyn plaster gemacht von atich heylet dye swylst der brüste. Eyn oley ist gemacht von atich vnd ist genant sambucilium vnd daz selbe

---

1 gesnytten] gesoten E; incidatur Goehl (2015: 164) || **5** fystel] vistel E || **7** sy] *korrigiert aus*: sin Z, sin E || **8** muszlini] mascülini Z, mußlini E; gelacht E || **11** hait² *danach ein unleserliches Wort gestrichen* Z || **14** blüte] bütte Z, huit E; flores Goehl (2015: 155) || **16** myttel *danach gestrichen*: der Z || **17** menge honig] menge modicum honges E || **24** cültüre] colature E || **25** blettern E || **26** kommet] komment Z, kompt E || **30** selbe *danach gestrichen*: kleyne heylet daz Z

1047 serpentaria: Schlangenknöterich, Schlangenkraut, Schlangenwurzel
1048 haemorrhoides
1049 sambucus: Holunder(baum), Holder
1050 atich: Attich, Zwergholunder, Wilder Flieder

oley heilet alle cleyne schaden vnd allen bosen grint des heubts vnd alle dolores der oren nympt ez abe vnd auch die würme. Zu hümores, die do komment von flecma oder von melancolia, reyniget ez.

Salix[1051] ist wisz wyde. Dye bletter, die blüme vnd schelen geent alle yn arczenie. Vnd ist kalt yn dem andern grade vnd durre in dem drytten grade. Yr dogent ist zü dryben, zu hefften, zü styllen. Zü febres tryplata[1052] daz saff von den blümen der wyden ist sere güt. Czu wethum des gedermis vnd dissenteria daz puluer gebrant von der schelen ist sere gut, ym czu drincken gegeben. Daz vorgeschriben pülüer hefftet dye wonden, die do schrindent[1053]. Aüch daz pülüer ingegeben czü drincken vnd gelacht mit eszig off eyn warcze, verdribt sie. Aüch dye czwyge mit bleter[n] vnd blümen vmb eyn bette gelacht virdrybet die febres accütas.

[264ra] **S**cilas[1054] sint hytzig vnd dürre in dem andern | grade. Vnd sint als czwebeln gemacht vnd sint auch genant mere czwebeln. Die bletter geent in arczenie me dan die würczel. Yre dogent ist czu dryben. Vnd sint güt zü allen digestio, zü virstoppenisse der lebbern vnd des mylczes vnd colica passio. Als Ysaac[1055] gesprochen hait in lybro Dietas[1056], zu allen den vorgeschriben bresten nym scilas marini vnd snyde sye mytten vnd wirff her vsz daz hercze, daz ist gyfftig, und aüch die obersten schelen. Vnd daz hercze wirfft man eweg vmb sache, wan von vberger kelten, die sye hant, dodent sye den menschen. Vnd die obersten schelen vmb vberger hytcze willen, die sie hait, dodet sie den menschen. Nym scilas marini gereyniget vnd wickel sie in eyn deiche[1057] vnd backe in eym offen vnd darnach nym dye mere zwebel vnde lege in eszig vnd mache eyn decoctio. Vnd in dye decoctio lege honig, vnd daz ist genant oximel squiliticum. Vnd wiltü das oximel etwas stercker machen, dan also: So nym die scilas marini vnde lege in deyche, als vorgeschriben ist, vnd syede daz also roe in starckem eszig vnd doe dar czu honig. Vnd daz oximel ist güt zu allen den vorgeschriben bresten. Zü hertekeyt der lebbern nym scilas marini vnd brate in der glüt

1 heilet *am Rand nachgetragen* Z || **4** alle *über der Zeile nachgetragen* Z || **5** kalt] *nicht in* E || **7** wethum] ocorcio E || **10** verdribt sie *am Rand nachgetragen* Z; bletern E || **11** accütas *über gestrichenem*: engudas Z, acuta E || **12** Scilas] Scalas E; *am Rand rot*: Cilat Z || **16** scilas] cilas E || **17** obersten schelen] oberste schelate E || **19** obersten schelen] oberst schelate E || **20** scilas] cilas E; in *statt gestrichenem*: an Z || **21** deiche] *korrigiert aus*: düche Z, doch E; backe] kalke [?] E; zwebel] wurtzel E || **23** squiliticum – oximel[2] *am Rand nachgetragen* Z

1051 salix (alba): Weide, Weidenbaum; Silberweide

1052 dreitägiges Fieber?; im lateinischen Text: *Succus ex floribus expressus potui dato discrasia febrilem tollit*, (Ventura 2010: 744); Diskrasie: Ungleichgewicht der Körpersäfte

1053 schrinden: Kruste/Risse bekommen

1054 scilla: Meerzwiebel

1055 Isaak (ben Salomon) Israeli, lateinisch Isaac Judaeus (um 850 – um 930)

1056 gemeint ist Isaaks Buch über die Diäten *De diaetis universalibus et particularibus*

1057 Teig

vnd dar | vnder menge kommel püluer vnd lege off den bresten. Zü allen bresten der [264rb] kelten mache daz selbe plaster vnd lege ez dar vber. Zu artatica nym scilas marini vnd brockel kleyne vnd lege ez yn eszig vnd laisz do yn steen, myt daz ez fulet vnd stincket, vnd dar vnder menge succi scila vnd mache eyn plaster vnd lege off die artatica.

Storaci calmiti[1058] ist hytzig yn dem ersten grade vnd dürre in dem andern grade. Yre dogent ist vszzuczehen vnd czü he*ff*ten. Vnd sint dreyerley storaci calamita vnd sint also genant: Der erste troppe, der vsz dem baüm geet, der ist genant storaci calamiti, der ander troppe ist genant tynnama oder storaci rubea[1059], der dritte ist genant stora*ci* liquida. Vnd felschet man sye, vnd ich mag mich nyt bekommern czü sagen, wie man sye fålschet. Zü süffocacio matricis die decoctio vini storaci in die schemede gelacht ist sere güt. Zu dem blude, daz dürch den mont geet, mach pylloles von storaci vnd lege in den mont vnd laysz als lange lygen, mit daz die kelte in dem magen virgeet. Eyner frauwen czu brengen yre czijt der damphff von storaci nyedenwenig gemacht ist sere güt. Oder mache | positoria von storaci. Vnd oley [264va] müszlini[1060] gemacht vnd in die schemede gelacht ist auch güt. Zu tynsamon mache eyn damphff nyeden wenig mit storaci.

Svmack[1061] ist kalt yn dem ersten grade vnd dürre in dem drytten grade. Vnd ist eyn früicht von eym baüme. Sine dogent ist czu styllen. Zü dem blüde, daz vsz der nasen geet, mache eynen meyssel von holder marck vnd duncke daz in susze succi sanguinaria vnd wirff dar ober sümack vnd lege ez in die nase, so styllet ez. Zü ymotopoicam[1062] passio mache pylloles mit gummi dragaganti vnd mit puluis sümacke vnd virwircke mit rosen waszer vnd mache dar vsz pylloles vnd gyb ym gewonlichen. Zü dyssenteria gyb ym puluis sümacke yn decoctione regen waszer. Ist ez, daz daz wee obenwendig des nabels ist [vnd ist is, das das we ist niedenwendich des nabels], so mache ym eyn crystere myt decoctio gersten waszer vnd sümacke. Zü dem bodem darme, der vszgeet, mache positoria myt bolum armeni, mastici vnd sümacke vnd menge ez mit succi plantaginis.

1/2 Zü – vber] *nicht in* E || **2** artatica] arthatica E || **4** scila] scili E || **6** calmiti] calaniti E || **7** hefften] helffen Z, hefften E; calamita] calamiti E || **8** storaci *über der Zeile nachgetragen* Z || **9** tynnama] timiama E || **9/10** tynnama – genant *am Rand nachgetragen* Z || **9** oder *korrigiert aus*: vnd Z || **10** storaci] storalkyda Z, staraweyda E || **12** dürch] vß E || **15** positoria] possitoria E || **16** tynsamon] tinsamon E || **21** sanguinaria] sagwinaria E; sümack] sumak E || **21/22** ymotopoicam] ymopothoicam E || **22** sümacke] sumack E || **24** dyssenteria] dissenteria E; sümacke] sumack E || **25** vnd – nabels[2] E des[2] *über der Zeile nachgetragen* Z || **26** sümacke] sumack E || **27** sümacke] sumack E

1058 storax calamita: Storaxharz, Gummi-Harz vom Storaxbaum

1059 storax rubea: rötliche Sorte des halbfesten Harzes von Liquidambar orientalis Mill.

1060 Moschusöl

1061 sumac(h): Sumach, Gerberbaum

1062 haemoptoica passio

[264vb] **S**atercigia[1063] ist hytzig vnd dürre in dem drytten grade. Vnd ist genant tymbra[1064] vnd ist auch genant saboria. Mele gemenget mit tymbra vnd gesotten vnd gedrüncken stercket spiritus vitales[1065] vnd reyniget sie. Vnd gewonlichen gyb ym des pülüers in aller syner spyse.

Sandali[1066] ist kalt vnd dürre in dem andern grade. Vnd sint dryerley sandali: wijsz vnd royt vnd cytrine. Vnd ist eyn holcze, daz man nyt felschet. Die cytrine smacket basz dan die andern, vnd die rote wirket sterckelicher dann die andern. Zü der hytzen der lebbern nym sandali wijsz vnd roit vnd mache pülüer dar vsz vnd menge yn rosen waszer vnd in rosen oley vnd nacht scheden saffe vnd mache eyn plaster off die lebber. Zu brengen sclaiffen nym oley mandragola vnd oley rosaci vnd kürbisz samen vnd lege ez off den styrne, ist sere güt. Zu dem blute, daz vsz der nasen geet vnd daz do kommet von der lebbern, mache ym eyn plaster off dye styrne mit dem vorgeschriben plaster. Zü hytzigen postemen nym püluis sandali vnd menge [265ra] *mit* nachtschede saff vnd mache eyn plaster vnd lege off die posteme. Zü styllen | den dorst vnd febres accuta nym dragagant vnd lege in waszer vber nacht. Vsz dem waszer mache eyn syrope mit czocker vnd püluis sandali.

Sene[1067] ist hytzig vnd dürre. Vnd ist eyn crut, daz do wehysset gensit mers. Die stele, die blitter, die blumen gehent alle arczenye. Zü melancolia, applimancia, paralisis, sincopis vnd virstoppenisse der lebbern vnd des mylczes vnd amorides vnd febres quartanas nym peterlin würczel, fenchel würczel, sene vnd mache eyn decoctio. In dye decoctio lege czocker vnd mache eyn syrop. Vnd der syrop ist gut vor alle die vorgeschriben bresten. Dyascorides sprychet: 'Vnder dye oximel menge die decoctio'. Vnd das selbe ist gut vor alle die vorgeschriben bresten.

Serpillum[1068] ist hytzig vnd dürre vnd ist qwendel. Dye bletter, dye blume werdent alle gelacht in arczenie. Zü reüma, daz do kommet von kelten, mache eynen

2 Mele] melle E; tymbra] tympora E || **6** cytrine[1]] citrine E; cytrine[2]] citrine E || **10** mandragola] madragola E || **13** plaster] *nicht in* E; vnd menge *über der Zeile nachgetragen* Z || **14** mit] vnd Z, mit E nachtschede] nacht E; nachtschede – vnd[1] *an den Zeilenrändern nachgetragen* Z || **15** febres] febris E accuta] *über gestrichenem*: enguda Z, acuta E || **18** stele] stuck alle E; stele – die[2] *an den Zeilenrändern nachgetragen* Z; gehent *danach gestrichen*: in Z; arczenye *über der Zeile nachgetragen* Z melancolia] melancolien E; applimancia] aplimancia E || **20** sene] *nicht in* E || **22** Dyascorides] Diascorides E || **24** Serpillum] Sarpillum E; blume] blumen E

1063 satureia: Satureja, Bohnenkraut
1064 tymbra: bei Dioskurides, vgl. Mildenberger (1997: 1747): *tymbra id est saturegia*
1065 spiritus vitalis: Lebensgeist, Träger der Lebenswärme; lebengebendes Pneuma (nach galenischer Vorstellung atmungs- bzw. pulserzeugend)
1066 sandalis: eine Art Palmbäume; sandalus: Sandelholz
1067 sene/sena: Senna, Sennesstaude
1068 serpyllum: Quendel, Feldthymian

sack myt qwendel vnde werme yn ane saffe vnd lege also warme off daz heubt. Decoctio qwendel myt wine vnd mit enysz[1069] ist sere güt czü dem kalden magen. Decoctio qwendel in wine mit lacrytze[1070] saffe ist sere güt czu dem hüsten. Eyn baid gemacht myt qwendel ist sere | güt czü antrangoria vnd dissoria vnd ist auch gut czu [265rb] erhytzen die matrix. Decoctio qwendel in wine ist sere güt czu virstoppenysse der lebbern vnd der mylcze.

Hye hait eyn ende daz S.

Tartarum, tammerisco, terra sygillata, tytraica, tytimalo, türbit, tapcia, tacis barbatus, tela aranea, türbentina.

Tartarum[1071] ist hytzig vnd dürre in dem andern grade vnd drybet czu male sere vnd ist genant winsteyn. Vnd so der win beszer ist, so der steyn beszer wirt. Puluis tartarum gelacht vber nacht yn esczig vnd des morgens dar vsz genomen vnd myt nosz oley geryben vnd eyn salbe dar vsz gemacht, ist gut vor allen rüden vnd gücken. Satfisagra[1072] same gemenget vnder tartürium vnd woil gepuluert vnd qwecke silber vnd noysz oley vnd eyn salbe dar vsz gemacht. Dye [salbe] ist güt czu reynigen daz heubt von allem bosen grinde, lüsen vnd nysze. Tartarum püluer woil geryeben vnd ingegeben yn eyner brüwe, vedrybet von dem lybe alle fulheyt vnd bosen gesmacke. Eyn | dragma oder i½ tartarum woil gepuluert vnd ingegeben in rosen honig oder [265va] gemenget in eyne ander latwerge myt ewenig mastikel, drybet vnd machet vier oder fünff stule vnd reyniget dye vier colera glich. Von tartarum machet man oley vnd daz selbe oley ist corrosiuum[1073] vnd ist güt vor flecke vor bosen bresten, dye do würczelecht sint. Polipüs vor allem bosen smack gesmeret myt oleum tartarum heylet vnd drücket vnd virdrybet alle bosheytd. Vnd sal man ez also machen: Nym tartarum eyn gut deyl vnd rybe daz vnd lege ez in eyn ober lasüret doppen vnd fülle daz düppen da myt vnd virkleube daz düppen oben woil, daz keyn damph dar vsz moge kommen vnd doe ez in eyn backe offen vnd laysz woil brennen. Vnd dar nach rybe ez zü pülüer vnd nym eynen sacke, als do man lüter drancke dürch machet, vnd doe daz

3/4 dem – czü] *nicht in* E || **3** baid *korrigiert aus*: bait Z || **4** sere *danach gestrichen*: gut czu dem hüsten eyn bait gemacht mit qwendel ist sere Z || **7** Hye hait eyn ende daz S] *nicht in* E || **8** sygillata] sigillata E || **8/9** tacis barbatus] tacus E || **9** aranea] arduca E; türbentina *aus* türbyntina *korrigiert* Z || **14** Satfisagra] saxifraga E; tartürium] tartarum E || **15** salbe^2 E || **19** ewenig] modicum E; mastikel] mastickel E || **24** ober] nüwe E || **25** moge kommen] ghee E || **26** offen] oben ader in ein heffner oben E

1069 Anis

1070 lakerize: Süßholz, Lakritze

1071 tartarum/tartarus: Weinstein, Salze der Weinsäure, Ablagerung aus den Weinfässern, vgl. Mildenberger (1997: 1944)

1072 staphis agria/stafis agria

1073 corrosivus: ätzend

puluer dar in. Vnd nym dan eyn ober lasüret düppen vnd begrabe ez vnder dye erde in eynem keller vnd hencke den sacke ober daz düppen vnd decke ez woil, daz keyn [265vb] vnflyt[1074] dar zu komme, | so wirt ez fücht vnd gybt oley.

Tameriscus[1075] ist hytzig vnd dürre. Decoctio tamerici in wine ist güt zü geblee des mylczes vnd der lebern vnd antrangoria vnd dyssoria. Decoctio puluis tamerisci gegeben in eyner brüwe ist gut czu dem mylcze. Vnd sint etliche, dye do machen kleyn fleschen vsz tamerisci vnd dü[n]t win dar yn. Vnd sprychet Galienus: 'Ich sach geyszen[1076], dye do aszen tameriscüs, vnd als man sye schynte[1077], fant man keyn mylcze in yne.' Dye schelen sint sere güt in arczenye, me dan die bletter oder blüme.

Terra sygillata[1078] ist hytzig vnd dürre. Vnd ist eyn erde, dye do kommet gensit mers her. Terra sygyllata püluer virwircket mit eyer clare vnd myt succi sangwynaria ist sere güt czu dem blüte, daz vsz der nasen geet. Eyn plaster gemacht myt püluis terre sygillate vnd eszig vnd rosen oley vnd eyer dotter vnd off den nabel gelacht ist güt vor vszlauffe, vnd off den büche gelacht ist güt vor vomitus. Eyn plaster gemacht myt terra sygillata pülüer vnd myt eszig ist güt vor geswylst der fusze vnd artatica. |

[266ra] **T**ytraica[1079] ist herba judaica vnd ist hytzig vnd dürre in dem andern grade. Dye decoctio in wyne stercket den magen vnd die dygestio vnd drybet vszer den dermen ventositates. Dye küchelin, gemacht mit tytraica crüt vnd mit mele vnd waszer, stercket dye natürliche hytze vnd drybet harn. Sine decoctio myt wyne reyniget die müter vnd stercket sye. Positoria gemacht myt tytraica crüt vnd myt oley müscilini[1080] ist zu dem selben güt.

Tytimalo[1081] ist hytzig vnd dürre in dem dritten grade. Vnd ist mancherley, aber vorware, wir haben vorgeschriben esula vnd laüreola, dye do sint auch tytimales. Nü

---

1 düppen] hauen E || **4** tamerici] tamerini E || **5** dyssoria] dissoria E || **6** machen] sprechen vnd machen E || **7** dünt] dhunt E || **8** dye – vnd] *nicht in* E || **9** mylcze] mylche Z, milcz E; blüme] blumen E || **11** sygyllata] sigilla E; sangwynaria] sagwinaria E || **13** terre sygillate] terra sigillata E || **15** sygillata] sigillata E; der fusze vnd artatica] *nicht in* E || **16** Tytraica] Titraica E; herba] ein cruit E || **17** dygestio] digestio E || **18** mit[2] *danach gestrichen*: crüt Z || **20** Positoria] Possitoria E; tytraica] stitraica E || **21** müscilini] *korrigiert aus*: müslini Z, mußlini E || **22** Tytimalo] Titimala E || **23** tytimales] titimales E

1074 unvlât: Unsauberkeit, Schmutz

1075 tamarix/tamariscus: Tamariske

1076 geiʒ: Ziege

1077 schinten/schinden: die Haut abziehen, enthäuten

1078 terra sigillata: Siegelerde

1079 tetrahit: Judenkraut (herba judaica), Wiesen-Bocksbart (vgl. Marzell 1979/2000, Bd. IV: 735)

1080 Moschusöl

1081 tithymalus: Wolfsmilch

wollen wir reden von der åmbulaci[1082], dar vsz man machet dye scomonea[1083], vnd ist auch eynerley tytimel vnd weschet gensit mers. Aemblici müsz man liesen wysentlich, want wo eyns die mylliche rüret, so brennet sye. Vnd were ez, daz dye milliche rürte dye hant, so sal man sye smeren myt nacht schede saff oder myt anderm dinge, daz do ko̊le[1084]. Nym tytimel millich vnd siede dye mit gummi dragaganti oder gummi arabici, do myt machstü scharff machen pilloles. Vnd vil erczt sint gewonlichen gewest, pylloles myt tytimel mylliche czü scherppen, | vnd daz ist nyt [266rb] zu loben.

Turbyt[1085] ist hytzig vnd dürre in dem drytten grade vnd ist dye würczel von eym crüde, dye do gelochert sint inwendig. Vnd waz man von der würczeln nymmet vszwendig abe, daz ist nyt gut. Vnd wert czwenczig jare[1086]. Ir dogent ist zü dryben, zu vszczyehen, zü fegen dye flecma. Czu illica passio, cyatica[1087], podagra die türbit gelacht czü benedicta oder in geralogidion[1088] als swere als iii dragma, ist sere güt. Türbyt virwircket in oley rosaci oder honig fryschet doit fleysche.

Tapcia[1089] ist hytzig vnd dürre in dem drytten grade. Vnde wert dry jare. Vnd ist eyn crüt, daz do wehyschet gensit mers. Czü vomitüs ist ez sere güt, aber ez ist gyfftig. Vnd were ez, wan eyn mensche dar an rürte, daz ym die hant entswülle, nym eszig vnd menge myt fenchel saffe vnd düncke dar yn eyn lynen düche vnd lege off daz, do er geroret hait daz crüt.

Tela arania[1090] ist sere gut gelacht off wonden oder eyne*m*, der sich gesnyeden hait.

---

1 reden *über der Zeile nachgetragen* Z; åmbulaci] ambulaci E; scomonea] *wohl korrigiert aus*: scomonia Z, scomonia E || **2** tytimel] titimel E; Aemblici] *Korrekturen am Wortende* Z, ambulci E || **5** tytimel] titimel E || **6** erczt *korrigiert aus*: ercze Z, ertze E || **7** tytimel] titimel E || **9** Turbyt] *am Rand rot*: Turbit Z, Turbit E || **10** inwendig] interius E || **11** vszwendig] exterius E; Ir *über der Zeile nachgetragen* Z || **12** cyatica] ciathica E || **13** geralogidion] gerologodion E || **14** Türbyt] Turbit E; fryschet] *korrigiert aus*: erfryschet Z, frißt E || **18** fenchel] fenicoli E; düncke] meng vnd duncke E || **20** arania] aranea E eynem] eyner Z, einē E

1082 anabulla
1083 scammonia
1084 kühlen
1085 turbith/turbethum: Turbit, Turbitwurzel
1087 sciatica
1088 dialogodion/hiera logodion
1089 thapsia: Purgierdolde
1090 tela araneae: Spinnennetz

[266va] Tapsüs barbatus[1091] ist kalt vnd dürre vnd ist | lappacien crüt. Vnd ist sere güt eyn bait dar vsz gemacht vor amorides[1092]. Auch myt dem saff gesmeret den hyndersten ist sere güt. Zü tynsamon die vorgeschriben ding sint gut dar czü. Zu vszlaüff decoctio tacus barbatus ist sere gut dar zü.

Terbentina[1093] ist hytzig vnd dürre vnd ist eyn gummi von eyme baüm. Zü tinsamon der rauch von türbentina entphangen nydenwendig ist sere güt. Auch myt eyner rüren yn den affter gedan ist czü male güt. Auch zü suffocaciones matricis den rauche enphangen dürch eynen trychter ist sere güt. Turbentina in allen plaster[n], dye do horent zu czijtigen, ist zü male güt.

Eyn ende hait daz T.

Uiola, virga pastoris, vitticela, vitrum.

Uyola[1094] ist kalt in dem ersten grade vnd füchte yn dem lesten des andern grades. Vnd weret czwey jare, aber vorware, sye ist beszer daz erste iare dan die andern. Von grünen violen macht man violen czücker vnd syrop viola vnd violen [266vb] oley, aber | ich mag nyt geschriben, wie man daz mache. Syrop von violen vnd auch der czücker laxerent ewenig. Daz violen oley ist sere güt gelacht off hytzige postemen vnd ist auch güt czu aller hytze. Der violen dogent ist zü lychten, czu fuchten, czü kulen, czu laxeren. Violen crüt vnd blüme gestoszen vnd off hytze bresten gelacht, ist sere güt. Von dem crüde vnd czwyge gestoszen vnd off dye tympora gelacht, machet sclaffen. Den syrop sal man basz syeden dan rosen syrop, vmb daz sye me fucht sint dan die rosen, vnd auch von der füchtekeyt willen weret er nyt [also] lange als syrop rosaci.

Uyrga pastoris[1095] ist kalt vnd dürre. Die bletter vnd daz crüt geent in arczenie. Vnd die grüne sint beszer dan die dürre. Yr dogent ist zü styllen, czu erfullen, czu kulen. Eyn plaster gemacht von virga pastoris crüt, gederret vnde gepulüert vnd in

1 Tapsüs] *Korrekturen im Wort, am Rand schwarz von anderer Hand*: Tapsus Z, Tacus E || **3** tynsamon] tinsamon E; die *über gestrichenem*: ding Z || **5** Terbentina] *korrigiert aus*: Turbentina Z, Turbentina E || **8** plastern E || **9** horent zu] zihen vnd E || **10** T] T amen. || **11** Uiola – vitrum] Viola vitrum etc. E vitticela c *oben nachgetragen* Z || **12** Uyola] Viola E || **18** blüme] blumen E || **21** also E || **23** Uyrga] Virga E

1091 thapsus barbatus: Königskerze
1092 haemorrhoides
1093 terebinthina: Terpentin (resina terebintina: Harz des Terpentinbaums)
1094 viola: Veilchen
1095 virga pastoris: Karde

eszig gelacht vnd eyer clare vnd off den buche vnd nyern gelacht, styllet vszlauff. Virga pastoris puluer yn eym wechen eye ingegeben oder yn wegerich saffe, ist vor daz selbe güt. Eyn plaster gemacht von virga pastoris | vnd off der fraüwen schemede [267ra] gelacht, virdrybet lüste der mynne. Zu hytzigen postemen in dem anefang virga pastoris gestoiszen vnd off den bresten gelacht ist sere güt.

Uytticela[1096] ist eyn crüt hytzig vnd dürre. Dye würczel mit bergim smalcze gestoszen vnd dar vnder gemenget lynsamen mele vnd gersten mele vnd daz off postemen gelacht, czijtiget sye. Czu hertekeyt des mylczes vnd der lebbern ist daz selbe auch güt. Czü positoria gemacht mit vitticela würczel sint güt czu frauwen, yr czijt zü brengen vnd vszczüdryben die bürden vnd hylfft czu der dracht. Dye farbe wieder czu brengen nym die würczel vnd stoisz sye vnd drücke vsz daz saffe vnd mit dem saffe salbe daz antlytze. Czu czytigen vnd brechen die posteme nym vitticela würczel vnd mache eyn plaster dar vber.

Uytrum[1097] ist glasz vnd ist kalt in dem ersten grade vnd dürre in dem andern grade. Vnd ist gut zu bosem grinde. Nym wysz harcze vnd lüter daz off dem füre vnd menge dar vnder noisz oley vnd nym tartarum pülüer vnd rüre dar vnder vitrum pülüer vnd mache eyn salbe dar vsz vnd smere daz heübt do myt. Zü rüden, jücken | vitrum püluer mit terbentina eyne salbe gemacht vnd do myt gesmyrt, ist sere güt. [267rb] Oder nym prumen[1098] baüm gummi vnd czürlaisze vnde virwirck dar yn püluis vitri, daz ist zu male güt. Zü lyprosis vnd czu morfiam nym vitrum pülüer vnd noszbaum blüte puluer vnd virwircke daz myt rosen oley vnd seüff lauwe vnd do myt rybe dye leprosis oder morfiam, myt daz ez bluyt, vnd daz ist zü male güt. Glasz wirt gemacht von crute oder von pülüer.

Eyn ende hait daz V.

1 vnd nyern *über der Zeile nachgetragen* Z; gelacht[2] *danach gestrichen*: vnd off die vnd Z || **2** yn[1] *danach gestrichen*: wyn Z || **5** gelacht] gedan E || **6** Uytticela] Vitticela E; bergim] *korrigiert aus*: berge Z, bergen E || **9** positoria] possitoria E || **12** salbe be *nachgetragen* Z; posteme] postemen E || **14** Uytrum] Vitrum E || **15** daz *über der Zeile nachgetragen* Z || **16** dar[1]] das E; noisz] wiß nuß E || **18** püluer *danach gestrichen*: vnd Z; terbentina] *korrigiert aus*: türbentina Z, turbentina E || **19** prumen] *über gestrichenem*: phlüm Z, phum E || **20** male *danach gestrichen*: eyns Z; lyprosis] liprosis E || **21** puluer *über der Zeile nachgetragen* Z

1096 viticella: Zaunrübe
1097 vitrum: Glas
1098 prûme/prûne: Pflaume

Zynciber, zedüar, zuckri

Zynciber[1099] ist hytzig yn dem drytten grade vnd fücht in dem ersten grade. Vnd sint etlyche, die do sprechen, yz sy eyn wurczel, vnd sint etliche, die da sprechen, ez sin dollen[1100] von baumen, vnd daz ist nit ware, want ez ist eyn wurczel von eym baum, der do wehyschet gensit mers. Decoctio czyncibri myt fygen vnd mere druben[1101] ist sere güt zu dem hüsten, der von kelden kommet des magen. [Zinziber puluer ingegeben mit fygen ist guit zu dem kalten magen.] Zinciber ingegeben mit decoctio von kommel ist sere güt zü dem magen vnd wee des gedermes, daz do kommet von kelten, vnd stercket dye dygestio. Zinciber puluer ist sere gut zu sincopis. | [267va] Zü tinsamon possitoria gemacht [von] czinciber vnd honig ist sere güt. Zynciber weret czwenczig jare[1102] vnd wan ez gemenget ist myt peffer, so weret er sere lange. Vnd ist czweyerley, wysze vnd wilde. Vnd der wilde ist genant carpus vnd ist von farben vnd geroche als der ander, ane daz, daz er scharffer vnd harter ist dan der ander. Vnd der czame ist wisze vnde scharff vnd glich güt an gesmacke vnd an geroche. Vnd wan man yn brychet, so ist er harecht inne wendig.

Zedüar[1103] ist hytzig yn dem drytten grade vnd dürre in dem ersten grade. Vnd ist eyn würczel von eym crüte. Vnd weret czehen jare. Die decoctio [von] zeduar myt wine ist sere güt zu kaldem hüsten vnd czu wee des magen, daz do kommet von kelten. Positoria gemacht myt tryffra magna vnd püluis czeduar sint güt zü reynigen dye matrix. Eyn salcze gemacht myt florum anthos vnd puluis cedüar vnd gebehet broit[1104] ist güt den, die nyt lüste hant zü eszen.

[267vb] **Zuuckry**[1105] ist hytzig vnd fücht in dem | ersten grade vnd ist myttelmeszig. Ist ez, daz man yn menget myt dingen, dye do hytzig sint, so wirt er hytzig. Vnd sin dogent ist czu füchten vnd zu kulen vnd zu hytzen. Eyn syrop gemacht von czocker ist sere

---

1 Zynciber] Zinober E; zedüar] czeduar E; zuckri] zuckeri E || **3/4** vnd – wurczel *am Rand nachgetragen* Z || **5** czyncibri] zinzibi E || **6** des magen] *nicht in* E || **6/7** Zinziber – magen E || **7** Zinciber] Czinziber puluer E || **9** dygestio] digestio E || **10** von *nicht in* ZE – *von den Editoren eingefügt* || **11** ez] er E || **13/14** ane – ander] *am Rand nachgetragen* Z, *nicht in* E || **14** an[1] *korrigiert aus*: ane Z || **15** inne wendig] interius E || **16** Zedüar] Zidauare E || **17** von[2] E; zeduar] ziduar E || **19** Positoria] Possitoria E tryffra] triffa E; magna *korrigiert aus*: magana Z; czeduar] ziduar E || **20** cedüar] ziduar E || **22** Zuuckry] Zuckeri E

1099 zingiber: Ingwer
1100 tolde/dolle: Hauptast eines Baumes
1101 Meertrauben, Rosinen
1102 *per biennium servatur* im lateinischen Text (vgl. Goehl 2015: 170)
1103 zeduarium: Zitwer
1104 geröstetes Brot
1105 zuccarum: Zucker

güt. Vnd der czocker wehischet gensit mers in roren in Cycelien[1106] vnd Hyspanien[1107]. Vnd in den hünt dagen nymmet man die roren. Vnd sint genant roren von honig vnd glichent dyssen roren in dyssem lande. Vnd snyd man die roren kleyn vnd stoszet man sie vnd doet sye yn eynen kessel vnd leszet syeden, myt daz ez dickelecht wirt, vnd darnach schümet mann. Vnd mit dem schüme felschet man czocker. Vnd wan dü fyndest czocker, der do locherecht ist, so magest dü prüfen, daz er gefelschet ist. Vnd die decoctio sihet man vnd leget in fylcze, die do gesmeret sint myt mandel oley vnde hencket man ez dan in die lufft zü der sonnen. Nota, daz der czocker hytzig ist, ye doch ist er güt zu febres vnd yctricia. Zü allem hüsten, wie der ist, zu asma, czu den, die do abenement, zucker gewonlich gebrücht in alle | yre spyse ist sere güt. [268ra] Auch ist czücker güt, den dorst zu stillen. Zu allen den dingen, dye vor genant sint, ist czucker sere güt vnd kan keynerley schaden brengen.

Hye hait daz büche eyn ende, lobe vnd gracias sy dem almechtigen gode.

Lyeben herren gemeynlichen, byedent flyszeclich den ewigen got, daz wir leysten sin gebot vnd vns zu genaden gebe, daz wir nummer ersterben, bysz daz wir sin hulde erwerben vnd ane sunde lieben vnd zu ende sin ewig lieben vnd sprechen: Amen.

1 Cycelien] Cecilien E; Hyspanien] Hispanien E || **5** czocker] zucker E || **6** czocker] zucker E locherecht] luterecht E || **7** sihet] *über gestrichenem*: helt Z, syed E || **11** czücker] zocker E || **12** czucker] zocker E || **13** gode] godde Amen E || **16** lieben¹] leben E; lieben²] leben E

1106 Sicilien

1107 Spanien

Literaturverzeichnis

Handschriften des *Medizinischen Kompendiums* von Hesse, dem Juden von Salins

Český Krumlov/Krumau, Zweigstelle des Staatlichen Gebietsarchivs Třeboň/Wittingau, Handschriftensammlung Český Krumlov, Nr. 448 [Sigle K]
Erlangen, Universitätsbibliothek Erlangen-Nürnberg, Hs. B 34 [Sigle E], digitalisiert unter: urn:nbn:de:bvb:29-bv044709497-4
Zürich, Zentralbibliothek, Hs. M 4a [Sigle Z]

Weitere handschriftliche Quellen und alte Drucke

Dryander, Johann (1542): Der gantzen Artzenei gemeyner Inhalt: wes einem Artzt, bede in der Theoric vnd Practic zusteht. Online zugänglich unter http://daten.digitale-sammlungen.de/bsb00087685/image_5 [zuletzt eingesehen 15.7.2022].
Goldschmidt, Günther (1944): Katalog der mittelalterlichen medizinischen Handschriften der Zentralbibliothek Zürich [nicht publiziertes Manuskript]; Mappe Ia: Ms C 4a. Zürich.
Ibn-Buṭlān (1533): Schachtafelen der Gesuntheyt. übersetzt von Michael Herr. München, Bayerische Staatsbibliothek Res/2 M.med. 22 s. [Straßburg].
Petrus, Henricus (1536): Constantini Opera vol 1. Basel. [Constantini Africani post Hippocratem et Galenvm, qvorvm, Græcę linguæ doctus, sedulus sit lector, medicorum nulli prorsus, multis doctissimis testibus, posthabendi opera, conquisita undique magno studio, iam primum typis evulgata, praeter paucula quaedam quae impressa fuerunt, sed & ipsa a nobis ad vetustissimorum exemplarium manuscriptorum veritatem tanta cura castigata. Basileae : apud Henricvm Petrvm, 1536]. Online zugänglich unter: https://archive.org/details/BIUSante_00128x01 [zuletzt eingesehen 26.7.2022].

Editionen

Damm, Walter (1939): Die einzige bisher bekannte deutsche Fassung des Buches Circa instans (de simplicibus) nach einer Handschrift des 15. Jahrhunderts. (Leipzig, Universitätsbibliothek Nr. 1224). Berlin.
Follan, James (1963): Das Arzneibuch Ortolfs von Baierland nach der ältesten Handschrift (14. Jhdt.) (Stadtarchiv Köln, W 4° 24*). (Veröffentlichungen der Internationalen Gesellschaft für Geschichte der Pharmazie e.V., N.F. 23) Stuttgart.
Goehl, Konrad & Johannes Gottfried Mayer (Hrsg.) (2003): Kräuterbuch der Klostermedizin: der „Macer Floridus“. Medizin des Mittelalters. Holzminden.
Goehl, Konrad (Hrsg.) (2015): Das Circa Instans. Die erste große Drogenkunde des Abendlandes. (DWV-Schriften zur Medizingeschichte 17). Baden-Baden.
Hagenmeyer, Christa (1972): Die „Ordnung der Gesundheit“ für Rudolf von Hohenberg: Untersuchungen zur diätetischen Fachprosa des Spätmittelalters mit kritischer Textausgabe. Bamberg.
Hagenmeyer, Christa (1995): Das Regimen sanitatis Konrads von Eichstätt. Quellen – Texte – Wirkungsgeschichte. (Sudhoffs Archiv. Zeitschrift für Wissenschaftsgeschichte. Beihefte, Heft 35) Stuttgart.

https://doi.org/10.1515/9783110730395-008

Hippokratis Aphorismen in das Deutsch übersetzt nebst einigen Anmerkungen und Verzeichnis nach den Materien (1778). Helmstädt.

Holler, Fritz-Heinz (1940): Das Arzneidrogenbuch in der Salernitanischen Handschrift der Breslauer Stadtbibliothek (Nr. 1302). Inaugural-Dissertation. Friedrich-Wilhelms-Universität zu Berlin. Würzburg-Aumühle.

Keil, Gundolf (1961): Die ‚Cirurgia' Peters von Ulm. Untersuchungen zu einem Denkmal altdeutscher Fachprosa mit kritischer Ausgabe des Textes. (Forschungen zur Geschichte der Stadt Ulm 2) Ulm.

Kruse, Britta-Juliane (1996): Verborgene Heilkünste. Geschichte der Frauenmedizin im Spätmittelalter. Berlin/New York.

Külz, C[onstantin] & E[mma] Külz-Trosse (Hrsg.) (1908): Das Breslauer Arzneibuch R 291 der Stadtbibliothek. Dresden.

Menge, Heinz M (1976): Das „Regimen" Heinrichs von Laufenbergs. Textologische Untersuchung und Edition. (Göppinger Arbeiten zur Germanistik 184) Göppingen.

Möller, Reinhold (1963): Hiltgart von Hürnheim. Mittelhochdeutsche Prosaübersetzung des ‚Secretum secretorum'. Berlin.

Nägele, Susanne (2001): Valentin Schwendes ‚Buch von menicherhande geschlechtte kornnes und menicherley fruchtte': Der ‚Liber de diaetis particularibus' (‚Kitāb al-Aġḏiya') des Isaak Judäus in oberschwäbischer Übersetzung des 15. Jahrhunderts. Würzburg.

Purger, Georg (2020): ‚Ein New Wundartzney' des Johannes Beris. Eine Quelle zur spätmittelalterlich-frühneuzeitlichen Traumatologie. Inauguraldissertation Universität Würzburg.

Riha, Ortrun (2014): Das Arzneibuch Ortolfs von Baierland. Auf der Grundlage der Arbeit des von Gundolf Keil geleiteten Teilprojekts des SFB 226 ‚Wissensvermittelnde und wissensorganisierende Literatur im Mittelalter' zum Druck gebracht, eingeleitet und kommentiert von Ortrun Riha. (Wissensliteratur im Mittelalter 50) Wiesbaden.

Schnell, Bernhard & William Crossgrove (Hrsg.) (2003): Der deutsche ‚Macer' (Vulgatfassung) – mit einem Abdruck des lateinischen Macer Floridus ‚De viribus herbarum'. Tübingen.

Strauss, Peter (1963): Arnald von Villanova deutsch unter besonderer Berücksichtigung der ‚Regel der Gesundheit'. Dissertation Ruprecht-Karl-Universität zu Heidelberg.

Ventura, Iolanda (Hrsg.) (2010): Ps. Bartholomaeus Mini de Senis. Tractatus de herbis (Ms London, British Library, Egerton 747 (Edizione Nazionale „La Scuola Medica Salernitana" 5). Florenz.

Wölfel, Hans (1939): Das Arzneidrogenbuch Circa instans in einer Fassung des XIII. Jahrhunderts aus der Universitätsbibliothek Erlangen. Text und Kommentar als Beitrag zur Pflanzen- und Drogenkunde des Mittelalters. Dissertation Friedrich-Wilhelms-Universität zu Berlin.

Zitierte Literatur

Adamson, Melitta Weis (2004): Food in Medieval Times. Westport, CT/London.

Adamson, Melitta Weis (2014): Vom Arzneibuch zum Kochbuch, vom Kochbuch zum Arzneibuch. In: Andrea Hofmeister-Winter, Helmut W. Klug & Karin Kranich (Hrsg.): Der Koch ist der bessere Arzt. Zum Verhältnis von Diätetik und Kulinarik im Mittelalter und in der Frühen Neuzeit. (Mediävistik zwischen Forschung, Lehre und Öffentlichkeit 8) Frankfurt am Main, 39–62.

Adamson, Melitta Weis (2020): *Wie der mensch seinen leib in gesundheyt behalten sol.* Die mittelalterlichen Gesundheitslehren am Übergang vom Lateinischen ins Deutsche. In: Acta Facultatis Philosophicae Universitatis Ostraviensis. Studia Germanistica 26, 5–12.

Aßfelder, Thomas (2011): Arzneiöle in der Medizin des Mittelalters. Untersuchungen zu spätmittelalterlichen Kodizes aus Farfa, Harburg und Memmingen. Dissertation Universität Göttingen. Online zugänglich unter: https://d-nb.info/1044051620/34 [zuletzt eingesehen 15.7.2022].

Assion, Peter (1969): Jakob von Landshut: Zur Geschichte der jüdischen Ärzte in Deutschland. In: Sudhoffs Archiv 53,3, 270–291.
Autrand, Françoise (1986): Charles VI. La folie du roi. Paris.
Baufeld, Christa (1996): Kleines frühneuhochdeutsches Wörterbuch: Lexik aus Dichtung und Fachliteratur des Frühneuhochdeutschen. Tübingen.
Beck, Claus H. (1940): Studien über Gestalt und Ursprung des Circa Instans durchgeführt an den drei ältesten bisher bekannten Handschriften. Dissertation Friedrich-Wilhelms-Universität zu Berlin. Würzburg-Aumühle.
Bergdolt, Klaus (1999): Leib und Seele. Eine Kulturgeschichte des gesunden Lebens. München.
Besch, Werner (1964): Zweigliedriger Ausdruck in der deutschen Prosa des 15. Jahrhunderts. In: Neuphilologische Mitteilungen 65, S. 200–221.
Bloedner, August Eduard (1926): Das Secretarium practicae medicinae des Johannes Jacobi von Montpellier. Oschatz.
Blome, Jürg (1982): Fachnomenklatorische Untersuchungen zu einem der ältesten bebilderten Kräuterbücher Mitteleuropas. In: Gundolf Keil (Hrsg.): gelêrter der arzenîe, ouch apotêker. Beiträge zur Wissenschaftsgeschichte. Festschrift zum 70. Geburtstag von Willem F. Daems. (Würzburger medizinhistorische Forschungen, 24) Pattensen/Han., 551–588.
Bok, Václav (1999): Einige Beobachtungen zum sog. Juden von Solms anhand der Krumauer Sammelhandschrift seiner medizinischen Werke. In: Rostocker Beiträge zur Sprachwissenschaft 7, 87–97.
Bok, Václav (2014): Einige Bemerkungen zum sog. Juden von Solms und den Handschriften seines Werkes. In: Lenka Vaňková (Hrsg.): Fachtexte des Spätmittelalters und der Frühen Neuzeit. Tradition und Perspektiven der Fachprosa- und Fachsprachenforschung. (Lingua Historica Germanica 7) Berlin, S. 65–73.
Bosc, Jean-Louis (2016): Montpellier et la médecine andalouse au Moyen-Âge. Transfert des textes et des savoirs. Montpellier.
Brinker, Klaus (1992): Linguistische Textanalyse. Eine Einführung in Grundbegriffe und Methoden. 3. durchgesehene und erweiterte Aufl. Berlin.
Briquet, Charles-Moise (1977): Les filigranes, Dictionnaire historique des marques du papier dès leur apparition vers 1282 jusqu'en 1600, 1–4, Hildesheim/New York. Online zugänglich unter: https://briquet-online.at [zuletzt eingesehen 15.7.2022].
Caviola, Hugo (2003): In Bildern sprechen. Wie Metaphern unser Denken leiten. Materialien zur fachübergreifenden Sprachreflexion. Bern.
Crone, Christian & Anne Rappert & Gundolf Keil (2003): Arzneiöle als formbestimmendes Element in der chirurgischen Fachliteratur des Spätmittelalters. In: Christoph Friedrich& Sabine Bernschneider-Reif (Hrsg.): Rosarium Litterarum. Beiträge zur Pharmazie- und Wissenschaftsgeschichte. Festschrift für Peter Dilg zum 65. Geburtstag. Eschborn, 67–104.
Daems, Willem M. (1993): Nomina simplicium medicinarum ex synonymariis medii aevi collecta. Semantische Untersuchungen zum Fachwortschatz hoch- und spätmittelalterlicher Drogenkunde. Leiden/New York/Köln.
Diepgen, Paul (1963): Frau und Frauenheilkunde in der Kultur des Mittelalters. Stuttgart.
Drápek, Pavel (2009): Masti ve středověké Evropě. Česká a slovenská farmacie 58,3, 125–128.
Drápek, Pavel (2010): Léčivé přípravky v Obnoveném pražském dispensatoriu z roku 1750. II. Část – zbylé lékové formy a vyhodnocení. In: Česká a slovenská farmacie 59, 5, 234–240.
Eroms, Hans-Werner (2009): Stilistische Phänomene der Syntax. In: Ulla Fix, Andreas Gardt & Joachim Knape (Hrsg.): Rhetorik und Stilistik. Ein internationales Handbuch historischer und systematischer Forschung. Halbd. 2. Berlin/New York, 1594–1609.
Ferckel, Christoph (1914/1982): Zum Breslauer Arzneibuch. In: Gerhard Baader& Gundolf Keil (Hrsg.): Medizin im mittelalterlichen Abendland. Darmstadt, 77–82.

Fichtner, Gerhard (1968): Transplantatio <morbi>. Zur Geschichte eines Begriffs in der Medizin. Med. Diss. (masch.) Tübingen.
Fischer-Benzon, Rudolph (1894/2011): Altdeutsche Gartenflora. Untersuchungen über Nutzpflanzen des deutschen Mittelalters. Nachdruck der Originalausgabe 1894.
Forster, Regula (2006): Das Geheimnis der Geheimnisse. Die arabischen und deutschen Fassungen des pseudo-aristotelischen Sirr al-asrār / Secretum secretorum. (Wissensliteratur im Mittelalter. Schriften des Sonderforschungsbereichs 226 Würzburg/Eichstätt 43) Wiesbaden.
Gabler, Ernst (1857): Lateinisch-deutsches Wörterbuch für Medizin und Naturwissenschaften. Berlin.
Genaust, Helmut (1983): Etymologisches Wörterbuch der botanischen Pflanzennamen. 2. verbesserte Aufl. Basel.
Gentner, Georg (1932): Einiges über den Speik. In: Jahrbuch des Vereins zum Schutze der Alpenpflanzen 4/1932, 63–75.
Georges, Karl Ernst: Ausführliches lateinisch-deutsches Handwörterbuch. Aus den Quellen zusammengetragen und mit besonderer Bezugnahme auf Synonymik und Antiquitäten unter Berücksichtigung der besten Hilfsmittel ausgearbeitet. Unveränderter Nachdruck der achten verbesserten und vermehrten Auflage, von Heinrich Georges, 2 Bände, Darmstadt: Wissenschaftliche Buchgesellschaft, 1998 (Reprint der Ausgabe Hannover: Hahnsche Buchhandlung, 1913/1918). Online zugänglich unter: http://www.zeno.org/Georges-1913 [zuletzt eingesehen 15.6.2022].
Gerabek, Werner E. & Bernhard D. Haage & Gundolf Keil & Wolfgang Wegner (Hrsg.) (2005): Enzyklopädie Medizingeschichte. Berlin/New York.
Gloning, Thomas (2007): Deutsche Kräuterbücher des 12. bis 18. Jahrhunderts. Textorganisation, Wortgebrauch, funktionale Syntax. In: Andreas Meyer& Jürgen Schulz-Grobert (Hrsg.): Gesund und krank im Mittelalter. Leipzig.
Gloning, Thomas (2010): Funktionale Textbausteine in der historischen Textlinguistik. In: Arne Ziegler (Hrsg.): Historische Textgrammatik und Historische Syntax des Deutschen. Traditionen, Innovationen, Perspektiven. Bd. 1: Diachronie, Althochdeutsch, Mittelhochdeutsch. Berlin/New York, 173–193.
Gloning, Thomas (2014): Die Platina-Übersetzung des Stephan vigilius (1542). In: Andrea Hofmeister-Winter, Helmut W. Klug & Karin Kranich (Hrsg.): Der Koch ist der bessere Arzt. Zum Verhältnis von Diätetik und Kulinarik im Mittelalter und in der Frühen Neuzeit. (Mediävistik zwischen Forschung, Lehre und Öffentlichkeit 8) Frankfurt am Main, 99–137.
Goltz, Dietlinde (1976): Mittelalterliche Pharmazie und Medizin: dargestellt an Geschichte und Inhalt des Antidotarium Nicolai. Mit einem Nachdruck der Druckfassung von 1471 (Veröffentlichungen der Internationalen Gesellschaft für Geschichte der Pharmazie e. V.: Neue Folge 44). Stuttgart.
Grimm-Stadelmann, Isabel (2020): Untersuchungen zur Iatromagie in der byzantinischen Zeit. Zur Tradierung gräkoägyptischer und spätantiker Motive. Berlin/Boston.
Haage, Bernhard Dietrich & Wolfgang Werner (2007): Deutsche Fachliteratur der Artes in Mittelalter und Früher Neuzeit. (Grundlagen der Germanistik 43) Berlin.
Habermann, Mechthild (2014): Mittelalterlich-frühneuzeitliche Fachprosa als Gegenstand historischer Pragmatik. In: Lenka Vaňková (Hrsg.): Fachtexte des Spätmittelalters und der Frühen Neuzeit. Traditionen und Perspektiven der Fachprosa- und Fachsprachenforschung. (Lingua Historica Germanica 7) Berlin, 11–30.
Hau, Friedrun R. (2005): Ibn Rušd. In: Enzyklopädie Medizingeschichte. Berlin/New York, 1276.
Höfler, Max (1899): Deutsches Krankheitsnamen-Buch. München. Online zugänglich unter: https://archive.org/details/deutscheskrankh00hfgoog [zuletzt eingesehen 15.7.2022].

Hofmeister-Winter, Andrea & Helmut W. Klug & Karin Kranich (Hrsg.) (2014): Der Koch ist der bessere Arzt. Zum Verhältnis von Diätetik und Kulinarik im Mittelalter und in der Frühen Neuzeit. (Mediävistik zwischen Forschung, Lehre und Öffentlichkeit 8) Frankfurt am Main.
Kästner, Hannes & Eva Schütz & Johannes Schwitalla (1990): ‚DEM GMAINEN MANN ZU GUTTEM TEUTSCH GEMACHT'. Textliche Verfahren der Wissensvermittlung in frühneuhochdeutschen Fachkompendien. In: Anne Betten (Hrsg.): Neuere Forschungen zur historischen Syntax des Deutschen. Tübingen, 205–223.
Keil, Gundolf (1978): Bartholomäus von Montfort. In: Die deutsche Literatur des Mittelalters. Verfasserlexikon. 2. Aufl., Bd. 1. Berlin/New York, 621.
Keil, Gundolf (1978): Beris, Johannes (Bires, Baris, Paris). In: Die deutsche Literatur des Mittelalters. Verfasserlexikon. 2. Aufl., Bd. 1. Berlin/New York, 724–725.
Keil, Gundolf (1978): ‚Circa instans'. In: Die deutsche Literatur des Mittelalters. Verfasserlexikon. 2. Aufl., Bd. 1. Berlin/New York, 1282–1285.
Keil, Gundolf (1983): Heinrich von Pfalzpaint. In: Die deutsche Literatur des Mittelalters. Verfasserlexikon. 2. Aufl., Bd. 4. Berlin/New York, 856–862.
Keil, Gundolf (1983): Johann van Seghen (Siegen). In: Die deutsche Literatur des Mittelalters. Verfasserlexikon. 2. Aufl., Bd. 4. Berlin/New York, 743–744.
Keil, Gundolf (1983): Jude von Salms (Solms). In: Die deutsche Literatur des Mittelalters. Verfasserlexikon. 2. Aufl., Bd. 4. 889–891 und Bd. 11: Jude von Salms. [Korr./Nachtr.], 812. Berlin/New York.
Keil, Gundolf (1983): Hispanus, Alexander. In: Die deutsche Literatur des Mittelalters. Verfasserlexikon. 2. Aufl., Bd. 4. Berlin/New York, 53–58.
Keil, Gundolf (1989): Peter von Ulm. In: Die deutsche Literatur des Mittelalters. Verfasserlexikon. 2. Aufl., Bd. 7. Berlin/New York, 458–464.
Keil, Gundolf / Dilg, Peter (1991): Kräuterbücher. In: Lexikon des Mittelalters, Bd. V, München/Zürich, 1476–1480.
Keil, Gundolf (1992): Secretum secretorum. In: Die deutsche Literatur des Mittelalters. Verfasserlexikon, 2. Aufl., Bd. 8. Berlin/New York, 993–1013.
Keil, Gundolf & Ortrun Riha (1993): Beobachtungen zu Ortolfs Stil und rhetorischem Anspruch. In: Gundolf Keil (Hrsg.): „ein teutsch puech machen". Untersuchungen zur landessprachlichen Vermittlung medizinischen Wissens. Ortolf-Studien 1. (Wissensliteratur im Mittelalter. Schriften des Sonderforschungsbereichs 226 Würzburg/Eichstätt 11) Wiesbaden, 1–14.
Keil, Gundolf & Ortrun Riha (1993): „ein teutsch puech machen". Untersuchungen zur landessprachlichen Vermittlung medizinischen Wissens. Ortolf-Studien 1. Wiesbaden.
Keil, Gundolf (2003): Physis. Aspekte des antiken Naturbegriffs. In: Peter Dilg (Hrsg.): Natur im Mittelalter. Konzeptionen – Erfahrungen – Wirkungen. Akten des 9. Symposiums des Mediävistenverbands, Marburg, 14.–17. März 2001. Berlin, 2–29.
Keil, Gundolf (2005): Mithridaticum. In: Enzyklopädie Medizingeschichte. Berlin/New York, 1000.
Keil, Gundolf (2005): Konrad von Eichstätt. In: Enzyklopädie Medizingeschichte. Berlin/New York, 773–774.
Keil, Gundolf (2005): Regimina. In: Enzyklopädie Medizingeschichte. Berlin/New York, 1225–1226.
Keil, Gundolf (2007): Tuberkulose. In: Reallexikon der germanischen Altertumskunde, Bd. 35. Berlin/New York, 283–287.
Keil, Gundolf (2014): Das führende Kräuterbuch als *transporter.*: Altdeutsche Fachprosa in Johann Wonneckes *Gart*. In: Ingrid Kästner, Jürgen Kiefer, Michael Kiehn & Johannes Seidl (Hrsg.): Erkunden, Sammeln, Notieren und Vermitteln – Wissenschaft im Gepäck von Handelsleuten, Diplomaten und Missionaren. Aachen, 37–74.
Keil, Gundolf (2015): Die deutsche Isaak-Judäus-Rezeption vom 13. zum 15. Jahrhundert. Aachen.

Keil, Gundolf (2019): Das ‚Breslauer Arzneibuch' – Editionsproblematik bei einem Kompendium des späten 13. Jahrhunderts. In: Eva Rothenberger, Martin J. Schubert& Elke Zinsmeister (Hrsg.): Editionen deutscher Texte des Mittelalters - aktuelle Projekte: Beiträge des Festkolloquiums zum 80. Geburtstag von Rudolf Bentzinger am 22. August 2016. Erfurt, 41–56.
Klemt, Rolf (Rez.) (1966): Reviewed Work: Arnald von Villanova deutsch unter besonderer Berücksichtigung der „Regel der Gesundheit" by Peter Strauss. In: Neuphilologische Mitteilungen 67,3, 298–300.
Köbler, Gerhard (1999): Historisches Lexikon der deutschen Länder. Die deutschen Territorien vom Mittelalter bis zur Gegenwart, 6. Aufl. München.
Koch, Manfred Peter & Gundolf Keil (1966): Die spätmittelalterliche Gesundheitslehre des ‚Herrn Arnoldus von Mumpelier'. In: Sudhoffs Archiv 50, 4, 361–374.
König, Werner (1992): dtv-Atlas zur deutschen Sprache. Tafeln und Texte. 9. Aufl. München.
Köppe, Ingeborg (1977): Zweigliedrige Ausdrücke in Zunftordnungen des 16. Jahrhunderts. In: Beiträge zur Geschichte der deutschen Sprache und Literatur 98, 170–194.
Koren, Nathan (1973): Jewish Physicians: A Biographical Index. Jerusalem. Online zugänglich unter: https://wellcomecollection.org/works/e68w9rgp [zuletzt eingesehen 15.5.2022].
Kulhavá, Marie (2021): Variation in spätmittelalterlichen medizinischen Texten. [Nicht publizierte Diplomarbeit]. Ostrava.
Lakoff, George & Johnson, Mark (2003): Leben in Metaphern. Konstruktion und Gebrauch von Sprachbildern. Heidelberg.
Lehmann, Johann Georg (1869/1974): Die Grafschaft und die Grafen von Spanheim der beiden Linien Kreuznach und Starkenburg bis zu ihrem Erlöschen im fünfzehnten Jahrhunderte. Bd. 1–2. Kreuznach 1869; Reprint Osnabrück 1974. Online zugänglich unter:
1. Bd.: https://reader.digitale-sammlungen.de/resolve/display/bsb10428290.html;
2. Bd.: https://reader.digitale-sammlungen.de/resolve/display/bsb10428291.html [zuletzt eingesehen 15.7.2022].
Lewis, Robert E. (1987): Middle English Dictionary. Bd. 16. Michigan.
Loeb, Isidore (1887): Expulsion des Juifs de Salins et Bracon en 1374. In: Revue des Études juives 15, 298–301.
Macdonald, Helen & Ian Harper (Hrsg.) (2020): Understanding Tuberculosis and its Control. Antropological and Etnographic Approaches. New York.
Marzell, Heinrich unter Mitwirkung von Wissmann, Wilhelm und Pfeifer, Wolfgang (1943/2000): Wörterbuch der deutschen Pflanzennamen. 5 Bände. Köln.
Masařík, Zdeněk (1985): Die frühneuhochdeutsche Geschäftssprache in Mähren. Brno.
Matuschka, Michael E. Graf von (1990): Hesse, der Jude von Salms (Solmes), Arzt und Schriftgelehrter. Ein vorwiegend namenkundlicher Exkurs. (Würzburger medizinhistorische Mitteilungen 8), 207–219.
Mayer, Johannes Gottfried (2000): Das „Leipziger Drogenkompendium" (Leipzig, Universitätsbibliothek, Cod. 1224) und seine Quellen ‚Circa instans', ‚Aggregator' (Pseudo Serapion), ‚Macer floridus' (bzw. ‚Älterer deutscher Macer'), ‚Liber graduum' (Constantin) und ‚Liber iste'. In: Konrad Goehl & Johannes Gottfried Mayer (Hrsg.): Editionen und Studien zur lateinischen und deutschen Fachprosa des Mittelalters. Festgabe für Gundolf Keil zum 65. Geburtstag. Würzburg, 207–263.
Mayer, Johannes Gottfried (2004): ‚Leipziger Drogenkompendium'. In: Die deutsche Literatur des Mittelalters. Verfasserlexikon. Bd. 11. Berlin/New York, 912–915.
Mayer, Johannes Gottfried (2014): Das ‚Leipziger Drogenkompendium' und der ‚Gart der Gesundheit'. Köln: Ein Vergleich. In: Lenka Vaňková (Hrsg.): Fachtexte des Spätmittelalters und der Frühen Neuzeit. Tradition und Perspektiven der Fachprosa- und Fachsprachenforschung. (Lingua Historica Germanica 7) Berlin, 133–142.

McVaugh, Michael & Margaret Ogden (1997): Inventarium Sive Chirurgia Magna: Commentary. Leiden.
Menke, Friedrich Augst (1844): Die Aphorismen des Hippokrates. Durchaus berichtigte Griechische Urschrift, Deutsche Übersetzung, kritischer Apparat und Griechisches Wortverzeichnis. Bremen.
Mildenberger, Jörg (1997): Anton Trutmanns ‚Arzneibuch'. Teil II: Wörterbuch. 5 Bände. (Würzburger medizinhistorische Forschungen 56). Würzburg.
Mohlberg, Leo Cunibert (1932): Katalog der Handschriften der Zentralbibliothek Zürich I. Mittelalterliche Handschriften, Zürich.
Mötsch, Johannes (1989): Regesten des Archivs der Grafen von Sponheim. T. 3: 1400–1425. Koblenz.
Mötsch, Johannes (1990): Regesten des Archivs der Grafen von Sponheim. T. 4. 1426–1437. (Regesten Nr. 4240–4875.). Besitzverzeichnisse und Rechnungen, Nachträge und Berichtigungen. Koblenz.
Mötsch, Johannes (1991): Regesten des Archivs der Grafen von Sponheim. T. 5. Index der Orts- und Personennamen. Koblenz.
Muck, Georg (1993): Geschichte von Kloster Heilsbronn von der Urzeit bis zur Neuzeit 1–3, Nördlingen (1879–1880), Nachdruck Neustadt an der Aisch.
Müller-Jahncke, Wolf-Dieter (2005): Signaturenlehre. In: Enzyklopädie Medizingeschichte. Berlin/New York, 1330–1332.
Navrátil, František (1972): Sbírka rukopisů Český Krumlov [Sammlung der Handschriften in Krumau] 1327–1968. České Budějovice.
Neuburger, Max (1911): Geschichte der Medizin. Erster Teil. Stuttgart.
Norri, Juhani (2016): Dictionary of Medical Vocabulary in English, 1375–1550. Body Parts, Sicknesses, Instruments, and Medical Preparations. New York.
Palmer, Nigel F. & Klaus Speckenbach (1990): Träume und Kräuter. Studien zur Petroneller ‚Circa instans'-Handschrift und zu den deutschen Traumbüchern des Mittelalters. Köln.
Paul, Hermann (2007): Mittelhochdeutsche Grammatik. 25. Aufl. neu bearb. von Thomas Klein & Hans Joachim Solms & Peter-Klaus Wegera. Tübingen.
Peters, Uwe Henrik (1997): Wörterbuch der Psychiatrie und medizinischen Psychologie. Augsburg.
Piccard, Gerhard (1961–1997): Die Wasserzeichenkartei Piccard im Hauptstaatsarchiv Stuttgart. 17 Bände, Stuttgart Kohlhammer. Online zugänglich unter: https://www.piccard-online.de [zuletzt eingesehen 15.4.2022].
Pohl, Inge (2021): Stilwert und stilistische Funktionen von Vergleichskonstruktionen in Alma M. Karlins Werk ‚Windlichter des Todes. Ein Roman aus Siam' (1933). In: Acta Facultatis Philosophicae Universitatis Ostraviensis. Studia Germanistica 29, 5–24.
Pommerening, Tanja (2007): Mumia – vom Erdwachs zum Allheilmittel. In: A. Wieczorek, M. Tellenbach & W.Rosendahl (Hrsg.): Mumien – Der Traum vom ewigen Leben. Ausstellungskatalog der Reiss-Engelhorn-Museen. Mainz, 191–199.
Pültz, Otto (1973): Die deutschen Handschriften der Universitätsbibliothek Erlangen. Wiesbaden.
Reichmann, Oskar & Klaus-Peter Wegera (Hrsg.) (1993): Frühneuhochdeutsche Grammatik. Tübingen.
Richter, Thomas (2005): Heilkraut. In: Enzyklopädie Medizingeschichte, 545–553.
Riha, Ortrun (2003): Aussatz als Metapher. Aus der Geschichte einer sozialen Krankheit. In: Dominik Groß & Monika Reininger (Hrsg.): Medizin in Geschichte, Philologie und Ethnologie. Festschrift für Gundolf Keil. Würzburg, 89–105.
Riha, Ortrun (1992a): Ortolf von Baierland und seine lateinischen Quellen. Hochschulmedizin in der Volkssprache. (Wissensliteratur im Mittelalter. Schriften des Sonderforschungsbereichs 226 Würzburg/Eichstätt 10) Wiesbaden.

Riha, Ortrun (1992b): Wissensorganisation in medizinischen Sammelhandschriften. (Wissensliteratur im Mittelalter. Schriften des Sonderforschungsbereichs 226 Würzburg/Eichstätt 9) Wiesbaden.

Riha, Ortrun (1993): Ein Buch machen aus allen Büchern. Die Konzeption von Ortolfs ‚Arzneibuch'. In: Gundolf Keil (Hrsg.): „ein teutsch puech machen". Untersuchungen zur landessprachlichen Vermittlung medizinischen Wissens. Ortolf-Studien 1. (Wissensliteratur im Mittelalter. Schriften des Sonderforschungsbereichs 226 Würzburg/Eichstätt 11) Wiesbaden, 15–38.

Riha, Ortrun (2011): „Weil der Maulwurf sich manchmal zeigt." Argumentationsstrukturen in Hildegards von Bingen ‚Causae et curae'. In: Sudhoffs Archiv. Zeitschrift für Wissenschaftsgeschichte 95/2. Stuttgart, 222–234.

Riha, Ortrun (2014): Das Arzneibuch Ortolfs von Baierland. Auf der Grundlage der Arbeit des von Gundolf Keil geleiteten Teilprojekts des SFB 226 ‚Wissensvermittelnde und wissensorganisierende Literatur im Mittelalter' zum Druck gebracht, eingeleitet und kommentiert von Ortrun Riha. (Wissensliteratur im Mittelalter 50) Wiesbaden.

Rippmann, Dorothee (2005): Der Körper im Gleichgewicht. Ernährung und Gesundheit im Mittelalter. In: Gerhard Jaritz (Hrsg.): Medium Aevum Quotidianum 52. Krems, 20–45.

Roberg, Francesco (2007): Das Antidotarium Nicolai und der Liber Antidotarius magnus. In: Andreas Meyer & Jürgen Schulz-Grobert (Hrsg.): Gesund und krank im Mittelalter. Leipzig, 251–268.

Ruh, Kurt & Gundolf Keil & Werner Schröder & Burghart Wachinger & Franz Josef Worstbrock (Hrsg.) (1977/1978–2010): Die deutsche Literatur des Mittelalters. Verfasserlexikon. 2., völlig neu bearb. Aufl. 14 Bde. Berlin/New York.

Savoisy. Online zugänglich unter: http://www.savoisy.com/histoire_locale/histoire_ancien_chateau_savoisy.htm [zuletzt eingesehen 15.7.2022].

Schantz, Peter (2009): Weissdorn und Herzgespann. Medizinhistorische Untersuchungen zur europäischen Tradition dieser Arzneipflanzen. (Studien des Aachener Kompetenzzentrums für Wissenschaftsgeschichte 6). Online zugänglich unter: https://www.uni-kassel.de/ub/publizieren/kassel-university-press/verlagsprogramm?h=9783899587968 [zuletzt eingesehen 15.7.2022].

Schipperges, Heinrich (1985): Der Garten der Gesundheit. Medizin im Mittelalter. München/Zürich.

Schipperges, Heinrich (2005): Constantinus Africanus Cassiensis. In: Enzyklopädie Medizingeschichte. Berlin/New York, 269–270.

Schipperges, Heinrich (2005): Ibn Maimūn. In: Enzyklopädie Medizingeschichte. Berlin/New York, 885.

Schipperges, Heinrich (2005): Ibn Sīnā. In: Enzyklopädie Medizingeschichte. Berlin/New York, 1334–1336.

Schmid, Hans Ulrich (2009): Einführung in die deutsche Sprachgeschichte. Stuttgart.

Schmitt, Wolfram (2013): Medizinische Lebenskunst. Gesundheitslehre und Gesundheitsregimen im Mittelalter. Berlin.

Schmitt, Wolfram (1978): Agrius von Brune. In: Die deutsche Literatur des Mittelalters. Verfasserlexikon, 2. Aufl., Bd. 1. Berlin/New York, 93–94.

Schmitz, Rudolf (1998): Geschichte der Pharmazie. Bd. 1: Von den Anfängen bis zum Ausgang des Mittelalters. Eschborn.

Schnell, Bernhard (2008): Varianz oder Stabilität. Zu den Abschriften deutscher mittelalterlicher Medizinliteratur. In: Zeitschrift für deutsche Philologie (2008), Sonderheft zum Bd. 127: Der Schreiber als Dolmetsch. Sprachliche Umsetzungstechniken beim binnensprachlichen Texttransfer in Mittelalter und Früher Neuzeit, 27–47.

Schnell, Bernhard (2019): Die deutschen Kräuterbücher des Mittelalters. Ein aktualisierter Überblick. In: Bernhard Schnell (Hrsg.): Arzneibücher, Kräuterbücher, Wörterbücher. Kleine

Schriften zur Text- und Überlieferungsgeschichte. (Publikationen aus dem Kolleg „Mittelalter und Frühe Neuzeit 7") Würzburg, 301–343.
Seidler, Eduard & Karl-Heinz Leven (2003): Geschichte der Medizin und der Krankenpflege. 7. überarbeitete und erweiterte Aufl. Stuttgart.
Starkenstein, Walter (1935): Ein Beitrag zur ‚Circa instan'-Frage. Auf Grund von zwei neu aufgefundenen mittelalterlichen Handschriften des Liber de simplicibus medicinae. In: Sudhoffs Archiv für Geschichte der Medizin und der Naturwissenschaften 27,5, 370–381.
Steinmetz, Karl-Heinz (2014): *Yedoch will ich ekleren uff deine vordrungen.* Pragmatisierung der Ernährungsdiätetik im *Spiegel der* Gesundheit des Lorenz Fries von Kolmar. In: Andrea Hofmeister-Winter & Helmut W. Klug& Karin Kranich (Hrsg.): Der Koch ist der bessere Arzt. Zum Verhältnis von Diätetik und Kulinarik im Mittelalter und in der Frühen Neuzeit. (Mediävistik zwischen Forschung, Lehre und Öffentlichkeit 8) Frankfurt am Main, 89–98.
Sudhoff, Karl (1916): Vom hygienischen und arzneilichen Werte des Bieres, nach den Anschauungen des 15. Jahrhunderts. In: Archiv für Geschichte der Medizin 9,3, 181–182.
Sudhoff, Karl (1936): Der Jude von Salms, In: Stammler, Wolfgang (Hrsg.): Die deutsche Literatur des Mittelalters. Verfasserlexikon. 1. Aufl., Bd. 2. Berlin/Leipzig, 663–666.
Schwitalla, Johannes (2007): Metaphern als Mittel der Textkohärenz. In: Acta Facultatis Philosophicae Universitatis Ostraviensis. Studia Germanistica 2, S. 107–121.
Telle, Joachim (1968): Funde zu empirisch-mantischen Prognostik in der medizinischen Fachprosa des späten Mittelalters. In: Sudhoffs Archiv 52, 2, 130–141.
Tobler, Adolf & Erhard Lommatsch (1951): Altfranzösisches Wörterbuch. Bd. III, 3. Aufl. Wiebaden.
Valinová, Šárka (2016): Lékařské rukopisy jihozápadních Čech a jejich soupis. [Medizinische Handschriften aus Südwestböhmen und ihre Liste] Diplomarbeit. Jihočeská univerzita v Českých Budějovicích. [Südböhmische Universität in Budweis]. Online zugänglich unter: https://theses.cz/id/iydz8o/Diplomov_prce_Valinov.pdf?lang=en [zuletzt eingesehen 15.7.2022].
Vaňková, Lenka (2001): Wissensorganisation im ‚Olmützer medizinischen Kompendium'. Zur Relation zwischen Makrostruktur und Textsegmentierung. In: Lenka Vaňková & Pavla Zajícová (Hrsg.): Aspekte der Textgestaltung. Ostrava, 159–172.
Vaňková, Lenka (2004): Medizinische Fachprosa aus Mähren. Sprache – Struktur – Edition, Wiesbaden.
Vaňková, Lenka & Gundolf Keil (2005): Mesuë und sein ‚Grabadin'. Ein Standardwerk der mittelalterlichen Pharmazie. Edition – Übersetzung – Kommentar. Ostrava.
Vaňková, Lenka (Hrsg.) (2014): Fachtexte des Spätmittelalters und der Frühen Neuzeit. Traditionen und Perspektiven der Fachprosa- und Fachsprachenforschung. (Lingua Historica Germanica 7) Berlin.
Vaňková, Lenka unter Mitarbeit von Václav Bok, Gundolf Keil und Lenka Vodrážková (2014): Medizinische Texte aus böhmischen und mährischen Archiven und Bibliotheken (14.–16. Jh.). Ostrava.
Vaňková, Lenka (2017): Krankheitsbezeichnungen in der Chirurgia des Juden von Salms. In: Jörg Riecke (Hrsg.): Sprachgeschichte und Medizingeschichte. Texte – Termini – Interpretationen. (Lingua Historica Germanica 16) Berlin/Boston, 47–62.
Vaňková, Lenka & Václav Bok (2019): Zur deutschen Übersetzung des ‚Circa instans' im ‚Medizinischen Kompendium des Juden von Salms'. In: Brünner Beiträge zur Germanistik und Nordistik (BBGN) 33, 109–121.
Vaňková, Lenka (2020): Zu Gesamtsatzstrukturen in deutschen spätmittelalterlichen medizinischen Texten. Am Beispiel des deutschen Macer und des Circa instans aus dem Kompendium des Juden von Salms. In: Delphine Pasques & Claudia Wich-Reif (Hrsg): Textkohärenz und Gesamtsatzstrukturen in der Geschichte der deutschen und französischen Sprache vom 8. bis zum 18. Jahrhundert. (Berliner Sprachwissenschaftliche Studien 35) Berlin, 201–222.

Vaňková, Lenka (2021): Intertextualität in medizinischen Texten des 15. Jahrhunderts. Am Beispiel der deutschen Übersetzung des ‚Circa instans' im ‚Medizinischen Kompendium des Juden von Salms'. In: Rainer Hünecke (Hrsg.): Intertextualität. Vom Zitat bis zur Anspielung in Texten der deutschen Sprache vom 8. bis zum 19. Jahrhundert. Akten zur internationalen Fachtagung an der Technischen Universität Dresden vom 13. bis 15. Juni 2019. (Berliner Sprachwissenschaftliche Studien 36) Berlin, 197–213.

Ventura, Iolanda (2005): Quellen, Konzeption und Rezeption der Pflanzenbücher von Enzyklopädien des 13. Jahrhunderts. Zu De proprietatibus rerum, Buch XVII. In: Baudouin Van den Abeele & Heinz Meyer (Hrsg.): Bartholomaeus Anglicus ‚de proprietatibus rerum'. Texte latin et réception vernaculaire. Turnhout, 267–317.

Ventura, Iolanda (2015): Il *Circa instans* attribuito a Platearius. Trasmissione manoscritta, redazioni, criteri di costruzione di un'edizione critica. In: Revue d'Histoire des Textes 10, 251–362.

Ventura, Iolanda (2016): Medieval Pharmacy and Arabic Heritage: The Salernitan Collection Circa instans. In: Agostino Paravicini Bagliani (Hrsg.): Micrologus XXIV: The Impact of Arabic Sources on Divination and the Practical Sciences in Europe and Asia. Florenz, 339–401.

Wasserzeichen des Mittelalters. Online: https://wzma.at [zuletzt eingesehen 15.7.2022].

Weinrich, Harald (1958/1976): Münze und Wort: Untersuchungen an einem Bildfeld. In: Harald Weinrich (Hrsg.): Sprache in Texten. Stuttgart, 276–290.

Wegener, Wolfgang (2005): Gariopontus. In: Enzyklopädie Medizingeschichte, 457.

Wörterbuchnetz: www.woerterbuchnetz.de

Zifonun, Gisela (2005): Der Dativ ist dem Genitiv sein Tod. Zur Analyse des adnominalen possessiven Dativs. In: Franz Josef d'Avis (Hrsg.): Deutsche Syntax: Empirie und Theorie. Symposium in Göteborg 13.–15. Mai 2004. (Göteborger Germanistische Forschungen 46) Göteborg, 25–51.

Zimmermann, Volker (2018): Die Heidelberger Arzneibücher Ysacks Leujs. Beiträge jüdischer Ärzte zur Heilkunde des Mittelalters. Stuttgart.

Zurolo, Alessandra (2020): Deutsche medizinische Lehrtexte. Eine diachronische Perspektive. Berlin.

Zwink, Julia (2017): Altfranzösisch in hebräischer Graphie. Teiledition und Analyse des Medizintraktats „Fevres". (Beihefte zur Zeitschrift für romanische Philologie 410) Berlin/Boston.

Glossar

abrotonum/abrotanum: Stabwurz; Artemisia abrotanum L. 67rb, 67vb, 68rb, 69ra, 89vb, 201vb, 213ra

absinthium (*absyntium, absintheum, absinthei, absintei, absyntei, absintheon, absyntheon, absynteon, absynti, insans*), else (mhd.): Wermut, Bitterer Beifuß, Artemisia absinthium L.; auch Alsen, Elsen (regionale Trivialnamen) 44ra, 58va, 71rb, 71va, 75ra, 76rb, 80vb, K 86va, 110vb, 118rb, 132vb, 133va, 158ra, 189va, 190vb, 191ra, 201vb, 208ra, 208rb, 208vb, 209va, 215vb

acacia (*accacia, acassia*): Akazie 66vb, 83va, 86vb, 87rb, 87vb, 88ra, 88va, 98vb, 102rb, 105rb, 186rb, 187rb, 201vb, 206va, 206vb, 225rb, 249rb

acetum (*acenti*): Essig 82rb, 103va, 132ra, 133vb, 136vb, 210va, 222va

acorus (*acoris, akoris*): Schwertlilie 13ra, 46vb, 61vb, 100vb, 111va, 113rb, 113va, 121va, 122rb, 122va, 201vb, 207va, 207vb, 213rb

aes ustum (*ediostum, edyostum, advstum*): gebranntes Kupfer 60vb, 230vb, 229rb

afterdarm (*affter darme*): letzter Abschnitt des Dickdarms, der am After endet 6rb, 32va, 33ra, K 86va, 92vb, 93ra, 95rb

agaricus (*agarick, agerick, agrick, agryck, agetis, agrici, aggricke, aggrich*): Lärchenschwamm, Tannenschwamm 32rb, 46ra, 70ra, 109vb, 110rb, 110va, 111rb, 115ra, 115vb, 127ra, 134vb, 135rb, 151rb, 158ra, 178va, 181rb, 189vb, 192va, 201vb, 207ra, 207rb, 256va, 280ra

agnus castus (*acknüs caüstüm, acnücaustum, agnicaüstum*): Mönchspfeffer, Keuschlamm 101vb, 201vb, 205ra, 205rb, 222va

agresta (*agras, agres*): Brühe aus unreifen Weintrauben, Träubelmost 48ra, 77vb, 138ra, 186vb, 205vb, 226vb

agrimonia (*agramenien*): Agrimonia eupatoria L., (Kleiner) Odermennig 127rb, 204vb

agrippa (*agrypi, agryppi*): Agrippa-Salbe; nach Herodes Agrippa benannte Salbe aus verschiedenen pflanzlichen Drogen 26va, 140va, 141ra, 153ra, 220vb, 279rb

alcanna (*alcana, alkana*): Hennastrauch; Alkanna tinctoria, Schminkwurz 62rb, 138vb, 149rb, 201vb, 211ra, 211rb

aleum/alium (*alleum, aleum*): Knoblauch 201vb, 212rb

aloe caballinum: minderwertigere schwarze Sorte des eingedickten Aloesaftes 202ra

aloe cicotrinum/cicotrini (*a. cycatrine, cycatrini, citrine, albes/albi cicatrinum*): eingedickter bzw. eingetrockneter Saft von Aloe socotrina L. 13vb, 18va, 23ra, 44vb, 55vb, 56ra, 57ra, 57va, 60ra, 111va, 127ra, 158ra, 190va, 202ra, 202rb, 202va, 207vb, 211va, 229va, 234rb, 280ra

aloe hepaticum/epaticum (*a. epaticum, a. sabaticum*): Leber-Aloe, braunrote Sorte des eingedickten Aloesaftes 140va, 140vb, 143va, 143vb, 144ra, 202ra

alûn (mhd.) < alumen (lat.) (*allün, alün*): Alaun, bitteres Tonerdesalz 56vb, 84va, K 86va, 87rb, 92vb, 141rb, 143va, 148ra, 201vb, 205rb, 205va

https://doi.org/10.1515/9783110730333-009

ambra (grisea) (a. *grisea, grysea, grysey, grida*: (Graue) Ambra; eine sich in beulenartigen Anschwellungen des Unterleibs vom Pottwal findende wachsähnliche, moschusähnlich duftende Ausscheidung von im Darm des Wals befindlichen Konkretionen, die aus dessen Körper gewonnen bzw. in grauen Stücken am Meeresufer gesammelt wurde 201vb, 210ra, 246ra, 279rb

ami/ameos (*amiüs, amyns*): Bischofskraut, Ammei, Zahnstocher-Knorpelmöhre 46va, 201vb, 213rb

ammoniacum/armoniacum (*armonica, armoniackum, armoniacke, armoniaka, armoniack, armoniag*): Ammoniakgummi; der aus den Stängeln von Dorema ammoniacum und anderen in Persien vorkommenden Umbelliferen ausgeschiedene Gummiharz 28ra, 55rb, 55va, 68vb, 73va, 80vb, 84rb, 84vb, 114rb, 114va, 140va, 143va, 144vb, 151rb, 201vb, 207vb, 208ra, 224rb, 226va, 240rb

amomum (*amamom, amome*): Amomum cardamomum L., Grüner Kardamon 111va, 201vb, 203va

amygdala (*amygdalum, amigdalorum*): Mandel 64vb, 201vb

amygdala amara (*amigdala amarum*): Bittermandel 209ra

amylum/amidum (*amidum, amydum*): Stärkemehl aus Weizen, Weizenstärke 78rb, 87ra, 201vb, 206vb, 209ra, 228ra, 235vb, 240ra, 253rb

anabulla (*åmbulaci, aemblici*): Tithymalus, Wolfsmilch → tithymalus 266ra

anacardinum (theodoriton) (*dyatoriton anacardi, teridoricum, anacardium*): Elefantenlauslatwerge 191ra, 206ra, 237ra

anacardium (mlat.) (*anacardi*): Frucht des Elefantenlausbaumes; des ostindischen Tintenbaums 103vb, 146ra, 154vb, 201vb, 205vb, 206ra, 230va

anagallidus (*anagulydus*): welsche oder französische Tamariske 201vb, 213rb

analepsie (*allancia*): Form der Epilepsie 44rb

anethum (*enneti*): Dill 103va, 111rb, 201vb, 211vb, 212ra

angesiht (mhd.) (*angesychte, anegesycht*): Sehkraft, Blick, Auge; Gesicht 161vb, 168vb, 169va, 190va, 199ra, 202rb, 204rb, 208vb, 209rb, 221va, 221vb, 257rb, 258vb, 268va, 275ra, 275va, 277rb

anisum (*enisz, enysz, ennysz, enyß, enys, enis, ennis, eimisi, emisi*): Anis 25rb, 46rb, 54va, 58vb, 68va, 74vb, 77ra, 81ra, Z 85ra, 85va, 91va, 103va, 104va, 111va, 114va, 115ra, 115rb, 115vb, 119ra, 122rb, 125vb, 130vb, 131ra, 133rb, 133vb, 140va, 140vb, 153rb, 156va, 180rb, 184rb, 208ra, 220rb, 232ra, 253vb, 258rb, 259rb, 265ra

anthera (*anthera, antera, anthyri, antiri, enthiri, entiri, entyri*): Staubbeutel, Staubkolben, Staubblätter der Rosenblüte 61va, 64rb, 66vb, 105rb, 115va, 201vb, 212rb, 212va, 225rb, 256rb

antimonium (*anthymonium, antymonium, enthimonium*): Spießglas, Antimon; ein halbmetallisches mit Schwefel vererztes Mineral 55rb, 206ra, 206rb

anthos (*antos, anthos, antes*): Rosmarin (Rosmarinblüte) 91rb, 93vb, 104ra, 114va, 122rb, 257vb, 258ra, 267va, 280ra

anthrax (*andracks, antros, antris*): fressendes Geschwür; Karbunkel, Milzbrand (lat. carbunculus) 123va, 124vb, 125ra, 125rb, 141va

Antoniusfeuer (*Sancte Anthonius füre, Sant Anthonyen fur, Sancte Anthonien fure*): Ergotismus, Mutterkornvergiftung 63vb, 123rb, 123va, 124rb, 124va, 127va, 141va, 149va, 212vb

apium (lat.) / ephich (mhd.) (*api, apii, eppe, eppig*): Eppich 12va, 25rb, 26ra, 30rb, 31ra, 71rb, 80vb, 91ra, 99vb, 100rb, 107vb, 118rb, 120rb, 201vb, 174rb, 202rb, 205rb, 205va, 205vb, 210vb, 221va, 228va, 229rb, 233rb, 244rb, 244va, 277va, 277vb, 278ra, 279rb

apium commune: Apium graveolens L., Sellerie 205vb

apium haemorrhoidarum (*amoridonum*): Scharbockskraut (Ranunculus ficaria L.) 205vb

apium risus (*ryssus, rysus*): Ranunculus sceleratus L., Gift-Hahnenfuß 205vb

apoplexia (*ypopelicia*): allgemein: innere Blutung; meist der Schlag, Hirnblutung 24va

apostema (*postemen, posteme*): Abszess, Geschwür 2vb, 10ra, 12va, 14va, 15rb, 47rb, 53ra, 54ra, 54rb, 55rb, 142va, 142vb, 143ra, 143rb, 145va, 202rb, 206vb, 213ra, 216rb, 217va, 278ra, 278va

apostolicum: Apostelsalbe, Arzneimittelname für ein Pflaster bzw. eine aus zwölf Bestandteilen zusammengesetzte Salbe des Antitodarium Nicolai 20ra, 144va, 144vb, 228vb, 242ra

approximeron (*aporosimorum*): erektile Disfunktion 102va

aqua amara: Bitterwasser 204vb

aqua feniculi: Fenchelwasser 55vb

aqua hordei/ordei (*a. ordii, ordei*): Gerstenwasser 214vb, 252vb, 259vb

aqua pluvialis (*aqua plüuie, pluuialis*): Regenwasser 55rb, 269ra

aqua rosae (*a. rosaci*): Rosenwasser 55rb, 56ra, 115va

aristolochia (*arystologia, aristologia, aristhologia; aristologia longa, arystologia rodünda*): Osterluzei, Hohlwurz 97ra, 104vb, 109va, 109vb, 144vb, 150vb, 201vb, 209va, 209vb

aragon → ungentum aragon

argentum vivum (*argentum viuum*): lebendiges/frisches Silber → quecksilber 201vb, 204vb, 205ra

arnoglossa (*arünglossa, armiglosse*): Plantago, Wegerich, Wegebreit → *plantago* 83va, 98vb, 201vb, 212vb

aron/arum (*iarüs, arone, aron*): Aronstab, Natterwurz, Zehrwurz 237rb, 238ra

arsenicum/arrhenicum: Operment, ein Arsenikerz → auripigmentum 141rb, 226va

artemisia (*arthymesia, arthimesia, arthemesia, artymesya*): Beifuß, Artemisia vulgaris 103vb, 105va, 201vb, 210ra, 210rb, 210va, 229ra, 235ra, 249vb, 252rb

arthetica (*artatica*): Wundklee, Anthyllis Vulneraria L. (vgl. Marzell 1943/2000: 339) oder Raphanus sativus L., Rettich (Daems 1993: 318) 201vb, 203vb

arthritis (*arthatica, artatica*): schmerzhafte Glieder- und Gelenkerkrankung, Gicht 151va, 153vb, 193va, 203vb, 205rb, 225va, 230ra, 231va, 233rb, 237rb, 258va, 260va, 261va, 264rb, 265vb, 276ra

asa foetida (*asafetida, asfetida, affetida*): Asant, Teufelsdreck 84va, 158ra, 201vb, 204rb, 204va, 204vb, 249vb

asarum (*aszari*): Haselwurz 46va, 100vb, 111rb, 122va, 213rb asparagus/sparagus (*aspergi, spragüs, spargi*): Spargel 114va, 118rb, 120ra, 134rb, 202rb, 220vb, 258rb, 262ra

asphaltum (*aspafutum, aspafitum, aspanitum*): Erdpech, Bitumen, Judenleim 201vb, 211va, 211vb, 258ra, 258va, 258vb

asphodelus/affodilus (*apodilis, affodilis, approdilis*): Affodill; Goldwurz 74ra, 80va, 201vb, 211vb, 212ra, 212rb

asthma (*dasmate, asma*): Asthma 64rb, 68vb

athanasia (magna) (*athanesia*): Latwerge der Unsterblichkeit 244rb, 277ra

attich (*atych*): Attich, Zwergholunder 211vb, 212rb, 219va, 254ra, 263va, 263vb

atramentum (*attrimentum, attrementum, atterment*): jede schwarze Feuchtigkeit, Flüssigkeit, Schwärze 147vb, 148ra, 228vb, 258va

atria mortis: Vorhöfe des Todes, die Organe des Körpers, in denen die wichtigsten Lebensvorgänge ablaufen und deren Verletzung oft plötzlichen Tod herbeiführt 46vb

atriplex (*attriplicis, atriplicis*): Melde → mëlde 135ra, 137vb

atzel (*atczel*): Elster 56rb, 106ra

aurea Alexandrina: Latwerge mit Opium aus dem *Antidotarium Nicolai* 35va, 275vb

auripigmentum (*appriment, apprimentum, aperment, appremen*t): Auripigment, Operment, Rauschgelb 146va, 147ra, 149rb, 201vb, 206ra, 211rb, 211va, 233vb, 262ra

avena: Hafer 201vb, 213ra

baca lauri (*baccarum lauri, baccalauri, baccas laüri*): Lorbeere, Lorbeerfrucht 44ra, 67rb, 102vb, 204vb

ballaena (*ballena*): Walfisch, Wal 210ra

balaustium (*ballostias, balostias, balastias, balaustias, balastiorum, bolastias*): Blüte des Granatapfelbaums 29vb, 31rb, 31va, 32ra, 34vb, 35vb, 56vb, 57ra, 61rb, 61va, 61vb, 62ra, 63va, 66vb, 73ra, 75vb, 78va, 86vb, 87rb, 88rb, 92va, 99ra, 105rb, 109ra, K 139va, 186rb, 187rb, 191va, 213va, 214vb, 215ra, 245ra

balsamum (*balsamus, balsam, balsami*): Balsambaum, Balsamstrauch, balsamliefernde Pflanze; Balsamharz 213va, 213vb, 214ra, 214rb, 214va

bars, berse (mhd.) (*bersen*): Barsch 184va

basiliscus (*basilisco*): Basilisk (mythologische Bestie) 257va

boumöl (*baumoley, baum oley*): Olivenöl 27rb, 32vb, 33ra, 36vb, 44va, 45va, 47va, 50va, 52va, 63va, 64ra, 65vb, 71rb, 76rb, 78ra, 80ra, 84rb, 84va, 93vb, 94rb, 109rb, 126rb, 128ra, 137va, 183va, 204va, 205vb, 207rb, 207va, 208rb, 210rb, 216rb, 218vb, 223va, 223vb, 224rb, 224vb, 226ra, 228va, 229va, 229vb, 230rb, 231ra, 232vb, 242vb, 254ra

baucium (*baücia*) → pastinaca: Pastinak 215rb

bæhen (mhd.) (*gebehet*): durch Überschläge erwärmen; auch schneiden und in der Pfanne rösten (Brot) 71rb, 210va, 243va, 267va bdellium (*badilium, dylium, bdyly*): Weinpalme; das wohlriechende Gummi dieses Baums; Bdeliumharz 144ra, 144vb, 151rb, 181vb, 213va, 216vb

bedegar (*bedager*): Weißdorn (Spina alba), Hagedorn; auch Weinrose 213va, 216vb, 217ra

belibern (moselfränkisch) (*belebert*): gerinnen, zu einer schwammigen Masse zusammenlaufen 204va, 214ra

belliculus marinus/bellericus marinus (*blericüs marinus, byllerici marini, billerick marini*): Meermuschelschale; Meerbohne, Nabelstein 216va, 218va

benedicta: Nelkenwurz, Märzkraut; es kann auch Benediktenlatwerge, nelkenhaltige Latwerge gemeint werden 35ra, 103vb, 141ra, 152ra, 156va, 182ra, 183vb, 192va, 221va, 225va, 227vb, 230rb, 232ra, 233vb, 237ra, 238ra, 266rb, 276ra, 277va

benît (mhd.) (*benyt, benit*): klarer, gereinigter Zucker, vermischt mit Stärkemehl, in Stangenform → penidium 206vb, 226va, 228ra, 235vb, 240ra, 253rb

berberis (*barberis, barbaris*): Berberitze, Sauerdorn 213va, 216rb, 216va

bergîn (mhd.) (*bergen/bergin/berger smalcze, reinbergen schmalz*): Schweineschmalz; von männlichem verschnittenem Schwein 29ra, 126vb, 140ra, 142rb, 142vb, 143rb, 154rb, 189ra, 216rb, 240rb, 240va, 242vb, 250vb, 261ra, 267ra, 279rb

bescheiden (mhd.) (*bescheyden*): anweisen, bestimmen, unterrichten, Bescheid geben 160ra, 160rb, 161ra, 161rb, 163vb, 167ra, 168va, 169va, 169vb, 170ra, 170rb, 171ra, 172rb, 173ra, 174vb, 175ra, 181vb, 182rb, 182va, 184ra, 184rb, 184va, 186ra, 189ra, 198va

bethonica < vettonica (*bethonien, bethonica, betania, betanigen, bettanigen, bytonicis*): (Echte) Betonie, Heil-Ziest, Heilbatunge 45vb, 94ra, 96ra, 96vb, 100vb, 101ra, 108vb, 122rb, 139vb, 145ra, 145rb, 208vb, 213va, 215vb, 280ra

bicken/picken (mhd.): stechen, einen Hauteinschnitt machen 207rb, 228rb, 230va, 262va

bilern, biler (mhd.) (*belre, bylrin, byller*): Zahnfleisch 7rb, 27rb, 205rb, 223rb, 225ra, 225rb, 239ra, 241va, 243ra, 243va, 247ra, 250ra, 251rb, 254vb, 256ra, 273vb, 277rb

bilse (mhd.) (*bylsen*): Bilsenkraut → hyoscyamus 237va, 237vb

bineȝ, binȝ (mhd.) (*bincze, byncze*): Binse, Binsengewächs (an feuchten Standorten wachsende Pflanze), Schilfrohr → iuncus 235rb, 243ra

bisem (mhd.) (*besams, besem, besemps*): Bisam; Moschus 203ra, 210ra, 236vb, 245vb, 246ra, 256ra

bistorta (mlat.) (*bisdorata, bys dürata, bysdürata, bystorate*): Natterwurz, Schlangen-Knöterich 103va, 213va, 216va, 216vb, 232rb, 250vb

blanca: ein zusammengesetztes Heilmittel (von weißlicher Farbe) 277ra

blat (mhd.) (*blade, blate, blades, blatte*): Halszäpfchen/Gaumenzäpfchen → uvula 62va, 62vb, 237vb, 247va, 247vb, 250ra, 251ra, 251va, 257vb, 276ra, 276rb

blîwîȝ (mhd.) (*blywisz, blywysz, bliwysz*): Bleiweiß 205ra, 220va, 231rb, 240ra, 240vb

bluome (mhd.) (*blüme*): Monatsblutung 202rb, 202va, 203rb, 203va, 203vb, 207rb, 208ra, 208vb, 212va, 213ra, 213rb, 221vb bolus armenicus (*bolum/boli armeni*): armenische Tonerde, Roter Ocker 27va, 29vb, 31vb, 32ra, 34vb, 35vb, 56va, 59va, 60va, 60vb, 62va, 64vb, 65vb, 66ra, 66va, 66vb, 75ra, 88va, 93ra, 98vb, 99ra, 105ra, 105rb, 105va, 138ra, 185ra, 187rb, 213va, 214va, 214vb, 216ra, 243rb, 264va

bor(r)ago (*boraginis*): Borretsch, Gurkenkraut 114vb, 133vb, 204ra, 213va, 215ra, 215rb, 222va, 235ra, 235rb, 239va, 250va, 278va

borax (mlat.) (*baracze, boracz*): Boraxgummi, Salpeter 213va, 215va, 215vb

brâmber (mhd.) (*bramern bere*): Brombeere (die Frucht vom Maulbeerbaum sieht ähnlich aus) 247va

branca ursina (*branca/blancka vrtina/vrcina/vrsina/vrsyna*): Bärenklaue, Bärenklau 66vb, 90vb, 120vb, 130vb, 143rb, 189ra, 213va, 216rb, 239vb

bremme/brimme; phrimme (mhd.): Ginster, Pfriemkraut 277vb

brëst/brësten: körperlicher oder geistiger Mangel, Krankheit, Gebrechen 6va, 8ra, 18rb, 19vb, 20ra, 40vb, 41ra, 41rb, 41va, 41vb, 142vb, 143rb, 144vb, 146rb, 146vb, 159vb, 160vb, 163rb, 163va, 164ra, 203ra, 204ra, 204va, 204vb, 205rb

brësthaft (*bresthafftig*): kränklich, erkrankt 21vb, 24va, 33rb, 33vb, 40va, 62vb, 66rb, 91va, 110rb, 114ra, 121va, 121vb, 123vb, 129vb, 161rb, 163vb, 203rb, 206ra, 209va, 211ra, 211vb, 212rb, 217ra

brosem (*brüssam*): Krume 42ra, 73va, 83va, 85rb, 107va, 108rb, 124rb, 126va, 126vb, 130va, 131va, 137va, 185vb

bruscus (*baraci*): Mäusedorn 220vb

bryonia (*brionia*): Zaunrübe 111vb, 126vb

buglossa (mlat.): Lingua bubula (Echte oder Italienische Ochsenzunge) oder Lingua canina (Echte Hundszunge) 51rb, 114va, 133vb, 138vb, 278va, 280ra

bulismus/bolismus (*balmei, bolisüm*): Bulimie 70va, 78vb

bürde (fnhd.): Nachgeburt, Plazenta; das im Mutterleib befindliche, ungeborene Kind 189va, 215va, 221vb, 235ra, 235va, 249vb, 257ra, 257va, 267ra

burne, brunne (mhd.) / born (md.) (*born, borne, bornen, bürren*): Brunnen; Quelle, Ursprung; Quellwasser 2ra, 49vb, 132va, 138vb, 161ra, 165rb, 167rb, 167va, 167vb, 169va, 175va, 213vb, 261vb, 269ra, 275rb

bursa pastoris (*bürsa pastoris*): Hirtentäschel 206rb

butyrum (*butiri, putri*): Butter 29ra, 77ra, 90vb, 96va

cadmea (argenti) (*kathamia*): Glamei; sowohl der natürliche als auch sich der in Schmelzhütten bildende graue Hüttenrauch 55rb

caerefolium/cerefolium: Kerbel 217rb, 217vb, 218ra

calaminthe/calamentum (*calmantis, calamenti, calamente, calmentum, calimanti*): Minze; Bergminze 114va, 217rb, 221ra, 221rb, 262va, 280ra

calamus aromaticus (mlat.) (*calamus a., calamis a., c. aromatici*): wohlriechender Kalmus, Acorus Calamus L. 76rb, 103va, 217rb, 224vb, 225ra calor: unnnatürliche Hitze, Fieberhitze 13ra

calx (*calci*): Kalk; Kalkwasser, gelöschter Kalk 55rb, 217rb, 218ra

camadreos (mlat.) (*grosz geymander, camedrius, camydrius, camidrius*): Gamander 84rb, 109va, 109vb, 122rb, 150va, 217rb, 223rb

camepitheos (*camiptius, camiptaüs*): kleiner Gamander 122rb, 223rb

camphora (*camphora, camphoria, campfher, campher, campfer, canfer*): Kampfer; im Mittelalter (destilliertes) Gummiharz vom Kampferbaum 47vb, 55vb, 79vb, 137ra, 158ra, 217rb, 219ra, 219rb, 228ra, 231rb, 245vb, 253vb, 262va

cancer (*kanczer, kancker*): Krebs, fressendes Geschwür 8ra, 21rb, 60va, 78rb, 122vb, 127rb, 127vb, 128ra, 128rb, 146vb, 147ra, 147rb, 147vb, 148ra, 148rb, 148va, 149ra, 149rb, 205rb, 206rb, 217vb, 227ra, 263rb

cannelle (*canele*) (franz.): Zimt 84rb

cantabrum (*cantaborum*): Kleie von Weizen oder Gerste 217rb, 226rb

capparis (*caprici, caparici, capericis*): Kapernstrauch, Gemeiner Kaper 42ra, 81vb, 84ra, 84rb, 84va, K 86rb, 97ra, 217rb, 220va, 220vb, 221ra,

capillus Veneris (*capillis Veneris*): Frauenhaar(farn), Venushaar 26ra, 29rb, 32vb, 65va, 68rb, 83vb, 94ra, 114va, 120vb, 122rb, 217rb, 222va, 222vb

cardamomum (*cardimomum, cardimomi, cardamomi, cardomonie, cardomomelin, kardamomelin*): Kardamom, Paradiesekörner 65rb, 140vb, 180rb, 220ra, 220ra, 220rb

caro marina (*caro marino*): Salzauswitterung (an Wasserpflanzen); alcionum, adaris 205rb

carum (carvi) (*caruy, carui*): Kümmel 217rb, 223vb, 224ra

caryophyllata/gariofilata (*garyofolata, gariofolata, gariofilata, gargofolata*): Nelkenwurz 122rb, 141ra, 234va, 236ra, 249rb

caryophyllon/caryophyllus/garyophyllus (*gariofülus, gariofoli*): Gewürznelke 104va, 110ra, 234va, 234vb, 249rb

cassia fistula (*cassia vestola, vistola, fystola, castiga fystula*): Röhrenkassie, Purgierkassie, Fruchtschotte von Cassia fistula L. 22va, 31vb, 32rb, 50va, 54vb, 95vb, 130vb, 133vb, 162vb, 177vb, 178ra, 178rb, 179rb, 181ra, 189va, 191va, 217rb, 219vb, 220ra, 222ra, 246va, 250rb, 256vb, 278va

casia/cassia lignea (*c. ligna/lygna*): Holzkassie 18va, 26va, 66vb, 91rb, 217rb, 218rb, 221vb, 222ra, 222rb, 225va

castoreum (*castorium, castorum*): Castoreum, Bibergeil 45va, 47vb, 53va, 65ra, 65rb, 68vb, 69ra, 73vb, 90vb, 101vb, 104vb, 105va, 113ra, 122ra, 122va, 158ra, 204vb, 206ra, 208ra, 209vb, 217rb, 222rb, 222va, 229ra, 229rb, 230rb, 252rb, 257rb, 275rb, 279vb

catalepsia (*cathylancia*): Katalepsie, Starrsucht, Zustand des Verharrens in einer starren Körperhaltung 44rb

cataplasma (*catpfalma, catfalma, catfelma, katfalma, katfalmus*): Umschlag, Breiumschlag 42ra, 44ra, 63va, 94rb, 98vb, 106rb, 109rb, 130vb cataputia (*cathaputia, catuputia, catupütia*): Springwurz, Spring-Wolfsmilch, Scharfe Wolfsmilch 158ra, 225rb, 225va, 225vb

catarrhus (*katharrum, katharro, cattarus*): Katarrh; eine Entzündung von Schleimhaut der Atmungsorgane; früher auch andere Schleimhautentzündungen (Unterkatarrh) 26va, 26vb, 61ra, 62ra, 62rb, 241ra

cauter (*cantritas, cautreces*): Brenneisen 44rb, 115va, 115vb, 116vb

celidonia → chelidonia

centaureum/centaurea (*centhaurea, centaurea, centauria, centürean*): Tausendgüldenkraut 53rb, 69vb, 80va, 81rb, 82va, 89vb, 94rb, 108vb, 109vb, 121vb, 127ra, 150rb, 150vb, 151rb, 152rb, 152vb, 153rb, 158ra, 208vb, 217rb, 221rb, 221va, 221vb

cepa (*cepe*): Zwiebel 227rb

cephalaea (*sipplia*): anhaltende Kopfschmerzen 257ra

cephalica (*cefalica, cya, vena capitalis*): Kopfader 7rb, 22va, 27vb, 41vb, 47vb, 49ra, 52va, 106rb, 197va

cera: Wachs; weißes Wachs, Bienenwachs 65ra, 76rb, 82vb, 91ra, 95va, 96va, 101vb, 102rb, 102va, 102vb, 106va, 107rb, 110ra, 121vb, 204vb

ceratum/cerotum (*serotum*): Wachssalbe, Wachspflaster 65ra, 76rb

cerefolium/cerifolium: Kerbel 217rb, 217vb, 218ra

cerussa (*cerußa*): Bleiweiß 115va, 217rb, 220rb

chamaemelon/chamomilla (*camillis, camyl, kamylle*): Kamille 29vb, 56va, 82va, 90vb, 95va, 98va, 107vb, 140va, 140vb

chelidonia/celidonia (*celydonia, salidonia*): Schöllkraut, Schwalbenwurz 148rb, 217rb, 217va, 217vb, 226vb, 227ra

chiragra (*ciagra*): Handgicht 230rb

cholera/colera (*collera, kolera*): Zorn; humoralpath.: Galle 15va, 16vb, 19rb, 38ra, 43va, 44ra, 47vb, 48rb, 48vb, 142va, 150ra, 155vb, 160va, 160vb, 163ra, 167ra, 168va, 202ra, 206va, 208va, 216ra, 221rb u.a.

cholera (*colericis*): der Gallenerguss durch Brechen u. Durchfall, die Gallenbrechruhr 31rb

cholera/colera citrina (*c. cytrina*): gelbe Galle (gelbe und bittere Ausscheidung) 180va, 187rb, 189vb, 218va

cholera/colera nigra (*kolera nigra/nygra*): schwarze Galle 1va, 5rb, 6ra, 11va, 14ra, 48vb, 50ra, 51va, 123vb, 128ra, 142va, 142vb, 143ra, 155vb, 161ra, 162vb, 163ra, 167ra, 168ra

cholera/colera rubea (*collera/kolera r.*): rote Galle 1va, 3va, 4vb, 5rb, 6ra, 47rb, 76rb, 106ra, 123rb, 142va, 143ra, 145va, 150ra, 155va, 162rb, 162vb, 164va, 164vb, 167ra, 208va, 215ra, 217rb, 259ra, 272va u.a.

cholera/colera vitellina (*c. vittelina*): eidottergelbe Galle 180va

christa galli/centrum galli (*galli Christi, centum galli*): Wiesensalbei, Salvia pratensis L. 215vb, 236rb cicer (*zysser, ceser, ciseroni, cyseroni*): Kichererbse 18va, 102va, 110vb, 111va, 115ra

cicuta: Schierling 217rb, 224rb

ciminum (*cyminum, zyminum, cemini*): Kümmel, Kreuzkümmel, Römischer Kümmel 44ra, 71rb, 82rb, 103va, 111va, 224ra, 257vb

cinnamomum (*cenamomen, cynamomum, cynomonie, cynamonie, zynamonie, zynamome, czymmer, cemen*): Zimt; Pulver von der Zimt-Rinde 30va, 46va, 66vb, 72va, 76rb, 91rb, 104va, 122rb, 138ra, 140vb, 144rb, 211va, 217rb, 218rb, 222ra, 223ra, 223rb, 224vb, 229vb, 232ra, 235vb, 241vb, 243va, 245rb

cirologus (*cyrologus, zyrologus*): Wundarzt 57ra, 57vb, 97rb

claretum: ein guter Rotwein, der so lange mit Gewürzen und Honig gemischt und gerüttelt wurde, bis er klar geworden war 91rb

clyster (*clyster, clysterium, cristere, crystere, cristirum*): Klistier, Einlauf 13vb, 18va, 24ra, 32vb, 41va, 47va, 47vb, 48vb, 49rb, 150va, 156rb, 156va, 156vb, 178rb, 183vb, 186ra, 187ra, 187vb, 202rb, 205vb, 206va, 207rb, 211vb

coccum Cnidium/co(c)co(g)nidium (*cücunnidium*): Seidelbastkörner → laureola 241va

colare (*colantur*): durchseihen 63vb, 64rb, 101ra, 118va, 122va, 133vb

colatura (*colature, cultura, culture*): durchgeseihte Flüssigkeit; Filtrat, Durchpassiertes 70ra, 77rb, 94ra, 133vb, 137ra, 205vb, 224rb, 226ra, 227vb, 228va, 234va, 239vb, 245va, 251va, 256vb, 263va

colica passio (*colerica*): Darmschmerz, Darmkrampf (Kolik) 90ra, 90rb, 91vb, 121ra, 137rb, 174va, 177ra, 194ra, 194rb, 215rb, 217vb, 227ra, 228va, 236ra, 243va, 248ra, 249va, 264ra, 279vb

colon (*cülum, culon*): Grimmdarm 5vb, 90ra, 90va, 91va

collyrium (*coleris albi myradi, colery, coliri, coleri Rasi*): Augensalbe; Pasten- beziehungsweise pulverförmiges Augenheilmittel, auch Augenwasser 54vb, 55rb, 55va, 55vb

colophonia (*calofonia, colofonia*): Kolophonium, Griechisches Pech, hellgelbes bis schwarzes Balsamharz 59rb, 59va, 110ra, 143va, 143vb, 186rb, 210va, 217rb, 221rb, 226rb, 226va, 227va, 235va, 255va

colocynthis/coloquintis (*coloquintynda, colocontindi, colocontynda, colocundinda, colocondida, colocontigidi, colicontindi, colocontide*): Koloquinthe, Bittergurke, Bitterkürbis 46va, 50va, 50vb, 69vb, 90ra, 90vb, 92ra, 104ra, 106va, 107rb, 111va, 112vb, 114va, 114vb, 115ra, 115vb, 119rb, 120va, 121vb, 158ra, 192va, 194ra, 194rb, 196rb, 217rb, 219va, 219vb, 261rb

concordare (*concorderet, concorderent*): übereinstimmen 52va, 54va, 83va, 103vb, 109va, 109vb, 131va, 159rb, 166ra, 184va, 204ra, 209ra, 234va, 273va, 275ra

confect: mit Zucker eingemachte Latwerge/Mixtur; durch Einkochen von Früchten, Gewürzen, Honig usw. hergestellte Süßigkeit 196va, 196vb, 249ra

confectio: Mischung, Anfertigung 262rb

conficere (*conficiert, conficieret, conficiantur*): mischen, zubereiten, herstellen 46va, 66vb, 97ra, 104rb, 110ra, 110va, 111va, 151rb, 205rb, 206rb, 207rb, 209va, 210rb, 212ra, 213rb, 214vb, 215va, 216ra, 225rb, 229ra, 234rb, 240ra, 240va, 244ra, 244vb, 245vb, 246vb, 248rb, 252va, 261rb conquassare (*conqwastiantur, conqwassiantur, conqwasseantur, conquassiantur*): zerquetschen 65rb, 75rb, 77ra, 85rb

conserva (*conserua*): Zubereitung frischer Kräuter u. Blumen, mit trockenem Zucker 46ra, 51rb, 66rb, 66va, 102va, 122rb, 132ra, 136rb, 138vb, 216ra, 278va

consolida maior (*groysz consolida, consolt der grosze*): Beinwell, Schmeerwurzel, Wallwurz, Schwarzwurzel 32ra, 152vb, 223rb, 242ra

consolida minor (*consolt der kleyn*): Gänseblümchen 152vb

consumptio: Aufzehrung, Vernichtung 253ra

coquere (*coquantur, coxiantur*): kochen, sieden 42ra, 44ra, 69ra

corallium/corallum (*corallüs, coralle, corallis rubei, corallen royt*): die (rote) Koralle 29vb, 55vb, 65vb, 217rb, 225ra, 225rb, 278va

cordiaca (passio) (*cordica/cordis/cardiaca passio*): Herzerstickung, Herzklopfen 20va, 30rb, 131vb, 136rb, 190va, 204ra, 215rb, 222rb, 223rb, 225ra, 230ra, 235ra, 235rb, 239va, 247ra, 249rb, 250va, 255vb, 30rb, 257vb, 259rb

cordialis: Herz stimulierend, ein herzstärkendes Heilmittel 254vb

coriandrum (*kaliander, kalyander, colyander, colyandri, coliandri*): Koriander 23rb, 31rb, 56ra, 58va, 61rb, 72va, 77ra, 107rb, 115ra, 115vb, 124rb, 137vb, 217rb, 227ra, 227rb, 278va

corrigiola, corriola (*coriola*): Weggras, Vogelknöterich 127rb

corrosivus (*corosiue, corrosiue, corrosiuum*): zerfressend, ätzend 224vb, 228vb, 231vb, 232vb, 265va

costum/costus: Kostwurz; indischer Strauch, aus dessen Wurzel eine kostbare Salbe hergestellt wurde 31ra, 110ra, 111rb, 111va, 111vb, 225vb, 226ra, 229vb

costum amarum/costus amarus (*costi amari*): Bitterkosten 207rb, 239ra

cotidiana/quotidiana (febris) (*cottidiana, cottidyana, febris degelich*): täglich eintretendes Fieber; Malaria mit jeden Tag wiederkehrendem Fieber 12va, 33rb, 128va, 128vb, 134ra, 134va, 170va, 175vb, 176rb, 180va, 184vb, 185ra, 185rb, 185va, 194ra, 200va, 204va, 207ra, 210vb, 214va, 217ra, 219va, 225va, 231va, 231vb, 232va, 253vb, 256rb, 258rb, 263rb

creta marina (*creta maryna*): Meerfenchel 95va, 217rb, 225vb

crocus/crocum (*crocis*): Krokus, Safran 45rb, 55rb, 55va, 66vb, 67va, 224rb

crocus (h)ortensis (*c. orticus*): Gartensafran 224va

cubeba (*kanele, kabebel, cabebels, cabebel, cubebis, cabebi, cabeben*): Kubebenpfeffer, Stiel-Pfeffer, Schwanzpfeffer 23ra, 23rb, 24vb, 60va, 217rb, 222va

cucumis (*cucumeris, kücumeris*): Gurke 118va, 126vb, 205rb, 217rb

cucumis amarus (*cucumeris amaris*): Bittergurke 42rb, 204vb

cucumis citrullus (*cvcümer citroles*): Kürbis, Zitrullengurke, Wassermelone 226va

cucumis melo (*melau, melan, mellaü, melan cukurbiti, melon cucumeris, melan cücümer*): Zuckermelone, Gartenmelone 42ra, 48ra, 79va, 95vb, 99rb, 99va, 100rb, 205rb, 256vb

cucurbita (*cukurbiti*): Kürbis 48ra, 99va, 219va

cupressus (*cypres, cypresus, cypressus*): Zypresse 217rb, 222vb, 223ra

cuscuta: Flachsseide, Filzkraut, Teufelszwirn 220ra

cyclamen (*sucklimani, ciclami, cyclami*): Zyklamen, Erdscheibe, Saubrot 207rb, 217rb, 218va, 218vb, 219ra

cyperos/cyperus (*ciprus, ciprüs, ciperus, cyprus*): Zypergras; (Wilder) Galgant 217rb, 224va, 224vb, 235rb

cyrenaicum (*kyssa evancium*): Opium Quirinancium, Teufelsdreck 249vb

dactylus (*dattilorum, dattilis, dattülum*): Dattel 96vb, 104va, 215va, 240rb, 261rb

daucum (*dabücüs, dabicis, dauici*): eine pastinakartige Pflanze, wilde und zahme Mohrrübe, Karotte; Daucus carota L. 96vb, 100vb, 115ra, 115vb, 118rb, 227rb, 228rb, 228va, 228vb

decoctio (*deccoctio, decoccio, coxcio*): Abkochung, Absud, Dekokt 13ra, 44ra, 44vb, 53vb, 54va, 54vb, 177vb, 190va, 191ra, 192ra, 192rb, 202rb, 203va, 204ra, 205rb, 207ra

deisme (mhd.) (*deyszem, deyszam, deysem, deyssem, deyke*): Sauerteig 56ra, 110vb, 111va, 119vb, 143rb, 270vb

derp: ungesäuert 51ra, 80vb

diaalthaea/dialthea (*dyltey, dyeltey, dyelti, dyaltea, dyaltee, dygeltey*): die aus dem Saft der Wurzeln von Eibisch unter Beifügung weiterer Zutaten hergestellte Eibisch(wurz)salbe 9va, 25rb, 28vb, 29rb, 30vb, 32vb, 33va, 33vb, 34ra, 35ra, 84vb, 108va, 144ra, 153ra, 185rb, 188va, 189ra, 235ra, 254rb, 278rb, 279rb

diabetes (*dyabitis*): Harnruhr; Diabetes 35ra, 97vb, 98rb, 101ra, 212ra, 273va, 219va, 220ra

diacalamentum (*dyakalimant, dyacalamentis, dyacolamant*): Katzenminzen-Latwerge 180rb, 276va

diacastoreum (*dyacastorium, dya castorium*): Latwerge aus Bibergeil 156va, 157ra, 276va

diachylon/diaquilon (*dyakolum, dyakolon, dyacolon, dyaculum*): Dyaquilon-Salbe 58rb, 59rb, 64ra, 107vb, 108rb, 113ra, 145rb, 235va

diacinciber (*dyacincibris*): Ingwerlatwerge 249ra

diacodion (*dyacodion*): Latwerge aus Mohn 187va, 276va

diacostum (*dyacosti*): Latwerge aus Kostwurz 276va

diaciminum (*dyazimum, dyazimimum, dyaciminum, dyasiminum*): Latwerge aus (römischem) Kümmel 9va, 76rb, 88vb, 180rb, 276va

diacydonicon (*dyacitonithum, dyacytonitum, dyassitonicum, dyacitonicis, dyassitoniton, dyasytoniton*): Quittenlatwerge 30vb, 64vb, 75vb, 138ra, 180rb, 182ra, 186vb, 276vb

diagalanga (*dyagalangi*): Galgant-Latwerge 30vb, 72vb, 76rb, 78ra, 78va, 88vb, 104rb

diagrydion/diagridium (*diagridi, dyagriti, dyagridi, dyagridium, dyagrici*): getrockneter und pulverisierter Purgierwindensaft 90ra, 91ra, 110ra, 110va, 110vb, 114vb, 115ra, 115vb, 158ra, 181rb, 181vb, 192vb, 227rb, 227vb, 231rb diaireos (Salomonis) (*dyayris, dya yris, dyairis*): Latwerge aus Iris 62va, 66va, 68va, 182rb, 276va, 278va

dialogodion/hiera logodion (*dyalogodium, geralogidion, geralogodium*): Heilig-Mittel nach Logadius; aus zahlreichen Bestandteilen mit Honig bereitete Purgier-Latwerge 237ra, 262rb, 266rb

diamargariton (*dyamargaritis, dyamargariton, dyamargaritan, dyamagriton, dyamargrytüm*): Perlenlatwerge 9rb, 9va, 23va, 25rb, 30vb, 246ra, 250va, 276ra

diamoron (*dyamoron, dyamorum*): Maulbeerlatwerge 61ra, 62ra, 62vb, 63ra, 63rb, 75ra, 89va, 247va, 247vb, 276rb

diamylum (*dyamilum*): Stärkemehllatwerge 282ra

dianthos/diaanthos (*diantüs, dyantüs, dyanthos, dyantos*): Rosmarinblütenlatwerge 23va, 257vb, 276rb, 278va

dianthus (*diantüs, diantus*): Nelke 255vb

diaolibanum (*dyaolibanum, dyaolybanum*): Weihrauchlatwerge 276rb

diapapaver (*dyapapaueris, dyapapauer*): Latwerge aus Mohn 252va, 276vb

diapenidion (*dyapannirium, dyapenideon, dyapanidion*): Latwerge aus Penidzucker, Gerstenzucker; Zuckerstänglein-Latwerge 253rb, 277ra

diaphragma (*dyaparma*): Zwerchfell 40va, 40vb, 64rb, 64va, 82vb, 117va

diaprassium (*dyapercium*): Andornlatwerge 228va, 245rb

diaprunis (simplex) (*dyaprünis, dyaprunis simplici, dyapronis simpli, dyapronis*): Pflaumenlatwerge 34rb, 276rb, 182ra

diarrhoea (*dyarrea, dyaria*): Durchfall 70rb, 72va, 86rb, 187ra, 187rb

diarodon abbatis (*dyarodon abatis, dyarodum albatis*): Rosenlatwerge 9rb, 25rb, 30rb, 30vb, 31rb, 276va

diasatyrion (*dyasaterion, dyasatirion*): Knabenkrautlatwerge; Latwerge aus Knabenkraut-Wurzel-Knollen 102va, 104rb, 249ra, 261vb, 276rb

diasene (*dyasseni, dyassene, dyasene, dyascene*): Diasenna, abführende Latwerge mit Sennesblättern 227vb, 230va, 276vb

diatragantum (*dyagragantis, dyadragantis, dyadragant, diagraganti, driagraganti*): Latwerge aus Tragant 9rb, 23va, 48ra, 64rb, 66ra, 76vb, 138ra, 138vb, 277ra, 278va

diaysopus (*dyaysopi, dya ysopi*): Latwerge aus Ysop 62va, 66va, 88rb, 237vb

dictamnus (*dyptanum, diptanum*): Dipta; Diptamdost, Kretischer Dost 78vb, 116va, 227rb, 229ra

digestio (*dygestio, diegestio, dyegestio, degestio*): Verdauung 5vb, 6va, 20ra, 43vb, 45ra, 45va, 48rb, 50va, 166va, 168va, 171va, 172rb, 172vb, 203ra, 208ra, 220ra, 223ra, 224ra

diureticus (*duredicke*): harntreibend, diuretisch wirkend 219va

dolor (*dolores*): Schmerz 83ra, 83vb, 84rb, K 86va, 86vb, 196va, 197va, 198rb, 203rb, 203va, 203vb, 204rb, 204vb

drachma (*drachmen, dragma*): Drachme, eine Gewichtseinheit, entspricht etwa über 3,7 Gramm (die Angaben schwanken zwischen 3,4–3,82 Gramm). Als Apothekergewicht (3,72 Gramm) = 1/8

Unze =1/4 Lot = 1 Quentchen (vgl. Mildenberger 1997: 477) 46ra, 181rb, 191ra, 193vb, 194rb, 202rb, 204va, 211rb, 211vb, 213rb, 215va, 217ra, 222rb, 230rb, 231ra, 232vb, 233rb, 240va, 245vb, 259vb, 265va, 266rb, 278rb, 278va, 278vb

dragantum → tragacanthum

dragantum: Kupfervitriol, Chalkanthit 227rb, 228vb

drusene/truosen (mhd.) (*trüszen, trüsen*): Bodensatz, Rückstand, der beim Auspressen von Früchten zurückbleibt 51va, 51vb, 255rb

dudistel: die gemeine Gänsedistel 278rb

düppen (wmd.): Topf 4vb, 140va, 141ra, 147va, 148ra, 220vb, 221rb, 241rb, 245va, 265va, 277va

dyanteria: Stulgang mit Blut 32ra

dysenteria (*dissenteria, dyssenteria, dyssanteria, dessenteria*): Dysenterie, Schmerz in den Eingeweiden, (blutiger) Durchfall (bei heftiger Darmentzündung) 31va, K 86va, 86rb, 86va, 87ra, 177ra, 179va, 184vb, 187ra, 189vb, 214vb, 216va, 221rb, 226rb, 228rb, 232rb, 234ra, 235vb, 236va, 237va, 240va, 241rb, 241va, 242rb, 244rb, 244vb, 253ra, 253va, 255vb, 258ra, 260vb, 261va, 263vb, 264va, 276va

dysuria (*dissoria, dyssoria*): erschwerte oder schmerzhafte Blasenentleerung 100vb, 101ra, 137rb, 220ra, 221rb, 222vb, 223vb, 224va, 224vb, 226rb, 228va, 229ra, 232ra, 232vb, 233va, 233vb, 234ra, 236rb, 238vb, 240va, 241vb, 245rb, 248ra, 248rb, 252rb, 252va, 254ra, 254rb, 255rb, 256va, 257rb, 257vb, 260rb, 261ra, 261rb, 261vb, 262ra, 262vb, 263ra, 265rb, 265vb

ebulum/ebulus: Attich, Niederholunder 229rb, 232va

eitstein/agetstein (mhd.) (*aytstein*): Bernstein 216ra

elaterium (*elycatrides, elicatrides*): Milchsaft der Eselgurke, Spritzgurkensaft 229rb, 231ra

electuarium (*electi, lytügarium, lytuarium*): Latwerge 46va, 64vb, 65ra, 67va, 72va, 97va, 104rb, 104va, 106vb, 107rb, 110va, 122rb, 132ra, 133va, 133vb

electuarium ducis: die aus der Salerner Tradition stammende „Herzogslatwerge“ 276vb

elen, elle (mhd.): Elle, Längenmaß 192va, 213va

elephantia (*ylefantien, ylifanncia, elipfancia, alifancia*): Elefantia, ein Typ von Lepra 113va, 113vb, 114ra, 114rb, 204ra

elleborum/elleborus (*eliborum, elyborum, illiborum, allyborum*): Nieswurz 46va, 111rb, 113rb, 229rb, 231rb, 231va, 231vb

elleborum/helleborum nigrum (*alliborum/aliborum n.*): Helleborus niger L., schwarze Nieswurz 44vb, 50vb, 91ra, 92va, 114vb, 115ra, 115vb, 188vb, 189va, 192va, 193va, 221ra

elleborum/helleborum album (*alliborum/aliborum a.*): weiße Nieswurz 188ra, 188vb, 189va, 192va, 193ra, 193va, 260va

else (mhd.) (*elssen, elße, elsz, elzen, elsche*): Artemisia absinthium, Wermut 140va, 153ra, 208vb, 219vb, 222ra, 224vb, 236rb, 241ra, 248rb, 249vb

emblicum (*embelicis*): Frucht des Amblabaums (Phyllanthus emblica L.) → myrabolanum emblicum 229rb, 229va emplastrum (*emplastris*): Pflaster 44ra, 67va, 82vb, 96va, 110ra, 125vb, 277rb

empyema (*empima, empyma, eympyma, anpyma*): Eiterbrust 66vb, 67ra, 67rb, 68ra, 81ra

endivia (*endiuia, indiuia*): Endivie (Cichorium Endivia) 13ra, 32va, 79va, 79vb, 80rb, 110va, 114va, 120rb, 120vb, 132vb, 229rb, 229va, 278rb

enula campana: Wurzel des Echten Alants 91rb

epilepsia (*enpilimancia, epplimancia, ypylencia, ypilinsya, ypilimancia, euplimancia, aplimancia, applimancia, appilancia, appoplicacia, appoplicassia, acclimyncia, acaclimancia, sancte Valentins plage, sant Valentinus suchte, Sante Valentinüs sücht, sancte Valentyn sücht, sant Veltyns sychtage*): Epilepsie, verschiedene Formen der Fallsucht 2vb, 8ra, 24va, 41ra, 43va, 44rb, 45ra, 46ra, 46va, 53ra, 89rb, 155va, 156ra, 157va, 157vb, 193va, 194rb, 203vb, 204vb, 209va, 209vb, 210ra, 215rb, 220va, 222rb, 224rb, 229ra, 230rb, 233vb, 235ra, 238vb, 252ra, 257ra, 260va, 262vb, 265ra

epithymum (*epitami, opitimi, apithymi, apitimi, eppitimi*): Quendelseide, Thymseide; auf Thymian, aber auch auf anderen Gewächsen wachsende Seide; die Blüte des Thymians 50rb, 51rb, 65ra, 111rb, 114va, 114vb, 115ra, 115vb, 134vb, 135rb, 178va, 189vb, 196rb, 229rb, 229vb, 230ra

erweiȝ/arbeiȝ (mhd.) (*erbesz, erbeszen, erbesze, erbysz*): Erbse 23ra, 27ra, 92ra, 111ra, 115ra, 191vb, 225vb

Erdgalle (*ertrich galle*): (Echtes) Tausendgüldenkraut 221rb

eruca (*aruca*): Rauke 109ra, 110vb, 229rb, 232ra

esdra (*hesdra, hessdra*): Antidotum aus dem *Antidotarium Nicolai* 276vb

esula (*eszelmyna, essula, esela*): Wolfsmilch 22vb, 181rb, 186ra, 229rb, 231vb, 232ra, 232va, 233rb, 234rb, 240va, 257rb, 263va, 266ra

ethica/hectica (*febres ethyca, ethecum*): hektisches Fieber (febris hectica); Schwindsucht 15rb, 18rb, 29vb, 30ra, 99va, 130ra, 135rb, 135va, 176vb, 253ra, 273vb, 277ra

eupatorium (*epatorium, eppatoria, ypatori, apatori*): Wilder Salbei, Wasserhanf 114va, 122rb, 229rb

euphorbium (*efforbium, euforbii, evforbium, yforbium, enforbium*): Wolfsmilch, Wolfsmilch(harz) 108ra, 121vb, 140va, 140vb, 146va, 147ra, 186ra, 189vb, 204vb, 209vb, 229rb, 230ra, 230rb, 230va

faba lupinorum (*faba/fabe lapynorum/lapinorum/lupynorum/lupina*): Wolfsbohne 89va, 89vb, 107rb, 119vb, 128ra, 193va, 202va, 205ra

farina (*farine*): Mehl 115va

farina hordei: Gerstenmehl 63va

febris acuta (*accuta, acutis, acüten*): kurzes Fieber 15rb, 128vb, 129rb, 130rb, 138ra, K 139vb, 171va, 191vb, 195rb, 220ra, 226vb, 242rb, 242vb, 244va, 246va, 248va, 253ra, 256vb, 263vb, 265ra, 276rb

febris cotidiana → cotidiana

febris ephemera (*febres apymora/apimera/epymora/empimera/ empimerea/efymera/opemera*): eintägiges Fieber, leichtes Erkältungsfieber 128va, 128vb, 129va, 129vb, 130ra, 185ra, 185rb febris lenta (*febres l.*): lange dauerndes, lange anhaltendes Fieber 13ra

febris quartana → quartena

febris tertiana → tertiana

feniculum (*fenicolum, feniculus, feniculi, fenicoli, fengel, ffengel, ffyngel, veniculi*): Fenchel 12va, 42ra, 44vb, 54vb, 55vb, 57rb, 75rb, 91va, 122rb, 152vb, 205va, 232va, 234ra, 280ra

fenum graecum/fenugraecum (*phangrecum, venügrecum, vengrecum, vyn/vin grecum, vingrecum, venigreci, fenum grecum, fenü grecum*): Bockshornklee, „Griechisches Heu" 24ra, 29ra, 45va, 47va, 55rb, 55va, 63rb, 64ra, 65ra, 67vb, 69ra, 69vb, 71rb, 73rb, 73va, 80ra, 81ra, 81rb, 82ra, 86ra, 87ra, 88vb, 91rb, 91va, 92ra, 94ra, 95va, 98rb, 100va, 104vb, 107vb, 108rb, 109rb, 115va, 137va, 141vb, 143rb, 143va, 145rb, 189ra, 232va, 234rb, 234va, 279rb

ferrugo (*erfforgi, ferago*): Eisenspäne, Eisenrost 191ra, 233ra

filipendula (*pyllipindola, felipendüla, felipindola, felipindula*): Roter/Großer Steinbrech; auch Mädesüß 211vb, 212rb, 233va, 233vb

flammula: Brennkraut, Brennender Hahnenfuß 232va, 232vb

fluxus lacrimarum (*pylus lacrimus*): „Fluss von Tränen" 54rb, 55vb

folium Indum (*folii indi*): malabathrum (lat.), deutsch Mutterzimt; Indisches Lorbeerblatt → malabatrum 51rb, 223rb

frigidus (*frygidum*): kalt 76vb, 138ra, 138vb, 186vb, 278rb, 278va frigus (*frygus*): Kälte 13rb

fumus: Dampf, Brodem 92va

fumus terae (*f. terre*): (Echter) Erdrauch 114va, 114vb, 134vb, 190ra, 207ra, 232va, 233ra, 233rb

fungus (*ffungus*): Erdschwamm, Pilz, Morchel → hypocistis 238rb

galanga (mlat.) (*galian, galgan, galganum, galgame, galangi, galgen*): Galgant 34va, 138rb, 140vb, 147ra, 148ra, 156vb, 180rb, 216vb, 234va, 235rb

galbanum: Galbangummi, Galbansaft 20ra, 52vb, 67rb, 67va, 141va, 141vb, 143va, 144ra, 145vb, 154va, 203vb, 204va, 204vb, 208ra, 234va, 235rb, 235va, 235vb

galitzenstein (*gallysze steyn*): Goslarit, Galizenstein, Weißes Vitriol, Erzalaun 141rb

galla (*gallas, gallarum*): Gallapfel, Eichengalle 55rb, 59rb, 208vb, 210va, 234va, 236va, 236vb

gallia muscata: Salbe auf Moschus- und Ambrabasis 234va, 236vb

gallitricum (*gallitrico*): Wiesensalbei 127rb, 234va, 236rb

galreide (*galrey*): Gallert, erstarrte eingedickte Fleisch-, Knochenbrühe 66rb, 111ra, 121rb

gargarisma (*gargyszmyn, gargesmi, gargarisimi, gargismi, gargarissmus, gargysmus, gargysmi, gargyssmi, gargysüm, gergeln, gorgeln*): Gurgelmittel, Gurgelwasser 28ra, 52vb, 58vb, 60va, 61ra, 62ra, 62vb, 63ra, 63rb, 63va, 63vb, 64ra, 64rb, 75ra, 122ra, 156va, 156vb, 157ra, 215vb, 217vb, 219vb, 221ra, 227ra, 237vb, 241va, 242va, 247va, 250ra, 251va, 254vb, 257vb, 276rb

g(e)blëtze (*geblecze, gebletcze, gebleycze*): Flecken; Narben 10vb, 32va, 79rb

geifer: ausfließender Speichel 156vb

geile (mhd.) (*geylen*): Hode 222rb

gelsuht (*gelwe sucht, geler sucht, gelersucht, gelesucht*): Gelbsucht 176ra, 180va, 217rb, 221va, 229rb, 229va, 230va, 232ra, 258rb, 258vb, 269rb, 271ra

genista/genesta: Ginster 234va, 236vb

gentiana (*genciana, gynciana, enciam, encian*): Enzian 23va, 31ra, 81ra, 97ra, 108va, 109va, 109vb, 116va, 150vb, 234va, 235ra

gimme (*gymme*): Edelstein, Juwel 40rb

git (*gytt, gyttüre*): Schwarzkümmel (Nigella sativa); auch Kornrade (Agrostemma githago) 82ra, 234va, 236ra, 236rb

glasgalle (*glasgel, glasgålle*): Glasschaum, Glasschmalz, Glassalz: Nebenprodukt der Glasherstellung, bei der Glasschmelze sich an der Oberfläche der Glasmasse abscheidender Schaum 141rb

glef (md.) (*gleffe, gleüffe, glaffe*): 20vb, 21vb, 28va, 47vb, 51ra, 52rb, 75ra, 103ra, 114ra, 148rb, 175rb

glete (*klett, glyetten*): Bleiglätte, Silberschaum → lithargyros 143ra, 143vb, 144ra, 144va, 144vb, 147vb, 205rb, 231vb

glorien: Hoden (5ra, 21va, 90vb, 95rb, 98rb, 99va, 100ra, 100rb, 101ra, 101rb, 101va, 118ra, 118vb, 161ra, 161va, 200ra, 216vb, 258va)

golt vliegen (mhd.) (*g. flyegen*): Goldspäne 204ra

gonorhoea (*gymoria*): unwillkürlicher Samenfluss, eine örtliche Krankheit der Harnröhre; Tripper 101rb, 219ra, 222va

gottesgnade (*gots/gotz genade*): Name eines Arzneimittels, Salbe gratia dei 145ra, 145rb

granum solis: Steinhirse, Meerhirse, Steinsame 234va, 236rb

grien/grîn (*gryne, gryene, gryͤne*): Sand, Kies; Nieren- und Blasenstein 95ra, 225vb, 254ra, 271vb, 274vb, 277rb

grint (mhd.) (*grynt*): Hautausschlag (mit Krustenbildung), Krätze 143va, 190ra, 202va, 205ra, 205rb, 209vb, 211rb, 211va, 218ra, 225va, 240rb, 240va, 255rb, 255va, 260va, 263vb, 270va, 273rb, 273vb

grosso modo: Angabe in Rezepten, dass etwas nur grob zerschnitten oder zerstoßen werden soll 42ra, 61ra, 104ra, 114vb, 120ra

gummi arabicum (*gummi/gumi/gvmi arabici*): Arabisches Gummi, Gummiharz afrikanischer Akazienarten (ursprünglich von arabischen Häfen aus exportiert) 9ra, 9rb, 27rb, 48ra, 55rb, 57rb, 65vb, 66vb, 67va, 78rb, 86va, 86vb, 87rb, 96vb, 105rb, 138ra, 138rb, 181vb, 185ra, 186rb, 187rb, 187vb, 206va, 214vb, 232rb, 233va, 234va, 234vb, 235vb, 236ra, 244ra, 244rb, 247ra, 260vb, 266ra

gummi dra(ga)ganti: Bocksdornharz → dragantum

haemoptoe (*ymotopoicam/ymopothoicam passio, emopothoicam passionem, dyomotoyca, dymodoica*): Hämoptoe, Blutspeien, Abhusten von Blut aus dem Respirationstrakt 64rb, 65rb, 235vb, 261va, 264va

haemorrhoides (*amoroides, amorides/emorides, amorydes/emorydes*): Hämorrhoide 33ra, 92vb, 93ra, 205vb, 206rb, 207rb, 212ra, 212vb, 218va, 219vb, 221vb, 223ra, 228vb, 229va, 230ra, 233ra, 236rb, 238ra, 245rb, 245va, 246vb, 251rb, 263rb, 265ra, 266va, 270ra, 271rb, 271va, 271vb, 272ra

hagedorn (mhd.) (*handorn*): Weißdorn, Hagedorn 186rb, 228ra, 247va, 258ra

hamel (*hammel*): Schafbock, Widder 27rb, 28va, 46ra, 47vb, 113rb, 271rb

hanfwerg (*henffen werck*): beim Schwingen und Hecheln des Hanfes abfallende, als Verbandstoff dienende Fasern 31ra, 144rb, 154va

hartenauwe (*hartenaüwe, hartwynaüwe*): Johanniskraut, Hypericum perforatum L. → hypericum 32ra, 78ra, 108ra, 152rb, 152vb, 153rb

hepatica (*epatica, ypaticis*): Leberblümchen, Leberkraut, Lebermoos 13ra, 114va, 229rb, 230va, 230vb

herba judiaca: Judenkraut → tetrahit 109rb, 266ra

herger: Kot 19ra, 155rb

hermodactylus (*armodatil, hermodatilis, hermodattilis, ermodatilis, ermodattilis, ermodytatilis, hermodatilorum*): (Knolle der) Herbstzeitlose; metonymisch für das aus dieser Wurzel hergestellte Pulver gebraucht 107rb, 110ra, 110rb, 151rb, 201vb, 203rb, 225va, 233rb, 234rb, 236vb, 237ra, 254ra, 256va

herzritte (*hercze rydden*): Herzbeschwerden (verschiedenster Art); speziell wohl: das Herz angreifendes Fieber (mit Herzdruck) 204ra

hiera logodion (*geralogodium, geralogidion, dyalogodium*): Latwerge/Abführmittel Logodion nach der Vorschrift des *Antidotarium Nicolai* 237ra, 262rb, 266rb

hiera picra (Galieni) (*gyrapigra (galiane), gyra pygra galyani, gera pygra, yera pygre*): Heiligbittermittel-Latwerge 18va, 43rb, 44ra, 49rb, 50va, 69ra, 69vb, 71rb, 72ra, 79ra, 120rb, 133rb, 183vb, 186vb, 202rb, 214rb, 237ra, 262rb, 278va, 280ra

hiera rufini (*gyrarophin*): Koloquinten-Bitterlatwerge nach Rufus 188ra

himelwurz (mhd.) (*hymmel wurczel*): Helleborus niger (schwarze Nieswurz); auch Primula veris 180vb, 278ra

hirȝbein (in dem herzen) (*hyrczen beyn, hyrcz beyne yn dem herczen, hyrcze beyn*): das Hirschherzenkreuz, Hirschbein → os de corde cerui 30va, 203rb, 204ra, 222rb, 230ra, 239va, 250va, 257vb, 279ra

holunter / holunder (mhd.): (*holder, holler*): Holunder → sambucus 30ra, 84rb, 85va, 86va, 104va, 116va, 203vb, 211vb, 249va, 263rb, 263va, 264va

hordeum/ordeum (*ordeum, ordei*): Gerste 60vb, 228ra, 249ra, 250rb, 250va

hordeum mundatum (*ordei mundi*): gereinigte Gerste 250va

hortus (*orticus*): jeder eingezäunte oder sonst abgegrenzte Ort; Garten 224va, 228rb humidus: feucht 64va

hydromeli/hydromel (*ydromel*): Honigmet, Getränk aus Honig und Wasser 62vb, 63ra, 63rb, 65rb, 65va, 78ra, 78va, 80ra, 82ra, 90vb, 101rb, 108rb, 108va, 110ra, 110rb, 116rb, 121va

hydropisis (*ydropisis, ydropysis, ydropicis, ydropicia, ydrobicia*): Anlage zur Wassersucht; hydropismus, Wassersucht 13rb, 79ra, 80va, 80vb, 81vb, 84ra, 97vb, 117ra, 117rb, 117vb, 118va, 119vb, 190rb, 205rb, 211vb, 212rb, 213rb, 228va, 229rb, 233rb, 242ra, 249va

hyoscyamus (*iüsquiami, iusquiamüs, jusquiamüs, jusquianum*): Bilsenkraut 61ra, 66vb, 107rb, 211va, 237rb, 237va, 250ra

hypericum (*iffrycum, yffricum*): Johanniskraut; Hypericum perforatum L. 109va, 109vb, 122rb, 237rb

hypocistis (*ypoxididus, ypoxitidus, ipoccidus, ypoquitidus, ypoctididus, ypoccididus*): Hypozist; eine Schmarotzerpflanze auf der Cistusstaude, deren Saft in der Arznei gebraucht wurde 29vb, 63va, 65vb, 87rb, 87vb, 98vb, 99ra, 101vb, 102rb, 186rb, 206va, 237rb, 238rb

hyssopum/hyssopus (*ysopus, ysop*): Ysop 52vb, 58vb, 61vb, 62va, 63va, 64rb, 65ra, 65va, 67va, 68rb, 69ra, 69vb, 70ra, 72ra, 75rb, 82ra, 88rb, 103va, 111va, 122ra, 126va, 133va, 201rb, 237vb, 279vb, 280ra

ibisch (*ibis, ybysz, ybysch, ybisch*): Eibisch, wilde Malve 29ra, 81rb, 126rb, 143ra, 143rb, 152vb, 186rb, 188vb, 239vb, 242vb, 279rb

icteritia (*ytaricia, ytricia, yctaricia, ytricien, ydrycien, yctricia, ycatricia, itrica*): Gelbsucht, Ikterus 11vb, 17rb, 75vb, 117ra, 119vb, 123rb, 189vb, 190ra, 205va, 207va, 215rb, 221va, 256vb, 259va, 267vb

impetigo (*infitigo*): Impetigo, nässender (eitriger) Hautausschlag 206ra

incubus (*incobus*): Alptraum, Alpdrücken; nachtaktiver Dämon, der Apltráume verursacht 41ra, 46vb

ingewër, ingwër (mhd.) (*engeber, yngeber, ingeber*): Ingwer, Ingber 23rb, 25rb, 27va, 28ra, 30vb, 57va, 72vb, 74ra, 74rb, 102va, 104rb, 140va, 140vb, 144rb, 180rb, 215va

inula/enula (*ennula, enula, ennüla*): Alant 229rb, 229vb

iris (*yris, yrys, yryus, yreus, yrius*): Iris, Schwertlilie 65ra, 67rb, 74rb, 75rb, 82ra, 88rb, 111rb, 120va, 151rb, 207rb, 238rb

iuncus (*juncti*): Binse, Binsengewächs (an feuchten Standorten wachsende Pflanze), Schilfrohr 91ra

iuniperus (*iuniprii, juniprii, juniprium, jüniperi*): Wacholder 110ra, 110rb, 237rb, 238va, 238vb

judenpflaster (*jüden plaster*): ein wundheilendes Arzneimittel 139vb, 141va

kataract (*cartikarta*): Grauer Star 54rb

kestene, kesten (mhd.) (*kestel*): Kastanie, die Frucht 96vb, 187rb, 275rb, 275vb, 276rb

Kipparsch (*kypparse*): der „Wolf“ am Gesäß, ein rhein. Wort, am Mittel- und Niederrhein (Aachener Mundart), auch in der Nachbarschaft verbreitet 240vb klîe (mhd.) (*clyen, clygen, cligen, klygen, kligen*): Kleie; klebrige Masse 5vb, 6ra, 58ra, 64ra, 67vb, 172rb, 183va, 186ra, 186rb, 192ra, 203va, 205vb, 226rb

klotz (mhd.) (*klutczer)*: jede miteinander verbundene Masse; Kugel 189vb, 210ra

krâ (*craen*): Krähe 58vb

krëngel/kringel (mhd.): Gebäck in Kranzform 162vb

kresse (*crasz*): hier Brunnenkresse → nasturcium 263ra

kropf, kroph (mhd.) (*kroppe*): Auswuchs am Hals, vergrößerte Schilddrüse 239rb

krotenstein (*kroden steyn*): Krötenstein, Borax; als krotenstein wurde ein Konkrement genannt, das im Kopf der Kröte wachsen sollte. Er wurde als Mittel gegen Vergiftung verwendet 151ra

krumpfen (*krümpt, krumpent, krumppent*): einschrumpfen 8ra, 10vb, 19ra, 188va

krûse (mhd.) (*krüse*): Krug, irdenes Trinkgefäß 72ra, 107ra, 120rb, 120va, 151vb

kungel, küngelen (*kunglin, kanynechin*): Kaninchen 96va, 272va, 275ra

lactuca: Lattich, Garten- oder Kopfsalat → lattech 238vb, 240vb, 278rb

lakerize (mhd.) (*lackeryczig (saffe), lacricie, lacrictie, lacritze, lacricze, lacricii, lacrytze, lacryccie*): Süßholz, Lakritze; ursprünglich die getrocknete und geschälte Wurzel von Glycyrrhia glabra L., → liquiritia 29rb, 134rb, 221ra, 228ra, 228va, 229vb, 235ra, 239rb, 245rb, 265ra

lapathium (*lappacium, lappacii, lappacien*): Ampfer 89ra, 120rb, 127rb 238vb, 240rb, 240va, 266va

lapis sanguinaria (*l. sangwynaria*): Blutstein 206va, 232rb

lapis armenicus (*l. erminus, ermeni, armoniack*): Armenischer Stein 51rb, 239rb

lapis hematitis (*ematista, ematistes*): Blutstein 229rb, 232rb

lapis lazuli (*l. lasoli, lasuli*): Blaustein, Lapislazuli, Lasurit 115ra, 115vb, 189va, 191ra, 191rb, 230ra, 230vb, 238vb, 239rb, 239va

lapis lyncis (*l. linsis/lynsis*): Luchsstein, Belemnit 223va, 230ra, 254ra

lapis magnetis: Magnetstein 238vb, 242ra

lappa (*lappas, lapaci*): Klette 84rb, 206rb

ladanum (*latdanum, laptanum, labdanum*): Harz, das aus verschiedenen Arten von Zistrosen gewonnen wird 26vb, 210ra, 222ra, 238vb, 239ra, 243ra

lattech (*latyg, lathig*): Lattig, Garten-/ Kopfsalat → lactuca 9rb, 29rb

laureola (*labriola, laurela*): Seidelbast 119va, 121va, 189vb, 192va, 241va, 241vb

laurus (*laurum, laürum*): Lorbeerbaum 238vb, 241ra, 241rb

lëbendec/lëbendic kalc (mhd.) (*lebendig kalcke/kalcck*): ungelöschter Kalk 211rb, 263rb

lebendiger swëbel, swëvel (mhd.) (*lebeneck swebel*): gediegener Schwefel 205rb

lenticula (*lenticola*): Kleine Wasserlinse 238vb, 241va

lentiscus (*dylantiscalis, lantiscale, landiscali*): Mastixbaum; Mastixharz 61va, 112va, 113ra, 238vb, 241rb, 243ra

lepra (lat.) (*leprosis, leprosus, lyprosis*): Lepra, Aussatz 21rb, 79ra, 113va, 113vb, 114ra, 114rb, 115vb, 202va, 204ra, 206ra, 252ra, 263va, 267rb, 270rb

lethargia (*lyttergir, lyttergyr, littargir, lyttargiri, lyttargi, lyttargy, lytargi*): Apathie, Desinteresse, Schlafsucht 24va, 41ra, 48ra, 52ra, 52rb, 52va, 52vb, 89rb, 205rb, 205va, 211ra, 222va, 224vb, 230rb, 231vb, 235va, 247vb, 259rb, 261vb

levisticum (*lebusticum, lebüsticus*): Liebstöckel, Maggikraut 238vb, 241vb

licium (*lyceum, licium*): Wald-Geißblatt, Wildes Geißblatt 238vb, 239vb, 240ra

lienteria (*lyenteria, lyntheria, lyentheria, linteria, lynteria*): Magenruhr, eine Art des Durchfalls 32va, K 86va, 88ra, 88va, 187ra, 187rb, 234ra, 255vb

lignum aloes (*lygnum a.*): Aloeholz 26ra, 30va, 35va, 104rb, 122rb, 201vb, 202va, 202vb, 203ra, 203rb, 210ra, 230va, 279rb

lîlach/lîlachen (mhd.) (*lylach*): Betttuch 90vb

lilium (*lylium*): Lilie 238vb, 239vb

lingua avis (*lingua/ligwa/lygwa auis*): Vogelzunge; Samen des Eschenbaumes 238vb, 240ra, 240rb

linozostis (*libokitis*): Bingelkraut → mercurialis 240rb

lînsât (mhd.) (*lynsath, lynsat, linsait*): Leinsamen → semen lyni 64ra, 73rb, 86ra, 92ra, 94ra, 107vb

liquiritia (*lackeryczig (saffe), lycracia, licratia, lacrictie, lacricze, lacricie, lacryccie*): Süßholz → lakerize 29rb, 221ra, 228ra, 228va, 238vb, 239rb

liquor (*lictorium potabilis*): Flüssigkeit/Saft (zum Trinken) 51rb

lithargyros (*lyttargyrum, lyttergyrum, lyttergirum, litergirum, lyttargiri*): Metallschaum, fein zerriebene Bleiglätte, Silberglätte 36vb, 60vb, 115va, 125va, 125vb, 205ra, 238vb, 240va, 240vb

lithothrypon (*lytum tripum, lytum trypum, lythontripum, lythontripon*): Latwerge aus dem *Antidotarium Nicolai* 94rb, 97va, 223va, 277rb

lumbricus (*lumbaricis, lumbericus, lumbericis*): Wurm, Spulwurmwurm 32vb, 89ra, 205rb, 208ra, 208vb, 221va, 226ra, 229rb, 235vb, 236rb, 241ra, 256vb

lupinus (*lupinum*): Wolfsbohne, Feigbohne 89va, 104vb, 238vb, 241ra

lupinus mel (*mele lupinorum, lupinum/lupinen/loppinen mele*): Mehl aus Wolfsbohnen 128ra, 219vb, 223vb, 231vb, 241ra

lüsten (mhd.) (*loste*): gelüsten, Appetit/Durst verspüren 165ra, 166ra, 166vb

macis (mhd.): Muskat(nuss)blüte, Mazisblüte; der zusammengedrückte und getrocknete Samenmantel der Muskatnuss 242vb, 246vb, 247ra

magsamen (*magesath, magesait, magensame, masan, masam, masem*): Mohn 24rb, 29rb, 47rb, 47vb, 49va, 80ra, 90va, 100rb, 107ra, 107va, 132ra, 137va, 249vb, 252rb, 252va

Maibutter (*meys bottern*): nach Eintritt der Grünfütterung gewonnene, schön gelbe Butter 140rb, 141ra, 144ra

majorana (mlat.) < amaracus (lat.): Majoran 247rb, 247va

malabatrum (*malabatum*): Paradiesblatt, Indisches Lorbeerblatt → folium Indum 242rb, 245va

malum agrestis (*malorum agristi*): wilder Apfel; Holzapfel 35vb

malum cydonium (*massidonicis, massidoicis, mala citomorum, malas cytoniorum*): Quitte, Quittenapfel → quiten 82ra, 96vb, 100va, 242rb, 244vb

malum granatum (*mala granati, malorum/malonum granatorum*): Granatapfel 63va, 118rb/118va, 242rb, 245ra

malum macianum (lat.) (*mala messiana*): Holzapfel 245ra

mandragoras (*mandragora, mandragola, mandrygola*): Alraune 48va, 89ra, 111rb, 242rb, 244rb, 244va, 249vb

mangold (*mangolt*): Beta vulgaris L. 67vb, 97vb, 99rb, 120vb, 122ra, 124ra, 125ra

mania (*menige, menyen, menien, menia*): Wut, Tobsucht, Raserei; Geisteskrankheiten, mit Zwangsvorstellungen verbundener Trieb 25rb, 41ra, 48rb, 49vb, 50rb, 193vb

manipulus: eine Handvoll 64rb, 114vb, 278rb

manna (*mana*): der zu Körnern verhärtete vegatabilische, süßschmeckende Saft 189va, 191va, 192ra, 242ra, 242va

marathrum (*meratri, marratri, maratri*): Fenchel 103va, 278rb, 280ra

martiaton/marciaton (*marsyadon, marciatüm, marsyadum, marciaton*): Martiatus-Salbe, aus zahlreichen Kräutern bereitete erweichende und erwärmende Salbe 25rb, 30vb, 153ra, 153vb, 279rb

margarita: Perle 242rb, 243vb, 244ra, 278vb

marrubium (*marrübium, marubium*): Andorn → prassium 58va, 69vb, 152va, 226ra, 245rb, 245va, 249va

mastix (lat.) (*mastici, mastikel, mastickel, mastykel, maxtikel?, matista*): Mastix, Mastixgummi, getrocknetes wohlriechendes Gummiharz des Mastixbaums Pistacia lentiscus 9rb, 18va, 23ra, 26va, 27rb, 31ra, 31va, 34vb, 44ra, 55ra, 62va, 71rb, 71va, 71vb, 72rb, 73vb, 74ra, 75ra, 75vb, 76ra, 76rb, 76vb, 77ra, 77va, 77vb, 78ra, 80vb, 99ra, 105rb, 110rb, 114rb, 114vb, 119va, 128rb, 140ra, 140va, 140vb, 141vb, 142rb, 143va, 143vb, 144ra, 145rb, 151rb, 180rb, 181vb, 187va?, 196rb, 206vb, 212ra, 222ra, 226va, 227va, 228vb, 230rb, 230va, 231ra, 232ra, 233va, 234vb, 239ra, 241vb, 242ra, 243ra, 243rb, 244ra, 246vb, 248vb, 251rb, 255vb, 256ra, 257ra, 257vb, 258va, 263va, 264va, 265va

matrix (*matricis*): Gebärmutter – přidal jsem 37rb, 103ra, 105va, 105vb, 211vb, 212ra, 215vb, 217va, 217vb, 223vb, 227ra, 234vb, 236rb, 237vb, 239ra, 240ra, 243va, 247rb, 247rb, 249rb, 249va, 250rb, 251ra, 252rb, 254rb, 254vb, 258ra, 259ra, 261rb, 262vb, 263ra, 265rb, 267va, 270rb

meissel (mhd.) (*meysel, meyssel*): Instrument des Wundarztes zur Öffnung eines Abscesses, um sicheren Ausfluss zu ermöglichen 207rb, 209va, 214vb, 218vb, 227ra, 229ra, 230rb, 230vb, 236va, 237ra, 239ra, 242ra, 264va mel despunatum (*mel diffümiti/dyffümiti/defümiti*): entsäumter Honig, Schaumbefreiter Honig 46va, 64rb, 64vb, 65ra, 65rb, 66vb, 67rb, 67va, 82rb, 82vb, 84rb, 96vb, 99va, 100vb, 107rb, 109vb, 110va, 111va, 114vb, 118va, 120vb, 121vb, 127vb, 133rb, 133vb

mellecrat (*melecrät, mellcrait, mellecratum, melcratum, myllecratum, mellicrato*): Getränk, das auf ein antikes griechisch-romanisches Rezept zurückführbar ist und das das Ergebnis des langsamen Kochens von weißem Most, Honig und Salz ist 50vb, 63ra, 63vb, 65ra, 67va, 68ra, 68rb, 68vb, 69ra, 69vb, 70ra, 78rb, K 86va, 113ra, 113rb, 120vb

mel rosaceum (*mel/mellis rosaci, mel rosacis*): Rosenhonig 103vb, 115vb, 122rb, 130vb, 255vb, 256ra, 275rb, 278va, 280ra

melancholia/melancolia (*melancolye, melancholye, melancolico, melancolicus, melancolici, melanckoli, melancoly, melankoly*): Schwermut; humoralpath.: schwarze Galle 5rb, 20rb, 46va, 50ra, 50rb, 51ra, 51rb, 51va, 51vb, 52ra, 69va, 114rb, 116ra, 119vb, 134vb, 161ra, 171vb, 178ra, 178rb, 178vb, 180rb, 181va, 183ra, 183va, 185vb/186ra, 189va, 190rb, 190va, 191ra, 191rb, 192ra, 192vb, 193va, 193vb, 202ra, 204va, 205vb, 207ra, 215rb, 219va, 219vb, 220ra, 225rb, 227vb, 229va, 229vb, 230ra, 230vb, 231ra, 231rb, 233ra, 233rb, 239va, 246rb, 250va, 250vb, 253vb, 255vb, 263vb, 265ra, 268vb, 271rb, 271vb, 272rb, 272va, 273rb, 274ra, 274rb, 277ra, 278vb

mëlde (mhd.): Melde → atriplex 51ra, 225va

melilotos/melilotum (*mellilote*): Melilotenklee, Steinklee, Honigklee 242ra, 242va

melisphyllum/melissa (mlat.) (*melyssa, mellici, mellisz, melis, melise*): Melisse 34vb, 51rb, 122rb, 136vb, 242rb, 247va, 257rb, 280ra

melo cucumis (*melau, melan, mellaü, melan cukurbiti, melon cucumeris, melan cücümer*): Zuckermelone, Gartenmelone 42ra, 48ra, 79va, 95vb, 99rb, 99va, 100rb, 205rb, 256vb

membra principalia: Hauptorgane 130ra, 156rb, 160vb, 161ra, 161rb

menta/minze (mhd.) (*myncze*): Minze 209ra, 209va, 210vb, 212va, 220rb, 229ra, 235ra, 242ra, 243rb, 243va, 243vb

mercurialis (*merkorial, marcüreal, marcürialis*): Bingelkraut 34rb, 34va, 34vb, 90vb, 130vb, 151vb, 186va, 186ra, 189va, 191va, 191vb, 192ra, 240rb, 279rb

mithridatium (*metrides, meterides, mitridatum, myterdatum, mytertatum*): Medikament aus dem *Antidotarium Nicolai*: Antidot 50vb, 82vb, 104ra, 277rb

mixtura (*mixtien, myxtum, mysteon, myscio, mystium, miscien, mixtiones*): Vermischung 48ra, 96vb, 103vb, 110va, 111vb, 132vb, 196va, 244va, 262va, 278rb

meum (*mev, meü, mey*): Bärwurz 96vb, 100va, 100vb, 109va, 109vb, 242rb, 244va, 244vb

milium solis (lat.) (*mylium s.*): Steinsame, Steinhirse, (weißer) Steinbrech, Saxifraga 212ra, 212va, 236rb, 276ra

millefolium: Schafgarbe; auch z. B. Dach-Hauswurz 147vb

moltwerfe (*moltwerff*): Maulwurf 147va

morphea (*morfian, morfiam, morffiam*): Art Hautausschlag, zirkumskripte Sklerodermie; Flecken auf der Haut, die die Vorläufer des Aussatzes bilden; Aussatz 206ra, 207rb, 209rb, 211rb, 262va, 267rb morum (*mora, müra*): Maulbeere 57ra, 242rb, 247va

mulsus (*mülsüm*): mit Honig zubereitet: Weinmet; Wassermet 63ra

mumia (*nomi, momia, mumia*): Mumie; mumifizierte bzw. einbalsamierte Leichenteile; auch zum Einbalsamieren verwendete Pech-Bitumen-Gemisch 206va, 242rb, 244ra, 244rb

muoter (mhd.) (*muder*): Mutter, Gebärmutter 224rb

mûrpfëffer (mhd.) (*murepeffer*): Mauerpfeffer, Sedum acre 228rb

murra/myrrha (*myrra/e, mirra, merren*): Myrrhenbaum, Myrrhe, Myrrhenharz 26vb, 28rb, 31ra, 31vb, 63vb, 65rb, 65vb, 66vb, 67rb, 74rb, 77vb, 78rb, 82rb, 82vb, 84vb, 86va, 87ra, 87rb, 90ra, 94rb, 99vb, 104vb, 105rb, 114va, 119rb, 127ra, 141vb, 143vb, 144ra, 209vb, 231ra, 242rb, 244ra, 247ra

murtus/myrtus (*myrtus, mirtus, mertins, mertili, martilis, martilorum*): Myrte, Myrtenbaum 65vb, 66ra, 73ra, 86vb, 87vb, 91rb, 94ra, 131vb, 132ra, 137ra, 148va, 149ra, 242ra, 242rb

muscus (*muscü, mvscu*): Moschus 242rb, 245vb

myrobalanum/mirobalanus (*myrbolanus, myrbolum, myrbolans, mirbulanus, mirbulans, mirbolans, mirmulans, murbilanis, merebolans, mirbel*): die Frucht der arabischen Behennuß und der daraus bereitete Balsam; Behennuss, Purgierpflaume 46rb, 80vb, 114rb, 115ra, 127rb, 162vb, 178ra, 189va, 190ra, 190rb, 190va, 190vb, 206rb, 242vb, 246rb, 246va, 246vb

myrobalanum belliricum (*belericis, billerice, bylericis*): (reife) Frucht von Terminalia bellirica 190ra, 190vb, 246rb

myrobalanum citrinum (*myrbolanorum citrinorum, merbelan cytrini/cytrine, merabolans cytryn*): zitronenfarbige Behennuß, unreife Frucht von Terminalia citrina Roxb. 23ra, 26ra, 54vb, 55vb, 158ra, 190ra, 190rb, 190vb, 246rb

myrobalanum emblicum (*imbelici*): Purgierpflaume, reife Frucht von Phyllanthus emblica L. → emblicus 190ra, 246rb

myrobalanum chebulum (*kyboli, kybilis, kybylis, kybelis, gybbilis*): Große oder Echte Myrabolane, Kebul-Myrabolane, reife Frucht von Terminalia chebula Retz 26ra, 46va, 114vb, 115ra, 158ra, 190ra, 190rb, 190va, 190vb, 246rb

(myrobalanum) Indum (*murbolanorum, mirbolanos indi, indis*): indische Behennuß, reife Frucht von Terminalia chebula Retz 26ra, 114vb, 119rb, 158ra, 190ra, 190vb, 246rb

nagelen, negelen (mhd.) (*genelt*): nageln, mit Nägeln versehen, durch Nägel zusammengeschlagen 242ra

nahtschate (mhd.) (*nachtschede*): Nachtschatten 216rb, 219ra, 219rb, 259va, 264vb

nâlde (mhd.) (*nolden, nailden*): Nadel, Nähnadel 56va, 57rb, 57vb, 146va, 242ra

nasturcium/nasturtium (*nasticoraci, nasticurac, nasturaci, nascitoraci, nascoraci, napistoraci, nassitoracis*): eine Art Kresse; Brunnenkresse 66vb, 71va, 89va, 150rb, 150va, 210rb, 221rb, 226rb, 247vb, 263ra

nâterwurz (mhd.) (*naterwürczen, nater wurcze*): Schlangenkraut 250vb, 263ra negellîn (mhd.) (*negelin, negelyn, negeln*): Nelke, Gewürznelke 24vb, 26ra, 27va, 30va, 34va, 35va, 45rb, 51rb, 57va, 60va, 76va, 140va, 144rb, 180rb, 208ra, 223rb, 234vb, 235ra, 235rb, 236ra, 243rb, 245va, 249rb, 251vb, 255vb, 256ra, 279rb

neȥȥel (mhd.) (*neszel, nesschel, nesseln, nesselen*): Brennnessel → urtica 32ra, 96vb, 148ra, 212ra, 219rb, 237ra, 263va

nëspel (mhd.): Mispel 32ra, Z 85ra, 86rb, 186rb

nigella (*negola, nela*): Kornrade 100va, 247vb, 248rb

nitrum (*nyteri, nytrum, sal nytri/nitri, salnytri, salnitri, salniteri*): Natronsalz, Soda; Kalisalpeter; (durch Umkristallisation) aus Mineralien gewonnener Stoff 53va, 53vb, 58va, 63va, 67va, 73vb, 80va, 90ra, 102va, 108ra, 111va, 113vb, 115ra, 115vb, 118ra, 118rb, 120vb, 121vb, 156va, 204vb, 245vb, 247vb, 248ra, 250vb

niȥ, niȥȥe (mhd.) (*nysze*): Nisse; Ei einer Laus 223vb, 231vb, 248ra, 265rb

nux Indica (*nuci india/indica, nusci indicas*): Indi(ani)sche Nuss, Meernuss 247vb, 248vb, 249ra, 255ra

nux muscata (*nuci muscati/a, nusze muscaten*): Muskatnuss 180rb, 210rb, 246vb, 247vb, 248vb

nux vomica (*nusci/nvci vomita*): Brechnuss 247vb, 249ra

nymphaea/nenuphar (mlat./franz.) (*nenopharis, nenofaris, nenophoris*): Seerose 247vb, 248va, 278va

oblâte, oblât (mhd.): oblatenähnliche, aus ungegohrenem Mehlteig gebackene Scheibchen als Unterlage für Konfekt, zum Einhüllen von einzunehmenden trockenen Arzneimitteln 182ra

oblivio (*obliuio*): Gedächtnisschwäche, Vergesslichkeit 206ra, 230va

ocimum (*osysmo*): Basilikum, Basilienkraut 249ra, 249rb

oleum absynthii (*oley absintheon*): Wermutöl 133va, 270vb

oleum aceris (*akori/acori oley*): Ahornöl 113rb, 113va

oleum amygdalarum amarum (*oleum amigdalarum amaris, oley amigdalarum*): Mandelöl 65ra, 141ra, 270rb, 279rb

oleum anethi (*oley anenti, olium anetum*): Dillöl 116rb, 279rb, 280ra

oleum antiquum: altes Öl 111vb, 204vb, 213rb

oleum apii (279rb): Sellerieöl 279rb

oleum asari (*oley a.*): Haselwurzöl 270rb

oleum avelanarum (*oley auellanarum*): Haselnussöl 270va

oleum balsamum (*oley balsami*): Balsamöl 11va, 58va, 62rb, 270rb

oleum benedictum (*benedicti oley*): Nelkenwurzöl 25rb, 135ra, 141ra, 279rb

oleum bethonicae (*oley bethonica*): Betonie-Öl 270rb

oleum castoreum (*oley castorium/castorii, olium castorii*): Bibergeilöl 52vb, 54ra, 58vb, 90vb, 94rb, 101vb, 118rb, 141ra, 156va, 156vb, 270rb, 279rb, 280ra oleum chamomillae (*camyllen/camillen o., oley camamilla/camameli/camamili, olium camomilli, kamele oley*): Kamillenöl 26va, 29rb, 35ra, 41va, 52vb, 53rb, 62rb, 67rb, 68rb, 72rb, 83va, 107vb, 116rb, 125va, 133rb, 137rb, 137va, 141ra, 144ra, 204vb, 270rb, 278va, 280ra

oleum coloquitidatum (*oley colicontindi, colocontindi, coloquintinda*): Bittergurken-Öl 90vb, 121vb, 106va, 107rb, 112vb, 219vb

oleum commune (*olio commüni*): Öl ohne nähere Bezeichnung, meist Olivenöl gemeint 209vb

oleum costi: Kostwurz-Öl 91rb, 92vb, 278rb, 279rb

oleum cydonium (*o. cytüniorum/cytriniorum/cytoniorum*): Quittenöl 98vb, 101vb, 102rb

oleum feni graeci (*oley fenum grecum*): Bockshornöl 270rb

oleum formicarum (*oley f.*): Ameisenöl 270va

oleum frumenti (*oley frumenti, oley frumentorum*): Getreideöl, Weizenöl 270va, 279rb

oleum hyoscyami/iusquinami (*oley jüsquiami*): Bilsenkrautöl 211va, 270rb

oleum iuniperi (*oley jüniperi, jüniprii*): Wacholderöl 141ra, 238vb

oleum laurini (*oley laurini*): Lorbeeröl 41va, 102vb, 111rb, 141ra, 270va, 280ra

oleum lentisculi (*oley landiscali*): Mastixöl → oleum mastichis 86ra

oleum lini (*oley lyni, lyne, lynsen*): Leinöl, Flachsöl 54ra, 137va, 270rb

oleum mastichis/masticis (*oley mastici, oleo/oli masticis, mastikel oley*): Mastixöl → oleum lentisculi 53rb, 71ra, 72vb, 78rb, 80vb, Z 85ra, 86rb, 88vb, 99vb, 101rb, 101vb, 102va, 112rb, 135ra, K 140ra, 141ra, 144ra, 207vb

oleum muscellini/muscellinum (*oley muslini/muszlini/musselini/müscilini/muscelini/müsci*): Moschus-Öl 156va, 218vb, 219ra, 220rb, 221vb, 226ra, 230rb, 231ra, 233va, 236ra, 245va, 246ra, 249vb, 251ra, 259va, 263rb, 264va, 266ra, 270rb, 279rb

oleum myrtinum (*oley martilis/martillorum/martylorum*): Myrtenöl Z 85ra, 87vb, 156vb, 270rb, 279rb

oleum nardinum (*oley narti/nardi/nardini, oleum nardum, olinardi, olynardi*): Nardenöl 41vb, 44ra, 52vb, 58ra, 71ra, 71vb, 72rb, 73vb, 76rb, 82vb, 88vb, 92vb, 99vb, 101rb, 102va, 102vb, 112rb, 116rb, 118rb, 121ra, 135ra, 270rb, 278ra

oleum nenupharis (*oley nenofaris*): Seerosenöl 270rb

oleum nucis (*oley nucis*): Nussöl 270va, 279rb

oleum papaveris (*oley papaueris*): Mohnöl 58rb, 270rb

oleum petrolini (*oleo petrologum, petrolium, petrolii*): Steinöl, Erdöl 141ra, 156vb, 209vb, 221vb, 254rb, 297rb

oleum pinorum (*oley pynnorum*): Pinienöl 113ra

oleum pipericum (*oley pypericum*): Pfefferöl 156vb

oleum raphanum (*oleum rafani*): Rettichöl 58rb

oleum rosarum (*oley rosaci/rosati*): Rosenöl 41vb, 43rb, 49ra, 60vb, 65ra, 141ra, 205ra, 205vb, 206vb, 255vb, 256ra, 264vb, 266rb, 279rb oleum sambuci (*oley sambüci, sambuci*): Holunderöl 258vb, 262va, 279rb

oleum spicae nardi (*oley spicenardi*) → oleum nardinum 279rb

oleum scorpionum (*oleum scorpian, oley scorpio, o. schorpionis, storpean*): Skorpionöl 28rb, 95va, 95vb, 96va, 135ra, 270va

oleum tamarisci (*oley tamerici/thamarici*): Tamariskenöl 84rb, 135ra, 270va

oleum tartari (*oley tartarum*) → tartatum/tartarus 157rb, 265va

oleum terebinthinae (*oley turbentina, terpentine*): Terpentin; Harz von dem Terpentinbaum; ein flüßiges Hartz oder ein schleimig und klebriger, ölichter Saft, der hell und durchsichtig ist 141ra, 278ra, 279rb

oleum violaceum (*oley violaci/violati/fyolaci, fyolen/violath/vyolath oley, aley violaten*): Veilchenöl 13vb, 24ra, 24rb, 30rb, 31rb, 32vb, 33vb, 34ra, 95vb, 130vb, 131ra, 131rb, 188va, 189ra, 205vb, 252va, 255va, 266va, 266vb, 270va, 278va, 279rb

oleum de vittelo ovorum (*oley von eyer dotter, oley vici*): Eidotteröl 73rb, 270va

oley nücis cipricis: Zypressenöl, gewonnen aus den Früchten des Baumes 41va

olibanum (*olybanum*): Weihrauch → tus 66vb, 76rb, 105rb, 249ra, 250vb, 251ra

opancium (*opancinum*): Öl aus unreifen Oliven 41va

opium (*opium, opiata*): Opium, eingetrockneter Mohnsaft 43rb, 48va, 50vb, 55ra, 65ra, 66vb, 91ra, 104ra, 213vb, 214rb, 227vb, 244rb, 249ra, 249vb, 250ra, 270va

opium miconis (*o. micanum*): Opium, das zum ersten Mal in Mekon (wahrscheinlich Mykene) hergestellt wurde 250ra

opium thebaicum (*opidawaci, opitu acis, opiduaci, opitaweci*): Opium aus Theben 42ra, 47vb, 89ra, 249vb, 250ra

opium tranense (*opitrawanci*): Opium aus Trani in Apulien 249vb

opopanax (*apopinack, apopinaci, appopinacis, apopinacum, apopynacum, apopinakum, opopinacum*): Opopanax, gelbliches Gummi-Harz 67rb, 67va, 106va, 140va, 143va, 144ra, 144vb, 157rb, 201vb, 203va, 203vb, 249ra, 249va, 249vb

origanum (*origani, origana, oryganum*): Origanum, Dost; Wirbeldost 61va, 65ra, 91rb, 103va, 104rb, 111rb, 114va, 122ra, 133va, 249ra, 250ra, 250rb, 280ra

os de corde cervi/os cordis cervi (*os/ossa cordis cerui/cervi*): das Hirschherzenkreuz, Hirschkreuzlein: Verknöcherung der Herzscheidewand als Alterserschinung bei vielen größeren Wiederkäuern 135ra, 136vb, 138vb, 210ra, 249ra, 250va

os sepiae (lat.) (*os ceti*): Tintenfischbein 249ra, 250vb

oxyphoenica/oxyfenicia (*oximpinnicia*): Sauerdattel, Tamarinde, Frucht des Tamarindenbaumes 250rb

oxymel (*oximel, ydrosimel, ydrosümel*): Essigmet, aus Honig und Essig bestehende Mischung (Sirup) 9ra, 33va, 35ra, 35va, 44va, 45vb, 47rb, 58va, 58vb, 60ra, 60va, 64vb, 67va, 67vb, 68va, 68vb, 69ra, 71vb, 74rb, 74va, 75ra, 75vb, 76vb, 78va, 79va, 80rb, 81ra, 84rb, 84va, 87ra, 89va, 99vb, 100va, 101ra, 101vb, 106va, 118rb, 120ra, 120vb, 122ra, 134rb, 134vb, 168va, 177vb,

179vb, 180ra, 180rb, 180va, 180vb, 182ra, 183ra, 183rb, 194vb, 195vb, 197vb, 207va, 210vb, 225va, 231va, 241vb, 249ra, 256rb, 264ra, 265ra, 275va

oxymel scillae/squilliticum (*oximel squilliticum, yskyliticum, yskilictic, ysthaliticum, yshyliticum, istaliticum, ischiliticum*): Meerzwiebelessig, Meerzwiebelsauerhonig 13va, 44vb, 46ra, 69ra, 69vb, 84ra, 114va, 117vb, 119rb, 119va, 180va, 210vb, 211vb, 264ra

oxyregmia (*osyrmia, ocidimia*): saueres Aufstoßen aus dem Magen 70va, 76ra

oxyzaccara/oxysacra (*oxtisacra, oxizackra, oxisacra*): sauer Sirup, Sauerzucker; aus Granatapfel, Zucker und Essig gekochter Sirup nach der Vorschrift des *Antidotarium Nicolai* 13va, 34ra, 35rb, 134rb, 258rb, 275rb, 275va

paeonia (*pionia, pyonia, pyonien, peonien, peonyen, pyonis, pyonen, pyania*): Päonie, Pfingstrose 44vb, 45vb, 46ra, 46va, 72va, 158ra, 158rb, 158vb, 251rb, 252ra, 252rb, 257ra, 280ra

palma (*palman*): flache Hand 40vb

panze (mhd.) (*pancze*): Wanst, Magen, Fettablagerung (am Tierbauch) 273ra

papaver (*papueris, papaueris*): Mohn 35vb, 251rb, 252rb, 278rb

papaver album: Weißmohn 42ra, 60vb, 63va, 96vb, 133vb

pappel (*papelen, pappelen, bappel*): Malve 24ra, 183va, 186ra, 188vb, 191va, 192rb, 192va, 242vb, 279rb

pappelweide (*poppel wyden, pappelwyden*): Schwarzpappel 140rb

paralysis (*parlasis, sperlasis, sperlesis, sperleysis, sperley, sparley*): Paralyse, Lähmung 20va, 20vb, 24vb, 53rb, 61vb, 70va, 78va, 92vb, 101va, 121rb, 122ra, 122rb, 204vb, 220va, 221va, 222rb, 222va, 223vb, 225va, 229rb, 247vb, 251va, 252rb, 257rb, 260va, 261ra, 261vb, 262vb, 265ra, 276va, 278vb, 279ra, 279vb

parietaria herba (*paritarea, pryteria, peritaria, peritoria, pritri*): Glaskraut 44ra, 95va, 98va, 98vb, 100rb, 251rb, 254rb, 254va

passio (*passian*): Leiden 52ra, 52va, 61va, 62va, 64rb, 65rb, 68ra, 86va, 100ra, 101rb, 102ra, 121ra, 253va

passio iliaca (*aliaca passio, alica passio, ilius passio, ylica passio, eliaca passio*): Ileus, Darmgicht K 86va, 91vb, 174vb, 177ra, 194rb, 194ra, 207ra, 249va

passio matricis: Leiden der Gebärmutter 35ra, 36rb, 37ra, 48va, 91vb, 102vb, 105vb, 117vb, 211vb, 213ra, 223vb, 228ra, 259va, 260ra

passula (*passolium*): Rosine 251rb, 255ra

pastinaca (*bastinaca, bastenach, bastenaü, bestenach, pastenaca, pastenach, pastinata*): Pastinak 74va, 96vb, 99rb, 102va, 213va, 215rb, 215va, 228rb, 257vb

penidium (*czocker benyth, panniri, panidium*): Gerstenzucker; aus Zucker und Gerstenabkochung hergestellte kleine Zuckerstange 29rb, 30va, 214vb, 253rb

percussio: Schlagen, heftige, erschütternde Berührung 58ra, 59ra

persicus (*pers, persick, pferczig, persich, perssig, virsich, virsig*): Pfirsich 28rb, 60ra, 84vb, 92ra, 131va, 138ra, 208vb, 219vb, 229rb, 270va peterseli van alexandrien (*Peter von Allexander*): Petersilie (vgl. Daems 1993: 305) 140vb

petroselinon/petroselinum (*petrocilini, petrosilini, peterlin, peterlyn, petrocilinum, petersilge, petersylge*): Petersilie 31rb, 74ra, 81rb, 82ra, 84va, 91ra, 91rb, 95vb, 96ra, 96vb, 100va, 100vb, 132va, K 139va, 180va, 186vb, 205va, 210vb, 212va, 219va, 221va, 222vb, 232ra, 251rb, 252vb, 265ra

peucedanum (*pyscanum, pascanum*): Saufenchel, Haarstrang 206va, 251rb, 252va, 252vb

phâwe (*phahen*): Pfau 32ra, 158rb,

phlegma/flegma (*flecma, fleuma, fleumatici, flecmatice*): Schleim, die zähe Feuchtigkeit im Körper 1va, 14ra, 16va, 20rb, 20va, 43va, 64va, 65va, 68vb, 71ra, 142va, 142vb, 143ra, 155vb, 162vb, 163va, 167ra, 168ra, 173rb, 202rb, 208vb, 209ra, 217va, 218rb

phrenesis (*frenesis, frenatice, frenasis*): Geisteskrankheit; der durch Entzündung der Gehirnhäute entstandene Wahnsinn, Hirnwut 8ra, 47rb, 48ra, 89rb, 205va, 211ra, 219rb, 270rb

phreneticus (*frenatico, frenaticus*): der tobende, wahsinnige Mensch 41ra, 137rb

phthisicus (*thesici*): schwindsüchtig 64va

phthisis (*pthysis, pthisis, thesicus, thesaica, thesaick, thesayck, tesaick, tesacke, desicküs*): Schwindsucht 2va, 18rb, 62rb, 64rb, 66rb, 67ra, 176vb, 273vb, 276rb, 277ra, 277vb, 278ra

phu (*fo, fobaldryana, fobalderiana*): eine Art Baldrian → Valeriana 96vb, 100vb, 233va

physicus (*fosicus*): Arzt 151va

piluluae Arabici (*pylloles arabicum*): Arabische Pillen aus dem *Antidotarium Nicolai* 27vb

pilulae auri (*pylloles/pilloles aüri, aurei*): Goldpillen, goldene Pillen 23va, 27va, 27vb, 28va, 58rb, 58vb

pilulae cochiae (*pyllalis coyes/coys/coyges/cotie*): Pillen gegen Kopf- und Magenschmerzen, die Rhazes zugeschrieben werden 53vb, 57vb, 58vb, 107ra, 122ra

pimpinella (lat.) / bibenelle (mhd.) (*pypenelle, pypernel, pympenel*): Bibernelle 122rb, 145ra, 145rb

pineus (*pynea, pynnorum*): Pinie 64vb, 67va, 68va, 81ra, 82ra, 82vb, Z 85ra, 96va, 99va, 111ra, 113ra (olej), 119ra, 215va, 251rb, 253ra, 255ra

piper (*peffer, pyper, preperis*): Pfeffer 25va, 28ra, 32ra, 33va, 35va, 43rb, 55vb, 56rb, 58vb, 64vb, 65ra, 74ra, 74vb, 75va, 77va, 78va, 82rb, 96vb, 102va, 102vb, 108ra, 110va, 113vb, 120va, 120vb, 121va, 121vb, 122ra, 148ra, 148vb, 153ra, 209vb, 210vb, 212va, 235rb, 243va, 245rb, 251rb, 251va, 251vb, 252ra, 267va

piper album (*pyperis*): weißer Pfeffer 82vb, 99vb, 101ra

piper nigrum (*pyperis*): schwarzer Pfeffer 65ra, 65rb, 91rb

pipereon (*dyantynon pyperion, dyapiperis*): wahrscheinlich Diatrion pipereon gemeint: Drei-Pfeffer-Latwerge 18va, 180rb

pirum (*pyra, byere*): Birne 251rb, 254vb

pistacium/pastuca (it.) (*pastucas, pascütas, pastutas, pestücas*): Pistazie, die Frucht des Pistazienbaumes 72va, 119ra, 215va, 240va, 251rb, 255ra, 261va pix liquida: flüssiges Pech, Teer; Produkt der trockenen Destillation verschiedener Nadelhölzer 62rb, 250va, 255rb

pix navalis (*pyci nabilis, picis*): Schiffspech 76rb, 82vb, 251rb, 255rb

plantago (*plantaginis*): Wegerich, Wegebreit; hier Kleiner Wegerich, Spitzwegerich 66ra, 85rb, 105ra, 206vb, 212vb, 213ra, 251rb, 264va

plantago minor (*p. mynoris*): (Kleiner) Wegerich, Spitzwegerich 212vb

pleres archonticon (*pelliritis arteticosis, pylliris arcoticon*): Latwerge aus dem *Antidotarium Nicolai* 277ra

pleuritis (*ploricis, plorisais*): Seitenstechen; Pleuritis, Rippenfell- oder Brustentzündung 83ra, 239rb

plumbum (*blumbium*): Blei 60vb, 100vb, 251rb, 255va

podagra (*bodagra, bodraga, podegra*): lähmende Fußgicht 18rb, 21rb, 106ra, 106vb, 107ra, 108rb, 108va, 108vb, 109ra, 109rb, 109va, 110rb, 110va, 111rb, 143va, 150ra, 151ra, 151rb, 193va, 194rb, 203rb, 203va, 204vb, 209vb, 224rb, 230rb, 231va, 233va, 237rb, 254ra, 259vb, 260va, 266rb, 276ra

polium/polion: Polei-Gamander, Polium montanum L. (auch Marienkraut) 251rb, 255rb

polypodion (*polepadeon, polipodium, palipodium*): Engelsüß 22vb, 30rb, 32rb, 51rb, 88vb, 90ra, 118va, 178va, 180vb, 189vb, 251rb, 253vb, 261rb, 278ra

polypodion quercinum (*polipodium carcini, carteni*): Eichen-Engelsüß 111rb, 253vb

polypus (*polipus*): Polyp; Nasen-Polyp, Auswuchs in der Nase 206rb, 219ra, 228vb, 230vb, 237rb, 265va

pomerancia: Orange ? 136va

pomum citrinum (lat.) (*poma cytrina/cytrine/citrine*): Zitrone, Zitronatzitrone 251rb, 254vb, 255ra

populion (*popolian, poppilian, popelean, poppel, poppilian*): Pappelsalbe, Salbe aus Pappelknospen 22va, 23va, 30rb, 34ra, 140rb, 153vb

portulaca (*portolaci, portulaci, portolaga, porczel, portülacü*): Burzelkraut, Portulak 42ra, 48ra, 55ra, 94rb, 124vb, 132ra, 137vb, 138va, 251rb, 254va, 255va

prassium (*percium*): Andorn 245rb

phlûme/prûme (mhd.) prunum (lat.): (*flümen, plumen, prunes, prunen, plumen*): Pflaume 22vb, 31vb, 32ra, 203rb, 251rb, 253ra, 253rb, 267rb

priapismus (*praepücio*): extrem gesteigerter männlicher Geschlechtstrieb 101rb, 102ra

prûme/phlûme (mhd.)/prunum (lat.): (*flümen, plumen, prunes, prunen, plumen*): Pflaume 22vb, 31vb, 32ra, 203rb, 251rb, 253ra, 253rb, 267rb

prunum Damascenum (*prunorum/prumorum dampsinorum, dampsimorum*): Pflaumen aus Damascus: Syrien und sein Hauptstadt Damascus wurden als Vaterland der Pflaume bezeichnet; von dort wurde sie nach Griechenland und Italien verpflanzt 54va, 131ra, 133rb

psidium (*cyrie*): Granatapfelschale 215ra

psyllion/psyllium (*sylius, syli, silis, passilium, cili, cilium*): Flohsamen, Flohsamenkraut 46ra, 48ra, 85rb, 138rb, 186rb, 189ra, 196rb, 205rb, 251rb, 253va, 258rb

ptisana: (*thisane, tysana, thysana*): Gerstentrank, Gerstengrütze 42ra, 67va, 78rb, 79vb, 83vb, 130va, 133va, 229vb, 250va

pulegium/puleium (*polegio, poleigio*): Polei, Mentha pulegium L. 251rb, 254va

pulicaris/herba pulicaria/policaria: Flöhkraut; nach Marzell (II: 355) ist policaria einer der alten Namen für Wasserdost (Eupatorium cannabium L.) 251rb, 252vb

pulmo: Lunge 62rb, 64rb, 64va, 66vb, 67ra, 68va, 68vb, 123ra, 278rb

pulpa: das Fleischige am Obst 194ra, 194rb

purgatio (*purgacio, purgacien*): Purgaz, Abführmittel; Reinigung 6vb, 8va, 12rb, 14rb, 15va, 44vb, 46ra, 49rb, 53vb, 54ra, 157vb, 174vb, 176va, 177vb, 178ra, 179vb, 214va, 214vb, 220ra, 231rb, 234ra

purpeln: rote Flecken, Röteln 217ra, 219rb, 241rb, 254va

pylloricus (*pylloricis*): Magenpförtner 64va, 123va, 226rb

pyrethrum (*peritrum*): Bertram 251va

quartana (*febres quartanas, qwartanas*): Quartana-Fieber, Viertagefieber; Malaria quartana; das sich alle vier Tage einstellende Fieber 10rb, 12rb, 14ra, 33rb, 51va, 84va, 128va, 128vb, 134va, 134vb, 135rb, K 140ra, 180rb, 190rb, 191ra, 193vb, 204va, 213ra, 214va, 219va, 230ra, 232vb, 238va, 256rb, 265ra, 272va, 275rb, 275va, 276ra

quassare (*cassiantur, casseantur*): zerschlagen, zerstoßen 46va, 91ra, 91rb, 94rb, 109va, 110ra, 114va, 119rb,

quecksilber: (*qweckesilber, qwecksylber, qwecke silber/sylber*): lebendiges/frisches Silber → argentum vivum 142rb, 143ra, 158va, 205ra, 265rb

quintîn (mhd.)/quintinus (mlat.) (*qwensen, qwensyn, qwensin, qwesyn*): Quentchen, eine Gewichtseinheit von etwa 5 Gramm, Viertellot (ursprünglich Fünftellot) 22vb, 23ra, 25ra, 26vb, 29rb, 29vb, 30va, 31ra, 31rb, 34ra, 35ra, 35rb, 43vb, 46rb, 48ra, 50vb, 53vb, 54vb, 55ra, 56ra

quëndel (mhd.) (*qwendal, qwendel, qwenel, qwendail, czewnel*): wilde Polei, wilder Thymian 44rb, 49ra, 49va, 52vb, 61ra, 63ra, 67va, 68rb, 72ra, 73va, 91va, 104vb, 121ra, 186rb, 254va/254vb, 265ra, 265rb

quinque nerve (*q. nerue*): Plantago minor 212vb

quiten (mhd.) (*qwedem, qwetem, quytdem, quitdem*): Quitte, die Frucht des Quittenbaumes, welche einem Apfel gleicht → malum cydonium 30vb, 42vb, 66ra, 66rb, 78va, Z 85ra, 85rb, 86ra, 86rb, 86va, 86vb, 87rb, 87vb, 88rb, 104ra, 119va, 132ra, 165va, 186rb, 186vb, 259rb

raphanus (*raphanum, rafani*): Rettich 115rb, 135ra, 255va, 256rb, 256va

rate/ratte/ratten (*roden, rade*): Kornrade 26vb, 35va, 62rb, 68ra, 78va, 82ra, 82rb, 116rb, 148ra, 173ra, 248rb, 248va realgar (*reagal*) (lateinisch arsenicum rubrum): ein eher selten vorkommendes Mineral aus der Mineralklasse der „Sulfide und Sulfosalze"; auch als Rubinschwefel, rotes Arsenik oder Rauschrot bekannt 141rb

recens: frisch 63vb, 77ra, 96va, 99va, 114va, 114vb, 118rb, 122rb, 204vb, 278rb

reflecken: gelbliche oder braune Flecken an den Fingern und Händen, im Gesicht; Flecken als Zeichen der Ansteckung in den Pestzeiten 213vb

reinvane, reinvan (mhd.) (*reynfan*): Rainfarn 187rb, 277va, 277vb

remedium: Heilmittel 19vb, 23vb, 24va, 28vb, 40ra, 55va, 277vb

reubarbarum (*reubarbar, reubarbara, reubarbe, reubarber, reubarbera, reubarberberi, reynbarber, reubaris, reünbarberis*): Rhabarber; Rheum rhabarbarum 13vb, 22vb, 23ra, 25rb, 79va, 86va, 120ra, 132vb, 136rb, 181rb, 189rb, 229va, 255va, 256va, 256vb, 259vb

reuponticum (*reapontici, ryapontici*): Rhabarber; Rheum rhaponticum 109va, 255va, 256va, 256vb

riet (mhd.): Schilfrohr, Sumpf-, Riedgras, damit bewachsener Grund 269ra

riude/rûde (mhd.) (*ruden, roden*): Raude, Räude; grindiger Ausschlag am Körper 241va, 248va, 255rb, 258va, 259rb, 262ra, 262va, 265rb, 267ra

rocke, rogge (mhd.) (*rock/rocken*): Roggen 148ra, 233rb, 271ra, 279ra

roffezen/rofzen (*ruppzen, rupczent, reübczen*): ausstoßen, rülpsen 50ra, 62rb, 70va, 76ra, 77va, 116va, 187vb, 188ra, 188rb, 188va, 208ra, 209vb, 251ra, 275vb

ros marinus: Rosmarin 255va, 257va, 257vb

rosata novella (*rosata novela, rosathe nüüela, rosata nouela*): aus jungen Rosen hergestellte, nicht lange haltbare Latwerge 9rb, 30rb, 31rb, 186vb, 275vb, 278va

rubia (*rubea*): Färberröte, Krapp 255va, 257ra

rubus: Brombeer- und Himbeerstrauch; Brombeere, Himbeere 258ra

ruote (mhd.) (*rüde, rode*): Penis 3ra, 34rb, 93vb, 95ra, 95vb, 96ra, 96va, 97ra, 98rb, 98va, 99rb, 100ra, 100rb, 100va, 101ra, 101rb, 102ra, 102rb, 103ra, 119rb, 200ra, 222va, 238vb, 240vb

ruta (*ruten, ruyt*): Raute, Gartenraute, Weinraute 18va, 25ra, 45vb, 46ra, 52vb, 54ra, 57rb, 58ra, 62rb, 65ra, 81rb, 88vb, 90vb, 91ra, 102vb, 108rb, 111rb, 114rb, 142vb, 150vb, 222rb, 222va, 229ra, 230va, 240va, 252rb, 255va, 257ra, 257rb, 257va

sabina/savina: Sadebaum 258rb, 262ra

sal armoniacum (*salmoniaco, armoniack, salmoniacus, sal armoniack/armoniacis/armoniag*): Salmiak, Salmiaksalz, Sandsalz, Ammoniumchlorid 64ra, 80vb, 114va, 204va, 218ra, 258rb, 262rb, 262va

sal communis (*s. comunne/comune*): (Koch)Salz 130vb, 133rb, 258rb, 262rb, 278va

sal gemmae/sal gemma (*salgame, salgommi*): Steinsalz, Kristallsalz 53vb, 115ra, 115vb, 156va, 258rb, 262va

sal nitri → nitrum

salix (alba): Weide; Silberweide → wîde 258rb, 263vb

salvia (*saluia, salbei, salbeya, salbey*): Salbei 25ra, 30va, 92vb, 106vb, 107ra, 113ra, 113rb, 121va, 122ra, 122rb, 122va, 186vb, 210vb, 222rb, 222va, 225ra, 229rb, 230va, 258rb, 262vb, 275rb, 279vb

sambucus (*samsuci*): Holunder, Holder → holunter K 86va, 91rb, 93vb, 94rb, 111rb, 212rb, 258rb, 263rb, 263va, 280ra

sandalis (*sandel, sandali, sandoli albi et rubei*): eine Art Palmbäume; Sandelholz 47vb, 48ra, 136va, 137ra, 226vb, 256ra, 258rb, 264vb, 265ra

sanguinaria (*sangwynaria, sangwinaria*): Blutwurz, Blutkraut 206rb, 206va, 214vb, 219rb, 225ra, 228vb, 232rb, 236va, 244ra, 245ra, 253va, 264va, 265vb

sanguis draconis (*sangwinis d., sanguinis daraconis*): Drachenblut, dunkelrotes (Gummi-)Harz von Dracaena spec. 35vb, 57ra, 60ra, 105rb, 206vb, 236ra, 258rb, 260va, 260vb

sarcocolla (*sarkakola, sarcakole, sarkacole, sarkakula, sarkakolla, sarkacolla, sarckacolla*): persisches Gummi, Sarkokoll-Harz 55ra, 55rb, 55va, 56vb, 57ra, 60ra, 240ra, 258rb, 261rb

satureia (*satercigia*): Satureja, Bohnenkraut 264vb

satyriasis (*cytriß*): extrem gesteigerter männlicher Geschlechtstrieb 102ra

satyrion (*saterionis, saterion, sateryon, satherionis*): Stendelwurz, Knabenkraut, Hundshödlein 240rb, 255ra/rb, 258rb, 261rb

saxifraga (herba): Steinbrech 94ra, 96vb, 97va, 100rb, 100vb, 205va, 212ra, 223va, 228va, 258rb, 262ra, 262rb, 276ra

scabiosa (lat.) (*schabiosa*): Skabiose, Grindkraut, Grinde 114va, 114vb, 122rb, 125rb, 128ra, 258rb, 263ra

scammonia/scammonea (*aschamonia, scomonea, schomonia, ascomonia, ascomonea, aschomonia, aschomonien, aschomonyen, aschamoyen, eschamonia, eschamonium*): Purgierwinde, Purgierkraut 25rb, 34ra, 34rb, 35va, 50vb, 53va, 79vb, 111va, 179va, 181rb, 181va, 181vb, 189rb, 189va, 192va, 192vb, 193ra, 227rb, 242vb, 257ra, 258ra, 259ra, 262rb, 266ra

scariola (*aschariola, ascariola, ascoriola, schargola, kariole*): Wilder Lattich, Wilde Endivie, Stachellattich 35vb, 74rb, 84rb, 108rb, 114va, 124vb, 206vb, 215rb, 256vb, 258ra, 258rb, 258va

scharsach: Schermesser 52vb, 66vb, 82va, 113vb

schëlme, schalme, schalm (mhd.) (*scholme*): Pest; Seuche 172ra

schëlwurz (mhd.) (*schelle wurcz, schelworcz, schelworcze, schelleworcze, schellewürcze, schelle wurcze, schelleworczel, schellewurczel, schellewürczel*): Schellewurz, Schöllkraut 34vb, 55ra, 57rb, 99ra, 107va, 110vb, 124va, 128ra, 137rb, 148rb, 206va, 227ra, 235vb schemede (mhd.) (*schemde*): Schamgegend; Genitalien 202va, 203va, 203vb, 205rb, 206vb, 207rb, 208rb, 208vb, 209rb, 210rb, 211rb, 212va, 214vb, 215vb, 218rb, 218vb, 219ra, 231ra, 234vb, 235va, 242vb, 246ra, 249va, 258va, 259va, 261rb, 263ra, 264rb, 264va, 267ra

schinden/schinten (mhd.) (*schynten*): die Haut abziehen 113rb, 151ra, 265vb

schoinuanthos/squinanthus (*asquinanti, squinanti, swimanti, asukynanty, askynanti*): Kamelgras, Kamelheu 103va, 104ra, 122va, 207ra, 207rb, 253vb, 258rb, 261ra, 261rb

schrunde (mhd.): (Haut-)Abschürfung, Riss, Kratzer, Schrunde 223rb, 228ra, 240ra, 253rb, 254va, 256ra sciatica (*scyadica, cyatica, ciatica*): Hüftschmerzen, Ischias bzw. Hexenschuss 14ra, 106ra, 106rb, 106va, 143va, 150ra, 194rb, 203rb, 203va, 230rb, 237rb, 266rb

scilla (*scilas, askylis*): Meerzwiebel 204vb, 238ra, 263vb, 264ra, 264rb

sclerosis (*asklarosis, askolorosis, assikylirosays*): krankhafte Verhärtung eines Organs 70rb, 81ra, 81va

scolopendria (*ascholofundria, scholofondria, schleofondria, scolofondria*): Hirschzungenfarn, Hirschzunge 110va, 114vb, 122rb, 134vb, 135ra

scordion/scordeon (*scoradium*): Wilder Knoblauch; Lachenknoblauch; Bären-Lauch 258rb, 261vb

scotoma (*aschotomia*): Dunkelheit vor den Augen, Gesichtsfeldausfall, Schwindel 43rb, 43va

scrofula (*schrabilis, estrasiles, ascralisil, ascrafiles*): Skrofel, Halsdrüsegeschwulst 123va, 125rb, 154va, 220vb, 238ra, 240va

scrupulus (*scrupel, scruppel, scropel, scroppel, scropolam, schruppel, schroppel*): Skrupel, etwa 1,24-1,25 Gramm (kleinster Teil eines Gewichts) 214rb, 227va, 230rb, 230va, 231ra, 232ra, 233ra, 233rb, 235va, 239va, 241vb, 254ra, 254rb, 255vb, 256vb, 257ra, 257rb, 259vb, 260rb, 278vb

secundina (*segundina*): Plazenta, Nachgeburt 210ra

semperviva (herba) (*semperviua, semperuiua, semperviuum*): Hauswurz 258ra, 260ra

sene (mhd.) (*seni, senet, tene*): Sennesstaude; Sennesbaum; Sennesblätter 22vb, 50rb, 51rb, 115ra, 115vb, 127vb, 134vb, 189vb, 207rb, 215rb, 239va, 250vb, 258rb, 265ra

senecio (*sanisiones*): Kreuzkraut, Greiskraut 258rb, 263ra

serapinum (*sorapine, gummi serapini, sarpine, sarpinum, sargapinum, sarapin*): Serapin-Gummi, eine Steckenkrautart 143va, 144ra, 207va, 221vb, 258ra, 259vb, 260ra

serpentaria (*serpentina*): Schlangenknöterich, Schlangenkraut, Schlangenwurzel 258rb, 263ra, 263rb

serpigo: Schorf, Flechte 206ra

serpyllum (*serpolum, serpillum*): Quendel, Feldthymian 91rb, 265ra

siechtac (*sychtag, syechtage, sichtage*): Krankheit 1ra, 1vb, 2ra, 2va, 2vb, 55va, 65va, 81vb, 83vb, 89rb, 156rb, 159ra, 164rb, 168ra, 170va, 171va, 172ra, 216rb, 217va, 218ra, 218rb, 251rb u.a.

siler montanum (*syremontan, cermonga, sylium/silium montanum, sili montani*): Berg-Laserkraut, Bergkümmel, Laserpitium siler L. 23va, 57rb, 217rb, 218ra, 260rb

sinapi (*synapis, synopis, senapi, senape*): Senf 42ra, 43rb, 64vb, 66rb, 122ra, 258rb, 260vb, 261ra

sisymbrium (*sansibrium*): Rauke; Quendel; Kresse; (Genaust); Bachminze, Hausminze (Goehl) 258rb, 262va, 262vb

siuwele, siule mhd (*sulehel*): Pfrieme, Ahle 231va

solanum/solatrum (*sollatri*): Nachtschatten 60vb, 258ra, 259va, 259vb

spanngrün (*spangrune*): Grünspann, aus künstlich hergestelltem essigsaurem Kupferoxid gewonnener Farbstoff 56vb, 57ra, 128rb spasmus (*spasmus, spasma, pamus, panus*): Krampf, Zuckung 43va, 92vb, 113vb, 188va, 188vb, 191ra, 217ra

sperber, sperberbaum (mhd.) (*sperwer, sperwen, spernen, sperlen baum*): Eberesche, Vogelbeere 44vb, 45rb, 49rb, 53va, 58vb, Z 85ra, 86rb, 86vb, 87vb, 90va, 113vb, 122ra, 165va, 167ra, 186rb, 215vb

spica: Ähre 258ra, 259rb, 259va

spica celtica (*spicesaltica*): (Echter) Speik; Valeriana celtica 259rb

spica nardi (*spicanardi, spiccanardi, spicnardi, spycknardi, spycanardi, spycenardi, spicinardi, specenardi, aspicanardi, aspicinardi, aspygnardi*): Indische Narde, Nardenähre, Speichenähre, Spikenard, Speik 13vb, 18va, 26ra, 31ra, 46rb, 57va, 76rb, 79va, 80vb, 91ra, 91rb, 103va, 103vb, 105rb, 109vb, 110rb, 114vb, 119rb, 119va, 120ra, 120va, 122rb, 122va, 133va, 133vb, 140va, 140vb, 150vb, 208va, 217rb, 217va, 245vb, 258ra, 258vb, 259ra, 259rb, 259va, 270vb, 279rb

spiritus vitalis (*s. vitales*): Lebensgeist, Träger der Lebenswäre; lebengebendes Pneuma (nach galenischer Vorstellung atmungs- bzw. pulserzeugend) 264vb

spodium: gebranntes Elfenbein, gebrannte Elefantenzähne 258rb, 261va

spongia marina (*sponga/spünga m.*): Meerschwamm 121vb, 182vb, 205rb

sponsa solis (mlat.): Wegwarte, Zichorie, Sonnenwerbel 258rb, 261va

sprâchhûs (*sprach husz*): Abtritt, Latrine 246ra

squinantia/esquinancie (franz.) (*aschanancia, aschynanti, asquninancia, asthynancia, asthimancia, askynancia*): Halsentzündung, Bräune 28vb, 62va, 63rb, 64va, 66vb, 83rb, 123va, 247va

staphis agria/stafisagria (*sathfisegaria, stafisagria, satfisagra, satis visagara*): Lauswurz, Läusekraut, Scharfer Rittersporn 28ra, 74rb, 258ra, 258va, 265rb

star (mhd.): Staarblindheit, krankhafte Verdunkelung des Auges, Linsentrübung 57rb, 57va, 217vb

sticados arabicum (*sticadus, stycadus arabici, astikadus*): Schopflavendel 44vb, 113ra, 114va, 151rb, 258ra, 259ra, 275va

stingus/stinchus (*stinctorum, astinccorum*): Knabenwurz → satyrion 104va, 255rb

stomachus (*stomacho*): Magen 44ra, 75ra, 76rb, 202ra, 275rb

stomaticum: den Mund reinigendes Mittel 44ra, 72vb, 77rb, 78ra, 78va, 88vb

storax/styrax (*storac, astoracis, escoraci*): Storax, Gummi-Harz, harzhaltiges Ausscheideprodukt vom Storaxbaum 65ra, 73vb, 75ra, 82vb, 102vb, 258rb, 264rb, 264va

storax calamita/styrax calamitus (*storaci calamiti, scoracis calamite, astora/astorack/aschora calamiti/caliniti/kalamity/kalimiti, ascoracalamiti*): (Stangenförmiges) Harz von Liquidambar orientalis Mill. 82vb, 104rb, 140va, 143va, 143vb, 145rb, 210ra, 246ra, 247ra, 264rb, 279rb

storax liquida/styrax liquidus (*ystoraci lyquidi, storack/scoracis/ascoraci/ascorack liquidi*): flüssiger Harz, Weichharz von Liquidambar orientalis Mill. 104vb, 106va, 140va, 240rb, 264rb, 279rb

storax rubea/styrax rubeus (*storaci rubea*): rötliche Sorte des halbfesten Harzes von Liquidambar orientalis Mill. 264rb stranguria (*strangoria, drangoria, trangoria, astrangoria, atrangoria, attrangoria, antrangoria, antrangogoria, andrigoria, antringoria*): Strangurie, (schmerzhafte) Harnverhaltung, Harnwinde, meist mit Harnzwang verbunden 100vb, 220ra, 221rb, 222vb, 223rb, 223vb, 224va, 224vb, 225vb, 226rb, 228va, 229ra, 232ra, 232vb, 233va, 233vb, 234ra, 236rb, 238vb, 240va, 241vb, 245rb, 248ra, 248rb, 252rb, 252va, 254ra, 254rb, 255rb, 256va, 257rb, 257vb, 260rb, 261ra, 261rb, 261vb, 262ra, 262vb, 263ra, 265rb, 265vb

strutium (*storacium, storacum*): Wildkohl 258rb, 261va

suffocatio matricis (*suspexione, suspoxione, sufficacio, suffocaciones m.*): Hysterie, gedacht als Erstickung der Gebärmutter mit Ohnmachtsanfällen verbunden 36ra, 37ra, 234vb, 235va, 264rb, 266va

sulphur (*sulphrum, sulphri, sulphry, sulpfri, sulphor*): Schwefel 258rb, 260rb, 260va

sulphur vivum (*sulfur/sulphur viuum*): gediegener Schwefel, Naturschwefel, aus natürlichen Vorkommen ohne Präparation gewonnener Schwefel 68vb, 209vb, 260rb

sumach (mhd.) (*sumacke, sümmacke, svmack*): Sumach, Gerberbaum 55vb, 88va, 185ra, 187rb, 258rb, 264va

summitas (*summitates*): Gipfel, Spitze einer Pflanze 61va, 101vb, 114va, 114vb, 118va, 258ra

suppositorium (*posterea, suppositoria, postarien, postaryen, positoria, possitoria, possytoria, positorium*): Zäpfchen 18va, 32vb, 47va, 183vb, 202rb, 203va, 204va, 206vb, 207rb, 233va, 244rb

surach (*sur*): (regionaler) Trivialname von Sauerdorn 216rb

syncopis (*sincopis*): Synkope: akut auftretende, kurz andauernde Bewusstlosigkeit, Ohnmacht 137rb, 191ra, 203rb, 204ra, 210ra, 215rb, 220rb, 222rb, 223rb, 224va, 230ra, 235ra. 235rb, 243va, 243vb, 245vb, 246ra, 247va, 249rb, 250va, 255vb, 256ra, 257vb, 259rb, 265ra, 267rb, 276ra, 278ra

syrupus acetosus (*syropus acetosa/acetosum, syrop/syropus accetosum*): Essigsirup, sauer Sirup 119rb, 134rb, 180va, 210vb, 225va, 249ra

syrupus violaceus (*syropus violaci/fyolaci, syrop violat, syrop von violen*): Veilchensirup 9ra, 12va, 79va, 120rb, 130vb, 131ra, 132vb, 133vb, 137ra, 137vb, 138ra, 180va, 204va, 266vb

tamarindus (*thamerinden, tamirindis, tamiryndis, tamirindus, tamiryndus, tamyrindis, tamyrayndis, tamri indis, tamera indy, tamerindis, tameryndis, temerindus*): Tamarinde; als Abführmittel dienende Frucht des Tamarindenbaumes 22va, 22vb, 31vb, 32rb, 48ra, 54vb, 131ra, 131rb, 136rb, 137ra, 177vb, 178ra, 178rb, 179rb, 181rb, 189rb, 189va, 189vb, 190ra, 246va, 250rb, 256vb

tamarix/tamariscus (*tameriscus, tamerici, thamerici, thamaricis, dammeri*): Tamariske, Tamariskenstaude 84va, 84vb, K 86rb, 205va, 265vb

tartarum/tartarus (*tartarum, tarturium, tarturum*): Weinstein, Salze der Weinsäure, Ablagerung aus den Weinfässern → oleum tartari 189vb, 207rb, 265rb, 265va, 267ra

tela araneae (*t. aranea/arania*): Spinngewebe, Spinnennetz 265rb, 266rb

tenesmos/tenesmus (*tymsamon, tynsamum, tinsamum, tynsamon, tynissamon, tinsamon, tynisana*): Tenesmus, schmerzhafter Stuhlzwang; krankhafter Drängen zum Stuhlgang bei fehlender

Entleerung 177ra, 184vb, 185vb, 205vb, 210rb, 218vb, 225ra, 226rb, 233ra, 244vb, 247rb, 248ra, 250rb, 252rb, 253ra, 257rb, 261rb, 262ra, 264va, 266va, 267va

terebinthina (*türmantina, turbantina, türbentina (alba), terbentina*): Terpentin, Harz von dem Terpentinbaum; Harz von verschiedenen Nadelholzbäumen 47vb, 76rb, 102vb, 110ra, 113va, 128rb, 140ra, 140rb, 140va, 141ra, 141vb, 143va, 143vb, 144va, 145ra, 145rb, 145va, 204vb, 213vb, 214ra, 231rb, 234va, 250va, 255va, 265rb, 266va, 267rb

terra sigillata (*t. sygillata/sygyllata*): Siegelerde 60vb, 66ra, 105rb, 258vb, 265rb, 265vb

tertiana (*febres tercianas/tercia/ trypolatas*): Dreitagefieber, kaltes Fieber mit Schüttelfrostanfällen und Fieberanstieg am 1.,3., 5. Tag 10rb, 12va, 15ra, 21vb, 110va, 128vb, 132rb, 132vb, 133ra, 133rb, 133vb, 134ra, K 140ra, 176ra, 180va, 190ra, 190rb, 191vb, 192rb, 192vb, 210vb, 256rb, 256vb, 275va, 275vb

tetrahit (*tytraica*): Judenkraut → herba judaica 265rb, 266ra

thapsia (*tapcia*): Purgierdolde 265rb, 266rb

thapsus barbatus (*tacus/tasus/tacis/dacus b.*): Königskerze 206rb, 229va, 233ra, 236rb, 238ra, 263ra, 265rb, 266rb, 266va

theodoricon (*teridoricum, theodoricum*): Latwerge Theodoriton euperiston, ein aus vielen Zutaten bestehendes Universalmedikament nach der Vorschrift des *Antidotarium Nicolai* 35rb, 206ra, 237ra

theodoricon anacardinum (*dyatoriton anacardi*): Elefantenlauslatwerge 191ra, 206ra, 237ra

theriak (*dryakel, dryackel, dryakels, dryakes, driakels, tryacus, tyriaca*): altes Universalarzneimittel in Form einer Latwerge, angeblich von Andromachus, Leibarzt des Kaisers Nero, erfunden 12rb, 13rb, 25ra, 35ra, 45rb, 45vb, 49vb, 50vb, 75va, 82vb, 86vb, 90ra, 91ra, 95va, 97vb, 115va, 115vb, 116rb, 116vb, 149vb, 150ra

thymus (*thymi, tymi*): Thymian 46rb, 64vb, 114vb, 189vb

tille (mhd.) (*dille, dili, dyli*): Dill → anethum 46va, 47va, 49rb, 53va, 54ra, 62rb, 64ra, 64rb, 67rb, 67vb, 69vb, 74va, 75rb, 75va, 76va, 80vb, 81ra, 81rb, 90vb, 91va, 99ra, 100va, 114vb, 115ra, 115vb, 116rb, 134rb, 151ra, 227rb, 227vb, 228ra, 241vb

tinnitus (*tonitus*): Klingen der Ohren 57vb, 58rb

tithymalus (*tytimal, tytimalo, tytimales, tytimalis, tytemales, tytamel, tytimel, tytumalis*): Wolfsmilch 110va, 118va, 186ra, 192va, 227rb, 227va, 265rb, 266ra

tormentilla (*tormantilla*): Potentilla, Fingerkraut 75va, 115vb, 116vb, 135ra

torrefacere: dörren, trocknen; rösten 64vb

tragacanthum/tragantum/dragantum (*dragaganth, dragagant, dragagntis, dryagagant, gummi draganti*): Tragantgummi, Gummiharz vom Bocksdorn-Strauch 9ra, 29rb, 29vb, 55ra, 55rb, 64vb, 67rb, 67va, 68va, 76vb, 77ra, 77vb, 78rb, 82ra, 86va, 87ra, 185ra, 186rb, 187rb, 187vb, 196rb, 206va, 206vb, 214vb, 225rb, 227rb, 228ra, 228rb, 228vb, 234vb, 240rb, 244rb, 245rb, 253rb, 260vb, 264va, 265ra, 266ra

trahen (mhd.) (*trehene, trehern, tryene, trenen*): Träne; Tropfen 180ra, 235rb, 235va, 237va, 251ra

traht (mhd.) (*drachte*): Schwangerschaft 249va, 251ra, 258ra, 262vb, 267ra trias sandali/triasandali (*tryasandali, tryasanduli*): ein Sirup, der alle drei Arten von Sandelholz (s. albus, s. citrinus, s. rubeus) enthält 80rb, 132ra, 186vb, 278va

triturare (*triturati, trituratus*): dreschen, zerschlagen 55rb, 55va

trochiscus (*troclitin, tossyssis, trossisis, trocisis*): Pille, Pastille 65va, 68va, 68vb, 85rb, 247ra

tryphera magna (*triffra/tryffra m., tryfframagna, tryfframagana, trefera magna*): Latwerge Tryphera magna 104ra, 202rb, 208rb, 240ra, 241vb, 246ra, 251ra, 257va, 267va, 275vb, 278va

tryphera Sarracenica (*trifra/tryffra sarracenica, triffra sarcenica*): Latwerge Tryphera Sarracenica; aus den fünf Myrobalanensorten und zahlreichen anderen Drogen mit Butter, Mandelöl und Honig bereitete Latwerge des *Antidotarium Nicolai* 12vb, 183vb, 192rb, 256vb, 275vb

turbith/turbet(hum) (*turbyt, türbyt, turbitis*): Turbit, Turbitwurzel 46va, 106vb, 107rb, 119va, 120rb, 134rb, 151rb, 181rb, 192va, 196rb, 265rb, 266rb

tus/thus (*thuris, turis*): Olibanum, Weihrauch → olibanum 55rb, 55va, 57ra, 59ra, 60ra, 67rb, 73va, 82vb, 105rb, 144ra, 251ra

tussicula: leichter Husten 64rb, 64va

tussis (*thus*): Husten 64va

tuthia (*dode, tutei, tütij, tuti, tütu, totti*): metallischer Schaum 32ra, 55rb, 55vb, 57va, 60vb, 92rb, 127ra, 206rb

tympanites (*tympenitis, tympiniti, tympinites, tympenidio*): Tympanismus; eine Art der Wassersucht, bei der der Unterleib so gespannt und angeschwollen ist, dass er, wenn man darauf schlägt, den Ton einer Trommel gibt 74vb, 117va, 119ra, 190rb

ulceration (*vrsacien, vrsacian, vrsacio*): Geschwürbildung 54ra, 55rb, 78rb, 240vb

ungenoetiget wahs (mhd.) (*vngenodiget wachs, wasz/waisz/waysz/was/waz*): frisches Bienenwachs 28va, 58rb, 65rb, 108va, 112ra, 140rb, 141vb, 142ra, 143va, 144va, 144vb, 145ra, 145rb, 214rb, 218ra, 218vb, 223va, 224rb

unguentum (*vngentum*): Salbe 204vb, 209vb, 215va, 216va, 278rb, 279rb, 280ra

ungentum aragon (*aragnüg*): Aragon-Salbe 153ra, 153vb

ungentum tria farmacum (*treffornacum, tresformacum, tresformatum*): das Drei-Arzneimittel-Pflaster nach Mesuë 82va, 92rb, 124rb, 126vb, 144va

unvlât (mhd.) (*vnflayt, vnflaet, vnflat*): Unsauberkeit, Schmutz; Kot, Exkrement 16rb, 16va, 17va, 27rb, 29ra, 63ra, 112vb, 121rb, 146vb, 154ra, 167vb, 191va, 203ra, 215va, 251ra, 265va

urtica (*vrtice*): Brennnessel, Nessel; hier: frische Wurzel der Brennnessel 67rb, 91rb, 96va, 204vb

ûter, iuter (mhd.) (*vter*): Euter 273ra

uvula (*ybula*): das Zäpfchen im Hals 62va

Valeriana (*balderiana, fobaldryana, fobalderiana*): Baldrian → phu 96vb, 100vb, 109va, 109vb

venenum: Gifttrank 13rb

vena mediana (*medyana, medyan*): Ader in der Armbeuge 7va, 29va, 43vb, 67rb, 73va, 74va, 80ra, 83vb

venter: Körperhöhle, Bauch, Gedärm, Unterbauch 213rb

ventouse (franz.) (*venthose, ventose, ventüsen*): Schröpfkopf 35va, 35vb, 36rb, 44rb, 45ra, 46ra, 50va, 63vb, 90va, 91va, 106va, 116vb, 119ra, 122ra

ventositas (*ventositates*): Winde, Blähung, Windblähungen 185ra, 193rb, 203va, 203vb, 208ra, 208va, 209ra, 209rb, 213rb, 217rb, 218rb, 221ra, 224vb, 228va, 233va, 233vb, 234ra/rb, 234vb, 236vb, 237rb, 238rb, 241vb, 244vb, 247rb, 248vb, 253ra, 253vb, 254vb, 257vb, 258vb, 261vb, 266ra, 271ra, 271va, 273vb, 275va, 276va, 276vb, 277rb, 279vb

verbena: Eisenkraut 32va, 139vb, 145ra, 145rb

vertigo: Schwindel, Gleichgewichtsstörung 21ra, 21va, 26rb, 41ra

vesica (*visica*): Geschwulst 100vb, 125rb

vesper (*vesperczijt*): katholischer Nachmittagsgottesdienst, Abendmesse, die Zeit um 18 Uhr 108va, 118vb, 146rb, 190rb, 277va

vîcwarze (mhd.) (*fyche/vicke warczen*): Feigwarze (ficus lat.), Hämorrhoide, Goldader 212ra, 238ra

vierdunc (mhd.) (*virdüng*): Viertel eines Maßes oder Gewichtes, besonders eines Pfundes (etwa 89-90 Gramm) 46rb, 49ra, 49va, 140va, 211rb

vîgîn (mhd.) (*fyhen*): Feigen 62va, 68rb, 78rb, 163ra

viola (*vyolaci, fyola, fyolon, uiola, uyola*): Veilchen 9ra, 12va, 13vb, 22vb, 26ra, 29rb, 31vb, 54va, 131rb, 133vb, 148va, 162vb, 177vb, 178ra, 178rb, 179rb, 180va, 181ra, 189ra, 189va, 189vb, 204va, 253vb, 266va, 266vb, 278rb, 278va, 278vb

virga pastoris (*uyrga p., vüorum passorum*): Karde 69ra, 266va, 266vb, 267ra

viscositas (mlat.) (*fyscositates*): Klebrigkeit 177ra, 228ra

viscosus (*viscosis, fyscosis*): viskos, zäh, klebrig 209ra, 218rb, 218va, 248ra, 252ra, 260rb, 261ra, 272ra

viticella (*vitticela, uytticela*): Zaunrübe 266va, 267ra

vitriaria / vitreola / herba vitri (*vitrolium*): Glaskraut 254rb

vliedeme/vlieme (*fletum*): Aderlass-Eisen, Fliete 50va, 93rb, 96ra, 124vb, 143ra, 145vb, 146ra, 228va, 262va

vomitus (*vomiter, fomitü, fomitus, vomitum*): Erbrechen, Brechen, Speien 15vb, 44va, 49ra, 54ra, 75va, 76ra, 175rb, 197va, 197vb, 198ra, 206va, 215ra, 216ra, 217va, 220rb

vulnerare (*vulneratus*): verwunden, verletzen 277rb

wasserstelze: Bachstelze, eine Singvogelart 151rb

weiche (*weyche, wijche*): Scharpie, d. h. Wundverbandmaterial, das aus Fasern bestand, die durch Zerzupfen von Baumwoll- oder Leinenstoffen gewonnen wurden 59vb, 60rb, 80va?, 143ra

wîde (*wyden*): Weide → salix 13vb, 24ra, 131vb, 138va, 263rb, 162rb xilobalsamum (*sylobalsami, zylobalsami*): Balsamholz 18va, 46va, 96vb, 213vb

zagel (mhd.) (*czagel*): Schwanz, Penis 199rb, 200ra, 220vb

zeduarium (mlat.) (*zeduar, czeduar*): Zitwer 267rb, 267va

zephyrus (*zephirus*): Westwind 268vb

Ziehpflaster/Zugpflaster (*czoche plaster*): ein Blasen ziehendes oder Eiter zusammenziehendes Pflaster 140ra

zingiber (*zynciber, zinziber, zinciber, czyncibri, czinciber*): Ingwer 82rb, 91rb, 106vb, 107rb, 267rb, 267va

zîtigen (mhd.) (*czytigen, czytyget, czydigen, czydygen, czydicht, geczydigen*): reifen; eitrig einschmelzen (von Abszessen) 4vb, 14vb, 15rb, 44ra, 81va, 82ra, 82va, 124ra, 126ra, 126rb, 126va, 143ra, 145va, 177vb, 179ra, 179vb, 183rb, 186va, 199ra, 216rb, 218rb, 218vb, 231ra, 234rb, 235ra, 235va, 239vb, 240rb, 267ra

zuccarum (*zuuckry, czücker, czocker, czoker, zocker*): Zucker 9ra, 9rb, 9va, 12va, 13rb, 51rb, 68va, 70ra, 72va, 74ra, 157ra, 180va, 186rb, 187rb, 191ra, 203rb, 204va, 206vb, 215rb, 215vb, 268ra

Register der Personennamen

Die im Register angeführten Personennamen beziehen sich lediglich auf den edierten Text. Personen, deren Namen mit Kursivschrift geschrieben sind, konnten nicht identifiziert werden.

https://doi.org/10.1515/9783110730333-010